小儿脑性瘫痪运动治疗实践

第2版

主　编　陈秀洁　姜志梅

副主编　柴瑛　庞伟　郭津

编　委（按姓氏笔画排序）

吕智海　深圳市龙岗区妇幼保健院

陈秀洁　佳木斯大学附属第三医院

庞　伟　佳木斯大学附属第三医院

范艳萍　佳木斯大学附属第三医院

赵彦博　佳木斯大学附属第三医院

郭　津　佳木斯大学附属第三医院

郭岚敏　佳木斯大学附属第三医院

姜志梅　佳木斯大学

柴　瑛　佳木斯大学附属第一医院

栾天明　佳木斯大学附属第三医院

徐　磊　佳木斯大学附属第三医院

人民卫生出版社

·北京·

图书在版编目（CIP）数据

小儿脑性瘫痪运动治疗实践 / 陈秀洁，姜志梅主编
. —2 版 . —北京：人民卫生出版社，2022.7
ISBN 978-7-117-33303-0

Ⅰ.①小… Ⅱ.①陈…②姜… Ⅲ.①脑瘫 —运动疗
法 Ⅳ.①R742.305

中国版本图书馆 CIP 数据核字（2022）第 110332 号

人卫智网	www.ipmph.com	医学教育、学术、考试、健康，购书智慧智能综合服务平台
人卫官网	www.pmph.com	人卫官方资讯发布平台

小儿脑性瘫痪运动治疗实践

Xiao'er Naoxingtanhuan Yundong Zhiliao Shijian

第 2 版

主　编：陈秀洁　姜志梅
出版发行：人民卫生出版社（中继线 010-59780011）
地　　址：北京市朝阳区潘家园南里 19 号
邮　　编：100021
E - mail：pmph @ pmph.com
购书热线：010-59787592　010-59787584　010-65264830
印　　刷：北京顶佳世纪印刷有限公司
经　　销：新华书店
开　　本：787×1092　1/16　印张：38
字　　数：925 千字
版　　次：2015 年 8 月第 1 版　　2022 年 7 月第 2 版
印　　次：2022 年 9 月第 1 次印刷
标准书号：ISBN 978-7-117-33303-0
定　　价：139.00 元

打击盗版举报电话：010-59787491　E-mail：WQ @ pmph.com
质量问题联系电话：010-59787234　E-mail：zhiliang @ pmph.com
数字融合服务电话：4001118166　　E-mail：zengzhi @ pmph.com

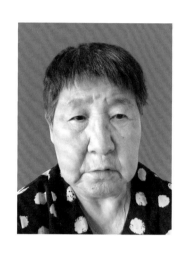

陈秀洁 教授、主任医师。曾任黑龙江省小儿脑性瘫痪防治疗育中心暨佳木斯大学附属第三医院业务院长、黑龙江省小儿神经精神病研究所副所长、佳木斯大学康复医学院硕士研究生导师，中国残疾人康复协会小儿脑瘫康复专业委员会秘书长和副主任委员，中国康复医学会儿童康复专业委员会副主任委员等职务。现任中国残疾人康复协会小儿脑瘫康复专业委员会中国康复医学会儿童康复专业委员会专家组成员。

专门从事小儿脑性瘫痪的诊治、教学及科研工作。为全国第一所从事小儿脑性瘫痪诊治的专门机构——黑龙江省小儿脑性瘫痪防治疗育中心的创始人之一，为该中心的发展做出了突出贡献；作为副主任委员为各届全国小儿脑性瘫痪学术研讨会及两个专业委员会做了大量工作。

鉴于为中国小儿脑性瘫痪康复医学事业所做的贡献，于2016年获中国残疾人康复协会小儿脑瘫康复专业委员会和中国康复医学会儿童康复专业委员会颁发的特殊贡献奖。于2020年获中国康复医学会颁发的终身成就奖殊荣。

曾于1986年、1991年、1999年和2005年四次到日本研修与考察小儿脑性瘫痪的诊疗技术，学习掌握了引导式教育、Bobath法、上田法等；参加了Vojta博士在日本京都举办的"Vojta法讲习班"。曾到札幌医科大学儿科教研室学习，获该校颁发的"访问研究员"证书。

多年来，积累了丰富的临床经验，在小儿脑性瘫痪、精神发育迟缓等疾病的诊断与治疗方面具有很深的造诣。总结自己的临床实践经验，编写了多部儿童康复医学著作，如《小儿脑性瘫痪的神经发育学治疗法》《儿童运动障碍和精神障碍的诊断与治疗》《小儿的姿势》《小儿脑性瘫痪运动治疗实践》。在国内各级杂志上发表论文30余篇；曾获北京市、黑龙江省、佳木斯市科技成果奖多项。近些年，应国内多家康复机构邀请，到多地进行讲学和诊疗指导。

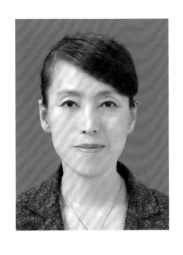

姜志梅　二级教授、主任医师,医学博士、硕士研究生导师,国家博士后科研工作站合作导师,佳木斯大学副校长、医学部主任。国家卫生健康委康复医学人才培养基地及中国残疾人联合会全国残疾人康复人才培养基地负责人,曾赴日本札幌医科大学附属医院及北海道立札幌肢体不自由儿综合疗育中心、荷兰 Nijmegen 大学研修。兼任国际残疾儿童联盟学会全球教育专业委员会委员、中国康复医学会儿童康复专业委员会候任主任委员及孤独症谱系障碍学组组长、中国残疾人康复协会小儿脑瘫康复专业委员会,以及孤独症儿童康复专业委员会副主任委员、全国康复治疗学专业本科教育标准编委会专家委员会委员,黑龙江省康复医学会儿童康复专业委员会主任委员,省级领军人才梯队(康复医学与理疗学)带头人,省级教学名师,省级“龙江名医”,省卫生系统有突出贡献中青年专家,省首届“最美医生”;《中华物理医学与康复杂志》编委、《中华实用儿科临床杂志》《中国康复医学杂志》审稿专家。

从事儿童发育与康复临床与研究、本科生及研究生教学工作 30 年,擅长孤独症谱系障碍等儿童发育障碍性疾病的诊疗与康复,牵头编写《孤独症儿童康复服务》国家团体标准,参编我国首部脑瘫康复指南。主编、副主编及参编《小儿脑性瘫痪运动治疗实践》《康复治疗师临床工作指南——儿童发育障碍作业治疗技术》《孤独症儿童康复教育干预方法总论》《实用儿童康复医学》等百佳出版社著作 15 部。副主编“十二五”“十三五”全国高等学校康复治疗学专业规划教材《作业治疗学》,并主编其配套教材。发表学术论文 100 余篇。承担国家自然科学基金等各级科研项目 20 余项;获省教学成果奖、省科学技术进步奖等10 余项。

自 2015 年 8 月《小儿脑性瘫痪运动治疗实践》一书出版以来,得到广大儿童康复医学工作者的认可,已经成为案头必备工具书,衷心感谢读者们对本书的关注。主编和编者倍感欣慰,能够在古稀之年为儿童康复医学贡献绵薄之力,是今生的荣幸。

回顾我国康复医学的发展历程,令人欢欣鼓舞。在各级政府关怀和指导下,加之众多的康复医学工作者的积极努力,我国的康复医学从无到有,从星星之火到燎原之势。目前,在国内各省甚至各市都纷纷设立了康复机构,并且有大量的医务人员加入康复医学事业队伍中来,形成了具有高水平的康复医师、治疗师等团队。另外,国家对残障患者的关注度不断增高,好政策不断出台,为其创造了良好的康复环境。可以说,我国的康复医学事业是前所未有的兴旺发达。

作为中国第一座儿童康复医疗机构,黑龙江省小儿脑性瘫痪防治疗育中心即将迎来 35年华诞,她的蓬勃发展是中国儿童康复医学事业兴旺发达的缩影,展现了中国康复医学事业波澜壮阔的美好景象。

"十四五"规划绘制了宏伟蓝图,展望未来,我国的康复医学事业的发展将更加辉煌。这是广大康复医学工作者的愿望,也是几百万脑性瘫痪患儿及家属的期盼。

康复医学事业的发展离不开康复医学工作者知识水平的提高和知识面的扩展,作为一本介绍小儿脑性瘫痪的书籍,修订势在必行。

《小儿脑性瘫痪运动治疗实践》第 1 版是为了深入地探讨脑性瘫痪运动障碍的机制,从运动学和运动解剖学入手,深入了解机体各部分的构成和正常运动,了解脑性瘫痪的运动障碍特征,以及导致异常运动和异常姿势形成的原因。达到科学地、有的放矢地评定、制订并实施治疗计划的目的。

第 2 版秉承第 1 版的宗旨,在原有内容的基础上,进行了部分改动和删减。①鉴于目前康复医学事业的深入发展,对重症患儿的关切加深,所以增加了"重症心身障碍儿"一章。同时,对于患儿和家属高度关注的小儿脑性瘫痪的步行运动进行了分析,增添了"小儿脑性瘫痪的步行与步行分析"一章。删减了原来的第十一章和第十二章,在第五章~第九章中增添了很多小儿脑性瘫痪运动障碍的症状和发生机制内容。②注重小儿脑性瘫痪实际治疗技术和手法操作的详尽描述,并以实际操作的照片为依据,目的是达到图文并茂,通俗易懂,让读者能够较容易地掌握较为实用的治疗操作方法。参编人员均为具有多年临床经验的康复医师,以及具有丰富实践经验的康复治疗师。本书可以作为工具书供广大儿童康复医师、康复治疗师等阅读,也可以作为患儿家长的家庭康复训练指南。

　　本书出版之际,恳切希望广大读者在阅读过程中不吝赐教,欢迎发送邮件至邮箱 renweifuer @ pmph.com,或扫描封底二维码,关注"人卫儿科学",对我们的工作予以批评指正,期待能更好地为大家服务。

陈秀洁

2022 年 8 月

时光荏苒，日月穿梭。1987年，我国第一所专门从事小儿脑性瘫痪康复、科研和教学的机构——黑龙江省小儿脑性瘫痪防治疗育中心成立，标志着中国儿童康复医学事业开始了她的征程。至今已近30年，恍如弹指一挥间。

如今，在党和政府的关怀下，通过广大康复医学工作者和相关人士的积极努力，我国的儿童康复医学事业已经蓬勃地发展起来。全国各地的康复机构如雨后春笋般纷纷建立，遍布大江南北，长城内外。康复医学技术也日益发展、进步。热爱康复医学事业的康复技术人员日益增多，技术队伍不断壮大，正在全国各地为广大的脑瘫患儿奉献着他们的爱心和技艺。

伴随着这一事业发展，我也从不惑之年来到了古稀之年，值得庆幸的是，直至今天仍然能活跃在临床一线上，为我为之奋斗终生的事业发挥着余热。

10年前，我撰写的第一本著作——《小儿脑性瘫痪的神经发育学治疗法》，其第2版已经于2年前问世。6年前，又出版了《儿童运动障碍和精神障碍的诊断与治疗》。初衷是想通过两本书把自己在临床中的心得体会与大家分享，并在书写过程中提高自己。

随着康复医学技术的不断发展，非常需要更深入地探讨脑性瘫痪运动障碍的机制，更需要从运动学和运动解剖学入手，深入了解机体各部分的正常运动、脑性瘫痪的运动障碍特征以及导致异常运动和异常姿势形成的原因。其目的是科学地、有的放矢地评定、制订并实施治疗计划。使理论水平和治疗技术有较大的提升，就是基于这种想法书写了这本书。

本书共十二章，前四章主要叙述小儿脑性瘫痪概论、脑性瘫痪运动障碍的特征、运动学基础与运动治疗的作用和脑性瘫痪运动治疗策略。第五章至第九章的主要内容有三部分，首先将身体区分为五个部位：①头颈与躯干；②肩关节；③肘、腕、指关节；④髋关节；⑤膝、踝、足关节。内容是：第一部分叙述各部位的关节构成、肌的解剖学作用以及各关节的正常运动和代偿运动；第二部分叙述脑性瘫痪患儿在各部位所表现的运动障碍和异常姿势；第三部分叙述对各部位的针对性的、具体的运动治疗方法，其中包括粗大运动和精细运动。第十章叙述移动运动训练的操作方法。当前，运动控制理论应用于康复医学已经成为新的指导理论和治疗技术；《国际功能、残疾和健康分类》儿童和青少年版（ICF-CY）对指导临床评定和治疗有着重要的意义，两者均是目前较为前沿的康复治疗理论和理念。为了将其介绍给读者，本书在第十一章叙述了运动控制理论在脑瘫治疗中的应用；第十二章叙述了ICF-CY

理念和其在脑性瘫痪评定和治疗中的应用。

目前,国内还没有从运动学和运动解剖学入手论述脑性瘫痪的症状和治疗技术的书籍,也没有基于 ICF-CY 的脑性瘫痪治疗的论著,运动控制用于脑性瘫痪的治疗也是比较前沿的实践技术,本书将在这些方面填补空白。

本书非常注重脑性瘫痪实际治疗技术的描述,目的是让读者获得较为实用的治疗操作方法。全书图文并茂,通俗易懂,可以作为工具书供广大儿童康复医师、康复治疗师阅读,也可以作为患者家长的家庭康复训练指南。

本书出版之际,恳切希望广大读者在阅读过程中不吝赐教,欢迎发送邮件至邮箱 renweifuer@pmph.com,或扫描封底二维码,关注"人卫儿科",对我们的工作予以批评指正,以期再版修订时进一步完善,更好地为大家服务。

陈秀洁

2015 年 7 月

第一章

小儿脑性瘫痪概论

第一节 概 述

小儿脑性瘫痪(cerebral palsy)(以下简称脑瘫)是目前儿童因运动障碍致残疾的主要疾病,在小儿神经系统疾病中,脑瘫及精神发育迟缓的发生率未必高于癫痫,但因其严重影响患儿的运动、语言、智能等多方面功能而不容忽视,脑瘫是当前儿童康复医学的主要对象之一。

一、定义

2006 年,中国康复医学会儿童康复专业委员会和中国残疾人康复协会小儿脑瘫康复专业委员会在长沙召开的第 2 届全国儿童康复、第 9 届全国小儿脑瘫康复学术会议上制定了我国当时应用的脑性瘫痪的定义:脑性瘫痪是自受孕开始至婴儿期非进行性脑损伤和发育缺陷所导致的综合征,主要表现为运动障碍及姿势异常。常合并智力障碍、癫痫、感知觉障碍、交流障碍、行为异常及其他异常。

2015 年,由上述两个委员会组织国内知名的儿童康复医学专家们撰写的《中国脑性瘫痪康复治疗指南》中,又修订了我国脑性瘫痪的定义、诊断标准和分型。

定义:脑性瘫痪是一组持续存在的中枢性运动和姿势发育障碍、活动受限症候群,这种症候群是由发育中胎儿或婴幼儿脑部非进行性损伤所致。脑性瘫痪的运动障碍常伴有感觉、知觉、认知、交流和行为障碍,以及癫痫及继发性肌肉、骨骼问题。

解释:脑性瘫痪是一组症候群,可由不同原因和疾病导致,其主要临床表现是持续存在的运动和姿势发育障碍及活动受限。脑性瘫痪是由发育中的脑(胎儿或婴幼儿期)非进行性损伤所致,其临床表现可发生一定程度的变化,但应排除一过性障碍或进行性疾病。脑性瘫痪还可同时伴有一种或多种其他功能障碍或合并症,最常见的有智力障碍、癫痫、语言障碍、视觉障碍、吞咽障碍和行为异常等,也可以继发肌肉萎缩、挛缩和骨、关节变形或关节脱位等损伤。

二、脑性瘫痪的患病率

我国调查的小儿脑瘫患病率为男性 1.95‰,女性 1.22‰;从年龄看,1 岁以下组患病率为 2.15‰,6 岁及以上组为 1.04‰。1988 年在佳木斯地区进行的小样本调查结果显示,脑瘫患病率为 1.8‰~4‰。

1959~1992 年瑞典、澳大利亚、英国和北爱尔兰等报告的脑瘫患病率均在 1.5‰~2.5‰ 之间;美国调查的脑瘫患病率约为 4‰;英国每年约新增脑瘫患儿 2 000 名左右;韩国 1997 年统计脑瘫患病率为 2.7‰,但高危新生儿脑瘫患病率为 47.1‰。各国许多研究者报告的脑瘫患病率不尽相同,Rutter、Henderson 等的报告为 0.6‰~5.9‰。

三、脑性瘫痪临床分型

1. 按运动障碍类型及瘫痪部位分型

(1)痉挛型四肢瘫(spastic quadriplegia)。

(2)痉挛型双瘫(spastic diplegia)。

(3)痉挛型偏瘫(spastic hemiplegia)。

(4)不随意运动型(dyskinetic type)。

(5)共济失调型(ataxic)。

(6)混合型(mixed)。

解释:痉挛型以锥体系受损为主;不随意运动型包括手足徐动型和肌张力障碍型,以锥体外系受损为主;共济失调型以小脑受损为主;混合型为 2 种或 2 种以上类型临床表现同时存在,多以一种类型的表现为主。

2. 按粗大运动功能分级系统分级

解释:按照粗大运动功能分级系统(gross motor function classification system,GMFCS)区分为 0~2 岁、>2~4 岁、>4~6 岁、>6~12 岁、>12~18 岁的 5 个年龄段粗大运动功能标准,从高至低分为 Ⅰ 级、Ⅱ 级、Ⅲ 级、Ⅳ 级、Ⅴ 级。

粗大运动功能分级系统是 Palisan 于 1997 年在长期临床实践的基础上,根据脑瘫患儿运动功能随年龄变化的规律设计提出的分级系统。从不同的角度对脑瘫进行分度,有助于综合判断预后和制定康复目标。

该系统将脑瘫患儿区分为 5 个年龄组,又根据患儿运动功能的表现将每个年龄组又区分为 5 个级别。从功能来看,Ⅰ 级者最高,Ⅴ 级者最低。GMFCS 分级是从障碍轻重、治疗等进行评定的方法,以脑瘫儿童的坐位(躯干控制功能)和步行(移动能力)为重点,在到达 6~12 岁时,预想可以达到的最大移动能力,共分为 5 个水平阶段。

(1)水平 Ⅰ:可以不受限制地步行,但较高水平的粗大运动技能受限。日常生活没有不方便之处,可以自立(图 1-1)。

(2)水平 Ⅱ:不需要应用步行辅助具可以步行,但在室外步行受限。通过训练,争取达到自立生活的目标。需医疗援助(图 1-2)。

(3)水平 Ⅲ:需要应用步行辅助具步行,室外步行受限。通过训练,争取达到自立或部分辅助下生活的目标。需医疗援助(图 1-3)。

(4)水平 Ⅳ:自立的运动受限。通过训练,争取达到辅助下生活的目标。需医疗援助(图 1-4)。

(5)水平 Ⅴ:即使使用补充技术,其自立的移动也非常受限。通过训练,争取达到辅助下生活的目标。需医疗援助(图 1-5)。

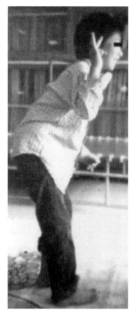

图 1-1　GMFCS 分级水平 Ⅰ

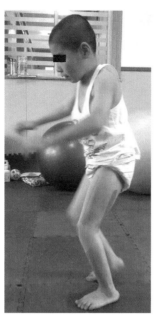

图 1-2　GMFCS 分级水平 Ⅱ

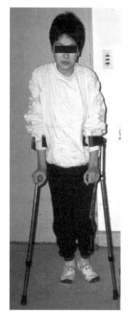

图 1-3　GMFCS 分级水平 Ⅲ

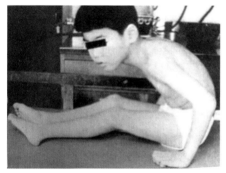

图 1-4　GMFCS 分级水平 Ⅳ

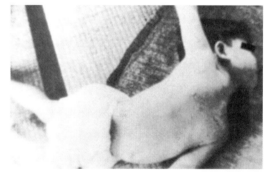

图 1-5　GMFCS 分级水平 Ⅴ

四、脑性瘫痪的病因

脑瘫的病因由多种因素构成,美国学者 Perlstein 将脑瘫区分为先天性脑性瘫痪和后天性脑性瘫痪 2 种。

(一)先天性脑性瘫痪

是指由胎儿期至围产期内各种病因而致的脑瘫,约占所有脑瘫病例的 85%,其原因有多种。

1. 未熟性

(1)未成熟儿与低出生体重儿在脑瘫病因中的重要性:在脑瘫患儿中,40% 左右出生时是未成熟儿或者低出生体重儿。

研究证明,出生体重越低,发生脑瘫的危险性越大。Stanley FJ 统计的结果是,出生体重低于 1 500g 的新生儿,其脑瘫的发生率是正常出生体重儿的 25~31 倍。临床资料证明,出生时为极低出生体重(体重<1 500g)的小儿脑瘫发生率为出生时体重正常小儿的40~100倍。实际上,在所有小儿中,极低出生体重儿不过只占0.68%,但是在所有脑瘫患儿中极低出生体重儿却占28%以上。全部存活儿中早产儿只占6.56%,而脑瘫病例中早产儿则占40.40%。低出生体重儿占活产儿的5.38%,而脑瘫病例中低出生体重儿却占47.40%(图1-6)。

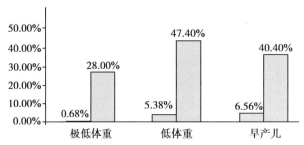

图1-6　新生儿体重与脑瘫发生率的关系

1980~1990年,不同国家和地区调查了关于出生体重与脑瘫患病率的关系,其结果见表1-1。

表1-1　出生体重与脑瘫患病率的关系

名称	出生体重/g	脑瘫患病率/‰	出生体重/g	脑瘫患病率/‰
欧洲	>2 500	1~1.4	<1 500	52~91
日本	>2 500	0.7	<1 500	74.2~117.5

(2)未成熟儿与低出生体重儿易患脑瘫的原因

1)早产儿尤其是未成熟儿与极低出生体重儿常有先天发育不全,所以易导致早产,而早产的未成熟儿易发生各种医学合并症。同时,由于病理生理的脆弱性较高,出生后所处环境的改变,机体的适应能力差等一系列原因,使这类小儿易发生脑损伤和继发障碍及其他异常。

2)脑损伤和早产也可能是互为因果的关系,有一部分脑瘫儿可能是在胎儿期因某种原因而导致了脑损伤,并因此而早产。

3)多胎妊娠容易引起早产,产生未成熟儿,是发生脑瘫的间接原因。

(3)早产儿发生脑瘫的病理生理:早产儿发生神经学续发症的根源是脑白质损伤,将各种白质损伤综合征统称为"围产期白质脑病",其中包括室管膜下出血(subependymal hemorrhage,SEH)、脑室周围出血(periventricular hemorrhage,PVH)、脑室内出血(intraventricular hemorrhage,IVH)、侧脑室周围出血性梗死(periventricular hemorrhagic infarction,PHI)和侧脑室周围白质软化(periventricular leukomalacia,PVL)。

1)室管膜下出血、脑室周围出血和脑室内出血:由于早产儿脑血液循环易受血压变化的影响(血压依存性),当血压改变时易发生这些部位出血。其结果是,引起广范围的室管膜下出血/脑室内出血,并因此而易导致分界静脉闭塞,形成出血性梗死。由于此处是锥体束经过的部位,所以易产生痉挛型双瘫。

脑室周围出血性梗死的病灶多为非对称性,与范围广的室管膜下出血/脑室内出血表现相同,常发生于一侧大脑半球的各个部位,也可以说是波及整个一侧大脑半球。而脑室周围白质软化或脑室周围白质多病灶坏死则是由穿通动脉的终末部和境界领域的缺血性坏死而形成。早产儿的脑白质损伤不只表现在脑室周围,也可波及皮质下部及其以上部位。

脑白质损伤使肥厚的星状细胞增加,少突胶质细胞减少。少突胶质细胞缺如会阻碍神经细胞成长,进一步阻碍神经髓鞘化形成,从而影响神经系统功能。

2)侧脑室旁白质软化:近年来注意到早产儿因缺氧缺血而致的侧脑室旁白质软化,也称为侧脑室周围白质软化症,是因为侧脑室旁的分水岭区(watershed)血液供应丰富,在这一区域可以见到比较长的髓质动脉从软脑膜走向侧脑室,与白质深部的终末动脉交织在一起,在侧脑室周围白质形成一个短的动脉境界领域。所以,任何原因所致的低血压、颅内高压均可导致此处血灌流压降低。尤其是在缺氧的状态下易发生血液分布的减少,因缺血而致脑组织坏死囊变和脑白质损伤。在脑室周围可见到多发性软化灶,脑室周围动脉边缘区有缺血性改变。这一区域正是脑皮质脊髓束经过的部位,使走向下肢的下行纤维被损伤,产生痉挛型双瘫。如果损伤的面积扩大,还会波及颜面和上肢。

目前在其他国家有不随意运动型脑瘫减少的倾向,考虑其原因可能是成熟儿的皮质下坏死导致缺氧缺血性脑病(hypoxicischemic encephalopathy,HIE)减少,而未成熟儿的侧脑室旁白质软化症增加。而我国脑瘫患儿中不随意运动型所占比率仍然不低,原因尚待研究,可能是由缺氧缺血性脑病和新生儿重症黄疸较多所致。

3)脑血液循环障碍:前面已经提到早产儿的脑血液循环具有血压依存性特点,所以在新生儿有呼吸窘迫综合征、无呼吸发作、低血压、酸中毒、感染症、动脉导管未闭等疾病时,会阻碍脑的血液循环,其结果是导致低血压、酸中毒和缺血性坏死等。由于脑处于缺血和缺氧状态时会导致细胞释放细胞分裂素类物质、肿瘤坏死因子-α、白细胞介素-6、游离基等物质,这些物质破坏了脑白质而发生侧脑室周围白质软化。

2. 新生儿窒息 新生儿出生时,胎盘或肺等气体交换器官的功能出现障碍可致新生儿窒息。窒息有可能出现于妊娠期,绝大多数出现于产程开始后。新生儿窒息(neonatal asphyxia)多数是胎儿窒息(胎儿窘迫)的延续。

(1)引起新生儿窒息的原因

1)孕母因素:①母亲患慢性疾病或严重疾病,如心肺功能不全、严重贫血、糖尿病等;②妊娠并发症:如妊娠高血压综合征;③孕母大量吸烟或被动吸烟、吸毒等;④孕母年龄≥35岁或<20岁;⑤多胎妊娠。

2)胎盘因素:前置胎盘、胎盘早剥和胎盘老化等。

3)脐带因素:脐带脱垂、绕颈、打结、过短或被牵拉等。

4)胎儿因素:①早产儿、低出生体重儿、巨大儿等;②先天性畸形:如肺发育不全、先天性心脏病等;③宫内感染;④呼吸道阻塞:羊水、黏液或胎粪吸入。

5)分娩因素:头盆不称、宫缩无力、臀位,使用高位产钳、胎头吸引、产程中应用麻醉药等。

(2)新生儿窒息的结果:致使脑缺氧,可使对缺氧非常敏感的小脑、大脑、基底核和脑干部位的某些脑神经核受到损伤。如果窒息影响了脑血流量的变化,发生脑缺血,断绝了脑的氧气供应,则会使谷氨酸盐类的游离基和兴奋性氨基酸释放,导致神经细胞坏死,进一步导致脑损伤致脑瘫。

3. **新生儿异常黄疸和胆红素脑病**   新生儿异常黄疸是指黄疸迁延不退或退而复现,导致发生胆红素脑病(bilirubin encephalopathy)即核黄疸。高胆红素血症时血清未结合胆红素过高,可透过通过血脑脊液屏障,沉积于基底核等处,使其神经细胞黄染,损害了中枢神经系统的某些神经核,如脑基底核、海马、视丘下核、齿状核等,从而导致脑瘫。此原因易引起不随意运动型脑瘫,也常发生听力障碍等。

4. **感染**   围产期感染对脑瘫的发病很重要,尤其是败血症和脑膜炎更应引起重视。此外,围产期单纯疱疹脑炎可以导致脑损伤,其结果会导致精神运动发育迟缓或者是脑瘫。

5. **孕母因素**

(1)胎儿供给缺乏:由孕母原因导致胎儿的供给缺乏而致脑瘫约占胎儿期所有因素的30%。主要原因有妊娠中出血、胎盘梗死、妊娠中毒症、双胎或多胎妊娠、≥35岁或<20岁初产等。

(2)母亲全身健康状况不佳:孕期疾病如感冒、妊娠高血压疾病、心脏病、贫血、抽搐、糖尿病、肾脏疾病、营养不良、糖尿病、甲亢、先兆流产等。

(3)接触化学因素:汽油、柴油、铅、汞、砷、苯、农药;怀孕前后入住新装修居室也有可能接触化学因素。

(4)接触物理因素:接受X线照射、同位素检查、放射治疗、微波工作、噪声环境等。

(5)各种中毒:母孕期有药物中毒、甲基水银中毒、防霉药物中毒、酒精中毒;大量吸烟或被动吸烟等也会影响胎儿的发育。

(6)激素影响:母孕期患甲状腺功能亢进或服用甲状腺激素、雌激素等,或者胎儿的未熟性甲状腺功能减退等都是致神经发育学问题的原因。

(7)孕母感染:是胎儿神经病理学的主要原因,主要致脑损伤的感染有先天性弓形体病(toxoplasmosis,TOX)、其他(other)、先天性风疹病毒(rubella virus,RV)、先天性巨细胞病毒(cytomegalovirus,CMV)、先天性单纯疱疹病毒(herpes simplex virus,HSV)感染,即TORCH感染。值得注意的是,未必是重症的感染,也未必表现出了明显的临床症状才能导致脑瘫。另外,孕母发热、绒毛膜炎症致使胎儿发生脑瘫的比率也比较高。妊娠中母亲的尿路感染与胎儿脑白质损伤有关。另外,已经确认,HIV-I病毒垂直感染可以导致小儿重症发育障碍,而且,在早期即可见到中枢神经性运动障碍表现。获得性免疫缺陷综合征(acquired immunodeficiency syndrome,AIDS)引起的运动障碍症状呈缓慢进展状态,肯定会成为脑瘫。

妊娠中感染而致胎儿脑损伤的原因可能是由于感染导致少突胶质细胞和神经元补体损伤,并以此为媒介,使血脑脊液屏障功能发生改变及发生凝血机制障碍,形成血块、血栓和出血等,进一步导致脑损伤,致脑瘫。

(8)受精前因素:母亲月经间期过长、本次妊娠与上次妊娠间隔过短或过长,或者有胎儿瘦弱既往史等都具有发生脑瘫的高度危险性。

6. **父亲因素**   近年来,正在对父亲长期接触有害化学因素或有害物理因素对受精卵的影响进行研究,尚无结论。

7. **血管性因素**

(1)动脉和静脉的梗死。

(2)脑卒中:胎儿期、分娩时和出生后发生的脑卒中,常与以下疾病和症状有关。即,

Sturge-Weber 综合征、神经纤维瘤病、妊娠中可卡因中毒、先天性青紫型心脏病、凝血功能障碍，以及诸如脱水、脑膜炎等，还有红细胞增多症、神经皮肤综合征等。

(3) 凝血因子 V 基因（$LeidenV$）突变：是子宫内的脑血管疾病和脑瘫偏瘫型发生的重要原因。

梁志强等进行了凝血因子 V 基因 $Leiden$ 突变与早产儿脑室内出血的关系研究，54 例脑室内出血组中有 6 例为基因 $Leiden$ 突变杂合子（11%），而无脑室内出血的 57 例早产儿中只有 1 例为基因 $Leiden$ 突变杂合子（1.8%），两组之间差异显著。结论是，凝血因子 V 基因 $Leiden$ 突变携带者患脑室内出血的风险高于无突变组。

(4) 妊娠早期的脑血管损伤：在妊娠早期发生的脑血管损伤可以引起伴有破坏性的发育不全，能够使灰、白质的形成异常，并因此在脑内形成孔洞，临床上常把这孔洞称为非遗传性脑穿通畸形或者称为脑裂。如果是在妊娠后期发生的损伤，可形成具有最小的神经胶质反应的边缘整齐的孔洞，也称其为脑穿通畸形，把这一形成孔洞的过程称为脑软化。

8. 中枢神经系统发育障碍

(1) 脑积水、脑疝：如果未接受过及时和正确的治疗，可能会导致不可逆的运动障碍。

(2) 其他先天性畸形：胼胝体缺损、脑回缺损、Miller-Dieker 综合征、多发性小脑回、脑裂畸形、小脑畸形等先天性畸形或许是脑瘫的原因，有这一类畸形的小儿常同时有惊厥和智力障碍。另外，Sturge-Weber 综合征和神经纤维瘤病等所致的脑瘫是由脑的畸形或脑血管障碍所致。而脑发育畸形和脑损伤在临床症状方面的区别并不是很明确，因为，同样一种伤害的原因在不同的时期会表现为不同的异常所见，如果发生在形态发生时期的早期，则会引起脑畸形，若发生在形态发生时期的后期，则会引起脑损伤。

9. 遗传性脑瘫 在一个家族中有多名脑瘫患儿、近亲结婚家庭中脑瘫发生率高于非近亲结婚家庭，以及单卵双生子的脑瘫高于双卵双生子的现象证明了脑瘫的发生可能与遗传有关，这方面的问题目前正在研究中。

新生儿惊厥和呼吸困难是导致脑缺氧缺血的间接因素，也是脑瘫的主要原因。另外，近年来许多学者发现新生儿低血糖、低血钙也成为脑瘫的重要原因，同样，这两种因素也是引起脑缺氧缺血的间接因素。

(二) 后天性脑性瘫痪

在围产期以后脑发育途中损伤而引起的脑瘫为后天性脑瘫，约占脑瘫总病例数的 15%。

但是，小儿出生后脑的发育完成时期具体到几岁尚不明确，所以后天性脑瘫的年龄界限尚无统一意见。各学者分别主张为 7 岁之前、4 岁之前、3 岁之前、1~2 岁、生后 1 个月等，具体时间尚待进一步研究。目前诸多学者对脑瘫研究的兴趣主要还是着重于从受精开始，至出生后 1 个月内原因而致的脑瘫病例。

现在我国将后天性脑瘫脑损伤时期的界限定于婴幼儿期，基于这一定义，后天性脑瘫也应该包括出生时正常，但在满 3 岁之前由于感染、外伤等原因使脑受到损伤而致的脑瘫。感染症主要有单纯疱疹病毒感染、细菌性脑膜炎、结核性脑膜炎、病毒性脑炎等。另外，麻疹后脑炎和脑性疟疾也应引起注意。外伤原因则多为车祸、溺水、因事故而窒息及婴幼儿的突发事件致头颅损伤等。另外，还有导致永久性障碍的其他疾病，如继发性脑积水或者是经过不适当治疗的脑积水；动脉或静脉畸形致颅内出血；镰状红细胞贫血而致的心脏疾病和血栓、脑梗死等都可能致使脑的损伤和异常，从而产生脑瘫。

第二节 脑性瘫痪的诊断

一、临床诊断条件

在前述的 2006 年长沙会议上,制定了我国临床诊断脑瘫的条件。

1. 引起脑瘫的脑损伤为非进行性 具有母孕期、围产期或新生儿期以及 1 岁以内时期的高危因素,这些因素是引起脑损伤的可能原因,因为这些原因引起的脑损伤为非进行性,可与进行性疾病所致的运动障碍相鉴别。

在临床实践中,当追溯脑瘫患儿病史时,几乎所有患儿均有在前述的高危因素中的一种或多种,极少数患儿追问不到这些高危因素,应考虑到基因病或一些隐性感染等,因无明显症状而问诊时不易被问出。

2. 引起运动障碍的病变部位在脑部 由于脑损伤出现如下中枢神经系统症状,即中枢性障碍的临床症状。

(1)原始反射消失过晚或残存:新生儿期存在的原始反射在应该消退时期仍然存在,影响小儿的运动与姿势发育。甚至有些原始反射终身存在,至年长儿时导致关节挛缩或变形等体征。

(2)肌张力异常:不同类型患儿分别表现为肌张力亢进或强直、低下、动摇等现象。

(3)异常姿势:出现在正常发育中见不到的固定体位、肢位或定型的姿势模式。

(4)出现不协调或刻板的运动模式:由于在保持姿势和进行某种运动时主动肌和拮抗肌之间的协调性受阻碍而使运动不协调,不协调的运动模式即是异常运动模式。如:代偿性模式、因联合反应而出现的异常模式、刻板的运动模式等。

3. 症状在婴儿期出现 患儿在婴儿期出现早期症状,值得注意的是,这些早期症状未必就是脑瘫的特异症状,但对早期诊断有意义。

4. 合并障碍 脑瘫患儿可能会合并有智力障碍、癫痫、感知觉障碍、交流障碍、行为异常及其他异常,目前也有学者称其为重复障碍。

5. 需除外的疾病 在诊断脑瘫时一定要除外进行性疾病所致的中枢性运动障碍及正常小儿暂时性运动发育迟缓。目前,在临床还有许多表现为肌张力低下、运动发育迟缓的小儿,他们可能是不随意运动型或肌张力低下型的早期临床症状,但也常常是精神运动发育迟缓的小儿。精神运动发育迟缓的运动发育迟缓不如脑瘫患儿那样显著,大多数最终可以获得步行能力。但是,在临床上常常被诊断为脑瘫,两者鉴别的要点是精神运动发育迟缓患儿在运动功能方面除表现为肌张力低下及因其而引起足外翻、膝过伸、立位和步行基底加宽外,并无其他异常运动和异常姿势,而明显的表现是精神发育迟缓。

当前对脑瘫的诊断有扩大化倾向,笔者在临床中遇到许多在早期被诊断为脑瘫而实际上是精神运动发育迟缓的儿童,甚至只是单纯的一过性运动发育延迟。对脑瘫诊断应采取相当慎重的态度,不能因为有运动发育落后和肌张力低下就诊断为脑瘫,应该对可疑小儿进行追踪观察,根据病情变化及上述诊断条件确定诊断,避免给家长带来不必要的烦恼和进行过度的治疗。

二、辅助诊断

1. **头部 CT 或 MRI**　脑瘫患儿的头部 CT 或 MRI 的异常率是 44%~92%,需要了解的是,CT 或 MRI 的改变并非是脑瘫的特异表现,但是为了将患儿脑内的改变和与其他疾病相鉴别,有必要进行头部 CT 或 MRI 检查。经临床实践中对大量脑瘫患儿进行头部 CT 或 MRI 检查发现,不同类型影像学改变不同。

(1)痉挛型:此型患儿头部 CT 或 MRI 的改变在脑瘫各型中表现最为明显,常在顶叶、额叶有低密度区。双瘫患儿多表现为脑室扩大、皮质轻度萎缩,脑正中裂增宽,侧脑室周围白质软化等。图 1-7 是出生体重 1 228g 的早产儿的头部 CT 和 MRI,显示侧脑室壁不整,两侧脑室扩大,脑室周围白质软化。

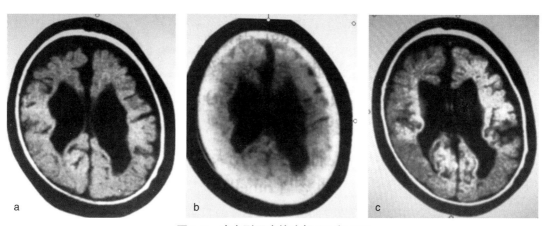

图 1-7　痉挛型双瘫的头部 CT 和 MRI
a:头部 CT;b:头部 MRI;c:头部 MRI。

痉挛型偏瘫患儿的头部影像则表现为一侧半球限局性脑梗死或陈旧性出血灶而致低密度影。图 1-8 为两名偏瘫患儿的头部 CT(a 为生后第 2 天出现颅内出血,b 为脑穿通畸形,两者均致偏瘫)。

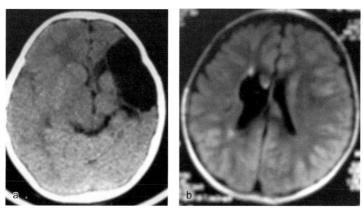

图 1-8　痉挛型偏瘫的头部 CT
a:颅内出血;b:脑穿通畸形。

痉挛型四肢瘫患儿较双瘫患儿的上述表现更为明显,常有弥漫性脑萎缩改变或脑积水等(图 1-9),病灶更为广泛。

(2) 不随意运动型:单纯不随意运动型头部 CT 或 MRI 多无改变,可能有第三脑室扩大,基底节区明显色素沉着等。如果随意运动型与其他类型混合存在,则表现出其他类型的 CT 或 MRI 的改变。图 1-10 临床表现为不随意运动型患儿的头部 MRI(a 摄于生后第 9 天,可见 T₁ 序列基底节部区片状高信号影像。b 摄于生后 6 个月,可见基底节部位的高信号影像消失)。

(3) 共济失调型:主要表现为小脑的病变,如小脑萎缩、低密度区、第四脑室扩大等(图 1-11)。

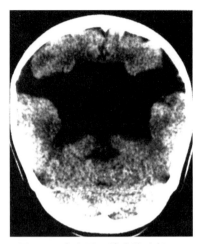

图 1-9　痉挛型四肢瘫的头部 CT

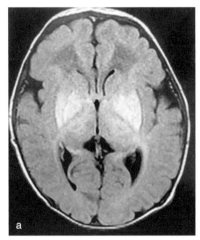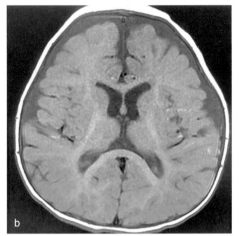

图 1-10　不随意运动型的头部 MRI
a:生后第 9 天;b:生后 6 个月。

2. **脑电图**　脑电图(electroencephalogram,EEG)改变对于脑瘫并无特异的诊断意义,但是 70% 以上脑瘫患儿的脑电图有改变,主要表现为广泛性慢波及快波异常,或表现为广泛性低电压,左右不对称及睡眠纺锤波等,痉挛型脑瘫患儿的脑电图异常率高于不随意运动型。

若合并癫痫则脑电图的异常率较高,表现出与癫痫类型相应的脑电图改变。

3. **脑干听觉诱发电位**　相关资料报道,脑瘫患儿中 60.4% 有脑干听觉诱发电位(brainstem auditory evoked potential,BAEP)的改变,主要是外周性听路损害,其次为混合性及中枢性听路损害,以双侧损害多见。

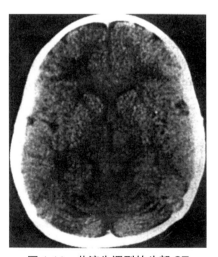

图 1-11　共济失调型的头部 CT

4. 肌电图　肌电图（electromyogram，EMG）主要用于鉴别肌源性疾病和神经源性疾病，如脊髓性进行性肌萎缩症的 EMG 表现为肌束放电，Duchenne 型进行性肌营养不良的 EMG 表现为运动单位的动作电位，具体表现为低波幅和持续、短的多相电位。婴儿型肌强直型营养不良的 EMG 表现为特征性的肌强直放电。

肌电图检查最好在患儿 9 个月以后进行，发现有改变时有必要进行肌肉组织的活检来确定诊断。

5. 血液生物化学检查　当需要与先天代谢疾病、肌源性疾病等鉴别时应做必要的血液生物化学检查，如肌酸磷酸激酶、乳酸脱氢酶、乳酸、丙酮酸、血糖、肝功能检查等。

6. 实验室检查

（1）血液、尿液检查：当需要排除氨基酸代谢异常疾病时应做尿与血的氨基酸检查。

（2）脑脊液检查：需要排除异染性脑白质营养不良，球形细胞脑白质营养不良时可以进行脑脊液检查，这些疾病可见到脑脊液中的蛋白质增高。

三、早期诊断

（一）早期诊断的意义

近年来，脑瘫的早期诊断越来越被重视，但这并非易事。婴儿期脑损伤若发生在未成熟脑的发育途中，特别是轻症患儿，依据其临床症状未必能分得清是阳性症候还是阴性症候。尤其是在生后 3 个月以内，大脑皮质对下位中枢的控制能力极小，所以这一时期所进行的自发运动（active movement）大部分是在原始反射的影响下发生的。而且，在这一时期，即使是正常小儿也可能出现脱离正常发育轨道的运动模式，所以要在这一时期确诊脑瘫有一定困难，如果是在早期确诊为脑瘫则多为重症病例。

从严格意义上来说，所谓脑瘫的早期发现并不是早期诊断，早期诊断以早期治疗为前提，是早期发现将来或许有可能成为脑瘫的疾病状态的婴儿。正如日本的佐竹孝之所说，"是对具有可能成为脑瘫危险的疾病状态的婴儿进行诊断"，而不是一定要拘泥于对脑瘫的确定诊断。所以笔者认为，曾有人提出的"脑瘫的超早期诊断"的说法有待进一步商榷。

不过，婴儿期的异常活动却表明了其神经学的一个侧面，如果从脑瘫的异常发育过程来考虑，可以通过从早期开始的治疗来抑制这种异常活动，在可能的范围内促进正常功能发育。因为这一时期在生物学上是脑的可塑性最旺盛时期，在这一时期，通过治疗，是最有希望对小儿整体发育产生影响的阶段。所以，早期发现这样具有异常活动的小儿，予以早期干预，可以起到减少脑瘫发生或阻止症状出现的作用。

近年来对脑功能的研究结果表明，脑是可以使机体对外界环境变化保持适应性能力的一种器官，小儿在出生时未成熟的脑内已经存在对以后姿势和运动发育具有指导作用的神经回路网，这种神经回路网是使婴儿适应外界环境进行发育的重要结构，可以起到使婴儿应对外界环境变化仍然正常发育并且具有保持姿势和进行运动能力的作用。从这种意义上来说，与正常小儿已经准备好了这一神经回路网相反，被预测将来可能有发育障碍的婴儿不具备或缺乏这些功能的准备能力，并因此导致以后的发育障碍。所以早期诊断的意义在于"要知道被诊察的小儿是否缺乏向正常方向发育的准备，判断是否有尽早地进行医疗援助的必要"。通过早期治疗达到"治愈脑瘫"或"阻止向脑瘫发展"的目的。

这样一来,早期诊断的对象就不单纯只指脑瘫一种疾病了,应该是针对所有具有发育障碍危险的婴儿,这些婴儿将来可能患脑瘫,也有可能患精神发育迟缓等其他疾病。

(二) 阳性症候和阴性症候的概念

1. 阳性症候(positive sign)　是指患儿身上表现出在正常情况下并不出现的因素,也称其为异常因素,异常因素可分为如下 2 种类型。

(1)原始反射消失延迟或长期存在:当神经系统上位中枢受损而不能发挥正常功能时,则下位中枢失去控制而占主导地位,因而下位中枢所支配的反射出现了消失延迟或长期存在的现象。

(2)出现了在正常发育过程中不存在的因素:中枢神经系统中具有促进结构和抑制结构,由于脑损伤而减弱了抑制结构的作用,因而使一些异常因素得到释放,如震颤、不随意运动等,以及具有代表意义的 Babinski 征等病理反射的出现。

2. 阴性症候(negative sign)　是指正常情况下应该出现的因素,即正常因素在患儿身上出现了减弱或消失的现象。脑瘫患儿具有代表意义的阴性症候是矫正反应、保护性伸展反应和平衡反应出现的时间延迟或者不出现。

阳性症候和阴性症候两者间存在着相互竞争的关系,当其中一方占优势时则另一方就会成为劣势,如果异常因素长期存在或者永不消失则会妨碍正常因素的出现。

(三) 早期诊断方法

1. 高危因素　根据临床资料,发生脑瘫的重要高危因素如下:

(1)新生儿窒息。

(2)重症黄疸。

(3)早产儿、未成熟儿、低出生体重儿。

(4)多胎妊娠。

(5)新生儿惊厥、呼吸困难。

(6)新生儿低血糖、低血钙等。

2. 早期症状　回顾可疑脑瘫患儿的病史,或者在早期检查时可以发现许多对早期诊断有一定参考意义的症状,若小儿在 6 个月时有以下症状,则可能是脑瘫。

(1)有明显的左右不对称体位和不对称的活动。

(2)当头部向一侧回旋时肯定受非对称性紧张性颈反射(asymmetrical tonic neck reflex,ATNR)的影响。

(3)能从俯卧位向仰卧位翻身,但不能从仰卧位向俯卧位翻身。

(4)下肢见不到屈曲、伸展的共同运动模式以外的其他运动模式。

(5)仰卧位上两手不能拿到正中方向(小儿即使是在母亲怀抱中也不能伸出手,不能将蒙在脸上的手帕拿下)。

(6)在俯卧位上,当将头部垂直上举时,不能取得躯干伸展和四肢外展、伸展。

(7)从仰卧位向坐位拉起时,头部仍然有或多或少的后垂。

(8)在坐位上可见明显的胸腰椎部位后突(圆背),小儿特别讨厌伸腿坐位。

(9)见不到立位上足的踢蹬活动。

(10)立位上髋关节内收、内旋以及尖足、足内翻倾向。

3. 发育的整体延迟　运动发育水平落后于同龄小儿发育水平的 3 个月以上。

4. 原始反射残存　原始反射包含胎儿脑发育过程中的先天因素,在正常发育过程中,受正常反射控制结构的调节和控制,头部能够对抗地心引力(抗重力)抬起或竖直,并保持在正中方向活动。姿势反射的消长反映着中枢神经系统的成熟状态,通过神经系统的控制,新生儿至婴儿时期的姿势反射处于从重力向抗重力的控制结构转换的时期,所以通过对这些反射的检查可以了解婴儿神经系统的发育状况。

(1)拥抱反射:拥抱反射(moro reflex)也称惊吓反射。

1)检查方法:小儿仰卧位,从后方托起其头部,在抬至15cm左右高处时再使头部下落,或者向上牵拉小儿两手使其头部离开床面后再松开两手,使小儿头部突然下落(图1-12a)。

2)反应:首先出现双上肢伸展、外展动作,然后再出现屈曲、内收动作似拥抱状为阳性(图1-12b)。

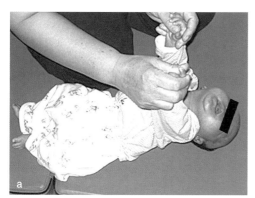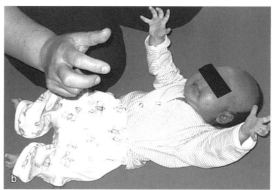

图 1-12　拥抱反射
a. 诱发方法;b. 阳性反应。

3)临床意义:正常小儿在新生儿期出现,4~6个月时消失。4~6个月期间,此反应可能不再出现拥抱动作,只见到双上肢反应性外展动作,因此有的学者称其为拥抱反射伸展相。

若此反射在满4~6个月以后仍然存在,或者是4个月之前消失均可疑脑损伤。如果反射应答表现为左、右上肢不对称现象则可疑为偏瘫或分娩损伤所致的单肢瘫。

(2)紧张性迷路反射:将仰卧位上伸肌张力增高,俯卧位上屈肌张力增高的状态称为紧张性迷路反射(tonic labyrinthine reflex,TLR)。反应可发生于多部位,如四肢、颈部、躯干等。神经学认为,此反射是四肢对于迷路系的变化而产生的紧张性反应,几乎均见于四肢瘫患儿(图1-13)。

对于此反射的判断方法,有的学者主张根据小儿在仰卧位上当头部后屈时肘关节呈屈曲状态还是伸展状态来判断预后,若6个月以后仍然处伸展状态应可疑脑损伤。也有的学者主张当小儿在被固定的状态下,见不到肘关节向相反方向运动,即固定于屈曲位时不能伸展,固定于伸展位时不能屈曲,也可疑为脑损伤。

(3)非对称性紧张性颈反射(ATNR)

1)检查方法:患儿仰卧位,头正中位,检查者向一侧回旋其头部。

2)反应:颜面侧上、下肢的伸肌肌紧张增高,呈伸展位,后头侧上、下肢的屈肌肌紧张增高,呈屈曲位(图1-14)。

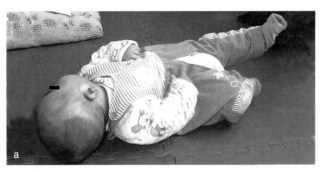

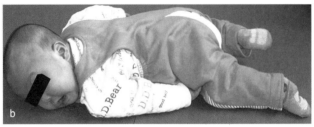

图 1-13　紧张性迷路反射
a：伸展占优势；b：屈曲占优势。

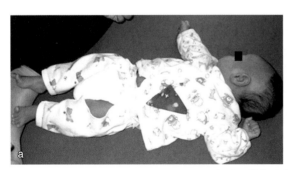

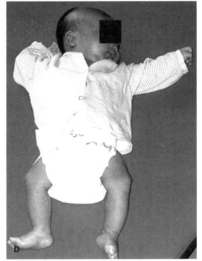

图 1-14　非对称性紧张性颈反射
a：侧面观；b：正面观。

3）临床意义：正常新生儿在生后第 1 周即可见到，2~3 个月时明显，4 个月以后逐渐消失。此反射在仰卧位最易诱发。由于脑瘫是上位中枢损伤，ATNR 成为成长过程中的特征性症状。

（4）对称性紧张性颈反射（symmetrical tonic neck reflex，STNR）：是广泛中枢神经系统障碍所见到的反射，由于颈椎屈曲、伸展引起四肢肌紧张性改变。

1）检查方法：患儿俯卧位，检查者使其头部被动前屈（屈曲）与后屈（伸展）。

2）反应：当头部屈曲时，上肢屈曲，下肢伸展。头部伸展时上肢伸展，下肢屈曲（图 1-15）。

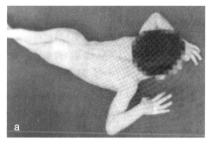
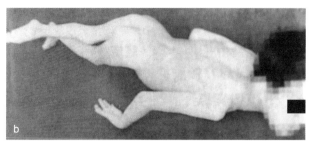

图 1-15 对称性紧张性颈反射
a：头部伸展；b：头部屈曲。

此反射类似四足动物瞄准猎物时的姿势，是有名的反射。例如，当猫低下头吃盆中食物时头部屈曲，则前侧肢体屈曲后侧肢体伸展。当它仰望上方时头部伸展，则出现后侧两肢体屈曲，前侧两肢体伸展。

3）临床意义：存在时间为生后 6~8 个月。脑瘫患儿在矫正反应未出现之时，体轴不回旋状态下，应用此反射取得坐位及维持坐位的稳定。但若此反射残存，会影响步行及进行从立位向坐位转换的动作，使患儿四爬时呈兔跳样姿势。

（5）侧弯反射（galant reflex）

1）检查方法：检查者托住小儿胸腹部使其呈空间俯卧位，然后用指尖沿小儿脊柱外侧从上向下划动。

2）反应：被刺激侧躯干出现侧屈运动，使该侧躯体干呈侧方凹状为阳性（图 1-16）。

3）临床意义：正常小儿新生儿期出现，2 个月时消失。

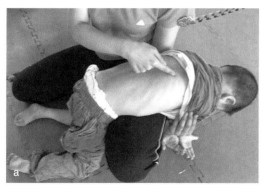
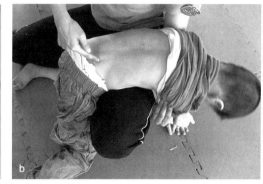

图 1-16 侧弯反射
a：检查方法；b：阳性反应。

此反射在 3 个月前存在，左右对称出现，在小儿俯卧位上躯干伸展活动稳定的 4 个月时急速消退，所以认为这一反射的存在与不能竖颈和躯干左右不对称有关。

（6）踏步矫正反应（placing reaction）：有手、足踏步矫正反应两种。

1）检查方法：检查者将小儿抱于怀中并扶持其一侧大腿或前臂，然后使小儿的另一侧足背或手背抵在桌沿下面，小儿将此下肢或上肢抬起，使足底或手掌放到桌面上为阳性（图 1-17）。

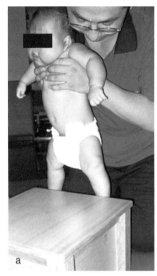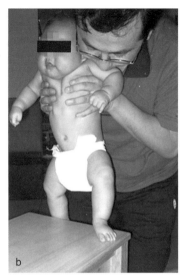

图 1-17　足踏步矫正反应
a:出发姿势;b:阳性反应。

2)临床意义:要分别观察左右两侧上肢与下肢的踏步矫正反应,如果这一反应缺如,或者左右不对称,其后有运动障碍的可能性。如果在 4 个月以后仍然见不到手踏步矫正反应,要特别引起注意,应进一步检查有无其他神经系统症状。

(7)阳性支持反射(positive supporting reflex)

1)检查方法:扶持小儿腋窝部使身体竖直,首先使其身体上、下活动后再使其足底着床。

2)反应:下肢出现支持样反应为阳性。

3)临床意义:正常小儿在 0~6 周时存在,2 个月左右消失。

如果这一反应缺如或者反应过度,例如下肢所有伸肌群紧张亢进,足跖屈、内翻等,或者有左右反应不对称现象,都应怀疑有中枢神经系统损伤。

(8)耻骨上伸展反射(suprapubic reflex)

1)检查方法:小儿取仰卧位,下肢屈曲,用手指压迫其耻骨联合处。

2)反应:出现两下肢伸展为阳性(图 1-18)。

3)临床意义:正常小儿在 0~6 周时存在,2 个月左右消失。

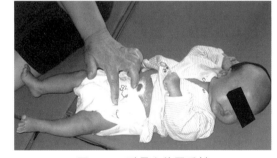

图 1-18　耻骨上伸展反射

5. **特异神经学症状和辅助检查**　在早期诊断时,特异神经学症状主要是指脑损伤儿运动发育迟缓或停止,同时出现在正常运动发育中并不存在的、与正常发育不同的运动症候。只有重症病例在早期可见到肌张力改变、固定体位和定型运动模式以及异常运动模式等。

头部 CT 或 MRI 在此阶段可能有脑缺氧缺血的改变,表现为广泛的低密度灶,或者有颅内出血、蛛网膜下腔出血等改变。其他血、尿、脑脊液等检查用于鉴别诊断。

对于脑瘫的早期诊断一定要慎重,笔者曾有误诊的教训。一名患儿在婴儿期表现运动和智力发育落后,两手正中位指向发育较好,抓握能力也可,头颈控制也较好,未见不随意运动,所以诊断为"精神运动发育迟缓"。但患儿在2岁左右开始独立步行时出现了明显的不随意运动,遂确诊为不随意运动型脑瘫。该患儿误诊的原因有二:一是头颈控制好,手的功能较好;二是智力落后,与一般此型患儿的临床表现有差异。以此为戒,在诊断脑瘫时切不可过早下结论。

第三节　脑性瘫痪神经系统损害的症状和体征

一、小儿脑性瘫痪的临床特征

(一) 运动障碍

1. **运动发育延迟**　不能达到相应年龄(月龄)的运动发育水平。

2. **完成运动课题障碍**　由于存在异常的姿势和异常的运动模式,以及肌张力的异常,导致完成课题出现障碍。

(1)部分患者不能完成运动课题。

(2)运动的技巧性低下,即使完成课题也很笨拙,缺乏正确性。

$$运动的技巧性 = 正确性 × 速度 × 持续性 × 适应性$$

(3)运动中关节的组合受限,容易取整体模式:即屈曲、屈曲、屈曲或者伸展、伸展、伸展的刻板组合模式。

图1-19为关节运动模式组合样板,正常儿在运动时各关节的组合可以多种多样,如果是呈现图中左边的屈曲、屈曲、屈曲组合或右边的伸展、伸展、伸展组合,即近位(髋、肩关节)、中间(膝、肘关节)和远位(踝、腕关节)三个关节均表现为同样的模式即为整体模式。正常儿在3个月前的运动可以呈现整体

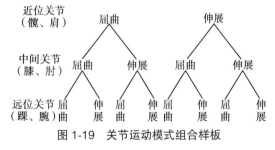

图1-19　关节运动模式组合样板

模式,随着运动水平不断地发育,逐渐地表现出多轴关节运动模式的组合。

脑瘫患儿由于运动发育水平低下,可以长期在运动中表现出整体模式。由于刻板的关节运动组合模式使活动方式受限,表现为定型、固定的运动模式(刻板模式),使运动的多样性减少。如翻身运动中,躯干翻转时见不到肩胛带和骨盆带的分离运动,而是用类似圆木滚动一样的方式翻身。腹爬时,只能应用上肢牵拉驱动身体前进,两下肢强直伸展。从俯卧位向坐位转换时,只能通过屈曲的上肢和头部支撑于床面上,向后推动身体成为"W"坐位。步行时髋关节内收内旋,而致交叉步态等。

(4)完成课题需要比正常儿更多的时间。

(5)运动课题适应性狭窄:不是在任何时候都能完成课题,在某种场合可完成,但不能应用于其他场合。例如,在训练室中由于治疗师的指导与辅助可以完成的课题,而回到家中则

难以完成,运动课题在日常生活中应用性差。

3. **异常运动模式** 常呈刻板的姿势模式和用刻板的模式进行运动,导致活动方式受限,活动的多样性减少。

4. **不同部位瘫痪的后果**

(1)双下肢瘫痪:即使可以步行,也可能出现下列情况。

1)在凸凹不平的道路上、台阶、坡道上行走困难,容易跌倒;

2)步行速度缓慢;

3)缺乏耐力,容易疲劳。

(2)双上肢瘫痪或不随意运动等:精细运动障碍,致使日常生活动作和书写、工作活动中的操作发生困难。

(3)舌、口唇、颊瘫痪

1)咀嚼功能不良:食物种类受限,可咀嚼软质食物,但不能咀嚼硬质食物;

2)放于舌上的食物容易从口中溢出,能闭合口唇,但当颜面低下时,食物溢出口外;易流涎,代偿性张口等;

3)构音困难,表现为发声困难,言语障碍、吐字不清晰等。

(二)姿势异常

1. **异常姿势定义** 出现在正常发育中见不到的固定体位或定型的姿势模式。

2. **异常姿势的表现**

(1)全身性异常姿势:脑瘫患儿常见的全身性异常姿势有非对称性紧张性颈反射体位(见图1-15);角弓反张姿势即去大脑强直姿势;以及整体伸展模式,如图1-20中患儿处于俯卧位上,可以见到颈部、躯干、肩、肘、髋、膝、踝关节均呈伸展状态的整体伸展模式。而图1-21则为所有关节均屈曲的整体屈曲模式,取坐位的患儿的整体屈曲姿势见后描述。

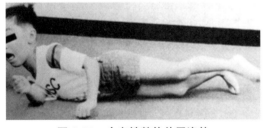
图1-20 全身性整体伸展姿势

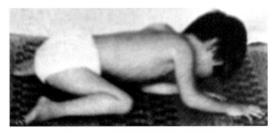
图1-21 全身性整体屈曲姿势

(2)局部异常姿势:由于某块肌肉或某一肌群的张力异常或肌力不均衡等原因致局部异常姿势,如尖足、足外翻(图1-22)、髋关节紧张性屈曲(图1-23)、肩胛带内收或外展、前臂旋前(图1-24)、腕关节掌屈(图1-25)等。异常姿势持续存在,加上肌力不均衡,年龄增大时会导致变形或挛缩。

(三)神经系统异常的症状

锥体系、锥体外系、小脑等不同部位损伤致发生不同的神经系统症状,具体见本节二、三、四内容。

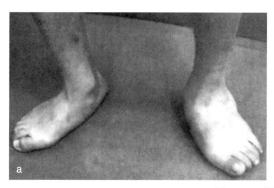
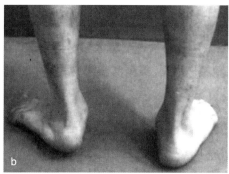

图 1-22 足外翻
a：正面观；b：背面观。

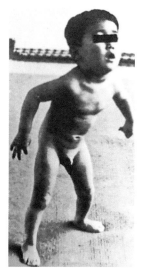

图 1-23 髋、膝关节紧张性屈曲

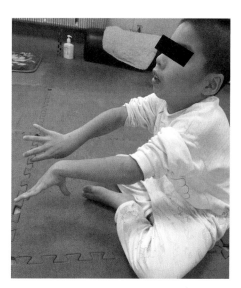

图 1-24 前臂旋前

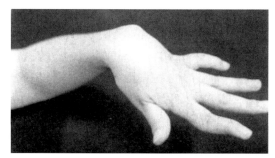

图 1-25 腕关节掌屈

二、锥体系损伤

锥体系损伤后，骨骼肌随意运动功能障碍，出现不同程度的瘫痪，是痉挛型（spastic type）脑瘫的主要临床表现。

（一）概述

1. **肌肉痉挛** 是指在肢体运动中肌肉对被动牵伸的阻抗增高,产生协调异常的特定模式。随着研究的不断深入,对于痉挛的认识也在不断更新。

（1）古典的定义

1）是上位神经元障碍的症状之一;

2）牵张反射过度敏感引起腱反射亢进;

3）其特征是依存于紧张性反射活动的速度,从而加重运动障碍。

（2）Rushowrth（1960）认为:痉挛的出现是因为脑损伤后,上位神经中枢失去了对下位中枢的抑制能力,使γ运动系和少量的α运动系释放,同时由于脑干内促通机制的释放,脑干脊髓束对运动的下行促进性指令异常活跃,提高了γ运动系的感受性或导致其偏位（bias）。为了提高易刺激性,对适当的肌肉伸展产生最大形式的反应,也就是以同期性全放电（synchronised total discharge）的形式来反应。结果是,在同期性的后兴奋不应期（synchronised phase of post excitatory inhibition）之后,同期性兴奋期紧接着到来。这期过后,不应期后的兴奋状态又到来。这样一来,使肌肉处于高度、连续的兴奋状态,将这种现象称为痉挛。肌痉挛的客观指标是肌张力增高和牵张反射亢进。

（3）美国国立保健研究所的定义

1）痉挛是一种过紧张状态;

2）在抵抗外力的运动中,如果加快牵伸速度会增加肌紧张;

3）对于外力的抵抗可根据速度和关节角度（关节运动方向）不同而使阈值发生改变,出现增高或降低。

（4）Sdigal N 等认为:痉挛是脊髓以上的上位神经的抑制作用中断,造成脊髓水平的肌梭和运动神经异常兴奋,因此痉挛属于感觉系的现象。

（5）Pandyan、Burridge 等 2005 年的定义:痉挛是指上运动神经元损伤引起的感觉、运动系统调整异常的状态,是肌肉活动的间歇性或持久性的不随意运动。

2. **不同程度瘫痪伴有精细运动功能障碍** 随意性运动冲动起自大脑运动皮质（motor cortex）,经锥体束传至脊髓前角。这种冲动既可抑制前角细胞的活动,又可在一定范围内加强其活动。

这些冲动同时经由下述锥体外系纤维到达脊髓前角细胞。

（1）由运动皮质→脑桥网状核→经网状脊髓束→脊髓前角细胞,起抑制作用。

（2）由苍白球、小脑前叶→中脑被盖网状结构（reticular formation）→脑桥网状结构→在网状脊髓束中下行→脊髓前角细胞,起加强作用。

（3）由前庭神经外侧核→脊髓前角细胞,在人类的作用是有限地加强前角细胞的活动。

由于锥体系的活动受到这些锥体外径路的支持,所以其完全损害并不引起运动力量的丧失,而是只表现为运动力量大为减弱和肌收缩速度的减小。

3. **正常联合运动被抑制** 进而出现异常的联合运动。

4. **不发生肌肉萎缩** 痉挛性瘫痪时,肌仍然与前角细胞即营养中枢连结,所以瘫痪肌不发生萎缩,但随着时间的进展,会出现失用性萎缩（atrophy of disuse）。

（二）体征

1. **肌张力增高体征**

（1）深部腱反射亢进:由于锥体束抑制性冲动的丧失和锥体外束加强性冲动仍然存在,

而导致深部腱反射亢进,包括膝腱反射、肱二头肌反射、肱三头肌反射、跟腱反射、内收肌反射等。

(2)阵挛:当腱反射过度亢进时,在反射亢进部位常出现阵挛(clonus),有两种形式:

1)踝阵挛:突然被动地背屈患儿足部,并在其摆动时以适当压力保持足的背屈位置,则可引起足的节律性摆动。如果腓肠肌一直维持在紧张状态时,这种摆动持续存在,名为踝阵挛(ankle clonus)。

2)髌阵挛:突然推动髌骨向下,在其跳动时加以压力以维持向下的位置,可引出髌阵挛(patellar clonus)。

(3)折刀现象阳性:当检查者从屈曲位上伸直患儿的上肢或下肢时,开始时感觉阻力最大,以后则急速减低,与拉开折刀时的感觉相似,因而得名。

2. 反射改变

(1)原始反射消失延迟或残留。

(2)病理反射出现:Babinski 征阳性是锥体束征的重要体征,另外有 Babinski 替代征,如 Chaddock 征、Oppenheim 征、Gordon 征、Scheffer 征和 Gonda 征。

Gonda 征又名压趾试验,检查者用手紧压患者的第 4 趾或小趾,使之强烈跖屈,持续数秒钟后突然放手,若出现踇趾背屈,即为 Gonda 征阳性。临床意义同 Babinski 征。

(3)浅反射减低或消失:包括腹壁反射、提睾反射等。

3. 肌力减低　表现在特定体位上的肌力低下,如腹部肌肉无力和脊柱伸展发育迟缓时,表现在坐位上不能竖直身体。

三、锥体外系损伤

(一)概述

锥体外运动系统(extrapyramidal motor system)是运动系统的一个组成部分,是指不通过延髓锥体交叉的所有运动传导路,包括锥体束以外的所有运动传导束(motor tract)和运动神经核。由基底神经节(新纹状体——尾状核、壳核,旧纹状体——苍白球、黑质)和丘脑底核、红核、网状结构等组成。

锥体外运动系统是与伴随随意运动的协调运动有关的神经通路,具有固定关节、维持肌型、调节肌张力与稳定姿势、调节运动和平衡的作用;同时,因其可以提供双重刺激,可使主动肌和拮抗肌进行协同动作。

锥体外系障碍时的(身体性)运动症状,根据障碍在神经通路中的部位,有不随意姿势或动作、震颤、运动失调、运动麻痹等各种表现。

不随意运动型脑瘫的主要临床症状是锥体外系损害。

(二)锥体外系统病变的症状

1. 肌张力增强　又称肌强直,表现为伸肌和屈肌张力均增强,像弯曲软铅管样的感觉,故称铅管样强直(lead-pipe rigidity)。肌强直兼有震颤的患者,当伸、屈肢体时可感到在均匀的阻力上出现断续的停顿,称为齿轮样强直(cogwheel rigidity)。

(1)强直的定义:美国国立保健研究所的定义如下

1)强直(rigidity)是一种过紧张;

2)对于外力下运动所产生的抵抗表现为非常缓慢的运动,其速度不引起阈值改变;

3)强直表现为对被动牵张的持续性抵抗,引起主动肌和拮抗肌的同时收缩,对反方向的运动会马上产生抵抗;

4)四肢固定于特定姿势,无法返回最大关节角度;

5)远位肌的随意运动使强直加重,僵硬的关节不能产生没有意图的运动。

(2)过紧张引起的不良影响

1)由于异常姿势运动、负荷体重能力低下和支撑面不充分,导致平衡功能差;

2)引起肢体或躯干等的短缩或挛缩;

3)来自末梢的异常感觉,使感觉输入低下,产生异常的本体感觉反馈;

4)有导致关节半脱位和脱位的危险;

5)至年长儿时期会引起关节与肌肉的疼痛。

(3)过紧张的程度区分

1)重度过紧张(severe hypertonia):抵抗非常强,无法活动,没有联合反应模式变化,只出现痉挛增强。

2)中度过紧张(moderate hypertonia):运动作为整体模式出现,缺乏选择性。出现联合反应,表现为异常模式和痉挛增强。

3)轻度过紧张(mild hypertonia):出现在手、足等末梢部位,由于联合反应,在运动时痉挛增强,但稍后会降低。过紧张会阻碍精细运动的发育。

2. **震颤**　是人体某一个或多个功能区的节律性、不自主运动。震颤可分为静止性震颤、位置性震颤、动作性震颤。

(1)静止性震颤:指肢体被完全消除重力影响,并且相应肌没有自主收缩时产生的震颤。

(2)位置性震颤:指肢体或躯体某一部位抵抗重力维持某种体位时发生的震颤。

(3)动作性震颤:指发生在肢体任何形式运动中的震颤。

3. **舞蹈样动作**　是一种迅速、多变、无目的、无规律、不对称、运动幅度不等的不自主动作,可发生于面部、肢体及躯干,如挤眉弄眼、伸舌牵嘴、歪唇、耸肩、转颈、上下肢舞动或伸屈手指等动作。在自主运动或情绪激动时加重,安静时减轻,入睡后消失。

4. **手足徐动**　手指或足趾间歇、缓慢、扭曲、蚯蚓蠕动样的伸展动作,呈现各种奇异姿态,如手呈"佛手"样、兰花指样等。

5. **肌张力障碍**　肌张力障碍(dystonia)是一组由身体骨骼肌的主动肌和拮抗肌不协调、间歇持续地收缩造成的不自主运动和异常扭转姿势。若颈部肌张力障碍出现痉挛性斜颈,而全身性肌张力障碍出现扭转痉挛等。

6. **抽动症**　突然发生、反复、迅速、固定或游走,非节律地不自主运动或发声,如眨眼、急速耸肩等。在一定时间内能控制。

(三) 体征

1. **肌张力障碍**

(1)铅管样强直。

(2)齿轮样强直。

(3)无明显腱反射亢进体征。

2. **原始反射残存**　多见非对称性紧张性颈反射、对称性紧张性颈反射、紧张性迷路反射、侧弯反射、拥抱反射等,至应消失的月 / 年龄仍然持续存在。

四、小脑损伤

小脑通过复杂的调节和反馈机制成为维持平衡和肌张力的协调中枢,还能使躯体肌肉系统完成精细的技巧性运动。

小脑损害症状是共济失调型(spastic type)脑瘫的主要临床表现。

(一) 临床表现

小脑的不同解剖部位具有不同功能,所以因损害的解剖部位不同,可出现不同的临床症状。

1. 古小脑损害　导致平衡失调和站立不稳、行走不能、跨步过宽、蹒跚或醉酒步态。

2. 旧小脑损害

(1)共济失调:正常运动需要一系列肌肉的协调才能圆满完成一个动作,将这种肌肉间巧妙配合称为共济运动,肌肉协调被破坏即为共济失调。

(2)辨距不良:由于各个关节运动缺少有机配合,不能进行相应的协同动作,不能精确地估计到达目标所必须的运动幅度,因而运动幅度不是过大就是过小,表现为超越目标或者不能达到目标。

(3)轮替运动障碍(dysdiadochokinesia):不能进行主动肌(agonist muscle)与拮抗肌(antagonist muscle)的快速交替动作,如不能将前臂迅速地由旋前改为旋后等。

(4)协同不能(asynergia):是指进行精细运动所需肌群的神经支配不协调,单个肌群能独自活动,但不能完成复杂的协调运动。例如,在患儿做仰卧起坐运动中,臀肌的作用是通过收缩来固定骨盆与下肢,使之作为支点。当小脑病变时,失去了这一作用,以致两腿翘起而不能坐起。又如,正常情况下,直立位仰头向后时需要膝、踝关节屈曲以维持平衡,当患儿失去了协调运动,所以在仰头时向后倾倒。

(5)构音障碍(dysarthria):因为言语肌即唇、舌、喉的肌肉协调障碍,致言语不流利,忽高忽低的所谓断续言语(scanning speech)。

(6)书写障碍:因手部细小肌群的精细运动共济失调,使笔迹过大,所谓巨大字体(macrographia),字体不整齐,笔尖常戳破纸张。

(7)肌张力低下(hypotonia):肌张力是维持人体姿势和动作必不可少的,当其减低时肌肉松弛无力,被动运动时出现关节运动过度,肢体容易被放置在任何异常位置。

(8)回弹现象(rebound phenomenon):由于肌张力低下和拮抗肌收缩迟缓,使主动肌的收缩不能及时中断,形成运动过度,如当前臂屈曲时,由于肱三头肌不能及时收缩而过度屈曲反击其面部。

(9)辨别重量障碍(inability to discriminate weight):不能正确估计重量,与肌张力低下和无力(asthenia)有关。

(10)意向性震颤(intention tremor):当运动指向目标时出现动作性震颤(action tremor),手指或足趾接近目标时震颤变得更明显。

(11)眼球震颤(nystagmus):粗大或细小的水平震颤。

(二) 体征

共济运动检查方法:

1. 立位平衡检查

(1)两脚直立位检查:患儿取立位,头保持正中位,两足并拢,两足尖靠近,指示患儿保持直立位,在睁眼和闭眼两种条件下进行观察,需要观察30秒钟。观察内容是身体有无动摇,若有动摇,则要观察其程度和身体倾倒的方向。闭眼时检查为Romberg征(闭目难立征),如果此时有身体动摇为闭目难立征阳性。

(2)Mann检查(Mann test):将两足一前一后,一只足的足尖对另一足的足跟并放在一条直线上,身体和头部要保持正中位,观察30秒,观察时间、内容和方法同(1)。

(3)单脚立位检查:在正确姿势(即身体与头部保持正中位)上用一只脚站立,另一只脚轻轻地抬起,观察时间、内容和方法同(1)。

(4)足跟足尖步行检查(tandem gait test):前方的足跟靠近后方的足尖地一步一步地在直线上前行,观察步行时的姿势、身体动摇情况及倾倒方向。

(5)立位平衡和倾斜反应检查(见第二章)。

2. 四肢运动失调检查

(1)上肢检查

1)指鼻试验(finger-to-nose test):指示患儿用自己示指指尖触自己的鼻子,观察上肢运动有无动摇即有无测定异常,有无共同运动不全。

2)鼻指鼻试验(nose-finger-to-nose test):指示患儿用自己的示指指尖反复交替地指自己鼻子和检查者的指尖后再指自己鼻子,观察上肢的测定异常和有无意向性震颤(intention tremor)。

3)指耳试验(finger-to-ear test):指示患儿用自己的示指指尖触与手同侧的耳朵,观察上肢的测定异常和共同运动不全。

4)画线试验(line drawing test):检查者在一张纸上画出距离10cm的两条平行竖线,然后让患儿从左侧的线向右侧线画一横线,要求不要画出右侧竖线之外。如果画出右侧的竖线之外为活动测定过大,未达到右侧竖线则为活动测定过小。另外要观察所画的横线是否为直线,线上有无细小的波纹等。

5)握杯试验:指示患儿伸出手握住放在其前方桌子上的杯子,将杯子拿起后再放回桌子上。正常情况下,手伸向目标物的动作及握杯时的手事先张开程度与杯的位置和大小相符。小脑失调症患儿不仅有测定异常,还可见到手张开程度呈现不必要的过大现象。

6)打膝试验(thigh-slapping test):患儿取椅子坐位,指示其用自己的手掌和手背交替、有节律地击打自己的膝部。开始时节律要缓慢,逐渐地加快速度。除观察运动的节律、速度、左右差别等,还要观察前臂的旋前和旋后自动运动的活动范围。小脑失调症患儿可见动作不规则和击打速度逐渐减慢,自动运动的活动范围缩小。两侧同时进行时,要观察两侧运动有无差异。

7)过度旋后试验(hyper pronation test):将患儿两前臂在旋前位(即手心向上)上向前方平举,然后指示小儿快速地将前臂旋后(即使手心向下),如果是失调症患儿会出现前臂过度地旋后现象,以及拇指有坠向下方的倾向。

(2)下肢检查

1)足趾手指试验(toe-finger test):患儿取仰卧位,检查者将自己的示指放于患儿的足可触到的上方,指示小儿用自己的趾尖去触检查者示指指尖。观察是否在膝伸展位和屈曲位均可以进行上述活动,以及活动进行时的状态。

2)跟膝试验(heel-knee test)和跟膝胫试验(heel-knee-shin test):患儿仰卧位,指示其将一侧足跟放在另一侧膝上,然后再放回于床上,如此反复地进行足跟的对侧膝上→床上的动作,此为跟膝试验。若将足跟放于膝上之后,再令其反复地将足跟沿胫骨向下滑动至足背称为跟 - 胫试验或跟 - 膝 - 胫试验。

两试验均要在睁眼和闭眼时分别进行,观察运动协调性、准确性等。

3)胫叩打试验(shin-tapping test):患儿仰卧位,指示用一侧的足跟叩打另一侧胫骨粗隆下方部位,要有节律地轻轻地叩打。同样,要在睁眼和闭眼时分别进行,观察叩打部位的准确性、运动的协调性。

4)膝屈曲试验(knee flexion test):患儿仰卧位,令其闭上眼睛,检查者将其一侧膝屈曲,然后指示其将另一侧膝屈曲与对侧膝相同的角度。小脑失调症患儿一开始会出现屈曲过度,使屈曲角度大于对侧,然后又恢复到相同角度的现象。

第四节　痉挛型脑性瘫痪的临床表现

一、痉挛型双瘫

此型患儿在痉挛型中占多数,多数出生时为未成熟儿,当患儿出现发育延迟时常被家长将其归咎于早产而延误诊治。本型患儿头部控制能力和两手正中位指向能力可以得到发育,上肢与手的功能接近正常,所以很少在 9 个月前被诊断。常在 18 个月至 2 岁时,发育至抓物站起或开始步行时因见到尖足等症状始就诊。

此型患儿随着年龄的增长,在不同时期、各种体位的临床表现如下。

1. **卧位阶段**　婴儿期仰卧位上常见 ATNR 姿势,逐渐出现髋关节内旋和伸展、内收,踝关节从早期的背屈位而逐渐成为跖屈位。当腘绳肌出现痉挛时,髋关节的自动屈曲受限,不能平行上举下肢(图 1-26a)。俯卧位上可以用两手和上肢负荷体重,可以获得四点支持位的发育。患儿可以用两上肢向后方推自己的身体成为坐位,但是这样的转换方式常使两下肢出现硬直性伸展与内收(图 1-26)。

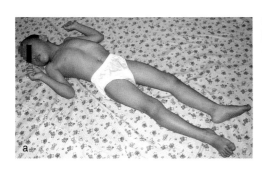
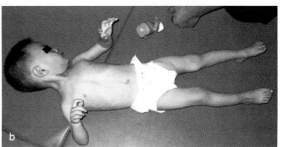

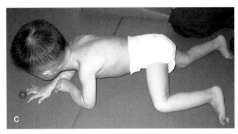
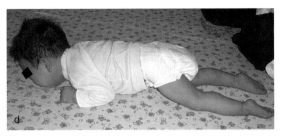

图 1-26　痉挛型双瘫患儿卧位模式
a：上肢屈曲，下肢伸展；b：踝关节跖屈；c：两上肢屈肘支持体重；d：两下肢强直伸展。

2. 坐位阶段　头部、颈部和躯干的障碍相对较下肢轻，大多数患儿能取坐位。但是坐位姿势异常，坐位基底支持面积小，因为髋关节屈曲不充分，出现代偿的脊柱前屈而呈现圆背。当患儿仰头向上方看时，会突然出现髋关节伸展而使身体向后方倾倒。在伸腿坐位上，由于髋关节内收肌群屈曲和痉挛，加上腹部肌肉和腘绳肌痉挛，致使骨盆后倾，坐位支点不是在坐骨结节上，而是在骶髂关节处。患儿为了维持坐位稳定，需要将躯干向前方倾斜，使脊柱过度后弯，这也是形成圆背的原因之一，使躯干在坐位上不能竖直（图 1-27a、b），由于这类患儿的髋关节明显内收、内旋，患儿常呈现 W 坐位（图 1-27c）。由于这样坐位基底支持面积相对大，较为稳定，所以患儿喜欢这种坐位姿势。既往认为，如果长期处于这样坐位会加重髋关节内收、内旋异常姿势。不过，目前有的学者认为，W 坐位不仅较为稳定，还可以使手与上肢得到解放。另外，这一坐位是小儿进行体位转换的中间体位。基于上述几点，认为这样的坐位应该提倡。在临床实践中，应该根据患儿的实际情况决定这种坐位对其是有利还是不利，而不应该拘泥于一定不能提倡这一坐位。

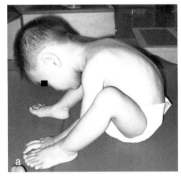
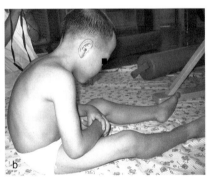
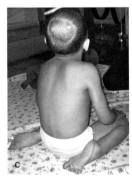

图 1-27　痉挛型双瘫患儿的坐位模式
a：全屈曲模式；b：圆背；c：W 坐位。

3. 上肢表现　前臂旋前、手指关节掌屈、拇指内收、手掌尺侧偏位。另外，在早期可以见到由于肩胛带外展与内旋，呈现上肢后伸的状态，随着患儿生长发育，肩胛带外展逐渐地加重，这种现象就不再明显。上肢可以在坐位上出现向前方和侧方支撑的能力，患儿可以用一只手支撑身体，用另一只手去玩耍。但是，两只手同时抬起伸向上方较为困难。

4. 翻身运动阶段　此型患儿可以获得翻身运动的发育，翻身方式是从头部开始或应用上肢力量进行的整体的运动模式（图 2-1），无或有部分肩胛带和骨盆带之间的回旋运动。下肢常固定于伸展、内收肢位上而很少活动。随着运动发育水平的提高，会逐渐出现分离的翻身运动模式,因障碍程度不同而出现时间不一。

5. **腹爬运动** 此型患儿可以获得腹爬运动的发育,开始时是用屈曲的两上肢向前方牵拉身体的运动模式即肘爬方式进行腹爬运动。因为缺乏肩胛带和骨盆带之间的回旋运动,以及下肢活动能力差,所以有可能不能进行交替的腹爬运动和在床上的回旋运动。腹爬过程中常见到下肢的交叉(图1-28)。

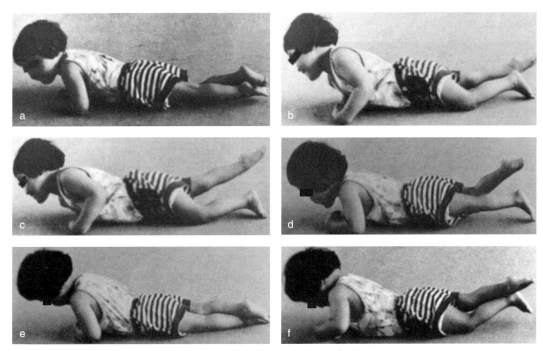

图1-28 痉挛型双瘫患儿的腹爬模式
a:肘屈曲,下肢交叉;b:左上、下肢靠近;c:左上、下肢进一步靠近;
d:向前行进;e:以肘为支点,下肢交叉;f:向前行进,下肢交叉。

图1-28中为3岁患儿,交互应用上肢进行腹爬,肩关节屈曲不充分,肘不能越过肩与床面的垂线伸向前方。下肢方面,在左肩关节屈曲时(上肢向前方伸出),见同侧的髋、膝关节只是轻度的屈曲(b、c),肩关节伸展时两下肢交叉(e),胸椎持续呈屈曲位。

在这样的腹爬形式中,只应用上肢而下肢几乎不活动,会引起下肢联合反应,增强下肢内收肌和伸肌痉挛,所以不应该让患儿大量进行此类腹爬运动。

6. **向坐位转换运动** 因病情不同而有不同的转换方式,如果患儿可以在俯卧位上用支持身体的两上肢将躯干推向后方,则可以用这一运动形式形成跪坐位。在这一转换过程中,患儿下肢基本不活动,髋关节呈内收肢位。不具备在俯卧位上用伸展上肢负荷体重能力的患儿,则常常在俯卧位用前臂支持身体的状态下,通过屈曲活动使下肢牵拉至腹部下方,然后再抬起头部并逐渐使臀部坐于两足之间,形成W坐位。由于缺乏躯干回旋活动,所以难以向侧坐位转换。

7. **四爬运动阶段** 大部分患儿在开始四爬时,先呈兔跳样(bunny hop)爬行模式,部分患儿或者经过兔跳样爬行后进一步发育的患儿,可以进行交互四爬活动,但是下肢仍然处于半屈曲位,用屈曲的下肢负荷体重,而且呈髋关节内收、内旋,踝关节背屈的整体屈曲模式。

8. **立位阶段** 部分患儿可自己从四点支持位转换为膝立位(图1-29),多数患儿不能发育至无支持的膝立位阶段。扶物站起时出现特异的起立模式,即首先扶持物体从四点支持位转换为双膝立位,由于这类患儿不具备将体重转移到一侧下肢再向前迈出另一侧下肢的能力,所以只能用上肢向上方牵拉身体双足一同站起,成为尖足状态的扶持立位。其时,两下肢被拖在距身体很远的后方,然后再将双下肢向前方牵拉,使身体成为直立位(图1-30)。在这种扶持立位上,患儿可能将一只足跟放下,于是同侧髋关节屈曲使骨盆向后方回旋。而另一只足仍然呈足尖站立位,该侧下肢内旋,不能负荷体重。

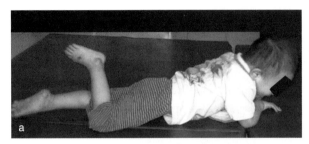
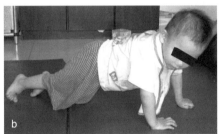

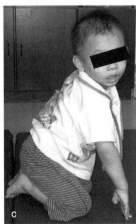
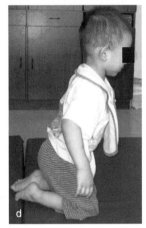

图 1-29　痉挛型双瘫患儿从四点支持位向膝立位转换模式
a:用力抬起身体;b:成为四点支持位;c:成为膝立位;d:竖直身体。

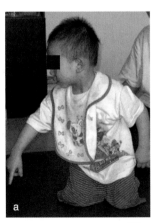
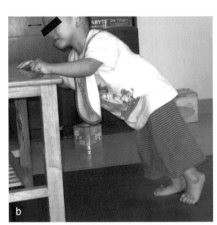
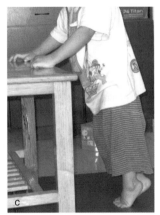

图 1-30　痉挛型双瘫的患儿从膝立位向立位转换模式
a:从膝立位开始;b:扶持立位,两下肢被拖在后方;c:两下肢迈向前方,呈尖足立位。

部分患儿可以发育至独自站立阶段,站立时呈现双下肢在伸展、内旋、内收位上硬直、似顶向地面的方式站立,两足呈尖足的站立模式。若将足跟着地则出现膝关节过度伸展(图 1-31)。而且体重负荷于两足内侧缘,导致足外翻变形。站立基底支持面积小,不稳定。

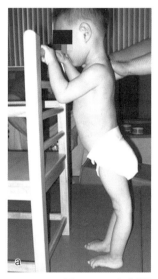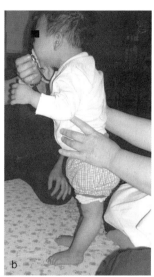

图 1-31 痉挛型双瘫患儿的扶持立位
a:膝反张、左足外翻;b:膝反张。

9. **步行阶段** 此型患儿中有一部分可以发育至步行运动阶段,由于腓肠肌痉挛和髋关节的内收、内旋,表现为交叉步态和尖足。但是在步行过程中,患儿自己并不明白在向前、后、侧方迈腿时下肢的自由活动方式,也不能在将体重充分地移动到一侧下肢后再迈出另一侧下肢的过程中保持立位平衡,同时不能在一只脚稳定地站立的同时迈出另一只脚。所以,在步行时为了保证下肢的迈出和避免身体重心向后方移动,则需要通过屈曲髋关节和膝关节来代偿。另外,在步行中无论是支撑侧还是摆动侧髋关节的屈曲均不充分,所以步行时需要依靠躯干在髋关节处的前屈来向前推进。久之,会形成腰椎的代偿性后弯。此型患儿的腰、腹部肌和臀部肌力量弱,所以在步行时表现为摇摆的动作和交叉步态(图 1-32)。

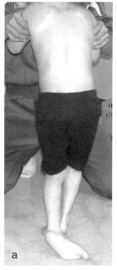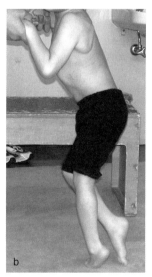

图 1-32 尖足和交叉步态
a:背面观;b:侧面观。

二、痉挛型偏瘫

此型患儿因为有明显姿势与运动的非对称性,所以常比双瘫患儿早发现,多数是在 8、9 个月或稍晚些即被确诊。病因多为一侧性颅内出血或中枢神经系统发育异常。

临床检查除了患侧肌肉痉挛改变外,可在年长儿发现患侧上、下肢出现失用性萎缩,尤其是下肢短于健侧,下肢周径、足跟、臀部均小于健侧。

1. **手和上肢** 婴儿期可见到患侧手常为握拳状态,只用健侧手去抓物。因为患侧残留肩胛带后退和肘关节屈曲的原始模式,患侧手不能拿到口,所以见不到吮指动作,逐渐形成两侧手和上肢不对称。正中位指向发育障碍,不能将物品从一只手递向另一只手,没有在正中位上使用两只手的体验。患儿逐渐地只应用健侧手,当需要用患侧手去协助健侧手时,需要固定地屈曲患侧腕关节才能张开手指,于是就形成了腕关节掌屈和尺侧偏位,也加重了前臂旋前的程度。久之,会形成腕、肘关节屈曲与旋前挛缩(图 1-33)。

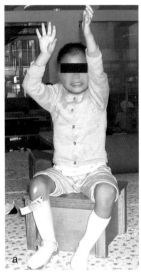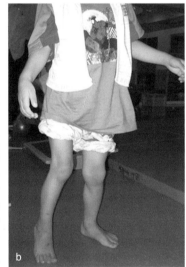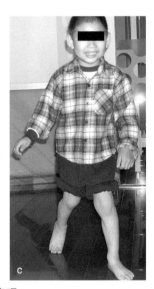

图 1-33　痉挛型右侧偏瘫患儿的临床表现
a:患侧上肢前臂旋前、肘屈曲;b:上肢表现同 a,右足尖足;c:健侧在前,右足尖足。

由于上肢屈肌痉挛程度不断增强,在学习和获得立位和步行时会遇到许多困难,因而要付出相当的努力,过度努力会进一步增强上肢屈曲和前臂旋前的异常模式,所以,在步行时整个患侧上肢从肩处被拉向上方,并呈外展姿势。

由于患侧上肢活动困难,患儿逐渐地将兴趣完全集中于健侧手的活动上,头部回旋方向也固定于健侧,渐渐地患儿已经意识不到自己患侧身体的存在,产生了忽视患侧身体的状态,患儿会讨厌他人去触摸患侧手和上肢。

2. **翻身运动阶段** 因为不能应用患侧上、下肢的力量进行翻转身体,常常只能向患侧翻身而不能向健侧翻身。因为在俯卧位上只能用健侧上肢支撑身体,不能用患侧手去玩耍,所以患儿讨厌俯卧位。

3. **坐位阶段** 向坐位转换动作发育延迟,常应用从仰卧位上用健侧上肢支撑身体的方式向坐位转换。与此同时,患侧上肢因联合反应出现屈曲、内旋。坐位时将体重大部分负荷于健侧臀部,缺乏患侧上肢保护伸展反应。

4. **腹爬运动阶段** 腹爬运动呈非对称模式,只依靠健侧上、下肢牵拉身体,患侧上、下肢几乎不活动。

5. **患侧躯干假性短缩** 由于患侧上肢的屈曲模式常使头部和躯干产生向患侧侧屈活动,这种躯干痉挛性屈曲活动将患侧肩胛带向下方牵拉,同时将骨盆向上方牵拉,形成患侧躯干和下肢的假性短缩。

6. **立位阶段** 抓物站起时首先只用健侧手与上肢抓物形成膝立位,然后用健侧下肢负荷体重,患侧下肢向前迈出形成单膝立位。因为患侧下肢不能在髋关节伸展位上负荷体重,所以在用患侧下肢站起来途中,健侧下肢迅速地向前方活动,然后再用健侧下肢支持体重站立起来。

在立位上,体重全负荷于健侧下肢上,患侧下肢呈屈曲、外展位,同时患侧骨盆向后方回旋,肩也被拉向后方,使患侧足稍在健侧足的后方,早期足跟尚可着地,随着生长发育,逐渐地成为尖足位。

蹲位上也同样,用健侧下肢负荷体重,患侧下肢呈外展位。

7. **步行阶段** 独立步行发育延迟,在独步初期阶段,虽然下肢外展、外旋,但足跟尚能着地。当患儿快速行走和需要较小基底支持面积时,步行模式发生变化。轻度肌肉痉挛的患儿,在迈步时呈髋、膝关节屈曲,下肢过度抬高的姿势。足落地时首先是足趾着地,然后才是足跟着地。由于足趾着地诱发了下肢伸肌的痉挛,同时由于过度的阳性支持反应而使踝关节逐渐变硬,在健足着地时患足呈现尖足状态。另外在步行中只有通过髋关节屈曲,患侧足底才能着地,由于这种原因又引起膝关节过度伸展(图1-34),整幅图中呈现的步行模式是健侧(左侧)总是在前方,即所谓用半身的姿势步行。

三、痉挛型四肢瘫

(一) 轻度、中度痉挛型四肢瘫

多数患儿在生后3~4个月时出现早期症状,部分患儿在18个月~2岁时可能出现手足徐动样运动,原始反射如ATNR、Moro、STNR反射等残存,甚至终身存在。大部分患儿不能发育到立位阶段,可能其中一部分可以扶物站。此型患儿可能一生只在坐位、膝立位和四爬移动中度过。

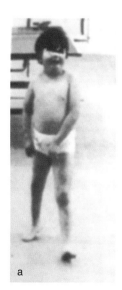
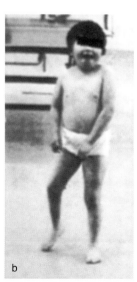
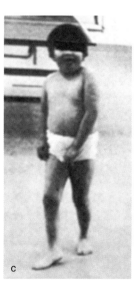
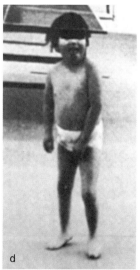

a   b   c   d

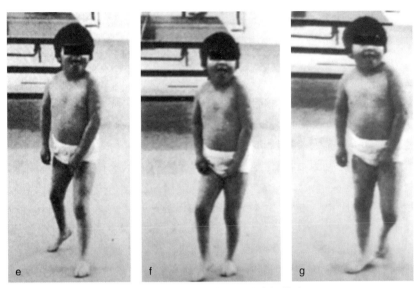

图 1-34　痉挛型右侧偏瘫患儿的步行模式之一

a：左下肢迈出；b：患侧足趾先着地，尖足；c：右下肢迈出；d：健足快速迈出；
e：患侧尖足和髋关节屈曲；f：患足着地；g：健足快速迈出；a~g 均为健侧在前的半身姿势行走。

　　1. 卧位阶段　在婴儿期，仰卧位上的踢蹬活动弱，即使有也常为非对称性，见不到两下肢的交替活动，这种非对称活动会导致一侧下肢内旋和内收。由于肩胛带内收，使两只手不能到口，所以见不到吮指活动，也不能在正中位上进行两只手的活动（图 1-35a）。俯卧位上常呈现出两上肢抱于胸前的姿势，髋、膝关节屈曲状态，大部分患儿不能抬头（图 1-35b）。

　　2. 扶持坐位　与痉挛型双瘫患儿的特点大致相同，圆背和骨盆后倾更为明显，此型患儿只有少数能发育到独立坐位阶段（图 1-35c）。

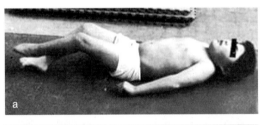

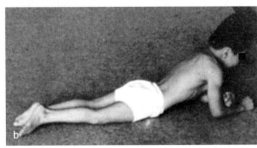

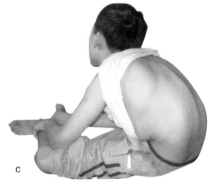

图 1-35　痉挛型四肢瘫患儿的卧位与坐位姿势

a：下肢交叉，肩胛带内收；b：两上肢抱于胸前；c：圆背和骨盆后倾。

3. 翻身运动阶段 肌肉痉挛较轻的四肢瘫患儿可以发育至翻身运动阶段,为整体翻身运动模式(图1-36)。

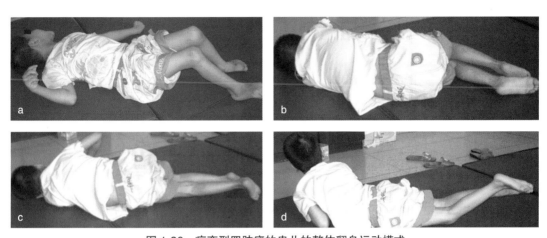

图1-36 痉挛型四肢瘫的患儿的整体翻身运动模式
a:出发姿势,ATNR体位;b:成为侧卧位;c:整体翻身模式;d:成为俯卧位,下肢强直伸展。

4. 向坐位转换的方式 患儿在俯卧位上尽可能地向下方低下头部,之后将躯干与上肢极度地屈曲,再把两膝拉向腹部的下方,然后坐于两足之上,是应用STNR的反射活动来完成这一转换运动(图1-37)。

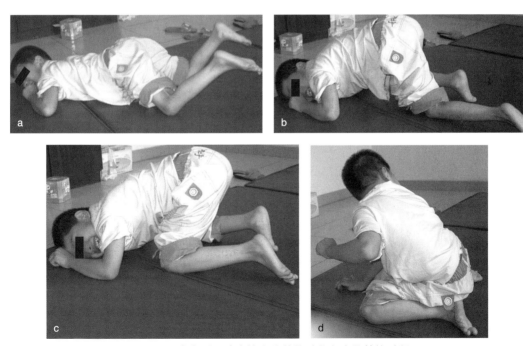

图1-37 痉挛型四肢瘫的患儿从俯卧位向坐位转换过程
a:出发姿势;b:向下方低头,极度屈曲躯干;c:向腹部牵拉双下肢;d:转换为W坐位。

5. 向四点支持位转换的方式　与向坐位转换方式相同,在俯卧位上尽可能地向下方低下头部,然后将躯干与上肢极度地屈曲,再把两膝拉向腹部下方,再逐渐地抬起头部,使躯干呈空间位,用膝与上肢支撑身体,成为四点支持位(图1-38)。

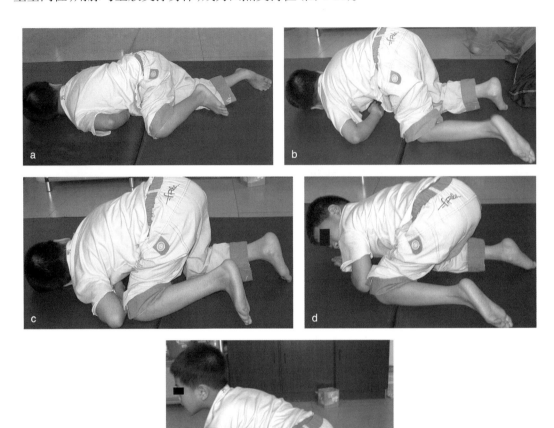

图1-38　痉挛型四肢瘫的患儿从俯卧位向四点支持位转换过程
a:从俯卧位开始;b:低头,极度屈曲躯干;c:向腹部牵拉双下肢;
d:逐渐抬头,用肘和双下肢支持体重;e:成为四点支持位。

6. 爬运动阶段　大部分此型患儿只能发育至腹爬运动阶段,但是,因为双上肢处于屈曲位且过度硬直,进行腹爬运动也非常困难,运动速度相当缓慢(图1-39),图中a在腹爬运动中双上肢极度屈曲,双下肢硬直伸展,b依靠上肢力量牵拉身体向前移动有限距离。只有少部分此型患儿可以获得四爬运动能力(图1-40),四爬运动中头部和四肢控制能力差(图1-40b、c),移动距离也很有限。

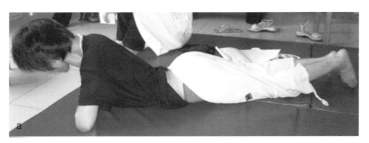

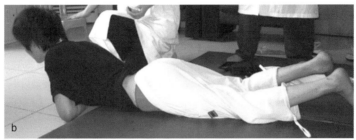

图 1-39 痉挛型四肢瘫患儿的腹爬运动模式
a：上肢屈曲，下肢伸展；b：向前移动。

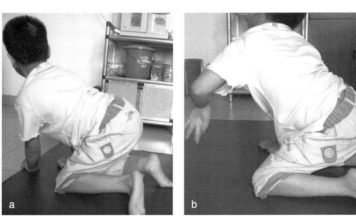

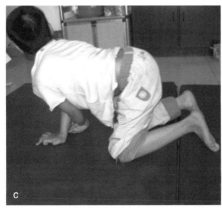
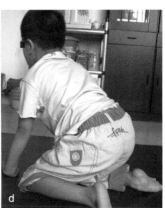

图 1-40 痉挛型四肢瘫患儿的四爬运动模式
a：出发姿势；b：左上肢离床，头后仰；c：左上肢与对侧交叉，稍向前方移动；
d：恢复四点支持位。

(二)重度痉挛型四肢瘫

重度痉挛型四肢瘫常常是在锥体束损伤基础上又同时有基底核和脑干损伤,表现出伴有强直的痉挛,在被动运动时有锥体外束损害症状。此型患儿可能只能在卧位上度过一生,其特点如下。

1. **症状出现早**　在生后数周乃至数月已经出现明显肌痉挛与强直,所以能早期诊断。

2. **早期出现异常姿势**　例如早期出现角弓反张,缺乏头的控制能力,同时出现髋关节内收肌痉挛和挛缩,而且髋关节会逐渐出现内旋。踝关节在早期呈背屈位,但是当患儿呈扶持立位时立即成为跖屈位。

3. **非对称性紧张性颈反射长期存在**　由于该反射的影响,颈部向一侧扭转、躯干产生侧屈,影响脊柱的活动,导致躯干呈非对称性和骨盆倾斜,其结果会导致髋关节或髋臼形成不全,进而产生髋关节半脱位或脱位。

4. **头部控制困难**　由于患儿在俯卧位上不能抬头,同时脊柱和髋关节不能伸展,头部难以向一侧扭转,不能保持呼吸道的通畅,所以不喜欢俯卧位。

5. **不能发育至坐位**　因髋关节和脊柱都不能伸展,髋关节又明显内收等因素阻碍坐位发育,所以不能发育至独坐阶段。

6. **挛缩与变形迅速发展**　挛缩和变形常以月为单位迅速进展。

7. **摄食与呼吸困难**　因为患儿的舌突出,引起吸吮和吞咽困难,就餐时常出现噎食和呛咳。

8. **合并症多**　此型患儿常有多种合并症,最多见的是癫痫,另外还有视觉障碍、弱视、全盲、听力缺欠等。

第五节　不随意运动型脑性瘫痪的临床表现

一、共同特点

1. **肌张力变动性**　患儿在安静、睡眠时肌张力表现正常,在紧张、兴奋、哭闹、欲做主动活动时肌张力增强,表现出明显的动摇性或称变动性。这种动摇性会随着年龄增大和随意运动增多而逐渐明显。

2. **不随意运动**　随着患儿生长发育,逐渐出现各种各样的不随意运动。

(1)舞蹈样动作(choreiform movement):特征是发生在单一肌肉的快速、短暂的不随意性突发抽动,表现为各种无目的的运动。这些运动最先累及四肢远端,其后是近端。由于面部不随意的突发抽动可表现为眨眼、皱眉、伸舌、吮唇和做鬼脸等。

(2)手足徐动症(athetosis):是指肢体远端(指或趾、手或足)间歇、缓慢、弯曲、蚯蚓蠕行样运动。在间歇期,手指和足趾形成不自然的特异姿势。

3. **易出现突发运动**　由于突发的运动而难以维持一定的姿势,由于过剩的相反抑制和肌张力障碍,缺乏运动中主动肌和拮抗肌协同收缩,致使关节不稳定,所以经常出现突发运动,使患儿难以维持一定的姿势。

4. **语言及摄食障碍** 肌张力动摇和不随意运动涉及舌及咽喉肌肉,使患儿发生构音和发声困难,同时发生咀嚼和吞咽困难,语言功能和摄食能力出现障碍,小年龄患儿可能有喉鸣。上述症状再加上口唇闭合不佳而产生的流涎症状有时持续终身。另外,会出现用力时张口动作,这一症状是本型的一大特点。

5. **手-口-眼协调障碍** 由于不随意运动等原因,患儿发生手-口-眼协调障碍,难以将食物准确地放入口中,欲抓取物品时常出现头、眼向物品对侧转动的现象。同时,两手协调运动功能不佳,所以此型患儿操作能力差,写字、就餐等动作能力明显障碍。

二、临床表现

不随意运动型(dyskinetic type)病理损害部位为基底核,致病原因多为核黄疸或迁延黄疸后遗症和新生儿缺氧缺血。前者常引起单纯不随意运动型,后者则多引起低紧张型不随意运动型或者是不随意运动型与强直型或痉挛型混合存在的混合型。

美国脑瘫协会根据不同的临床表现将不随意运动型(手足徐动型)区分为紧张型(tension)、低紧张型(non tension)、张力障碍型(dystonia)和震颤型(tremor)四种。

英国的 Karel Bobath 博士则将手足徐动型分为中度痉挛型手足徐动、重度痉挛型手足徐动、舞蹈样手足徐动、单纯性手足徐动四种。

1. **婴儿期表现** 多表现为肌张力低下,竖颈发育明显延迟,躯干稳定性差,患儿常因有角弓反张而难以被抱扶。

2. **卧位阶段** 活动过多,遇外界刺激会产生兴奋反应,表现为全身性、突发性、明显的伸展模式。在仰卧位上也可见明显伸展模式,由于紧张性迷路反射(TLR)影响,颈部和肩部被推向床面。头部控制困难,竖颈发育相当晚,重症者甚至终身难以自主地控制头部。仰卧位上头部经常向一侧回旋,向对侧回旋困难,所以也难以保持在正中位上。非对称性紧张性颈反射(ATNR)持续存在,很难将两手拿到身体中线上,影响正中位指向的发育。从仰卧位向坐位拉起时,头部明显后垂。很难从仰卧位向俯卧位翻身,在俯卧位上也难以抬起头部,所以此型患儿也讨厌俯卧位。侧弯反射明显,部分患儿可持续数年。

3. **坐位、膝立位、翻身运动阶段** 此型患儿中,轻度者可以发育至独坐阶段,多数中、重度患儿不能独坐,如果将患儿放于椅子坐位上,会由于髋关节屈曲而将足和下肢向上方牵拉,或者因髋、膝关节伸展而使患儿向后方倾倒。这时患儿会将头部或背部抵在椅子背上,臀部向椅子前方滑动。无论上述两种情况中的哪一种,患儿的足底都不能固定于地面上,也很少有躯干的平衡能力。床上坐位也较困难,缺乏保护伸展反应,同时不能进行将头部与身体其他部分分离的活动,无论头部向哪一方向活动都会伴有躯干的活动。

此型患儿可以从仰卧位向俯卧位翻身,其方式与痉挛型双瘫患儿正相反,是首先活动下肢和骨盆,然后上肢与肩胛带随之转动。

在进行运动时也呈现异常的姿势模式,在翻身运动中表现出整体伸展模式,肩胛带和骨盆带间无回旋活动(图1-41)。

此型患儿从俯卧位向坐位转换运动模式为:在俯卧位上将头部屈曲,再利用全身的屈曲模式将膝部拉向腹部的下方,然后再将体重移动到后方,坐于两足之间形成 W 坐位(图1-42)。

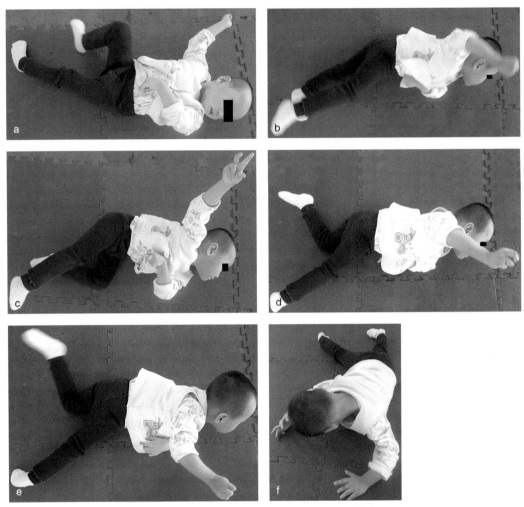

图 1-41　不随意运动型患儿的整体翻身模式
a：出发姿势；b：右上、下肢向对侧活动；c：右下肢越过中线；
d：躯干整体向右侧扭转；e：成为俯卧位；f：两肘支持。

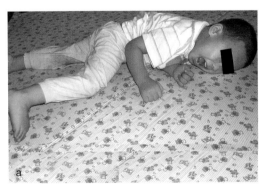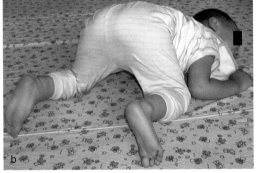

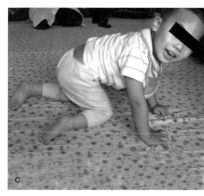
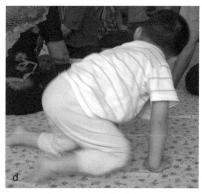

图 1-42 不随意运动型患儿从俯卧位向 W 坐位转换过程

a:从俯卧位开始;b:从头部开始全身屈曲;c:将膝部牵拉到腹部;d:正向 W 坐位移行。

多数此型患儿可以发育至膝立位,也可以在四点支持位上回旋,或者进行兔跳样四爬运动。但在这些运动中,患儿上肢呈内收、内旋、手握拳、肘关节硬直状态。多数不能进行腹爬或交替四爬运动,如果下肢活动功能较好或许能在床上进行转动活动。

4. 立位和步行阶段 此型患儿中,下肢障碍轻于上肢和躯干者可能获得立位和步行的能力,但时间相当晚。只有下肢障碍较轻,并且能使髋关节外展和髋、膝关节伸展的患儿才能站立起来,但是站立过程相当困难。在扶持立位上,因受 ATNR 反射影响,随着头部向一侧扭转,患儿常常是两只脚交替地抬起,难以用两只脚同时着地站立,获得立位平衡也同样需要相当长时间(图 1-43),图中 a、b 站立与步行时均呈高姿卫兵姿势。

只有轻症患儿可以获得步行能力,但是需要一定时间,甚至有至 15 岁时才开始步行者(图 1-44),图中是 13 岁的不随意运动型的轻症患儿,步行时下肢移动的节律比较稳定,重心的变动也少。但是,头部、躯干、上下肢的相互关系不确定,出现激烈的动摇。四肢左右交互运动模式不如正常儿流畅。

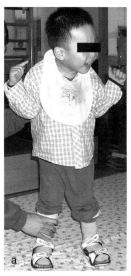
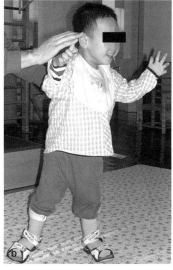

图 1-43 不随意运动型患儿的立位与步行

a:着踝足矫形器站立;b:独立步行。

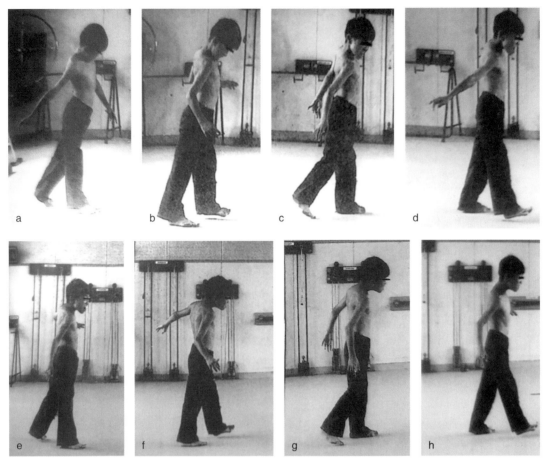

图 1-44　不随意运动型患儿的步行

a：迈出右足；b：右足着地，上、下肢不协调；c：左足着地，上肢背向后方；d：迈出右足，两上肢仍背向身后；
e：左上肢抬起，出现张口动作；f、g、h：身体剧烈摇晃，头、躯干和上、下肢关系不稳定。

三、特殊类型的不随意运动型临床症状

1. **舞蹈样不随意运动型**　此型患儿均为四肢瘫，其肌张力动摇的特点是从低紧张至正常或从低紧张至过紧张。患儿表现为运动幅度相当大，很难将头部和手调节至正中位，常出现大的、突发性的动作。不随意运动多出现于近位部，末梢部位少见。手指力量弱，常出现过度的不协调运动。缺乏选择性运动，也缺乏运动中的固定能力。存在某种程度的矫正反应和平衡反应，保护伸展反应异常或缺乏。

2. **紧张性不随意运动型**　此型患儿只有四肢瘫，肌张力虽有动摇，但是经常处于紧张状态。因缺乏同时收缩而使患儿经常处于或极端屈曲或极端伸展的姿势模式。此类患儿几乎不能随意控制自己的运动，呈明显、间歇的过紧张状态。不随意运动常出现在末梢部位。缺乏矫正反应、平衡反应和保护伸展反应。由于身体姿势极度非对称而易发生变形，如脊柱侧弯、脊柱后弯、后头侧髋关节脱位、髋和膝关节屈曲挛缩等（图 1-45），图中展示了角弓反张和非对称体位。

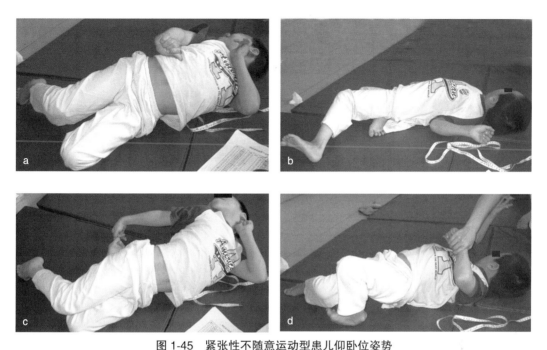

图 1-45　紧张性不随意运动型患儿仰卧位姿势

a：角弓反张姿势；b：处于紧张状态，右下肢屈曲；c：角弓反张和 ATNR 姿势；d：欲活动时姿势极不稳定。

第六节　其他类型脑性瘫痪的临床表现

一、共济失调型

共济失调型多由于中枢神经系统在先天形成时发生障碍而引起，或者是脑积水、颅脑外伤、脑炎或小脑肿瘤等疾病的后遗症。此型在临床上较少见，约占 1%。单纯共济失调型脑瘫较少，一般常见于混合型。其临床表现如下。

1. **运动发育延迟**　独立步行的时间往往在 5 岁左右。

2. **肌张力低下**　肌收缩能力低下和收缩速度较慢，肌张力在低下与正常之间摇摆。在站立和步行时，为了立位的稳定常将两足分开，使支持基底面加宽，长时间会形成扁平外翻足。

3. **步态蹒跚**　运动感觉和平衡感觉障碍导致不协调性运动。还常伴有触觉异常和深部感觉异常，运动中表现出失调性运动障碍。在步行时可见躯干有粗大摇摆动作，步态蹒跚，似醉酒状态。在运动发育初期，运动失调表现并不明显，但是随着患儿膝关节伸直、站起、步行等发育阶段的进步，共济失调性特征就会越来越明显。在运动过程中，矫正反应、平衡反应往往是过剩出现，又因为肌肉收缩能力较差，特别是同时性收缩能力比较差，所以这种患儿往往难以维持一种固定的姿势，尤其是在立位和步行时，患儿为了维持自己身体的姿势不至于跌倒，必须自己不断地进行调整，尽可能维持一定的稳定性。患儿在运动过程中会形成比较固定的异常姿势，动作往往是既小心缓慢又僵硬，缺少全身的调节，并且方向性较差,机械呆板(图 1-46)。图 1-46 中为 14 岁的共济失调型患儿,表现为四肢、躯干的协调运动不佳,重心移动不流畅。所以,容易导致姿势失去平衡,步幅大小不定。

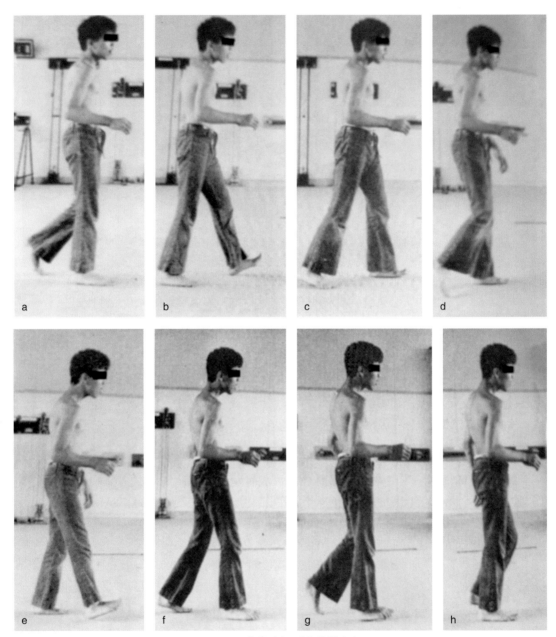

图 1-46 共济失调型患儿的步行

a:迈出右足;b:迈出左足;c:双足着地;d:右足抬起;e:右下肢迈出,重心在左足,腰部滞留在后;f:右足全足底着地,左足跟离开地面,重心落在左足的稍前方;g:重心仍在右足跟,左足背屈;h:重心移向右足;a~h:步态蹒跚,右肘关节始终屈曲,只有左上肢轻度摆动。

4. 语言方面表现 发育迟缓,吐字不连贯,有断续性语言或有爆发语言,声音颤动。同时伴有脸部表情淡漠,脸部肌肉较僵硬等。

5. **智力发育迟缓。**

6. **共济失调型症状**　动作不灵活、轮替运动失常、指鼻试验障碍、测定距离能力低下、定向力低下、意向性震颤等。

7. **临床检查**　见本章第三节。

二、混合型

混合型（mixed type）是指上述 5 个分型中任何 2 种或 2 种以上类型的体征和症状同时出现在一个患者身上，多见的是痉挛型与不随意运动型混合存在。

第七节　脑性瘫痪的治疗

脑瘫是脑损伤后遗症，所说的治疗并非是临床医学意义上的治疗，而是康复医学范畴的治疗。脑瘫的治疗目标是应用综合的康复手段，消除或减轻患儿的异常姿势和运动，应用各种手段补偿患儿功能方面的缺陷，协助患儿在身体条件允许的范围内最大限度地恢复其生活能力和劳动能力。同时要恢复精神、社会和经济等各方面的能力。使患儿获得学习和将来回归社会的机会，参与社会生活和社会劳动，尽可能地与正常人一样的生活和工作。

目前在世界范围和我国普遍采取的治疗方法如下。

一、物理治疗

物理治疗（physical therapy，PT）包括运动疗法及物理因子治疗。

（一）运动治疗

运动治疗（kinesiotherapy）或称运动疗法，是目前治疗运动障碍的最主要手段。运动治疗是根据疾病特点和患儿自身功能情况，借助器械和治疗师的徒手技术（手法操作），以及患儿的自身力量，通过主动运动和被动运动，使患儿的局部或整体功能得以改善，身体素质得以提高的一种治疗方法。随着医学模式的转化和障碍学的发展，运动疗法已经形成了针对某些疾患进行康复治疗的独立体系。

运动治疗的主要手段是功能训练和手法治疗，功能训练是针对患儿的神经 - 肌肉系统，应用器械等通过主动和被动运动的方法进行训练。手法治疗是应用相应的操作方法抑制患儿的异常姿势和运动模式，促进正常的姿势和运动模式发育和发展，同时预防和矫正肌肉、骨骼的挛缩和变形。

目前应用的最具代表意义的运动疗法有 Bobath 法、Vojta 法、运动再学习、PNF 法等。

随着运动疗法的发展，治疗技术不断创新，改善关节活动度和肌力和肌耐力的传统训练方法不断完善，训练方法也日趋成熟。主要有如下方法：

1. **关节松动技术**　通过手法操作缓解关节肌肉紧张，改善关节运动的方法。

2. **生物力学疗法**　包括渐增阻力训练法、改善与维持关节活动度训练法、呼吸系统疾病运动疗法、生态矫正训练法等。

3. **神经发育促进技术**　20世纪40年代,西方一些国家的康复治疗人员广泛开展了对脑损伤或周围神经损伤后运动障碍的治疗技术与方法的研究。国际上先后出现了许多具有不同特色的治疗技术与方法。其中,主要有 Bobath 技术、Rood 技术、Brunnstrom 技术、PNF 技术等。这些技术经过数十年的研究和临床应用,得到了发展和完善,逐渐形成了一个治疗技术体系,即神经发育疗法或称为神经发育促进技术(neurodevelopment treatment,NDT)。这一系列方法是将神经生理学、神经发育学等基本原理应用于运动障碍的康复治疗之中,目前,已经成为康复医学中的主要治疗手段。主要有如下几种方法:

(1)神经发育学治疗法:是英国医学博士、小儿神经病学者 Kaler Bobath 和其夫人物理治疗师 Berta Bobath 合作,经多年潜心研究后创建的一种治疗中枢性运动障碍的理论和治疗方法,故又称其为 Bobath 法。根据脑瘫患儿姿势紧张异常、相反神经支配异常和运动模式与姿势模式异常的特点,制定了抑制异常姿势和运动模式,促通正确运动感觉和姿势、运动模式的基本治疗理念。应用控制关键点、促进自律的姿势反应和刺激本体感受器和体表感受器三种治疗方法对脑瘫等运动障碍进行治疗。因其有明显的疗效,目前正被世界各国的康复医学工作者广泛应用。

(2)多种感觉刺激技术:是由美国的物理治疗师和作业治疗师 Margdreet Rood 所创立,所以又称为 Rood 技术。将神经生理学和运动发育学结合在一起,运用于康复医学之中。该方法的特点主要是按照个体发育顺序,选用有控制的感觉刺激,通过某些动作的作用引出有目的的反应。Rood 技术适用于治疗躯干和四肢运动功能障碍,例如小儿脑瘫、成人偏瘫等。

(3)本体感觉神经肌肉促进法(proprioceptive neuromuscular facilitation,PNF):是一种通过治疗性锻炼达到改善运动控制、肌力、协调和耐力,最终改善功能的方法。主要应用于神经系统和运动系统疾病的康复。主要手法有:节律起动法、反复收缩法、拮抗肌反转法、收缩-放松、拮抗肌逆转、稳定性逆转、重复牵拉等。

4. **其他运动治疗方法**

(1)上田法(相反神经兴奋抑制法):是一套简便而实用的康复理论学说和运动疗法技术,其目的是降低肌张力,缓解肌痉挛,防止肌肉肌腱挛缩,预防关节畸形,抑制异常姿势的发生与发展,促进正常姿势与运动的发育等。

1)基本原理:Myklebus 相反性神经网络学说,认为正常人腱反射活动的完成有赖于正常而完整的相反神经网络基础。神经兴奋使主动肌收缩的同时,相对的拮抗肌受到抑制而弛缓。如果脑由于各种原因而损伤,脊髓的这一网络不能正常发挥其生理作用,表现为主动肌收缩的同时,拮抗肌也出现收缩,从而引起肌张力增高,肌肉痉挛。根据这一学说,在临床上采用了一系列抑制这种异常相反性兴奋通路的手技,活化相反性抑制网络通路,达到降低肌张力,缓解肌痉挛的目的。主要应用于痉挛型脑瘫,而肌张力明显增高、有明显肌肉痉挛的重症痉挛型脑瘫疗效更为明显。

2)治疗手技:基本手技有颈部法;颈、骨盆法;肩、骨盆法;上肢法;下肢法;对角线法和全四肢法。辅助手法有颈部Ⅱ法,骨盆带法,下肢Ⅱ法,肩胛带法。

但是,此方法存在着手法较粗暴,易导致副损伤等缺点,应用时需慎重。

(2)Doman 法:理论基础是中枢神经系统在系统发生学上有非对称的腹爬水平、交叉腹爬水平、四爬水平、立位水平等层状发育,与各水平对应的中枢神经部位也同时发育,所以治疗时要应用与其发育水平相应的训练方法。Doman 将中枢神经系统发生学的发育过程区分为 6 项：①运动发育；②言语；③手指功能；④视觉；⑤听觉；⑥触觉。对应这 6 个项目准备 7 个阶段，包括上肢的训练和各种感觉训练等。以运动功能方面为例，是进行将俯卧位模式化的训练。训练方法的特征是被动进行俯卧位上一侧性和交叉性四肢训练。使颈部回旋，被动地使与其相应的四肢以一定的模式屈曲或伸展。

（3）Phelps 技术：由美国的骨科医师 Phelps 创立，通过运用被动运动、半阻式运动、主动运动、抗阻运动、条件反射运动、松弛运动、平衡运动、交替运动、四肢运动、协调性运动、松弛后活动控制、按摩、日常生活运动、综合性活动和休息等 15 种治疗方法，对瘫痪肌群进行重点训练。

（4）限制诱导运动疗法（constraint-induced movement therapy，CIMT）：又称为强迫使用疗法或强制性治疗，是一种新兴的康复治疗技术。方法是在限制健侧活动的同时强化使用患侧肢体，提高患者自发地使用患侧肢体的意识，阻止或延缓发生忽略患侧的弊病。近年来应用于脑瘫偏瘫型的康复治疗，显示出良好疗效。CIMT 与 NDT 技术在治疗环境方面有不同之处，CIMT 强调在生活环境中限制脑损伤患儿使用健侧上肢，强制性使用患侧上肢，可以明显提高脑损伤慢性期患者上肢完成动作的质量。包括 3 个主要部分：

1）重复性的任务导向的患肢训练，每日 6 小时，连续 2~3 周；

2）应用坚持增强行为方法将获得的技能转移到现实环境中；

3）限制健侧，强迫患者使用患侧，由于年龄和儿童处于发育期的特点，在儿童脑瘫的治疗中应适当修改，以对儿童友善的方式进行以保证顺利实施，同时酌情使用神经发育疗法、PNF、肌张力和肌力训练作为补充。

脑瘫表现为以中枢神经功能、骨关节功能、神经肌肉功能、呼吸循环功能等为主的多种功能障碍症状。所以，治疗时一方面应以促进正常发育，抑制异常姿势和动作等为主，另一方面必须力求将视野放在促进小儿身体、心理、社会等方面的发育，采取综合康复治疗方法。

（二）物理因子治疗

物理因子治疗（physical factors treatment）是应用力、电、光、声、磁和热动力学等物理学因素来治疗患者的方法，传统上又称为理疗。目前在国内常用的有功能性电刺激疗法（functional electrical stimulation，FES）、传导热疗法、水疗法等。

目前，我国已经广泛应用水疗和多种电刺激疗法辅助治疗脑瘫。

二、作业治疗

作业治疗（occupational therapy，OT）是应用有目的、经过选择的作业活动，对身体、精神、发育有功能障碍或残疾以致不同程度丧失生活自理能力和职业劳动能力的患者进行训练，使其生活、学习、劳动能力得以恢复、改善和增强，帮助其重返社会的一种治疗方法。

小儿脑瘫的作业治疗是在一定的环境下，以感觉、运动、认知和心理技巧为基础，针对患儿在生活自理、游戏、入学三个方面的功能表现进行训练，以解决生活、学习及社交中所遇到的困难，以期取得一定程度的独立性和适应性。因此，脑瘫的作业治疗领域相当广泛，包括姿势控制的发育、手功能的发育、移动、感觉统合、感知与认知、心理和情感、进食和口运动功能、自理和独立性、游戏、书写技巧、家长指导等多方面。

脑瘫患儿存在作业技能障碍，原因在于不同类型患儿有着不同程度的上肢功能障碍，同时缺乏感觉、知觉运动体验和社会生活体验。由此导致日常生活活动能力障碍，患儿进食、更衣、洗漱、如厕、洗浴、移动、使用工具、书写、游戏等方面出现障碍。作业治疗的目的就是改善和发展这些功能。

三、言语 - 语言治疗

脑瘫患儿中有 80% 存在不同类型和不同程度的言语 - 语言障碍,大部分患儿存在构音器官和摄食系统的中枢性神经运动异常,造成患儿发声困难、摄食困难,严重影响了患儿的语言、摄食、认知、社会交往及交流能力的发育。

言语治疗是治疗脑瘫患儿的重要环节,其目的是使患儿具有与人交流的能力,改善摄食功能,保证营养摄取和患儿的体格发育。脑瘫儿童常见的言语 - 语言障碍有语言发育迟缓和运动性构音障碍两种。

通过训练和指导、手法介入、家庭训练和代偿性交流手段进行言语 - 语言治疗(words language therapy)。具体方法有日常生活交流能力训练、吞咽障碍训练、抑制异常姿势和异常反射训练、构音器官运动训练、构音训练等。

四、药物治疗

1. **改善脑功能药物**　利用这种药物促进脑的新陈代谢,改善脑血液循环,减轻脑缺氧,补充脑发育所需的营养物质,增强机体的抵抗力,对神经细胞的发育及轴突的生长都有良好作用。

2. **降低肌肉紧张性药物**

(1)降低肌张力的药物:如巴氯芬、地西泮、丹曲林等;

(2)控制不自主运动和震颤等锥体外系症状的药物:如左旋多巴(L- 多巴)、东莨菪碱、盐酸苯海索等。

3. **化学神经阻滞剂**　化学神经阻断技术是采用肉毒毒素肌内注射,使其与运动神经终板结合,抑制乙酰胆碱释放,以阻断神经 - 肌肉接头的兴奋传递,从而减弱肌肉张力或痉挛的治疗方法。

近年来,应用肉毒杆菌毒素 A 肌内注射,可以缓解肌肉痉挛,使脑瘫患儿的畸形得到改善,为康复训练创造有利条件。因此加快了患儿生活自理的改善,成为一种治疗脑瘫患儿痉挛性运动障碍的新方法。

4. **治疗并发症药物**

(1)治疗癫痫的药物:癫痫是脑瘫患儿常见的合并症状,它不仅影响康复治疗,而且影响患儿的智能发育,减低活动欲望,影响运动治疗的效果。临床发作类型以全身性阵挛发作、部分发作、继发性大发作为多。应尽早应用相应药物控制发作,以防脑的继发损伤。用药原则是从一种药物小剂量开始,依据疗效、患者依从性和药物血浓度逐渐增加并调整剂量,达最大疗效或最高血浓度时为止,切忌短时间内频繁加减剂量和换药。一般应在服药后完全不发作 2~4 年,又经 3~6 个月逐渐减量过程才能停药。

(2)治疗行为异常的药物:行为异常也是脑瘫常见的并发疾病,治疗注意力缺陷的药物有哌甲酯、右旋苯丙胺、苯异妥英,这些药物可使患儿安静,减少过度活动,增加有组织及有目的的行为、动机、注意时间和注意力,对 1/2~2/3 的多动儿童有效。

(3)治疗精神失常的药物:抗精神失常药如氯丙嗪、硫利达嗪、氟哌啶醇对于纠正患儿的抑郁和躁狂等异常行为具有明显的疗效。

五、手术治疗

为了矫正脑瘫患儿的变形、改善运动功能和日常生活动作功能,对一些病例还需要通过手术治疗的方法来达到目的。

原则上,脑瘫的手术适应证针对将来能够达到步行程度发育的患儿,即在预计患儿将来可能有步行能力的前提下,方可考虑手术治疗。但是,目前对于一些即使不具有步行能力的患儿,为了达到某种目的也考虑进行手术治疗。

(一) 矫形手术

1. 肌肉肌腱手术 肌肉或肌腱切断术、肌腱移位术、肌腱延长术,例如内收肌切断术、腘绳肌移位术、跟腱延长术等。

(1)髋关节手术:髋内收变形可进行髋内收肌肌腱切断术;髋内旋变形可进行内侧膝关节屈肌松解术、半腱肌移行术、臀中肌、阔筋膜张肌移行术等。

(2)针对膝关节屈曲变形的手术:可进行髌韧带下降术、髌韧带下降术与髌支持带切断术、膝屈肌移行术等。

(3)针对内翻尖足变形的手术:胫骨后肌延长术、胫骨后肌附着部切断术、胫骨后肌部分肌腱切断术、胫骨后肌移行术、胫骨后肌分割移行术、跟腱前方移行术、胫骨前肌移行术等。

(4)上肢手术:腕关节掌屈变形可以进行前臂屈肌松解术、手指屈肌松解术和腕关节固定术(wrist arthrodesis)等;肘关节屈曲挛缩变形和前臂旋前挛缩变形可进行相应部位的手术,如肘屈肌松解术、旋前圆肌切腱术等。

为了改善手功能可以进行拇收肌(adductor pollicis)的起始部和第 1 骨间背侧肌(first dorsal interossei)切断术或将桡侧腕屈肌(flexor carpi radialis)向拇长展肌(abductor pollicis longus)移行的手术等。

2. 骨和关节手术 外翻尖足可进行距跟关节外固定术;可能有自力步行能力伴有髋关节半脱位的病例可进行骨盆内移(chiari)截骨术和关节融合术;股骨旋转畸形可进行截骨矫正术、股骨转子间外旋骨截骨术;髋脱位应该早期进行处理,并要加强术后管理。

(二) 神经手术

1. 选择性脊神经根切断术(selective posterior rhizotomy,SPR) 指选择性地切断脊神经分支阈值低的部分,以缓解肌痉挛。

2. 周围神经切断术 主要进行运动神经分支切断术,常用的有闭孔神经前支切断术、胫骨神经支切断术、比目鱼肌神经分支切断术等。

六、矫形器和辅助用具应用

应用适当的辅助器具和矫形器对于提高和保持治疗效果,矫正异常姿势,提高患儿的日常生活活动能力具有重要作用。

1. 姿势保持具 包括坐位姿势保持具(包括轮椅)、立位姿势辅助具、移动用辅助具(详见第十一章)。

2. 矫形器 矫形器是用于人体四肢和躯干等部位,通过生物力学原理预防、矫正畸形,治疗和补偿其功能的器械。历史上,矫形器的名称很多,国际上曾把矫形器称为支具、夹板、矫形器械、支持物、矫形装置;国内也曾称为支架、支具、装具,近年来这类产品已被统称为矫形器。

（1）矫形器的功能

1）稳定关节和支持身体或肢体;

2）固定和保护病变肢体或关节;

3）预防、矫正变形;

4）支撑体重;

5）改善功能。

（2）矫形器的种类:根据不同情况区分各种矫形器。

1）根据人体装配部位区分:①上肢矫形器;②下肢矫形器:包括足部矫形器、踝足矫形器（ankle-foot orthosis,AFO）、膝踝足矫形器（KAFO）、控制膝、踝和足部、骨盆带的骨盆带膝踝足矫形器、髋矫形器、膝矫形器、骨盆带矫形器（图1-47）、下肢夜间矫形器等;③脊柱矫形器。

2）根据矫形器的作用和应用目的区分:①即装矫形器;②保护用矫形器;③稳定矫形器;④减轻负荷用矫形器;⑤功能用矫形器;⑥站立用矫形器;⑦步行矫形器;⑧夜间矫形器;⑨牵引矫形器;⑩功能性骨折治疗用矫形器。

3）根据制造材料区分:①塑料矫形器:应用热固性塑料、热塑性塑料制作;②金属矫形器:应用钢、不锈钢、铝合金、钛合金制作;③皮制矫形器:应用牛、羊、猪皮制作;④布制矫形器。

4）根据其他原则分类:①模塑矫形器;②外动力矫形器;③标准化矫形器。

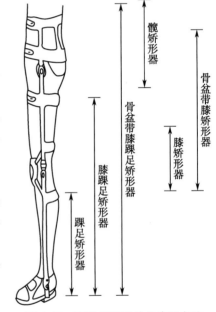

图1-47　下肢矫形器的分类及名称

七、传统医学治疗

目前,我国小儿脑瘫的治疗中,针刺、推拿等中医治疗方法因其适用范围广、疗效明确,得到广泛应用。

主要应用的方法有,头针疗法、体针疗法和推拿疗法等。

八、心理治疗

心理治疗（psychotherapy）又称精神治疗,是指应用心理学的理论与方法治疗患者心理疾病的过程。是用语言、表情、动作、姿势、态度和行为向对方施加心理上的影响,解决心理上的矛盾,达到治疗疾病、恢复健康的目的。从广义上讲,心理治疗就是通过各种方法,运用语言和非语言的交流方式,影响或改变患者的感受、认识、情感、态度和行为,减轻或消除使患者痛苦的各种情绪、行为,以及躯体症状,通过解释、说明、支持、同情、相互之间的理解来改变患者的认知、信念、情感、态度、行为等。达到排忧解难、降低心理痛苦的目的。

　　脑瘫患儿由于肢体运动障碍、社会活动受限，以及常伴有智力、语言、视觉、听觉等多种障碍，与正常儿童相比，更易出现心理障碍或对社会生活、环境等的不适应，例如行为异常、遗尿、自伤、自闭倾向、情绪障碍、认知损害等。心理问题如果得不到及时矫治，其功能障碍则会加重。因此，对脑瘫患儿进行心理治疗是非常必要的，是综合康复的一个重要环节。

九、其他治疗方法

　　目前世界各国将许多方法应用于脑瘫的治疗，如感觉统合治疗、乘马疗法、悬吊疗法、多感官刺激、游戏、文体治疗、音乐治疗等在康复中都取得了相应的疗效。另外，对患儿的教育和康复护理也是相当重要的康复内容。

（陈秀洁）

参 考 文 献

1. 中国康复医学会儿童康复专业委员会，中国残疾人康复协会小儿脑性瘫痪康复专业委员会，《中国脑性瘫痪康复指南》编委会. 中国脑性瘫痪康复指南 (2015). 中国康复医学杂志，2015, 30 (7): 747-753.

2. 唐久来，李晓捷，马丙祥等.《中国脑性瘫痪康复指南 (2022)》. 中国实用儿科临床杂志，2022, 37 (12): 887-892.

3. 中国康复医学会儿童康复专业委员会，中国残疾人康复协会小儿脑瘫康复专业委员会. 小儿脑性瘫痪的定义、分型和诊断条件. 中华物理医学与康复志，2007, 29 (5): 309.

4. ROSENBAUM P, PANETH N, LEVITON A, et al. A report: The definition and classification of cerebral palsy april 2006. Dev Med Child Neurol Suppl, 2007, 49 (109): 8-14.

5. 有马正高，北原佶. 小儿的姿势. 陈秀洁，译. 北京：北京大学医学出版社，2014.

6. Scherzer AL Tscharnuter I（今川忠男訳）. 脳性麻痺の早期治療. 東京：医学書院，1988.

7. 今川忠男監訳. 脳性麻痺の早期診断. 2 版. 東京：医学書院，2003: 11~15, 16, 26~37.

8. 铃木恒彦. 脳性麻痺の早期診断. 陣内保一，安藤德彦，伊藤利之. こどものリハビリテ-ション. 東京：医学書院，1999: 107~109.

9. 陈秀洁. 小儿脑性瘫痪的神经发育学治疗法. 2 版. 郑州：河南科学技术出版社，2012.

10. 李晓捷. 实用小儿脑性瘫痪康复治疗技术. 2 版. 北京：人民卫生出版社，2016.

11. 陈秀洁. 儿童运动障碍和精神障碍的诊断与治疗. 2 版. 北京：人民卫生出版社，2017.

12. 梁志强，陈尚勤，陈鲜威. 凝血因子 V 基因 *Leiden* 突变和早产儿脑室内出血的关系研究，中国急救医学，2006, 26 (4): 302-303.

13. 小泉修. 散在神经系における神经回路网の形成と维持の分子構造ブレインサイエンス最前线·95（佐藤昌康编）サイエンティフィック. 東京：講談社，1995.

14. Vojta V（富雅男ほか訳）. 乳児の脳性運動障害. 4 版. 東京：医歯薬出版株式会社，1979.

15. 真野行生監訳. 運動発達と反射. 東京：医歯薬出版株式会社，1983.

第二章

脑性瘫痪运动障碍的特征

第一节　人类运动功能进化过程

为了理解脑瘫运动障碍的特征,首先需要了解从动物至人类的运动功能进化过程。

人类经过 30 亿年的历史,逐渐进化成为具有直立行走功能的高级动物,从生活在水中的鱼类进化到陆地上,然后经过两栖类、爬行类、哺乳类直至灵长类,逐渐进化发育,在身体中形成了具有抗重力功能和具有较高级移动能力的骨骼肌。

与此同时,支配骨骼肌的中枢神经系统并行发育,中枢神经系统在脊椎动物时代的鱼类即已经有了雏形,其后,经过两栖类、爬行类、哺乳类,伴随着抗重力功能发展而逐渐发育成为人类的脑神经系统。

神经系统发育进程中,在鱼类时代只有脑干部分,当发育至陆地上以后,分化、发育成为复杂的脑中枢,经过爬行类水平、哺乳类水平的逐次发育过程,使脑呈现出层状重叠的状态。观察由于脑损伤而致脑瘫患者的脑和临床症状,可以充分反映出脑的这种层状发育特性。具体表现在运动功能也同样易发生层状障碍,如控制步行这一高级功能的中枢位于脑的表层,此处较容易发生循环障碍和缺氧,因而也容易被损伤。如果这一部位受到损伤就会导致步行障碍,使患者只遗留下古老脑部分所控制的四爬运动,也就是显示出低一级水平阶段的移动模式。同样,如果控制四爬运动的脑层次也受到损伤,则只残留腹爬以下水平的运动功能。

因此,为了了解脑瘫运动障碍特征并根据这方面问题制定治疗方法,必须了解腹爬水平和四爬水平的移动机制,以及腹爬与立位步行移动方式之间的不同点。所以要学习人体运动学,从中了解各种运动水平的移动形态和移动特征,以及肌与运动障碍的关系等知识。

一、推进功能的发育过程

(一) 推进肌是动力的来源

动物为了生存需要摄取食物,为了摄取食物就要移动,为了移动就需要有推进力,以及推进机构。在脊椎动物,其推进力促使了推进肌的发育,并且发育出现了屈曲与伸展功能。位于鱼类脊椎左右具有强大力量的肌群就是推进肌(即运动学中的运动肌),推进肌的作用是使鱼类在水中快速地游动。人类的最长肌、多关节性脊柱旁肌,就是这一推进肌的遗迹或者应该说是由其发展而来的。同样,进行蠕动活动的蛇等爬行类动物的脊柱旁肌也是推进肌。

鱼类的脊柱旁肌只具有推进性,如果将鱼类放到陆地上,它就不能保持直立位。这是因为鱼类身体内的较大肌群完全没有支持身体的力量,所以只能进行没有抗重力性的推进活动。

(二) 推进机构

推进机构来源于关节的屈曲和伸展活动,通过观察所有推进动作得知,推进的原动力来源于身体和关节的伸展力,通过身体和关节的伸展活动可以使动物整个身体伸展并将身体向前方推动。鱼类的游动、青蛙的跳跃、动物的跑、人的跑、轮椅的前进等所有推进力都源于伸展的力量。因此,动物和人类伸展肌群的发育优于屈曲肌群。之所以有些脑瘫患者伸展紧张占优势,就是由于其伸肌群比屈肌群强大的缘故。

但是,若身体处于完全伸展状态则不能进行推进活动。因此,为了给手、足和躯干的推进活动做准备,需要由屈肌发动的屈曲动作。但是,屈曲的力量并不能将身体整体向前移动,只能使身体的一部分产生屈曲,所以,动物身体中的屈肌要弱于伸肌,屈曲的力量也弱。从解剖学可以得知,在躯干部位,伸肌位于背侧,屈肌位于腹侧,作为伸肌的背肌较为强大,作为屈肌的腹肌既薄力量又弱。

鱼类和两栖类动物肌肉系统中的所有肌肉都是推进肌。而哺乳类和人类则是由单关节肌分化以后残留的多关节肌来行使这一推进力量。人的身体中多关节肌和单关节肌混合存在,共同行使运动功能。多关节肌具有推进性,可使身体向前行进。单关节肌具有抗重力性,可以将身体从地表面上抬起。

鱼类的推进机制虽然强有力,但却相当原始,是根据神经系统脑干部和脊髓的反射性指令进行活动。因此,推进功能是相当原始的活动。因为鱼类不具有抗重力性,不能降低身体的重力并保持之。所以,如果将其放到具有重力的陆地上,只能进行跳跃状的反射样活动。

人类也有应用这种推进力进行移动的时期,例如胎儿在子宫内的踢蹬运动、出生后至翻身运动发育之前用足蹬床使身体向头的方向移动运动等都是依靠这种推进力进行的。患儿应用足蹬床使身体前进的原始推进性移动活动,是运动功能发育不成熟的表现。从运动学角度来看,紧张性迷路反射和非对称性紧张性颈反射活动也是这种原始的推进。同样,脑瘫患儿坐在轮椅上用下肢蹬地向后方活动也是原始的推进,这时,患儿完全没有抗重力性,一旦离开了轮椅就会跌倒。

这种推进机制源于多关节肌的屈伸活动,两栖类动物通过爬运动促进了原始的单关节抗重力肌的发育,在单关节肌成为抗重力肌的同时,将四肢分为 4 个运动单位,就出现了身体两侧的分离运动。在此基础上,促进了将四肢分割为 4 部分并各自活动,形成了高度分离性的交互腹爬移动的发育。通过这种交互腹爬,使推进功能向更高级方向发展,致使较高级的推进性多关节肌活动和使四肢进行分离活动的单关节肌活动融合在一起,从而可以进行交互移动运动。

二、抗重力功能发育过程

(一) 抗重力功能的概念

所谓抗重力功能就是动物机体克服来自地球的重力,保持自己身体一定的姿势,并能抬起身体的功能。抗重力功能和推进力两者是相对的运动学概念。

动物为了摄取食物不能缺少推进功能,为了使这种推进功能更有效率,必须具有使背部朝上,身体浮在空间的抗重力性。不同的动物具有不同的移动能力,它们或者只能在水中游;或者只能用腹爬的方式在陆地上移动;或者只能四爬却不能站立起来;或者是能站立、能跑。这是由于动物抗重力能力的差别所致,抗重力能力越高级,其运动功能也越高级。所以说,人类是直立、用两足走路、完成了最高级抗重力功能的动物。

(二) 原始的腹爬(原始的抗重力功能)

在脊椎动物中,不具有抗重力功能的动物称为原生动物,虽然其脊椎已经发育完成,但是只能通过肌群的屈曲和伸展进行蠕动样活动使身体前进,而不具有使身体保持正中位的抗重力性。只能在水中上下、前后、左右地移动,因此,移动效率也相当低。

进化为鱼类以后,在重力较小的水中,除了脊椎两旁强有力的推进肌外,在背鳍和腹鳍部位分化出小块的抗重力肌,应用鳍将背部保持在上方,进行有效率的推进运动。鱼背鳍部分的肌肉是人类长、短回旋肌的原型,使腹鳍活动的肌肉是人类胸大肌、内收肌等支持腹爬运动肌的原型。这种保持背部在上方的功能,也可以说是神经学中的矫正反应,所以说,在这个时期已经见到矫正反应的原型。另外,在水中通过将身体分为四部分,应用交互前进的移动方式迂回地前进,表现的是交互移动的原型。但是,其抗重力功能都非常小,在具有强大重力的大气内就不能保持正中位,也不能进行交互移动。

(三) 翻身和腹爬

1. 抗重力功能与翻身和腹爬的关系   在陆地上,动物在爬行运动中具有相当强大的抗重力能力,这是因为陆地上具有强大重力,动物必须抵抗这一重力才能保持有效的姿势并使身体前进。也就是说,必须具有强大的抗重力功能和推进功能才能爬行。同样,在翻身运动中,使背部向上的功能也是重要的抗重力功能。

如前所述,脊椎动物通过在水中的活动促进了抗重力功能发育,进化到陆地上四肢开始发育后,则是因为四肢具有抗重力功能才使身体不至于横倒。

2. 两栖类水平动物腹爬特征

(1)搔挠样的移动方式:当四肢有了某种程度发育后,就开始应用四肢进行搔挠样的移动方式,即在四肢紧张性屈曲状态下进行移动的方式。在上肢障碍的脑瘫患儿所表现出上肢的屈曲紧张体位中,可以见到这种搔挠样移动的残存。

(2)四肢交互的移动形式:只有在陆地上才可能进行四肢交互移动,为了将身体分割为4部分进行四肢互叉移动,当躯干上部向右侧活动时,躯干下部必须向左侧活动,为此,需要脊柱的回旋。所以,只有脊椎回旋肌发育成熟,才能使四肢进行交互活动,才可能进行交互移动运动。当然,为了四肢分别、交互地移动,就需要各肢体中的单关节肌某种程度的发育,因为这是各个肢体分离活动的必需前提。

(3)四肢肌肉活动的促进功能:两栖类动物在腹爬运动中,通过已经在四肢中发育的内收、外展肌的功能,促进了在四肢和身体中保持背部向上的抗重力功能的发育。只有四肢内收、外展功能与在躯干内发育的脊柱回旋肌两者共同发挥作用,才能完成翻身运动。由于在四肢和躯干上已经发育的单关节性的抗重力活动促进了在这一水平上的抗重力性的发育,神经学上将这种保持背部向上的功能称为矫正反应,在运动学上则表现为矫正功能或保持在正中位的抗重力功能。

（四）四爬移动的抗重力功能

继翻身和腹爬运动之后，进入抗重力功能已经完善的发育水平，即四爬移动水平阶段。多数哺乳动物具备了完善的抗重力功能，可以将身体从地面上抬起，并可进行有效率的移动运动，所以能够在陆地上生存和繁衍。

腹爬运动和四爬运动两者之间在抗重力功能方面有着很大差异，首先是肌群方面的差异，在不能使身体从地面抬起的腹爬运动水平，驱使身体前进的屈、伸肌群明显发育，并且是依靠屈、伸肌的功能向前方移动。因此，腹爬运动水平动物屈曲和伸展的肌肉，除了既粗大又较长外，还涉及两关节以上的多关节性肌肉。所以，在髋关节屈曲时，膝关节可同时进行伸展活动。这些多关节肌也可以见于并不具备将身体抬起功能的鱼类和两栖类、爬行类，所以被看作是行使推进功能的、原始的肌肉。

为了抬起身体和进行四爬移动，必须要有支持身体的抗重力肌发育。当仔细观察具有四爬能力的哺乳类动物时，可以看到除了具有两栖类的多关节肌外，关节周围只涉及一个关节的单关节肌也开始发育，这些作为抗重力肌的单关节肌的分化发育，展现了有效支持身体的功能。它们不只是在肩关节和髋关节处发育，在肘、膝关节也得到发育，并因此使身体能从地面上抬起来，可以进行有效率的移动运动。

（五）直立双足移动

人类不只具有四爬这样的抗重力功能，在进化过程中还获得了立位这一高度抗重力的体位。立位的运动学特征是强大的抗重力肌进一步发育，在髋关节，体现在臀大肌、臀中肌、臀小肌的显著发育，从而使人类保持立位伸展体位。在膝关节，股内侧肌和股外侧肌显著发育，促使伸展位稳定。在足部，比目鱼肌显著发育，通过这一肌肉的支持作用，支持全身体重。除此以外，为了向前迈步时能够抬起足，髋关节的髂肌、踝关节的胫骨前肌和腓骨短肌有了显著的发育。这些肌肉，无论哪一块都是肌腹较短的单关节肌。由此可见，正是由于单关节肌的显著发育才使立位成为可能。当然，伴随着肌肉的发育，骨骼也同时发育，骨骼在立位中也是不可缺少的组织。

人类就是得益于臀大肌、股四头肌、比目鱼肌等抗重力肌的发育才可能直立，并将这些肌应用于双足步行。同时，支配这些抗重力肌的神经系统也在四爬时代的动物脑的基础上，进一步，一层一层地发育成为具有更高级功能的脑。

人类在漫长的进化过程中，在单纯的推进功能基础上分化出抗重力肌，促使抗重力功能的发育，又由于多关节肌的原始推进功能和各个水平抗重力肌的抗重力功能协调性的发展，才可能直立并进行双足步行。

（六）上肢技巧性的进化与发育

在动物向人类进化过程中，首先是在四爬移动水平的移动过程中，培育了抗重力性，并使四肢可以进行分离运动，然后以跳跃的方式进入森林地带，迎来了更多使用上肢在树上生活的时代。在这一时代中，上肢的功能不断发育，从四爬水平中只用于支持身体向应用手指的功能水平发育，特别是抓握功能的发育，同时出现了可以保持腕关节在背屈位的功能。这一时期的特征之一是肱二头肌、肱三头肌、肱肌的发育使上肢可以下垂。另一个特征是，上肢手指和下肢足趾的对指功能长足的发展。由于第1指与第2、3、4、5指的对指，使抓握功能得以发育，并因此才可以在树上生活。也因此促使了手内骨间肌的发育，在其活动的基础上，使分离性很高、抓取小物品的技巧性得以发育。足部的这种对趾功能的发育，可促使足底变平,这样就可使足的内、外侧均受力,然后使在地面上用一只脚负荷体重的功能得以发育。可以说,上肢与下肢同样,由多关节的原始肌群逐渐向单关节分化,在屈曲功能和支持功能的基础上,促进了精细运动功能的发育。

如上所述,人类的运动功能是在相当长的历史长河中,逐渐发育形成具有相当精巧的功能。

只有充分理解了这一发育过程,才可能了解这一功能被破坏的脑瘫患儿的运动功能障碍特征。

第二节　脑性瘫痪的运动功能障碍

一、判断运动功能的方法

(一) 运动发育

1. **运动的量**　根据正常婴幼儿粗大运动发育里程碑,了解能否完成相应年/月龄的运动课题,如竖颈、翻身、坐、爬、走等,以此判断运动发育的程度。

2. **运动的质**　通过观察小儿如何完成运动课题来判断运动的速度、正确性、多样性和耐久性。

(二) 自发运动

1. **自发运动的量**　观察四肢、躯干和颜面活动量的多少。

2. **自发运动的质**　观察在活动中身体各关节运动组合情况。

在正常运动中,关节运动模式的组合多种多样,详细内容见后描述。

二、运动障碍的定义

所谓的运动障碍就是不能进行正常的运动,具体表现在:

1. **不能完成相应年/月龄运动课题**　不能完成或者是完成课题时出现困难,或者用不正确的方式去完成课题(参照第一章第三节)。

2. **运动课题适应性狭窄**　表现在有选择性地完成课题,例如有些活动在训练室中在治疗师的诱导或辅助下可以完成,而在家中和学校则不能完成。

三、脑性瘫痪运动障碍的特征

根据上述的动物进化过程中运动与神经系统的发育过程,可以了解到当人的脑受到损伤后,将出现以下几方面的障碍。

(一) 随意运动和精细运动障碍

患者由于中枢神经系统损伤部位和程度不同,出现上述运动功能进化进程中各个水平不同的运动功能障碍,其最大特点是人类在历史长河中发育形成的立位、四爬、腹爬、翻身运动等抗重力功能障碍,是以单关节肌瘫痪的形式表现出来的,因为四肢随意运动和运动的技巧性是以单关节抗重力肌的活动为基础的,所以也同时发生障碍。具体表现在以下几方面。

1. **运动发育明显延迟**　运动发育水平低于正常儿发育水平的 3 个月以上。

2. **完成课题笨拙**　完成课题的技巧性低下。

3. **运动中关节的组合受限,容易取整体模式**　即屈曲、屈曲、屈曲模式,痉挛型四肢瘫患儿表现为头颈、躯干、髋关节、膝关节屈曲的整体模式。或者伸展、伸展、伸展的刻板关节组合模式。因而使活动方式受限,表现为定型、固定的运动模式(刻板模式),因此运动多样性减少。图 2-1 中是痉挛型四肢瘫患儿的翻身模式,a 是从仰卧位开始,右下肢抬起,b 是右下肢越过中线成为侧卧位,无体轴回旋运动。在进行翻身运动时,呈全身伸展模式,肩胛带和骨盆带无分离运动,似滚圆木样翻转。

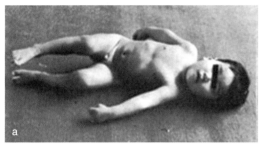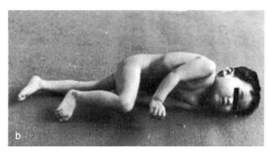

图 2-1　整体翻身模式

a：出发姿势；b：成为侧卧位。

(二) 异常姿势

即出现了在正常发育中见不到的固定体位或定型的姿势模式。

1. **全身性异常姿势**　主要有非对称性紧张性颈反射体位(见图 1-14),角弓反张姿势,即去大脑强直姿势(整体伸展模式)(图 2-2a),去皮质强直姿势(图 2-2b),还有呈现蹲踞体位的髋、膝、踝关节均屈曲的整体屈曲模式(见图 1-23)。

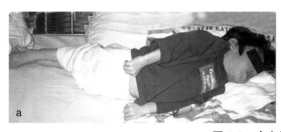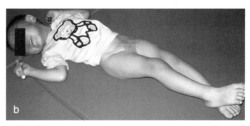

图 2-2　全身异常姿势

a：去大脑强直姿势；b：去皮质强直姿势。

2. **局部异常姿势**　由于某块肌肉或某组肌群张力异常或肌力不均衡等原因致局部异常姿势,如尖足(见图 1-32)、足外翻(见图 1-22)、肩胛带内收(见图 1-33a 的右肩胛带)、肩胛带外展(见图 1-33c)、前臂旋前(见图 1-24)、腕关节掌屈(见图 1-25)、髋关节紧张性屈曲(见图 1-23)等。

异常姿势持续存在,加上肌力不均衡,至大龄儿童时会导致变形或挛缩。

(三) 运动和姿势异常持续终身,但可变化

运动和姿势异常是永久性的,虽经治疗也不能完全消失。但是,随年龄增长,运动和姿

势的异常会发生变化。另外,神经系统症状加上运动器官本身的变化使运动和姿势的异常
也发生变化。

其变化原因有如下 3 点。

1. 异常姿势因自发运动而改变　异常姿势并不是一成不变的,会因自发运动而发生改变,图 2-3 是 4 岁痉挛型双瘫患儿,a 是当静止于俯卧位时,表现为颈部、脊柱、髋关节、膝关节和踝关节伸展(跖屈)的整体伸展模式。b 当指示患儿自发地屈曲膝关节时,则表现出颈部、脊柱、髋关节、膝关节和踝关节屈曲(背屈)的整体屈曲模式。

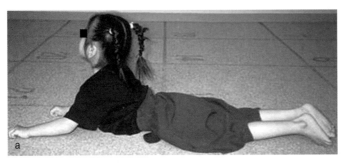

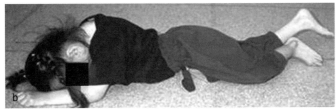

图 2-3　异常姿势因自发运动而改变
a:整体伸展模式;b:整体屈曲模式。

2. 异常姿势随年龄增长发生变化　脑瘫儿与正常儿同样是在逐渐发育成长过程中,从婴儿期至幼儿期,至学龄期最后成为脑瘫的成人。由于身长增长,体重增加,身体重心增高,其异常姿势与运动也会发生变化(图 2-4),图中是一名痉挛型四肢瘫患儿,其中 a 是在婴儿期的表现,b 是在 8 岁时的表现,可见身体姿势从伸展模式转变为屈曲模式。

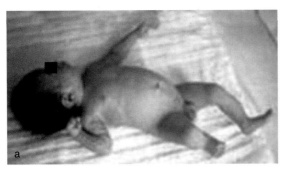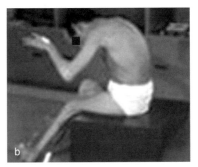

图 2-4　异常姿势随年龄增长发生变化
a:婴儿期呈伸展模式;b:8 岁时呈屈曲模式。

3. **异常姿势因错误运动而症状恶化**　由于错误的运动学习导致异常姿势的症状恶化，如图 2-5a 示患儿的尖足状态，该患儿在尖足状态下裸足进行步行练习，经过 10 个月后症状恶化，尖足加重(图 2-5b)。

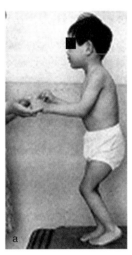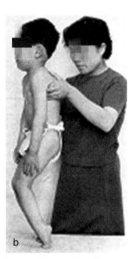

图 2-5　异常姿势因错误运动而症状恶化
a:裸足进行步行训练;b:10 个月后尖足加重。

(四) 肌紧张异常

肌紧张异常主要在四肢、躯干肌，表现为屈曲、伸展两方向的过度紧张，或者是肌紧张的动摇性，两者均会不同程度地影响交互推进等有效率的推进移动运动。同时，肌紧张异常又进一步抑制了抗重力肌的活动，阻碍了有效率运动。肌群的协调性运动不良，导致出现不协调的运动。

(五) 肌力低下

尤其在特定的体位上肌力低下，如腰腹肌无力主要表现在抗重力体位上，如坐位时表现为身体前倾使脊柱不能竖直等。

由于上述原因，患儿或者不能完成运动课题，或者完成时笨拙，或者需要时间，或者应用性差等。

在评定脑瘫时，首先要分析其特有的异常肌紧张，然后要探讨其中抗重力功能障碍和分离推进功能障碍等临床症状。

第三节　脑性瘫痪肌紧张异常的特征

脑性瘫痪的肌紧张异常是导致运动障碍的最主要原因，所以在治疗过程中应该充分考虑到运动学特有的思考方法，并将其应用于临床实践。

一、运动学对脑性瘫痪肌紧张异常的认识

在运动学中,痉挛是指肌肉过度、过敏的收缩性,反射是指过度、过敏的关节活动,痉挛与反射的关系表现在如下两方面。

1. **局部反射**　由于肌痉挛可以导致附着于骨上的肌出现过度活动,活动特点是以关节为中心,快速、不规则、粗大的活动,可波及各个关节。这些肌的敏感性高,稍有刺激就会出现收缩。因此,当用叩诊锤突然叩击股四头肌肌腱或跟腱时,肌腱会出现类似伸展的、过度反应性收缩,因这一收缩活动非常的迅速,所以被命名为反射。同样,肱二头肌反射和肱三头肌反射也是针对一个关节过度活动而命名的反射。

2. **反射体位**　无论是伸展还是屈曲状态都存在着局部反射,则会导致关节僵硬,使身体或某一肢体静止于某种特定的姿势上而难以活动。例如,肱二头肌反射和肱三头肌反射同时亢进时,肘关节就会出现活动困难,或处于持续屈曲状态,或处于持续伸展状态。同样,当肩关节的屈肌和伸肌同时收缩时会导致肩关节僵硬,并将肩部牵拉向后方。肩和肘关节的上述现象多表现在偏瘫患儿(图 2-6)。

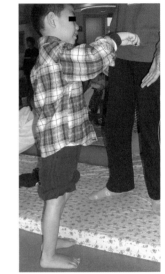

在下肢,当膝关节或髋关节的屈肌和伸肌同时紧张时,也同样会使两关节活动减少,使之取某一固定的肢位。上述现象虽然没有被命名为反射,但其表现却与反射相同,屈曲紧张和伸展紧张混合存在,形成了活动性很差、恒定的异常反射性体位。因为肘关节挛缩、肩关节被牵拉、膝和髋关节同时紧张所形成的挛缩状态是毫无目的的姿势,称其为反射性体位。而将全身各关节由于肌紧张异常而导致的活动性差,取一定体位的状态称为姿势反射,也就是将无目的动作或呈现无目的的姿势命名为姿势反射,在运动学上称其为姿势反射体位。

从运动学观点分析,认为这种反射性活动以及静止的反射性体位,是作为动物最基本的运动要素,发挥使身体进行推进运动的功能。由于痉挛性瘫痪表现出屈曲、伸展同时发挥作用,所以效率很低,但动物为了生存去摄取食物而必须进行的低效率的推进身体和移动运动,即使是丧失了其他功能,至少

图 2-6　右侧偏瘫患儿的上肢

仍然残留有推进功能。膝腱反射和跟腱反射产生的突然性活动虽然效率低且无目的,但在运动学上却能起到推进作用。

观察处于仰卧位、有全身性反射体位的脑瘫患儿,可以见到当使其身体向头的方向前进时,各个关节可以在非常小的范围内进行屈伸活动,这就是应用膝腱反射和跟腱反射的突然伸展运动进行的前进运动。由于屈曲和伸展两方面都有肌痉挛性增强,无论是屈曲还是伸展其效率都很低,但也能达到使身体前进的最低目的。

由此看来,反射是由推进身体肌群引起的有目的活动,即使是痉挛的肌群也可进行这一活动。但是,由此会增强关节屈肌和伸肌两方面的痉挛,因此推进的效率低。极重症患者则不能活动,被固定于一定的姿势之上。在脑损伤患儿的运动功能中,仅残留推进功能的部分,这一残留的推进功能只不过是过剩活动,反而抑制了运动。

二、神经学对脑性瘫痪肌紧张异常的认识

在神经学上,用反射亢进、异常姿势反射来表示脑瘫的肌过度紧张状态,这样有利于掌握疾病的状态。临床上可以根据有无原始反射和姿势反射,以及其异常程度来衡量肌紧张状态的轻重和罹患范围等,同时可以了解神经系统成熟程度和发育水平。

(一)异常活动和正常活动

将异常活动区分为原始反射、病理反射、异常姿势反射和紧张性反射,与正常活动进行对照如表 2-1 所示。

表 2-1　异常活动和正常活动

项目	神经学	运动学
异常(过剩、病态、异常)	1. 局部反射　跟腱反射等 2. 局灶性反射　偏瘫上肢的去大脑强直样肢位、下肢的伸肌突伸等 3. 分节性反射　双瘫的剪刀体位等 4. 全身性反射　紧张性迷路反射等	多关节肌的过度活动
正常(正常活动)	矫正反应 平衡反应	单关节肌活动

(二)异常反应

1. **静态反应**　在神经学中,将处于静态体位、姿势中见到的反射亢进称为静态反应(static reaction),包括如下几种。

(1)局灶性静态反应(stretch reflex):是涉及一个关节的局部性反射,即牵张反射,是反射的最小单位。因脑损伤部位的不同,引起膝腱反射、跟腱反射、肱二头肌反射、肱三头肌反射、握持反射中的某一个或某几个反射亢进。

(2)静态局部反应(local static reaction):涉及一个肢体的局灶性反射,是一个肢体的各个牵张反射亢进组合形成的特有反射肢位。例如,偏瘫患者的上肢就是由肩后退、肘部肱二头肌反射和肱三头肌反射亢进,以及桡骨膜反射、尺骨反射、手指握持反射亢进组合在一起而形成的去大脑强直样肢位。下肢则是由于髋伸展内收紧张、膝腱反射亢进、跟腱反射亢进组合形成的伸展肢位。

(3)分段静态反应(segmental static reaction):是涉及两上肢或两下肢的比较广泛的反射。是在两侧肢体同时出现所有关节的牵张反射亢进,将这一组合的反射性肢位称为分段静态反应。双瘫、剪刀肢位、蹲踞体位、wind swept 变形等就是这一现象的代表。是由两髋关节过度紧张、膝腱反射亢进和跟腱反射亢进组合形成。

(4)全身性静态反应(systemic static reaction):是涉及全身的姿势反射。因全身各部位的反射亢进,如肩后退、肱二头肌反射亢进、肱三头肌反射亢进和握持反射亢进以及髋伸展紧张、膝腱反射亢进、跟腱反射亢进等组合,形成全身性的异常姿势。

2. **牵张反射亢进(局部性反射亢进)**　牵张反射是局部性反射,表现为仅限于一个关节的反射亢进状态,当骨骼肌被牵拉时,刺激冲动传入脊髓内的反射弧,引起急速的肌收缩,例如膝腱反射亢进、跟腱反射亢进、握持反射亢进等参照表 2-1。

这些反射群亢进状态是病态的,可作为诊断依据,临床上对于尖足时存在的跟腱反射亢进可应用牵伸训练来缓解小腿肌肉的痉挛。

3. 局灶性静态反应　局部性反射如膝腱反射亢进和跟腱反射亢进集中在一个肢体,出现整体反射亢进状态称为局灶性静态反应,是指一个肢体中所有关节的反射亢进状态。

(1)阳性支持反射:当一侧下肢足底着地时出现下肢的屈肌和伸肌同时收缩,似棒状地支持身体,见于生后2~3个月之前,呈现轻度伸肌突伸状态。

(2)伸肌突伸:单肢瘫、偏瘫中可见到一个或一侧肢体的整体反射亢进状态,当压迫足底时可发生同侧的伸展运动。如在下肢,由髋关节伸展紧张、膝腱反射和跟腱反射亢进三者组合,形成一个肢体整体的反射亢进状态。偏瘫患者常见到的病理反射可作为诊断中枢神经系统异常的指征。

(3)去大脑强直中的上肢肢位(屈曲紧张肢位):去大脑强直(decerebrate rigidity)的表现是整体肌张力,特别是伸肌张力增强,其中上肢表现为肱二头肌反射和肱二头肌反射亢进、桡骨反射、尺骨反射、手指握持反射亢进组合在一起,出现上肢的整体反射亢进状态。临床上表现为肩后退、肩关节内旋,肘关节伸直并过度旋前,腕关节屈曲、手指屈曲(图2-2a)。

4. 分节性静态反应(双侧反射亢进)　表现为两上肢或者两下肢,只是身体一部分的分节反射亢进状态。

(1)交叉伸展反射:固定小儿一侧膝部,使该侧下肢伸展。用手指尖刺激小儿同侧足底,可见对侧下肢开始时出现屈曲动作,然后出现伸展并向对侧交叉动作,恰似要踢开给予刺激的检查者手的动作为阳性。

正常小儿在新生儿期出现,2个月时消失。

有非对称性(wind swept)变形的双瘫患儿受这一反射影响。

(2)痉挛型双瘫:两侧下肢均表现为两侧髋关节过度紧张、膝腱反射亢进、膝屈肌过度紧张、跟腱反射亢进等症状。在临床上可见到两侧髋关节内收屈曲、膝屈曲、两下肢交叉和尖足的状态(图2-7),表现为身体下半部分分节反射亢进状态(见图1-23)。

5. 全身性静态反应　为全身性反射亢进,是指涉及全身的姿势反射,是全身性、静态的身体反应,称为全身性静态反应。即颈椎、胸椎、腰椎、上肢各关节、下肢各关节的反射亢进集合在一起的全身性反射。

(1)紧张性迷路反射:将仰卧位伸肌张力高,俯卧位屈肌张力高的状态称为紧张性迷路反射。可发生于多部位,如四肢、颈部、躯干等,从神经学角度认为是迷路变化在四肢所产生的紧张性变化,此反射几乎都见于痉挛型四肢瘫和不随意运动型患儿(图2-8)。

(2)非对称性紧张性颈反射:为出生时和中枢神经系统障碍时见到的反射,是由于头部回旋而引起四肢肌紧张度的变化,称为非对称性紧张性颈反射。是阻碍翻身和其他正常运动发育的异常反射,也是诊断中枢神经系统异常的指征,多见于重度痉挛型四肢瘫和不随意运动型患儿(见图1-14)。

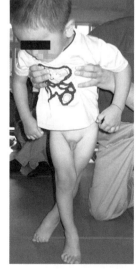

图2-7　痉挛型双瘫患儿的两下肢交叉和尖足

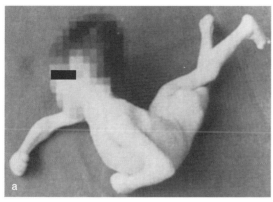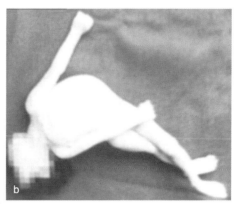

图 2-8 重症患儿的紧张性迷路反射
a：俯卧位屈肌张力增高；b：仰卧位伸肌张力增高。

（3）对称性紧张性颈反射：为广泛的中枢神经系统障碍所见到的反射，是由于颈椎屈曲、伸展引起四肢肌紧张性改变。颈部屈曲时，上肢屈曲，下肢伸展；颈部伸展时，上肢伸展，下肢屈曲，呈全身性活动（见图 1-15）。

如果存在该反射，患儿难以保持四点支持位。有的学者认为，颈部和上肢伸展，下肢屈曲体位可以起支撑作用，有利于坐位，但是当头部下垂时伸肌群张力减低，因难以支撑上半身而易跌倒，所以取中间体位较为困难，无助于实用的移动运动，所以是异常的反射。主要见于四肢瘫的患儿，是一种阻碍翻身、交互性腹爬、交互四爬等交叉移动运动的反射，也是致使患儿分离性运动发育水平低下的异常反射。

在评定脑瘫患儿时，应该首先观察有无上述三种异常反射，并在制订治疗方案时抑制这些反射，诱发出翻身、腹爬和坐位等运动功能。

（三）正常反应

1. **矫正反应** 是一种自律反应，是当身体或身体某一部分在空间位置发生变化时，为了保持身体各部分的正常位置，头部、躯干、四肢返回正常姿势的反应称为矫正反应（也有人称其为立直反应），是维持身体稳定性而产生的反应性动作。是通过视觉、触觉、位置觉和迷路等感觉器官的功能，矫正身体回到正确姿势。

（1）颈矫正反应（neck righting reaction）：小儿仰卧位，头部正中位。检查者使其头部向一侧回旋时，小儿的肩、躯干、腰部整体向头部回旋的方向回旋为阳性，有的学者将这一动作比喻为"滚原木样动作"。

正常小儿在新生儿期出现，5~6 个月时消失。

（2）迷路性矫正反应（labyrinthine righting reflex，LRR）：将小儿竖直抱起或在仰卧位、俯卧位上抱起，然后遮住其双眼，检查者向前、后、左、右倾斜小儿的身体，当小儿的身体倾斜后其头部自动地回到与地面垂直的位置为阳性。

正常小儿在不同体位上此反应出现的时间不同，仰卧位和俯卧位是生后 3~5 个月时出现，5 岁时消失。坐位和立位是在 6~7 个月时出现，持续终身存在。

（3）身体 - 头部矫正反应（body-on-head righting reflex）：小儿仰卧头部呈正中位，双下肢伸展。检查者握住小儿的双下肢将其身体向一侧回旋，使小儿成为俯卧位。小儿出现头部向身体回旋方向同侧的回旋动作，同时有头部向上抬举的动作为阳性（图 2-9）。

正常小儿 2~3 个月时出现,4~5 个月后随着非对称性紧张性颈反射的消失而逐渐明显,至 5 岁左右消失。

(4)身体 - 身体矫正反应(body-on-body righting reflex):小儿仰卧头部呈正中位,下肢伸展。检查者从小儿的头部或肩部将其回旋成为侧卧位,若小儿的身体自动回到仰卧位为阳性。

正常小儿 6 个月时出现,5 岁左右消失。

(5)视性矫正反应(optical righting reflex,

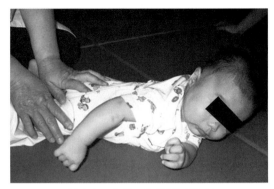

图 2-9   身体 - 头部矫正反应

ORR):检查者将小儿竖直抱起,向前、后、左、右倾斜其身体,若小儿出现头部自动回到与地面垂直的位置为阳性。检查俯卧位的视性矫正反应时,将小儿托举至空间位,向上、下倾斜小儿的身体,若小儿头部出现与自己身体垂直,回到身体正中位的现象为阳性(图 2-10)。

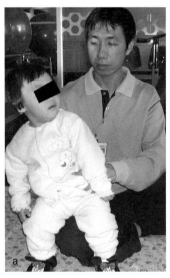
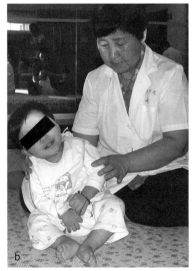

图 2-10   视性矫正反应

a:向左侧倾斜身体;b:阴性反应。

正常小儿在俯卧位上 3 个月出现,5 岁时消失。坐位和立位上 5~6 个月时出现,持续终身存在。

(6)触觉性矫正反应:通过触摸皮肤的感觉矫正身体回至原来位置的反应。

(7)Landau 反射(Landau reflex):检查者托住小儿胸腹部使其成空间俯卧位,使头部和骨盆稍稍上举。患儿躯干成为向上方的弓形,同时两下肢伸展(图 2-11a),此为第Ⅰ相。这时将小儿上举的头部向下方压迫,以消除迷路矫正反应的影响。其反应是骨盆肌弛缓,与重力一致,骨盆和两下肢下垂(图 2-11b),此为第Ⅱ相。

临床意义:生后 6 个月出现,8 个月时呈现充分的强烈反应,至 18 个月完成,标志着胸、腰部的伸展完成,以后永久存在。这一时期躯干和两下肢对称地伸展,是立位姿势发育的重要时期。

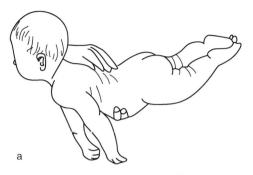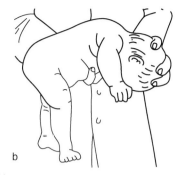

图 2-11 Landau 反射

a:第 I 相;b:第 II 相。

如果此反应过了 6 个月仍然阴性、呈非对称姿势、四肢的紧张异常,则可以发育障碍和运动障碍。脑瘫患儿中的多数此反射出现时间延迟或此反射缺如。

此检查和判断方法是日本的松丸祯夫在书中叙述的,与 Vojta 法中叙述的稍有不同,笔者认为此方法较易判定,也与小儿正常运动发育中的脊柱伸展时间相吻合。

(8)两栖动物的反应(amphibian reaction):患儿俯卧位,头正中,下肢伸展,上肢向头上方伸展。检查者抬起患儿一侧骨盆。

1)反应:抬起骨盆侧的上肢、髋关节及膝关节自动屈曲(图 2-12)。

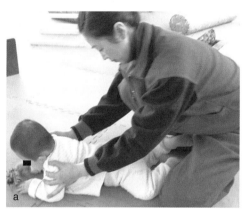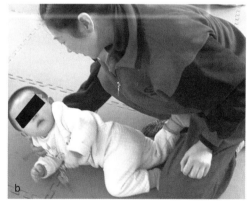

图 2-12 两栖类动物的反应

a:出发姿势,应抬起右侧骨盆;b:阳性反应。

2)临床意义:生后 6 个月以后出现,持续一生。若 6 个月以后仍不出现,是反射性成熟迟滞的表现。

上述反射(反应)有各种各样的组合,通过自身对相应刺激的反应使身体发生一定的姿势或体位的变化,达到适应空间位置或回到原来位置的目的。这些反应存在与否是诊断神经系统发育水平的指标。在治疗过程中,促通此类反应的发育是重要的治疗手段。

2. 平衡运动反应 是指保持运动中的平衡,维持顺畅运动的身体活动。

(1)倾斜反应(tiliting reactions):是控制身体重心对倾斜面的重心变化的反应。

将小儿放于平衡板上,分别取仰卧位、俯卧位、坐位(图 2-13a、b)、四点支持位、蹲位

（图 2-13c）、膝立位（图 2-13d）、立位（图 2-13e），然后使平衡板倾斜，小儿出现在上方侧的上、下肢伸展、外展，肌紧张增高。下方侧的上、下肢出现类似保护性反应。

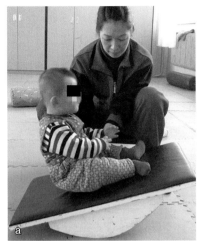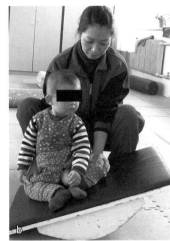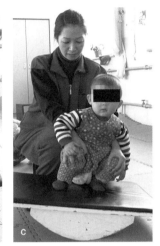

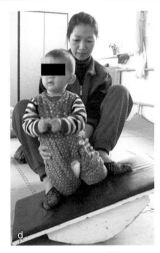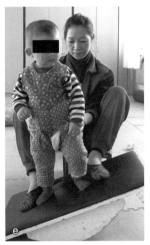

图 2-13　倾斜反应
a：侧方伸腿坐位；b：正面伸腿坐位；c：蹲位；d：膝立位；e：立位

正常小儿的出现时间为：俯卧位 6 个月，仰卧位 7 个月，坐位 7~8 个月，四点支持位 8~10 个月，立位 11~21 个月。

（2）平衡反应或姿势保持反应（postural fixation reactions）：给身体的任何一部分加上不稳定的外力时，身体本身会产生使身体恢复到原来位置的一种反应。

1）跳跃反应（hopping reaction）：小儿取立位，检查者向前、后、左、右推其身体，使身体重心倾斜。出现身体倾向侧的下肢向同侧迈出，用以维持平衡的现象为阳性。如向右侧推小儿身体时，身体向右侧倾斜，右侧下肢向右侧迈出（图 2-14）。

正常小儿出现于 15~18 个月，持续终身存在。

2）迈步反应（stepping reaction）：小儿取立位，检查者向一侧牵拉其上肢，使身体倾斜。小儿出现被牵拉上肢侧的对侧下肢迈向身体倾斜侧与倾斜侧下肢交叉的现象为阳性，如向左侧牵拉左侧上肢，则右侧下肢迈向左侧，与左下肢交叉（图 2-15）。

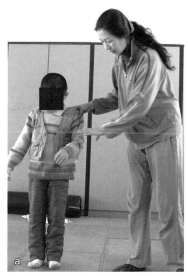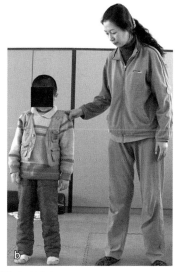

图 2-14　跳跃矫正反应

a：向右侧推小儿身体；b：阳性反应。

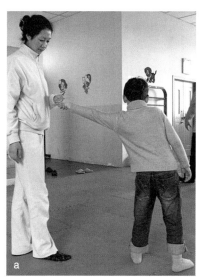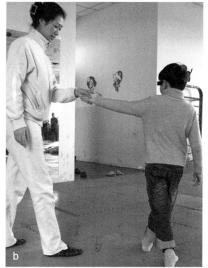

图 2-15　迈步矫正反应

a：向左侧牵拉左上肢；b：阳性反应。

正常小儿出现于 18 个月，持续终身存在。

3）背屈反应（dorsiflexion reaction）：小儿取立位，检查者对于小龄儿可扶持其腋窝部，大龄儿也可以扶持骨盆处，使其身体向后方倾斜。可以独立取立位的小儿可以自己站立做身体向后方倾斜的活动。小儿出现头部和胸部回到与地面垂直的位置，踝关节背屈的现象为阳性（图 2-16）。

正常小儿出现于 15~18 个月，持续终身存在。

3. 其他反应

(1)拥抱反射(Moro reflex):(见图 1-12)。

(2)保护性伸展反应(protective extension reactions):是当身体要倾倒时为了保护身体而出现的伸出肢体去支撑以保护身体的反应,也称其为防御反应(parachute or protective responses)。此反应是在小儿的发育过程中矫正反应和平衡反应结合的产物,是由于身体重心位置变动的范围过大或者是身体重心变动速度过快,超出了矫正反应和平衡反应所能对应的范围,而出现了伸出肢体予以保护的反应。

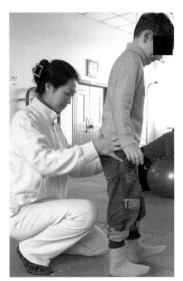

图 2-16 背屈反应

1)前方保护伸展反应:又称为降落伞反应(parachute reaction),检查者两手握持小儿的胸腹侧臂使之呈空间俯卧位,然后使其头部迅速地向下方落下,注意不要使头部接触检查台面。小儿出现两上肢外展、伸展,手指伸展并支撑于检查台面上为阳性(图 2-17),图中 a 为 8 个月正常儿的正常反应,可见双肩外展。b 为 11 个月正常儿的正常反应,已经没有双肩外展的反应。

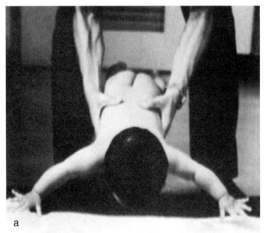
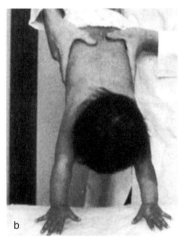

图 2-17 前方保护性伸展反应
a:8 个月正常儿阳性反应;b:11 个月正常儿阳性反应。

正常小儿生后 6 个月时出现,持续终身存在。

2)坐位(或四点支持位)保护伸展反应:小儿在床上取坐位(或四点支持位),检查者向前(图 2-18a)、后(图 2-18c)、左、右(图 2-18b)各方向推其身体使之倾斜。小儿身体倾斜的下方侧的上肢外展、伸展,手指伸展,出现支撑动作为阳性。

正常小儿各方向出现时间为:前方 6~7 个月,侧方 7~8 个月,后方 9~10 个月。

保护性伸展反应的出现与否可作为判断神经系统发育成熟度的指标,同时也是治疗时重要的促通目的动作。

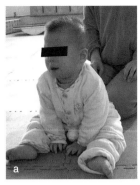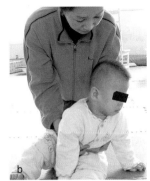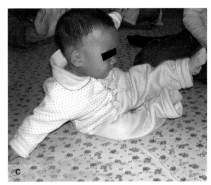

图 2-18　坐位保护性伸展反应

a：坐位前方；b：坐位侧方；c：坐位后方。

（四）其他诱发反应

在 20 世纪 70 年代应用的 Vojta 姿势反射是使小儿体位发生急速变化时诱发出的反应，包括 7 项。因在检查时有 2 项使小儿呈倒位悬垂而致家长担心，所以目前应用逐渐减少。但其他 5 项，尤其是拉起反应、立位悬垂、Landau 反应、Collis 水平反应在早期诊断中比较有意义。

在神经学中，将脑瘫的过度紧张状态用各种反射亢进和异常姿势反射来表示，这对掌握疾病的状态非常有利。临床上可以根据原始反射、病理反射和姿势反射的异常及其程度来衡量紧张症状的轻重、罹患范围等，同时可得知神经系统成熟度和发育水平。

三、从运动学观点认识脑性瘫痪的肌紧张

脑瘫的运动障碍源于异常肌紧张，神经学上将大部分异常肌紧张归类于反射亢进或姿势反射。运动学则将包括这些反射在内的所有异常肌紧张区分为局部或者全身的肌过度紧张。从功能解剖学观点来看，这些异常肌紧张有一定规律性，治疗时可以根据这一规律性制定解除肌紧张的方法。因此，学习异常肌紧张的知识，在实施运动学治疗方面具有重要意义。

（一）人体肌肉功能分析

1. **单关节肌和多关节肌在功能方面的差异**　人体的肌群在功能解剖上由单关节肌群和多关节肌群组成，两者混合存在。矫形外科就是根据这两类肌肉的特点，在脑瘫的手术治疗方面取得了长足的进展。

多关节肌是推进身体前进的推进肌，单关节肌是将身体抬向空间、具有高度抗重力性的抗重力肌。例如，使足跖屈的小腿三头肌，由腓肠肌和比目鱼肌构成，其中腓肠肌是骑跨膝和踝 2 个关节之间的多关节肌，是行使推进身体作用的推进肌，可以使足跖屈，即产生足踢出的力量，从而推进身体向前进。而比目鱼肌则是单关节肌，也同样是足跖屈肌，但其作用是在步行支撑相中期使足能够用力地踩在地上，是稳定地支持身体并抵抗重力的肌肉。可见，上述两块同样都是跖屈肌，但功能却完全不同，腓肠肌是推进跖屈肌，比目鱼肌则是抗重力跖屈肌。又比如髋关节的髂腰肌是由多关节的腰大肌和单关节的髂肌组成，腰大肌起始于脊柱骑跨髋关节止于股骨之上，是为了准备将身体推向前方使髋关节在水平面上屈曲的推进肌。在腹爬运动中，也可以使髋关节在水平面上屈曲，发挥推进功能。而髂肌是起于髂

骨止于股骨的单关节肌,其作用是在四爬活动中将身体抗重力地抬向空间,在立位步行时将大腿抬至空间,是使身体在垂直方向上屈曲的抗重力肌(图 2-19)。

在上臂肌肉中,肱二头肌是多关节肌,是只能在水平面上屈曲的推进性屈肌。肱肌是单关节肌,其功能是稳定肘关节并使之屈曲的抗重力肌。

手指的屈肌中也同样,作为多关节肌的指深屈肌和指浅屈肌,是进行在水平面上的去大脑强直样屈曲的推进肌,而单关节的骨间肌是可以使手掌进行支撑动作的抗重力肌。只有这两种肌适当地相互发挥功能,才能保证手掌进行支持动作和手指进行技巧性运动。

人体肌肉同时存在着多关节肌群的推进性和单关节肌群的抗重力性两种功能,也只有这样才能保证进行高效率的运动。

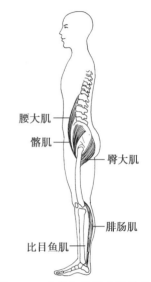

图 2-19   立位与抗重力肌的关系

（腰大肌、髂肌、臀大肌、腓肠肌、比目鱼肌）

2. 多关节肌的运动学特征

（1）只能进行水平面上的活动:因为多关节肌涉及多个关节,肌肉长度长且力量较大,但是与肌的长度相对比,肌腹较细,无论是肌肉的起始部还是附着部都很细。因此,将关节保持在一定体位上的力量较弱,所以,难以行使将身体抬起的抗重力功能。只能进行单纯、粗大的屈伸运动,这一屈伸运动是推进力的动力。也就是说,多关节肌只能进行水中和陆地上的屈伸运动,不能进行在四点支持位和立位上将身体抬至空间的运动。

（2）不能进行分离运动:因为多关节肌是跨越 2 个关节以上的肌肉,所以不能进行只一个关节、具有分离性的运动。例如在髋关节屈曲的同时,膝关节也会出现活动,即只能进行跨越 2 个关节的活动。

（3）只能进行粗大运动:因为是长度较长的肌肉,因此只能进行粗大运动,也只能进行一定模式的移动运动。所以说,多关节肌是在水平面上行使推进目的的粗大推进肌。

3. 单关节肌的运动学特征

（1）可进行垂直方向的活动:单关节肌起始部的面积与其长度相比较宽大,因此可以将特定的关节保持在一定体位上,并可与拮抗肌进行协同作用,将四肢与躯干在垂直方向上抬起。

（2）可进行分离运动:因为是属于一个关节的肌肉,所以可以进行将一个关节与其他关节分离开来的活动。同时,肌的长度短,可以进行关节的细小活动。而且,初期的抗重力肌可以使四肢各自分离地活动,因此,可以使四肢进行交互的移动运动。

（3）肌腹短:单关节肌是随着发育而分化形成的短小肌,因此可以进行高度抗重力性活动。但是,肌腹越短关节越小,虽然可以配合起稳定性作用,却不能进行粗大活动。所以说,单关节肌是抗重力、精致的肌。

（二）脑性瘫痪多关节肌过度紧张的后果

1. 多关节肌过度紧张导致继发变形   脑瘫患者由于多关节肌的过度活动,会引起痉挛与挛缩、局部继发变形乃至全身性紧张性姿势。例如,尖足源于腓肠肌过度紧张,髋关节屈曲变形是由多关节肌的腰大肌和股四头肌过度紧张引起的,并发生剪刀肢位。髋关节伸展紧张是因多关节肌的半膜肌和股二头肌过度紧张引起,这种伸展紧张会妨碍腹爬和四爬时髋关节的屈曲活动。

肩胛带内收是由于多关节肌的背阔肌和肱三头肌过度紧张引起,图2-20中所示的是由于背阔肌和腘绳肌、腰大肌的过度紧张,使肩胛带内收和下肢呈伸展紧张体位。

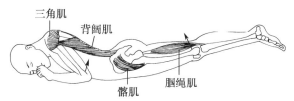

图2-20　肩胛带内收和髋关节伸展紧张

2. 多关节肌过度紧张产生反射异常　多关节肌过度紧张可导致反射亢进,如膝腱反射亢进是由股直肌过度紧张所致;跟腱反射亢进是因腓肠肌过度紧张所致,同时会引起尖足变形;同样,肱二头肌、肱三头肌反射亢进是因相应的肌肉过度紧张所致。所以运动学的观点是,牵张反射是多关节肌过度紧张所引起。

3. 牵张反射与继发变形的因果关系　根据上述观点推测,牵张反射亢进会导致继发变形,在临床中可以见到,膝腱反射亢进导致膝关节伸展或过度伸展变形;跟腱反射亢进引起尖足变形;手指、足趾的握持反射亢进引起手指和足趾屈曲变形;肱二头肌反射亢进引起肘关节屈曲变形;肱三头肌反射亢进引起肘关节伸展变形等。

(三) 脑性瘫痪的多关节肌瘫痪

由于多关节肌瘫痪,可以导致推进性障碍与关节挛缩。

1. 屈肌和伸肌同时紧张和推进性障碍　痉挛型脑瘫的特征性症状是在一定的年龄阶段出现关节挛缩,运动学观点认为,挛缩是由于屈曲多关节肌和伸展多关节肌同时过度紧张即同时痉挛引起的,屈肌和伸肌同时紧张的极限状态就表现为各种紧张性反射体位,如果两侧膝关节都有屈肌和伸肌过度紧张而形成挛缩状态,会使患者难以前进。由于这种过度紧张(痉挛)导致伸侧股直肌和屈侧腘绳肌不能伸展、屈曲,不能进行发挥推进性的活动。

2. 脑性瘫痪中牵张反射亢进和相反神经支配障碍

(1)相反神经支配的运动学意义:相反神经支配是神经学名词,从运动学的观点来认识,是指当屈肌活动时伸肌弛缓,当伸肌活动时屈肌弛缓这一单纯的现象,人体关节活动就是在相反神经支配下,肌肉有规律地弛缓或收缩,从而保证人体的舒缓性。

例如,当作为膝关节屈肌的内、外侧腘绳肌(半膜肌,半腱肌和股二头肌)活动时,作为拮抗肌的股四头肌弛缓,从而可以使膝关节舒缓地屈曲。另一方面,当作为伸肌的股四头肌活动的瞬间,内、外侧腘绳肌弛缓,出现舒缓地伸展。

通过相反神经支配使全身关节可以进行向屈曲、伸展两个方向、快速的活动转换,从而得到有效率的推进运动。

(2)牵张反射的作用:如果只是屈肌单方面的活动,超过关节活动范围的过度屈曲,就会破坏关节囊,致使关节脱位。为此,伸肌会出现某种程度的伸展,以防止其过度伸展而出现肌肉收缩,这就是防止过度屈曲的机构。相反,当伸肌一方面活动时,关节过度伸展,也会破坏关节囊而引起脱位。为了防止过度伸展,屈肌出现瞬间的收缩。神经学将这种为了防止关节过度屈曲或过度伸展而出现的肌收缩称为牵张反射,其作用是保护关节不受损伤。运动学则将其看作是拮抗多关节肌的瞬间收缩活动,是伸肌或屈肌过度伸张时其拮抗肌的屈肌或伸肌瞬间的收缩活动,是防止关节过度伸展或屈曲的关节防御机构。所以,在运动学中,认为牵张反射是机体重要的防御机构。

同样,在肘关节,当作为屈肌的肱二头肌强力地活动时,如果作为拮抗肌的肱三头肌不发挥作用,肘关节会超过 140° 这一正常活动范围地牵拉关节囊和韧带进行屈曲活动,从而导致脱位。为此,当肘关节屈曲状态下,肱三头肌伸展时,其长头会出现瞬间的紧张,以防止过度的屈曲,这就是肱三头肌反射。相反,当作为伸肌的肱三头肌活动时,如果没有防御机构,肘关节会向伸展方向脱位。作为这一防御机构,是肱二头肌出现瞬间的反应,防止过度的伸展,防止脱位,即肱二头肌反射。

人体关节就是这样通过相反神经支配获得了节律性的活动,并应用牵张反射的功能来防止过度伸展或屈曲,通过这一巧妙的机制,形成了顺畅的交互运动。跟腱反射、膝腱反射、肱二头肌反射、肱三头肌反射等深部腱反射都是作为防御机构的牵张反射。肩胛带内收、膝关节屈曲紧张等只不过是防止肩过度屈曲和膝过度伸展的防御机构的亢进状态,与牵张反射性质相同。

(3)脑瘫的牵张反射亢进和相反神经支配障碍:作为人体重要防御机构的牵张反射在脑瘫患者表现为屈伸两方面均亢进,从而致使关节活动困难,限制了推进性的交互活动。例如,当膝关节屈肌欲做活动时,作为拮抗肌的伸肌出现过度反应,屈伸双方的肌同时紧张则会引起挛缩,阻碍向前方的活动(图 2-21)。挛缩是防御机构表现过度的状态,这种过度表现方式,剥夺了屈伸两方面多关节肌群的推进性,使推进功能低下。

同样,相反神经支配障碍,使肌肉丧失了相应的弛缓与收缩的规律性,失去了身体的柔软性,也会使推进功能低下。

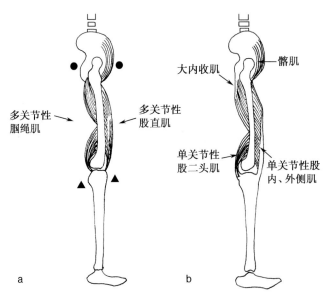

图 2-21   多关节肌的同时紧张和挛缩示意图

a:髋关节和膝关节挛缩;b:缓解股直肌和腘绳肌紧张。

图 2-21a 中所示,当多关节性腘绳肌和股直肌起始部(圆点部位)同时紧张时,使髋关节屈曲与伸展都出现困难,形成挛缩状态,导致步行中的步幅小。当两肌的附着部(三角形部位)同时紧张时,膝关节屈曲与伸展出现困难,形成挛缩状态。图 2-21b 中所示,通过缓解股直肌和腘绳肌这两块屈伸两方面肌的紧张后,使单关节肌活动变得容易,出现舒缓的活动。

(四)脑性瘫痪的单关节肌瘫痪

1. 单关节肌瘫痪和抗重力功能低下　当人类在发育过程中分化形成的单关节肌群由于中枢神经损伤而瘫痪时,可以致使抗重力功能低下。具体表现在:

(1)髋关节:臀大肌、臀中肌和臀小肌不同程度的瘫痪,使髋关节不能充分地伸展,因而使保持立位发生困难。

(2)膝关节:由于股四头肌的股内侧肌和股外侧肌的功能不全,致使膝关节伸展力低下,使身体难以保持有效的立位,形成屈曲肢位、蹲踞体位或只能取四点支持体位。

(3)足部:骨间背侧肌、比目鱼肌出现瘫痪,导致外翻扁平足,致使支持力量减弱而使立位困难。

(4)上肢:如果上举上肢的三角肌和作为肘伸肌的肱三头肌的内、外侧头瘫痪,使抬起上肢的功能减弱,则难以将上肢保持在空间位上,也难以保持四点支持位。

如上所述,根据瘫痪肌肉的部位和程度不同,分别发生立位障碍、四点支持位障碍、坐位障碍、腹爬运动障碍、翻身运动障碍,同时引起患儿运动水平低下。

2. 多关节肌过度活动可抑制单关节肌的活动　脑瘫患者肌肉活动的特征之一,是由于多关节肌过度活动而抑制了单关节肌的抗重力活动。例如,臀大肌是髋关节的单关节性伸肌,可因其拮抗多关节性屈肌的腰大肌和股直肌的过度紧张而使本身的活动被抑制,导致形成蹲踞体位。在训练中,应该在抑制这些屈肌的过度活动的同时活化臀大肌等,促进有效率的立位发育。

另外,在四爬移动时,髂肌具有使下肢向前方迈出的功能,可是,如果作为髂肌拮抗肌的半膜肌过度紧张,则会抑制髂肌的活动性,形成髋关节呈伸展模式,并因而不能进行有效率的四爬移动和立位移动。同样道理,在上肢,当背阔肌这一多关节肌过度紧张时,作为其拮抗肌的单关节性屈肌的三角肌的活动受到抑制。

充分理解以上的特征,并在制订训练计划时应用,可促进脑瘫患儿取得相应功能。

(五)多关节肌和单关节肌的概念在训练中的应用

1. 在抑制紧张和活化抗重力性方面的应用　当多关节肌紧张时,设想在训练中可以通过抑制对其起拮抗作用的单关节肌的活动,通过这种训练方法来缓解多关节肌的紧张。例如,在四点支持位上,三角肌是能将上臂伸向头方向的抗重力肌,其作用是使肩部稳定。当背阔肌紧张时,三角肌的活动被抑制,使肩胛带内收(见图 2-20)。对这样的情况训练的设想应该是活化三角肌,具体方法是使患儿呈四点支持位,治疗师徒手轻轻地将患儿上肢向其头的方向牵拉,以缓解背阔肌的紧张。其牵拉方向是为了使身体前进,上肢向前方伸展,由此方法可以抑制背阔肌的活动,同时活化三角肌和胸大肌,促进四爬运动发育。在这一过程中也抑制了腘绳肌的活动,活化了髂肌和臀中肌,使髋关节屈曲,促进四点支持位的发育(图 2-22)。由于三角

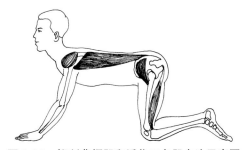

图 2-22　抑制背阔肌和活化三角肌方法示意图

肌被活化可使上肢向前方的活动变得容易,在移动活动中,实现了抑制背阔肌和活化三角肌的设想。抑制背阔肌的紧张即活化了抗重力活动,即三角肌的抗重力活动。

同样手法也可以在俯卧位上应用,达到抑制背阔肌紧张,活化三角肌的目的,可以促进腹爬运动的发育。

可见,抑制与赋活(在神经学上称为促通)可以不发生矛盾地同时进行,这一设想也完全可以运用在腹爬运动的训练中。

对于髋关节伸展紧张的控制也同样,在腹爬运动中通过抑制腘绳肌紧张可使髋关节屈曲,活化单关节肌的髂肌也可使髋关节屈曲,髋关节屈曲是为下一个前进的目标做准备,所以,抑制髋关节伸展紧张并不妨碍前进。

通过上述例子,充分说明通过抑制多关节肌的过度活动,可以促进抗重力单关节肌的功能。

2. 多关节肌和单关节肌走行的差别

(1)多关节肌的走行:多关节肌(最长肌)是从身体中心线(棘突)开始向着中枢方向走行于身体中心线外侧,附着于肋骨和横突上,呈 V 字形。因此,当这一肌群活动时,身体容易向侧方倾斜。在颈部,多关节的头最长肌活动时,使头部左右摇晃,使两眼连线难以保持水平位。胸锁乳突肌也呈 V 字形,活动时容易使头部左右摇晃,同样使两眼连线难以保持水平位。在躯干部位,胸最长肌和髂肋肌呈 V 字形,当这一肌群活动时,身体容易向侧方摇动。在屈肌方面,腹外斜肌呈 V 字形,其活动时身体向侧方摆动,所有的现象都使身体不稳定(图 2-23)。

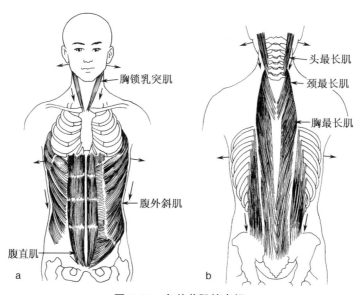

图 2-23　多关节肌的走行
a:腹侧面多关节肌;b:背侧面多关节肌。

图 2-23a 为人体腹侧面,胸锁乳突肌、腹直肌、腹外斜肌均为多关节性屈肌,图 2-23b 为人体背侧面,头最长肌、颈最长肌、胸最长肌和髂肋肌均为多关节性伸肌,都呈 V 字形走行。如果一侧肌进行活动,可致使身体的相应部位摇晃,难以维持头与躯干的垂直位。

(2)单关节肌的走行:单关节肌起于末梢的身体外侧(横突),向中枢即身体中心线(棘突)

方向走行,呈倒 V 字形。

单关节肌包括在身体背侧的头后肌、短回旋肌、长回旋肌、多裂肌为单关节性伸肌。在身体腹侧的头长肌,颈长肌、腹内斜肌和腹横肌为单关节性屈肌,均呈倒 V 字形走行。都是肌腹较短的肌,具有单关节肌的功能,是重要的抗重力肌。

这些肌群只要稍稍活动,头部和躯干就不容易倾倒,出现两侧性活动时,可使头部和躯干成为垂直位,一侧性活动时可使躯干回旋。这些肌活动可使两眼连线、两肩连线始终保持在水平位。

3. **使两眼连线水平位的训练**　根据上述一系列知识,所谓的抬头和翻身时的抗重力姿势,就是通过回旋活动使两眼连线和两肩连线始终保持在水平位的姿势。与此相反,如果两眼连线在垂直方向上倾斜,是由于多关节肌过度活动而形成了过度紧张体位。因此为了保持两眼或两肩连线在水平位上,进行抑制紧张的训练是最好的方法。

(六) 全身性紧张(紧张性反射)的运动学特征

神经学观点认为全身性紧张具体表现为异常姿势反射,而运动学则认为全身性紧张是全身局部肌紧张的集合状态。通过局部的牵张训练、矫形外科手术、抗重力体位训练,以及动力地诱发自发运动训练等可以抑制紧张,达到有效率的推进和抬起身体的目的。

1. **紧张性迷路反射体位**　紧张性迷路反射体位是全身性紧张,是指仰卧位时全身伸展,俯卧位时全身屈曲的状态。神经学称其为紧张性迷路反射,是由迷路系的重力活动而导致,重症患儿在各个发育水平中都可以见到。运动学则认为,在仰卧位上由于重力的关系使伸肌容易活动而伸展,俯卧位上与此相反,屈肌容易活动而屈曲,只不过是按照物理学的法则而进行的活动。不随意运动型患儿在仰卧位上可见到颈部、躯干、两髋关节、两膝关节的过度紧张体位,全身所有关节都取伸展位。如果在躯干、上肢带、下肢带痉挛性肌肉呈现出屈曲和伸展两方面的同时收缩,会引起挛缩,形成全身性紧张。在俯卧位上,仍然是伸肌占优势,但肩和肘稍屈曲,认为是屈肌力量某程度增强所致,从广泛的意义上看是紧张性迷路反射表现,各关节呈挛缩状态,使呼吸受到抑制。是极不舒服的体位,导致患儿情绪不稳定,也表现出重度的对称性紧张性颈反射体位。

2. **非对称性紧张性颈反射体位**　这一反射是鱼类在陆地上跳跃状移动的无抗重力性的原始推进体位,表现出多关节肌群的同时紧张。将身体分割为左右两个部分,一侧以伸肌紧张占优势而取伸展位,另一侧以屈肌紧张占优势而取屈曲位,使患儿身体向一侧扭转,持续于这样体位则不能进行翻身运动(见图 1-14)。

痉挛型四肢瘫患儿在仰卧位和俯卧位上均可以见到定型的非对称性紧张性颈反射体位,躯干上部向右后方伸展,左肩伸展,左下肢也伸展。这样就难以进行翻身训练和矫正脊柱侧弯的训练。

3. **对称性紧张性颈反射体位**　是在脑瘫患儿难以见到的对称性体位,神经学称其为对称性紧张性颈反射。从运动学观点来看,这一体位可见于许多动物的运动中,如青蛙游泳和跳跃,袋鼠跳跃等向前方的动作。在人类的动作中可见于蛙泳、体育项目中跨越跳箱等冲向前方的动作中。运动的性质是上肢屈曲和下肢伸展交替进行,或者是上肢伸展与下肢屈曲交替进行、交互出现的对称性推进移动。在脑瘫患儿身上可以在如下情况中见到:患儿两肘屈曲、两下肢伸展的去大脑强直体位、表现在两上肢同时屈伸地进行对称性腹爬、两上肢同时支撑的对称性四爬、应用两个拐杖或步行器进行的两点步行运动等。对称性紧张性颈反射可以出现于尚不能翻身、腹爬、四爬、立位等不同运动发育阶段中（见图1-15）。

图1-15中，a示两上肢伸展时，两下肢（髋关节）稍屈曲。b示两上肢屈曲时，两下肢（髋关节）伸展。这样的患儿会以两上肢屈曲，两下肢伸展的姿势前进。下肢的随意性很小，伸展紧张占优势，不能进行充分的屈曲和伸展活动，上肢和下肢都呈对称姿势。

该患儿若发育至对称性四爬水平时，呈现颈部和上肢屈曲，下肢伸展倾向。当其用上肢和颈部伸展的方式支持身体时，下肢屈曲地使身体向前方移动，是四爬运动发育水平的对称性紧张性颈反射性的移动模式。

（七）其他异常姿势

1. **Wind swept 变形** 此变形是一种全身障碍，将一侧下肢屈曲、外展、外旋，另一侧下肢伸展、内收、内旋的非对称性变形，称为 Wind swept 变形（Wind swept deformation）（图2-24），图中 a 为 Wind swept 变形的临床表现，b 为该患儿左侧髋关节脱位的 X 线像。Wind swept 变形在脊柱方面易出现下肢伸展侧呈凹状变形。

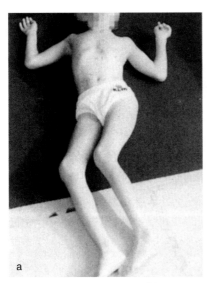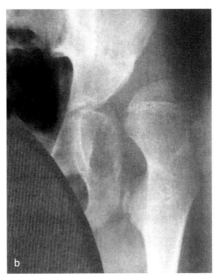

图2-24   Wind swept 变形
a：Wind swept 变形临床表现；b：左侧髋关节脱位 X 线像。

通过 Wind swept 变形衍生如下认识：

（1）非对称性紧张性颈反射的一个亚型：这一变形是非对称性紧张性颈反射的一个亚型，当颈部或上肢随意性伸出时，上肢和颈不一定取典型的非对称性紧张性颈反射体位，只表现在下肢残留有固定的非对称性，形成 Wind swept 变形。有时表现为一侧外翻足，另一侧内翻足这样较轻的两下肢变形，一般认为这一变形是非对称性颈反射最轻者。

（2）相对的屈曲与伸展：在观察脑瘫患儿时，可能会对屈曲或伸展的认识有偏差，认为无论是伸展还是屈曲都应该是绝对的，因此感到在临床中很少见到非对称性紧张性颈反射体位。但是，如果从相对的观点来观察的话，可以在很多场面中见到非对称性紧张性颈反射体位。如图2-24中的患儿，仅上肢具有腹爬水平的能力，认为是单纯的 Wind swept 变形，看起来不像是非对称性紧张性颈反射。但是相对地分析比较一下左右两侧，左侧髋关节与右侧相比是伸展状态，躯干呈左侧凹状态，左侧以伸展占优势。上肢左肩与右肩相比也是伸展的,颜面转向左侧,左侧颈最长肌紧张,左侧以伸展占优势。如此,左右比较后相对的观察,颜面朝向侧即左侧伸展占优势,后头侧即右侧屈曲占优势,所以认为这一姿势仍然是非对称性紧张性颈反射,是取不完全性非对称性紧张性颈反射体位。看起来是屈曲的左侧髋关节,与右侧相比也是以伸展占优势。

(3)髋关节脱位发生于伸展侧:过去曾经认为"在屈曲位上容易发生脱位",因此,也根据这一点就认为:"常取 W 坐位易发生脱位"。经过多年临床实践的观察,认为这一认识并不正确。图 2-24a 患儿的脱位发生在处伸展位的左侧髋关节,说明了髋关节脱位是容易发生于处伸展位的一侧。该患儿右下肢是取外展、外旋、屈曲体位,将这样的体位称为 Lorenz 体位,处于这样体位的患儿难以进行交互性腹爬运动。所以,在治疗这类患儿时,为了防止髋关节脱位,必须抑制左侧髋关节的伸展紧张,应该在俯卧位或 W 坐位上进行以屈曲位为中心、对称的髋关节屈曲外展位训练。

另外,髋关节脱位不容易发生在髋关节处屈曲位一侧的事实更说明了通过牵伸训练、腹爬运动和 W 坐位训练来抑制髋关节伸展紧张的重要性。非对称性紧张性颈反射、Wind swept 变形的治疗关键是使伸展的髋关节呈屈曲位位,可预防脱位,这也是治疗脑瘫的一大要点。

(4)Wind swept 变形的治疗原则:因为 Wind swept 变形是非对称体位,所以治疗有一定的困难。首要目标是获得对称性体位,可以在进行牵伸训练和促通对称性腹爬、对称性 W 坐位、对称四点支持位等体位中破坏其非对称性。在获得对称性体位之后,再通过交互移动训练引发出上肢、下肢的交互屈伸活动。翻身运动训练是上肢、下肢交互活动的基本运动,可通过向左右两侧翻身的训练来提高交互推进移动能力。

2. 剪刀肢位变形 是指两侧下肢都处伸展、内收、内旋占优势的伸展体位(见图 1-32)。临床中可以见到以下多种表现。

(1)对称性紧张性颈反射的一个亚型:剪刀体位(scissor position)变形是对称性紧张性颈反射的一个亚型,上肢、颈部已经出现随意性,并不是取一定模式,下肢存在着固定化交叉体位,前进时出现对称性紧张颈反射体位(见图 2-7)。

(2)两侧髋关节均以伸展占优势:一般认为在剪刀体位中髋关节处屈曲位,而实际上剪刀体位与立位时的蹲踞体位不同,髋关节在卧位上常以伸展占优势。从发育学角度来看,由于人体臀大肌特别发达,所以髋关节特别容易成为伸展位,脑瘫患者的剪刀体位是因为伸肌相对以伸展占优势造成的。

(3)剪刀体位与髋关节脱位:剪刀体位中由于两髋关节伸展紧张而易导致脱位,并引起翻身、腹爬乃至坐位障碍。为了预防发生髋关节脱位,要应用抑制伸展紧张的训练方法,尽可能地使之容易取屈曲位。尽量延长腹爬中的 Lorenz 体位的时间,为此,必须确立以腹爬、W 坐位为中心的屈曲位训练方法。

(4)剪刀体位治疗原则:首先要抑制两下肢伸展模式,为此使两下肢屈曲的腹爬训练、W 坐位训练是很重要的方法。其次是进行获得下肢交互屈伸移动能力的训练,可在翻身、交互腹爬训练中促通下肢交互性的发育。

3. 蹲踞体位 蹲踞体位(crouch posture)是指当脑瘫患儿想要站起时,两下肢均呈现明显屈曲(见图 1-23),被认为是紧张性迷路反射的一个亚型,是在想取立位时出现的紧张性迷路反射性屈曲体位,这一体位妨碍立位的稳定性。为了抑制这一体位,需应用缓解屈曲紧张的有效矫正训练方法进行训练。另一方面,还可举出这样以屈曲占优势的例子,如当取椅子坐位等接近仰卧位的体位时,出现相反的情况,即髋、膝成为伸展占优势状态,使身体不能完全接触到坐位支持面上,形成紧张性迷路反射性伸展体位。其实,蹲踞体位是屈曲体位,但其中也含有内在的伸展紧张。应该在坐位训练和立位训练中抑制屈曲与伸展双方面的紧张性,从而获得比较有实用性的步行。

为了抑制蹲踞体位和获得立位抗重力功能,在徒手进行抑制紧张的同时,应结合矫形器和手术等综合治疗,开展运动训练、日常生活活动(activities of daily living,ADL)训练、矫形器和手术一体化的治疗。

4. **髋关节脱位**　如前所述,在全身性紧张、剪刀体位、Wind swept 变形体位等情况时,由于髋关节伸展紧张而致髋关节脱位,具体将在第八章第四节中叙述。

5. **肩胛带内收**　肩胛带内收(retraction)是由背阔肌和肱三头肌过度紧张牵拉肩部导致的变形。上肢被牵拉向后(见图 2-20),会影响翻身运动,俯卧位上因上肢被牵拉向后而影响其前伸动作,因而也阻碍腹爬运动。同样在四点支持位上上肢也是被牵拉向后,致使四爬运动障碍。

人类的三角肌是抗重力屈肌,比较发达。正常情况下,当身体向前方倾倒时上肢可以保护性地前伸,称为保护性伸展反应。肩胛带内收紧张抑制了进行保护伸展运动的三角肌的活动,因而阻碍保护伸展功能的发育。重症病例,肱骨头也向前方突出,成为肩关节前方脱位的原因。

可通过自发诱发训练、牵伸训练使上肢伸向前方的方法抑制肌紧张,肌紧张可随运动的发育而减轻,特别是从幼儿期起开始充分进行徒手抑制者。具体的训练方法参考第十章。

四、抗重力功能障碍

临床见到的立位、四爬、腹爬和翻身等功能障碍,都是由抗重力功能被破坏所导致。肌张力低下型患者以瘫痪为主要症状,痉挛、挛缩的病例中也隐藏着瘫痪。

1. **人类的抗重力功能**　人类抗重力功能的发育过程,可以区分为逐渐发育成熟的保持各种体位的能力,从侧卧位开始,逐渐向俯卧位、W 坐位、四点支持位、侧坐位和伸腿坐位、椅子坐位和立位发育,在逐渐发育的过程中逐渐地获得这些功能。

2. **脑瘫发生抗重力功能障碍**　根据瘫痪程度不同,出现上述相应的抗重力功能障碍,上述所有抗重力功能障碍的形态都是评定瘫痪和抗重力功能的依据。

3. **治疗原则**　通过去除引起瘫痪的原因、活化抗重力的单关节肌的活动,赋活抗重力功能。

五、推进功能障碍

人类运动的本质是四肢交互推进功能,可以说步行是四肢交互移动的一个亚型,通过左右下肢交互活动完成移动动作。对婴幼儿和脑瘫患儿的观察可以显示人类在系统发育过程中所表现的移动形态,在直立步行发育之前,还有四肢交互移动、对称性移动和非对称性紧张性颈反射样移动等,有许多内在的推进机构。脑损伤导致随意肌瘫痪,从而破坏了高级推进机构,使下位神经支配的推进机构显现出来。

1. **人类内在的推进功能**

(1)通过全身性伸展和全身性屈曲进行移动:即紧张性迷路反射样推进,在生后不久的小儿或脑瘫患儿可以见到,在仰卧位上使全身反复交替地屈曲、伸展,用足蹬床,向头的方向推进,是形成紧张性迷路反射体位的移动模式。

(2)一侧完全伸展、另一侧完全屈曲模式:即非对称性紧张性颈反射样推进,重症脑瘫患儿在仰卧位上呈非对称性紧张性颈反射体位时可见到这样的推进模式。重症患儿卧于带有护栏的床中可用这样的方式推进,用护栏控制自己的颜面,将身体纵分为左右两半,进行左右分离的运动。

(3)对称性推进:即对称性紧张性颈反射样推进,首先两侧上肢屈曲、两侧下肢伸展,然后两侧上肢伸展、两侧下肢屈曲地将身体分割为上、下两部分的形式推进。可见于腹爬、四爬、挂两根拐杖运动之时,脑瘫患儿常可见到应用这样的推进模式。

(4)交互推进移动:是在发育正常的婴儿腹爬和四爬中见到的推进模式,是动物和人最基本的推进运动。是将身体分割为上、下两部分,进一步分为左、右两部分,或者合起来分割为四部分,通过这些分离活动进行有效率的移动运动。

2. 脑瘫的推进功能障碍　因脑瘫患者中枢神经系统障碍水平的不同,使高度分离性推进功能被破坏,表现出内在的低水平分离性推进模式。由于屈曲、伸展双方多关节肌的过度活动而导致挛缩,不能进行顺畅地屈伸活动,阻碍推进功能。仰卧位上表现为紧张性迷路反射样推进、非对称性紧张性颈反射样推进。俯卧位上表现为对称性紧张性颈反射样推进、一侧性交互推进、两侧性交互推进。四爬移动中表现为对称性推进、四肢交互推进。用拐步行的对称性推进、四点交互推进等多样的推进形态。其中,脑瘫的推进功能障碍直接表现在交互推进障碍。由于腹爬交互推进和四爬交互推进功能发育受阻,常呈现对称性移动方式。因为交互推进需要一侧上肢(或下肢)屈曲时,另一侧上肢(或下肢)伸展的分离动作,这就需要通过两侧单关节肌的分离活动来完成,但脑瘫患儿出现左右两侧屈、伸的多关节肌同时收缩,剥夺了分离性,加上多关节肌过度活动,而引起交互性障碍。

3. 活化交互推进功能　在治疗脑瘫时,根据上述推进功能障碍的原因,治疗目标是缓解多关节肌的过度紧张,活化高度分离的抗重力单关节肌的活动,从而活化交互推进功能,其训练方法将在以下章节中叙述。

（陈秀洁）

参 考 文 献

1. 松尾隆.脑性麻痹と机能训练.2版.东京:南江堂,2005.

2. 黄晓琳,敖丽娟.人体运动学.3版.北京:人民卫生出版社,2018.

3. 尹宪明,井兰香.运动学基础.2版.北京:人民卫生出版社,2010.

4. 胡声宇,王明禧.运动解剖学.北京:人民体育出版社,2000.

5. 真野行生监訳.运动发达と反射.东京:医齿药出版株式会社,1983.

6. 佐藤孝三,马场一雄,小池文英,山本浩.脑性麻痹.松丸祯夫.反射からみた脑性麻痹.东京:医学书院,2003.

7. 胡永善.骨与肌肉疾病康复的现状与任务.中国康复医学杂志,2002,6: 326.

第三章

运动学基础与运动治疗的作用

第一节 肌的运动学基础

肌肉(muscle)约占人体体重的60%,全身肌肉可分为骨骼肌、平滑肌和心肌三类。组成运动系统的肌肉均属于横纹肌(striated muscle),是运动系统的动力部分,在神经系统的支配和调解下,可随人的意志而收缩,故又称其为骨骼肌(skeletal muscle)或随意肌,可将骨骼肌简称为肌,肌和骨骼是人体最主要的运动器官。

一、肌的物理特性

1. 伸展性和弹性

(1)伸展性(stretch):是指肌在外力作用下可被拉长的特性。

(2)弹性(elasticity):是指当外力解除后,被拉长的肌肉又可恢复原状的特性。

(3)伸展性和弹性在康复医学中的应用:通过运动治疗,有计划、有目的的发展肌的伸展性和弹性,对于加大运动幅度、增加关节活动范围及柔韧性,以及预防肌拉伤有重要意义。将运动治疗应用于因神经系统疾病而致的肌障碍,可以减轻姿势异常、增加关节活动范围、防止继发变形等。

2. 黏滞性

(1)黏滞性(viscosity):是指当肌肉收缩或被拉长时,肌纤维之间、肌之间和肌群之间发生摩擦的外在表现,由于摩擦使肌在收缩或被拉长时会产生阻力,并额外消耗一定的能量。

(2)影响黏滞性的因素:黏滞性的大小与温度有关,温度低时黏滞性大,温度高时黏滞性小。

(3)黏滞性与康复医学的关系:黏滞性大时产生的阻力大,消耗能量也多。所以在进行运动治疗时,必须做好充分准备,设法增加患儿的体温,如进行轻微活动、水疗、热水浸泡局部组织等,可减少肌肉的黏滞性,避免拉伤。

二、肌的功能

1. 产生运动

肌是人体运动的发动机,通过收缩与舒张而产生运动,产生运动是肌的基本功能。

2. **支持骨,维持姿势和保持平衡** 肌通过以下几项功能起到支持骨、维持姿势和保持平衡的作用。

(1)抗重力功能:随着肌的抗重力功能逐渐发育,肢体或身体才能从平面上抬起,开始抬头、竖颈,逐渐地能够使身体维持在坐位、四点支持位、膝立位等空间位上。在人类,抗重力功能的重要作用是可使身体保持在直立位置上。

(2)稳定关节功能:肌通过肌腱和韧带与骨连接,根据连接部位不同区分为起点和止点。起点可使肌在收缩时保持相对固定的位置,止点则是肌移动最大时的附着点。肌收缩时产生张力,肌的起止点既可以用等长收缩形式保持相对静止,又可以用等张收缩形式产生位移而引起骨关节运动,动态保持关节稳定。肌就是这样通过上述稳定关节的作用来维持支撑和保持身体的各种姿势。

(3)有序收缩与舒张功能:肌是具有黏弹性、可收缩的组织,即使机体处于静止不动的状态,不同肌群也仍然通过有序的舒张和收缩活动来支撑骨,起到维持姿势和保持平衡的作用。

3. **产热功能** 肌在收缩的过程中能够产生热量,在维持体温相对恒定方面起到一定的作用。

4. **保护作用** 肌与骨骼共同形成各种腔隙,如颅腔、胸腔、盆腔等,借以保护身体深部的脏器不受损伤。

三、反映肌功能状态的指标及检查方法

(一) 肌力

1. **定义** 肌力(muscle strength)是指肌收缩时所表现出来的能力,以肌最大兴奋时所能负荷的重量来表示。肌力体现在肌主动收缩或抵抗阻力的能力,反映肌最大收缩水平。

2. **影响肌力的因素** 包括肌的生理横断面、肌的初长度、肌的募集(肌收缩时同时被激活的运动单位的数量)、肌纤维的走向与肌腱长轴的关系和杠杆效率(肌收缩产生的实际力矩输出受运动节段杠杆效率影响)。

3. **肌力的分级及判断标准** 目前国际上普遍应用临床医学的徒手肌力检查分级法(manual muscle testing grading,MMT):采用 0~5 的六级分级法,评定标准:4~2 级:为不完全瘫痪(paresis);1~0 级:为完全性瘫痪(paralysis),5 级为正常。

(1)临床医学肌力分级标准

1)0 级:肌肉完全无收缩。

2)1 级:可以触到或见到肌肉的收缩,但不能发生关节的运动。

3)2 级:关节可以进行不抗重力全范围运动,即当肢体能消除地心引力的影响而采取某种肢位时,可有主动运动。

4)3 级:关节抗重力全范围运动,可以克服地心引力进行主动运动,但是不能对抗检查者的阻力进行运动。

5)4 级:关节抗部分阻力全范围运动,可对抗检查者的力量和克服地心引力进行关节的运动,但肌力较正常稍弱。

6)5 级:关节抗充分阻力全范围运动。

（2）lovett 分级法分级标准

1）0 级：零（zero），肌肉完全无收缩。

2）1 级：微弱（trace），可以触到或见到肌肉的收缩，但是无关节运动。

3）2 级：差（poor），不能进行抗重力的关节全范围运动，即当肢体能消除地心引力的影响而采取某种肢位时，可有主动运动。

4）3 级：可（fair），可抗重力进行关节全范围运动，可以克服地心引力进行主动运动，但是不能对抗检查者的阻力进行运动。

5）4 级：好（good），可抗部分阻力，关节可以进行全范围运动，可对抗检查者的力量和克服地心引力进行关节的运动，但肌力较正常稍弱。

6）5 级：正常（normal），可以充分抗阻力，关节可进行全范围的运动。

4. 人体主要肌的肌力检查方法

（1）躯干肌：躯干肌的肌力检查方法是根据欲检查的肌使被检查者处不同体位，并指示其做针对性运动。检查者触摸该肌，通过触摸感知其收缩情况来判定肌力的大小。

1）骶棘肌（竖脊肌）：两侧骶棘肌收缩时，使脊柱和颈部伸展。检查时使患者呈俯卧位，令其将躯干向后背方向挺起，进行伸展运动。检查者触摸该肌，感知其收缩情况。

2）腹肌：①腹外斜肌：当一侧收缩时，躯干转向对侧并向同侧屈曲。②腹内斜肌：当一侧收缩时，躯干屈向同侧，并使躯干向对侧肩的方向（上方）旋转。检查时使患者呈仰卧位，嘱其向对侧旋转躯干同时做仰卧起坐动作，检查者触摸该侧腹内、外斜肌，感知其收缩情况。③腹直肌：腹直肌收缩时可使躯干屈。检查时使患者呈仰卧位，嘱其做仰卧起坐动作，检查者触摸该腹肌，感知其收缩情况。

（2）肩带肌：以下肌的肌力检查方法是，使患者在适当体位上进行某肌的相应运动，检查者给予反方向的阻力，通过感受肌对阻力所产生抵抗的大小判断肌力。

1）三角肌：三角肌收缩时可使上臂外展。检查时患者呈坐位，使其上臂呈水平外展位，令被检查者上抬上臂，检查者在肘部给予向下方压迫的阻力。

2）前锯肌：前锯肌收缩时可使肩胛骨外展和上旋。检查时让患者进行肩胛骨外展动作，检查者从肩部给予向下方压迫的阻力。

3）胸大肌：内收、内旋、屈曲肩关节。检查时让患者分别进行内收、内旋、屈曲肩关节动作，检查者给予阻力。

（3）上肢肌

1）肱二头肌：使前臂屈曲和旋后。检查时让患者屈肘并使之旋后，检查者在其前臂尺侧面给予阻力。

2）肱桡肌：使前臂屈曲和旋前。检查时让患者前臂旋前之后屈肘，检查者在其前臂桡侧面给予阻力。

3）肱三头肌：使前臂伸直。检查时让患者肘部做伸直动作，检查者在其前臂背面给予阻力。

4）旋后肌：使前臂旋后。检查时让患者在前臂中间位上做旋后动作，检查者在其前臂背面给予阻力。

5）旋前圆肌和旋前方肌：使前臂旋前，旋前圆肌还能助前臂屈曲。检查时让患者在前臂中间位上做旋前动作，检查者在前臂腹侧面给予阻力。

6)腕伸肌:桡侧腕伸肌伸腕,使手外展;尺侧腕伸肌伸腕,使手内收。检查时让患者伸腕并做内收或外展动作,检查者自手背桡侧或尺侧给予阻力。

7)腕屈肌:尺侧腕屈肌屈腕,使手内收,桡侧腕屈肌屈腕,使手外展。两肌均有使指部松弛的作用。检查时让患者伸腕并做内收或外展动作,检查者自掌部桡侧或尺侧给予阻力。

8)拇指对掌肌:使拇指对掌。检查时让患者进行拇指对掌动作,检查者加阻力。

9)拇收肌:内收拇指,屈拇指。检查时让患者进行拇指内收动作,检查者加阻力。

（4）髋关节肌

1)臀大肌:伸和外旋髋关节。①检查时患者仰卧位,膝部屈曲90°,将膝部抬起,检查者加阻力。②检查时患者俯卧位,小腿屈曲,大腿后伸,检查者加阻力。

2)臀中肌:使髋关节外展。检查时患者侧卧位,下肢伸直内旋,大腿做外展动作,检查者加阻力并触摸肌肉收缩。

3)髂腰肌:使髋关节屈曲。检查时患者坐位或仰卧位,先屈膝后屈髋,检查者给予阻力。

4)股四头肌:使膝部伸直。检查时患者坐位或仰卧位,先屈膝后嘱伸膝,检查者加阻力。

5)髋关节内收肌(长收肌、短收肌、大收肌):使髋关节内收。检查时患者仰卧,下肢伸直,做两膝并拢动作,检查者加阻力。

6)髋关节外展肌(臀中肌、臀小肌、阔筋膜张肌和臀大肌上部纤维):使髋关节外展。检查时患者仰卧,下肢伸直,两膝外展,检查者加阻力。

7)腘绳肌(半腱肌、半膜肌、股二头肌):屈膝和伸髋,当膝关节屈曲时,股二头肌还可使小腿旋外,而半腱肌、半膜肌可使小腿旋内。检查时患者仰卧位,髋、膝关节屈曲至90°,嘱患者屈曲膝关节,检查者加阻力。

8)股薄肌:使髋关节内收。检查时患者坐位,膝关节半屈曲位,嘱其外旋大腿,检查者对此动作加阻力,并触摸该肌肉的收缩。

9)缝匠肌:屈、外旋和外展髋关节以及屈和内旋膝关节。检查时患者坐位,膝关节半屈曲位,嘱其外旋大腿,检查者对此动作给予阻力。

10)阔筋膜张肌:屈、外展和内旋髋关节。检查时患者俯卧位,膝关节屈曲,小腿向外移动,检查者加阻力。

11)髂腰肌:屈和外旋髋关节,使骨盆及躯干前屈。检查时使患者坐位或仰卧位,令其先屈膝后屈髋,检查者从大腿前面加以阻力。

12)梨状肌、闭孔内肌、孖肌、股方肌:使髋关节外旋。检查时患者仰卧位,髋、膝关节伸直,下肢外旋,检查者加阻力。

（5）下肢肌

1)股四头肌:使膝部伸直。检查时患者坐位或仰卧位,先屈膝后嘱伸膝,检查者加阻力。

2)胫骨前肌:使足部背屈。检查时患者坐位或仰卧位,嘱足部背屈,检查者加阻力。

3)胫骨后肌:使足内翻和协助踝关节跖屈。检查时患者坐位或仰卧位,嘱患者足部跖屈并同时作足的内收、内旋动作,检查者加阻力。

4)腓肠肌:跖屈踝关节和屈膝关节。检查时患者俯卧位,膝部伸直,患儿自己跖屈足部,检查者加阻力。

5)比目鱼肌:使踝关节跖屈。检查时患者俯卧位,膝关节屈曲至90°,使踝关节跖屈,检查者加阻力。

（二）肌耐力

1. **概念**   肌耐力（muscular endurance）是指肌在一定负荷条件下，保持收缩或持续重复收缩的能力。肌耐力是反映肌持续工作的能力，体现肌对抗疲劳的水平。

2. **发展肌耐力的基本途径**

（1）运动治疗：应用增强肌力量、提高肌耐力的训练。

（2）提高心肺的功能：可安排室外较长时间的走、跑，跳绳、爬山、游泳、滑冰、各种球类运动等。应注意量力而行，循序渐进，避免过度疲劳。

3. **肌耐力在康复医学中的应用**   通过运动治疗、作业治疗等可提高肌耐力，耐力的提高不仅取决于人的发育成熟程度，也与负荷要求有关。合乎规律、科学的耐力性负荷训练可使肌、器官、心肺、血液、免疫系统，以及物质代谢调节出现适应现象。

不同速度的动作对肌的训练有不同的效果，因此在训练时要根据不同目的选择不同的动作速度。快速动作对发展爆发力有利，混合速度动作对增长肌力量有利，而慢速和中速动作可增加肌的体积或增长肌耐力。

4. **肌耐力的判断方法**

（1）负重抗阻强度：是指负重时抗阻力的大小，根据竭尽全力时能做的次数区分为大、中、小三个强度。①大强度：1~3 次；②中强度：6~12 次；③小强度：15 次以上。

（2）动作重复次数：是指一组动作当中重复的次数，以组数多少区分为三个级别。①多组数：8 组以上；②中组数：4~8 组；③少组数：4 组以下。

（3）运动性肌肉疲劳度测定：①最大主动收缩力量（maximal voluntary contraction，MVC）和最大做功功率检测；②最大刺激肌力检测；③表面肌电检测；④主观疲劳感检测。

（4）身体疲劳度测定：应用疲劳检测仪测定，是一种通过化验唾液中淀粉酶的含量来测量人体疲劳程度的手持式仪器。

（三）肌张力

1. **概念**   肌张力（muscle tension）是肌在静息状态下的紧张度和肌被动活动时对抗阻力的功能。肌张力与脊髓牵张反射有关，受中枢神经系统的调控，当肌失去神经支配（如脊髓损伤）和 / 或调节功能障碍（如脑损伤）时会导致肌张力异常。

2. **肌张力的分类**

（1）静止性肌张力：人处于安静状态时，身体各部肌肉所具有的张力称静止性肌张力。检查时主要通过触诊肌肉硬度和摆动度来判断静止性肌张力正常与否。

（2）姿势性肌张力：是指躯体在维持一定的姿势，如站立时，虽不见肌肉显著收缩，但躯体前后肌肉仍然保持一定张力，以维持站立姿势和身体稳定，称为姿势性肌张力。检查时对于四肢可在发生各种姿势变化时观察其肌张力的变化。对于躯干可利用各种平衡反应观察其肌张力；或者转动小儿头部，观察在发生姿势改变时肌张力的变化。

（3）运动性肌张力：肌肉在运动过程中的张力，称为运动性肌张力，是保证肌肉运动的连续性、顺畅性（无颤抖、抽搐、痉挛）的重要因素。是通过感知被动运动中处于放松状态的肌所产生阻力的程度，以判断主动肌与拮抗肌间（或互为拮抗肌）的收缩与舒张活动有无失衡，或者是否协调。检查时主要通过有无阻力判断肌张力状态；通过折刀现象和齿轮、铅管现象来判断肌张力增高的性质。

3. **肌张力检查方法**   在小儿脑瘫的诊断中常通过伸展性、被动性和肌肉硬度三方面来判断肌张力正常与否。

（1）伸展性（extensibility）：是在缓慢、被动地屈曲或伸展被检查者的关节时所表现出的肌的最大伸展度，伸展性增大表示肌张力低下，伸展性减低表示肌张力亢进。

临床上用 Window 征，即通过各关节角度的大小来衡量肌张力的情况。

1）腕关节掌屈角：以桡骨为固定轴，第二掌骨为移动轴，在前臂中间位上测定，正常活动范围为掌屈 90°，背屈 70°。在肌张力增高时关节角度增大，肌张力低下时，关节角度缩小。

2）足背屈角：小儿仰卧位，使髋关节屈曲，检查者用一只手固定其小腿的远端，另一只手将足底推向足背方向，使踝关节背屈。测量从足的中立位开始至背屈最大时的角度（图 3-1）。大龄患儿可令其坐于椅子上，髋、膝关节均屈曲 90°，自己向上方抬起其足部，足跟不要离开地面，测量足与地面形成的角度。9 个月前小儿 60~70°，10 个月以后为 20°。

3）腘窝角：小儿仰卧位，一侧下肢伸展并放于床面上。检查者使另一侧的髋关节屈曲后，一只手握持大腿，另一只手握持小腿并向上方抬起小腿，在抬起的最大限度上测量大腿与小腿之间形成的角度（图 3-2）。对于小年龄患儿可用一只手握持小腿近膝关节处，快速使膝关节伸展，在感觉阻力同时，测量角度大小。腘窝角正常范围为：0~3 个月 80°~100°，4~6 个月 90°~120°，7~9 个月 110°~160°，10~12 个月以后 150°~170°。

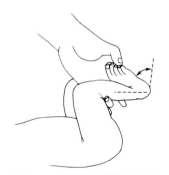

图 3-1　足背屈角的测量方法

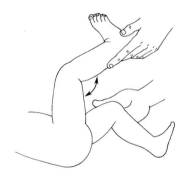

图 3-2　腘窝角的测量方法

4）内收肌角：也称为股角，小儿仰卧位，检查者用两手分别握持其大腿部，使其在床面上平行分开，测量两大腿之间形成的角度（图 3-3）。0~3 个月 40°~80°，4~6 个月 70°~110°，7~9 个月 100°~140°，10~12 个月 130°~150°。

对于偏瘫或两侧下肢肌肉痉挛有差异的患儿，应从两侧髂前上棘连线上的耻骨中点向下画一垂直线，此线与两大腿间形成的角度分别为该侧的内收肌角。

足背屈角、腘窝角和内收肌角在肌张力增高时关节角度缩小，肌张力低下时，关节角度增大。

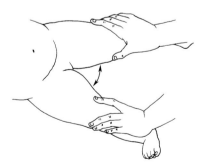

图 3-3　内收肌角的测量方法

（2）被动性（passive）：被动地活动小儿的肌肉使之做伸展运动时，根据其阻力的大小来判断肌张力。或者通过摆动度来判断肌张力大小。

1）被动活动的抵抗检查方法：检查者被动地以各种速度活动被检查者的各关节时所产生的抵抗，根据检查者手所感觉到的小儿关节对活动的阻力，称其为被动性。活动关节的方式是,使肢体进行屈曲、伸展、旋前、旋后的活动。摆动度是指摆动患儿的上、下肢,通过摆动振幅的大小来了解肌张力情况。

2)摆动度检查方法:握持小儿的前臂摇动其腕关节或者握持小腿摇动其足部,根据手和足摆动的振幅大小来确定肌张力的情况,摆动的振幅大则表示肌张力低下,摆动的振幅小则表示肌张力增高。

(3)肌肉硬度:通过触诊感觉肌肉的坚实度,增高表示肌张力增高,松软则表示肌张力低下。

(4)肌张力分级标准

1)被动活动肌张力分级标准:应用被动活动时关节活动范围(passive range of motion,PROM)的大小来判定肌张力增高的程度。①Ⅰ级(轻度痉挛):在 PROM 的后 1/4 时,即在肌肉处于最长位置时出现阻力。②Ⅱ级(中度痉挛):在 PROM 的 1/2 时出现阻力。③Ⅲ级(重度痉挛):在 PROM 的后 1/4 时,即在肌肉处于最短位置时出现阻力。

2)痉挛程度评定:可应用改良 Ashworth 痉挛量表(modified ashworth scale,MAS)来量化肌张力。

改良 Ashworth 痉挛量表的分级标准:

①0 级:正常,肌张力不增加,被动活动患侧肢体在整个范围内均无阻力。②1 级:肌张力稍增加,被动活动患侧肢体,在关节活动范围之末时有轻微的阻力,或出现突然的被卡住或被释放。③$1^+$ 级:肌张力轻度增加,被动活动患侧肢体在前 1/2 ROM 中有轻微"卡住"的感觉,1/2 ROM 中有轻微的阻力。④2 级:肌张力较明显的增加,被动活动患侧肢体在大部分 ROM 中均有阻力,但仍可以活动。⑤3 级:肌张力严重增加,被动活动患侧肢体在整个 ROM 中均有阻力,活动比较困难。⑥4 级:肌张力高度增加,患侧肢体僵硬,呈现僵直状态,阻力很大,被动活动非常困难。

4. 肌张力异常   由于神经系统不同部位损害,可引起不同的肌张力障碍。

(1)痉挛性肌张力增高:为锥体系损害所致的肌张力增高。

(2)强直性肌张力增高:为锥体外系损害所致的肌张力增高。

(3)肌张力降低:小脑损害、周围神经损害可导致肌张力降低。

(4)肌张力动摇:锥体外系损害可导致肌张力变化和动摇。

四、肌的收缩形式

肌肉收缩与舒张产生肌运动,肌运动是肌力与外力相互作用的结果,有两种基本形式。

(一) 等长收缩

1. 概念   等长收缩(isometric contraction):亦称为静力收缩或称等长运动(isometric exercise)或静力性运动。是指肌肉收缩时其起止点之间的距离不发生变化,而肌纤维的长度稍有缩短,但肌腱反被拉长,因而肌的总长度不变。在进行等长运动时,肌的张力或应力作用在肌的附着点上,其起止点不发生位置移动。此时肌收缩力与阻力相等,因此肌长度不变,也不引起关节运动,所以等长运动不产生运动动作,也不做功。

等长运动时外力和肌本身所产生的最大张力即内力相等,其大小与主观用力程度、对抗重力或固定阻力有关。

2. **作用**　等长运动是固定体位和维持姿势时的主要肌运动形式,比如保持上肢在空间位置时所应用的上肢肌、步行支持相中所应用的下肢肌都是在进行等长收缩。又如半蹲位姿势中的股四头肌收缩、紧咬下颌时咀嚼肌的收缩等均属等长收缩。

所以,对于身体来说这样肌收缩形式所起的作用是维持特定的体位或姿势,是运动疗法中增强肌力的有效方法,也可以延缓与减轻肌肉的失用性萎缩。

另外,肌紧张也是肌等长运动形式之一,等长运动时,肌常处于部分收缩状态。神经系统大约给予 10% 的肌细胞持续地发送信号使之保持收缩,这样可以使整个肌的肌细胞轮流收缩以避免疲劳,在疾病状态下,极度完全的肌等长收缩可导致肌强直。

3. **等长收缩在康复医学中的应用**

(1)在运动疗法中,应用等长收缩来增强肌力,如肢体滞空训练,上、下肢负荷体重训练等都是非常有效的方法。

(2)应用等长收缩训练来延缓或减轻肌肉失用性萎缩。

(二)等张收缩

等张收缩(isotonic contraction)又称为动力性收缩或动力性运动,是指肌收缩时肌张力基本不发生变化,但肌长度发生变化,同时产生关节运动。动力性运动是指形成运动动作的肌运动形式。等张收缩又可分为以下两种。

1. **等张性缩短或向心收缩**

(1)概念:向心收缩(concentric contraction)又称向心性运动,是指肌收缩时其起止点之间距离缩短,如步行运动摆动相中下肢肌的收缩、上楼梯时股四头肌的收缩、手在做抓握动作时应用的手部肌等都是向心收缩。

(2)作用:肌向心运动的作用是促发主动肌收缩,上述运动都是通过这种肌收缩形式来进行相应活动。

(3)向心性运动在康复医学中的应用:这种肌收缩方式是康复医学的运动疗法中所应用的基本形式。

2. **等张性延伸或离心收缩(eccentric contraction)**

(1)概念:离心收缩又称离心运动,肌肉收缩时其起止点间的距离逐渐加大、延长,是因肌收缩时肌力低于阻力,使原先缩短的肌被动拉长。如下楼梯时股四头肌的延长收缩。

(2)作用:离心收缩的作用是对抗重力或减慢某种运动,从而控制动作的快慢及肢体落下时的速度,如将物体缓慢放到桌面上需要肌收缩来握持物体并对抗重力,使物体缓慢、稳定地被放下。此时相关肌被缓慢拉长,呈现延长收缩。又如打太极拳等运动就是应用这种肌肉收缩形式。肌的离心运动作用是促发拮抗肌收缩,以稳定关节、控制肢体动作或肢体下落的速度。

(三)等长运动和等张运动的关系

人体运动很少单一进行等张运动(向心、离心)或等长运动,肌运动组合需要身体承受不同压力,例如跑和跳的运动动作组合。某些外力,例如重力本身也会使肌拉长。在许多情况下,肌先做离心运动,紧接着做向心运动。离心运动和向心运动结合在一起形成了自然的肌活动功能,称为牵拉缩短周期,这是一种经济的运动方式,可以增强肌能力。

静力性运动和动力性运动在日常生活、康复训练和竞技体育中常结合应用,这是肌力训练的有效运动方式,以预防肌萎缩、增强肌力和提高运动技能水平。

五、肌的协同作用

任何一个动作都不是由单独一块肌肉独立完成的,需要一组肌群的协作才能实现,这就是肌的协同作用。肌在不同的运动动作中的作用可以各不相同,运动动作本身决定其所承担的角色。

(一) 肌在动作中的区分

根据肌在某一具体动作中的功能,将肌区分为如下几种。

1. **原动肌** 原动肌(agonist)是指直接完成动作的肌群,其中起主要作用者称为主动肌(agonist muscle),起次要作用、协助完成动作或仅在动作的某一阶段起作用者称为副动肌[或称为次动肌(assis-tantmover)]。例如高抬腿动作,使大腿抬高的原动肌有髂腰肌、股直肌、缝匠肌、阔筋膜张肌、耻骨肌等。其中主动肌是髂腰肌和股直肌,其余为副动肌。又如在屈肘运动中起作用的有肱二头肌、肱肌、肱桡肌和旋前圆肌。其中起主要作用的是肱二头肌和肱肌,称为主动肌,肱桡肌和旋前圆肌则是副动肌。

在完成某一动作时,原动肌是主动收缩发力并起主要作用的肌群。例如,手持哑铃屈肘上举是由肱肌、肱二头肌等主动收缩发力产生的运动,它们是屈肘动作的原动肌。

正确判断完成动作的原动肌,无论对分析某动作对身体的作用或产生错误的原因,还是进行力量训练都是很重要的。

2. **拮抗肌** 拮抗肌(antagonist muscle)是指与原动肌作用相反的肌群。当原动肌收缩时,拮抗肌应协调地放松或做适当的离心收缩,以保持关节活动的稳定性及增加动作的精确性,并能防止关节损伤。如在屈肘运动中,肱二头肌收缩,肱三头肌舒张,肱三头肌是肱二头肌的拮抗肌,肘肌则是肱肌的拮抗肌(图3-4)。但在伸肘运动中,肱三头肌收缩,肱二头肌舒张,肱二头肌是肱三头肌的拮抗肌,肱肌则是肘肌的拮抗肌。在髋关节伸展时,股二头肌使膝关节屈曲,成为股四头肌的拮抗肌。原动肌和拮抗肌可互为拮抗肌。

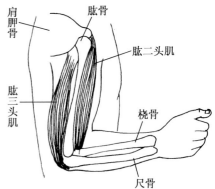

图3-4 屈肘运动中的原动肌和拮抗肌

3. **固定肌** 在动作中,为了发挥原动肌对肢体运动的动力作用,必须将肌相对固定的一端(定点)所附着的骨或更近的一连串骨充分固定,将参加这种固定作用的肌群称为固定肌(fixator)。例如在上臂体侧下垂的屈肘位上做腕关节屈伸负重活动时,必须固定肩、肘关节,这时起固定肩、肘关节的肌群称为固定肌。

4. **中和肌** 中和肌(neutralizer)的作用是抵消原动肌收缩时所产生的一部分不需要的动作。例如在做扩胸运动时,斜方肌和菱形肌都是原动肌。当斜方肌收缩时,除使肩外展扩胸外,还可使肩胛骨下角外旋。菱形肌收缩使肩胛骨移向脊柱以产生扩胸效应的同时,可产生肩胛骨下角的内旋。菱形肌和斜方肌收缩时产生的肩胛骨下角的内、外旋常可削减扩胸效应,但是,这两肌的同时收缩时所产生的动作可相互抵消,因此两者又互为中和肌。

(二) 协同肌的协作关系

副动肌、固定肌和中和肌通常称为协同肌(synergist)。肌的协作关系随着动作的改变而变化,如作用于腕关节的桡侧腕伸肌、尺侧腕伸肌、桡侧腕屈肌和尺侧腕屈肌,在做伸腕动作时桡侧腕伸肌和尺侧腕伸肌是原动肌,而桡侧腕屈肌和尺侧腕屈肌是拮抗肌。桡侧腕伸肌和尺侧腕伸肌同时收缩,使腕向桡侧和尺侧屈曲的作用相互抵消,因此又互为中和肌。在向桡侧屈曲腕关节时,桡侧腕伸肌和桡侧腕屈肌同是原动肌,尺侧腕伸肌和尺侧腕屈肌则为拮抗肌。桡侧腕伸肌和桡侧腕屈肌同时收缩使腕伸、屈的作用相互抵消,因此又互为中和肌。此时固定肘关节的肌群即为固定肌。

六、肌对机体稳定性的作用

(一) 对脊柱稳定性的作用

人体正常活动中犹如一座平衡塔,维持这一平衡塔的稳定需要多方面因素(图 3-5)。图中可见肌对脊柱稳定性的影响,肌作为外部稳定结构,具有保持脊柱稳定和协同脊柱运动的双重作用,并通过自身的功能发挥主动调节功能,肌的这一功能是脊柱平衡的关键要素。

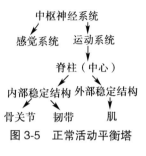

图 3-5 正常活动平衡塔

(二) 维持站立平衡的作用

当人体身体重心发生改变,将要失去平衡时,中枢神经系统在对多种感觉信息进行分析整合后下达运动指令,运动系统以不同的协同运动模式控制姿势变化,将身体重心调整回原来的范围内,或者重新建立新的平衡。多组肌群共同协调完成一个运动被称为协同运动(synergy)。姿势性协同运动(automatic postural synergies)是下肢和躯干肌以固定的组合方式,按着一定的时间顺序和强度进行收缩的运动模式,其作用是维持站立位平衡。它是人体为回应外力或站立支持面的变化而产生的三种对策或姿势性协同运动模式。小儿在发育过程中,随着中枢神经系统的发育,运动系统的协同运动模式和控制姿势的功能不断发育并逐渐完善。

维持站立平衡的姿势性协同运动模式有 3 种:

1. 踝关节协同动作模式。
2. 髋关节协同动作模式。
3. 步行动作模式。

(三) 保证运动的协调性

协调(coordination)是指在准确完成动作的过程中,多组肌群共同参与并相互配合,和谐地完成动作。协调是站、走、跑、跳以及日常动作中姿势控制的基本条件,是完成精细运动和技能的必要条件。协调障碍可出现共济失调及不自主的运动,如震颤、舞蹈样动作、手足徐动、手足抽搐等。

(四) 机体平衡与协同动作在康复医学中的应用

机体平衡与协同功能障碍通过在康复治疗中的反复训练,可以逐步被提高,其中,肌的结构和功能是基础,神经协同对运动的控制是关键。

静态平衡需要肌的等长收缩,动态平衡需要肌的等张收缩。在康复治疗中应该充分了解运动学知识,针对不同的康复目的和患儿的不同障碍应用不同的收缩形式。

七、肌肉工作时的一些概念

(一) 多关节肌"主动不足"和"被动不足"

如第二章中所述,跨过一个关节的肌肉称为单关节肌,如肱肌。跨过两个或两个以上关节的肌肉称为多关节肌,如股直肌。由于多关节肌跨过的关节多,工作时会出现多关节肌"主动不足"和"被动不足"。

1. 多关节肌"主动不足"　当多关节肌作为原动肌工作时,其肌力充分作用于一个关节后,就不能再作用于其他关节,这种现象称为"主动不足",其实质是肌力不足。例如,当将手指充分屈曲后,再去屈曲腕关节时就会感到屈指变得无力,表现在原来已经紧握在手中的物体有松脱的感觉。这是由于前臂的屈肌发生了多关节肌"主动不足"现象。

当多关节肌收缩达到一定程度时,在对其中的一个关节发挥作用后,就不能再产生有效的张力。因此,对另一个(或其余)关节就不能充分发挥作用,这种现象称为多关节肌的"主动不足"(或主动肌的"主动不足")。仍然分析握拳动作,当腕处于背伸位或中立位时可以充分地握住拳,而在屈腕时再屈手指则会感到力量不足,这种现象是由于在屈腕情况下再屈手指就超过了肌肉的牵拉限度,因此限制了握拳动作,即前臂屈肌的"主动不足"。

痉挛型脑瘫患儿常出现腕关节掌屈,当抓握物体时,作为主动肌的腕屈肌和手指屈肌出现主动肌的"主动不足",因而表现出握物困难。

2. 多关节肌"被动不足"　当多关节肌作为拮抗肌出现时,已经在某一个关节处被拉长后,在另一个或其他的关节处就不能再被拉长,其实质是肌肉伸展不足,将这种现象称为多关节肌"被动不足"或拮抗肌的"被动不足"。例如,当在膝关节伸展状态下屈曲髋关节,再使伸直的腿做向前摆动的动作,这时是不会把腿抬高的,这是由髋关节的后侧肌群发生了多关节肌"被动不足"所致。

在康复训练中,要注意针对腘绳肌痉挛发生的多关节肌"被动不足",通过牵伸训练发展其伸展性,提高步行功能。又如在仰卧位上,在膝关节屈曲状态时,髋关节屈曲可以达120°,而当膝关节伸直时,髋关节的屈曲幅度就小得多,这也是髋后肌群的"被动不足"现象。

(二) 肌肉在动作中的固定点

1. 肌肉的起点、止点及其作用　肌肉以两端固定于骨上,分别称为起点和止点,起点和止点是固定不变的。

(1)起点:靠近身体正中面和颅侧的一端为起点,为骨上的附着点,使肌收缩时保持相对固定的位置。

(2)止点:起点的另一端为止点,通常在肌的远端,是肌移动最大时的附着点。

2. 肌肉的动点和定点

(1)概念:当肌肉工作时,一端运动明显,以活动中骨上附着点为动点,另一端是以相对固定的骨上附着点为定点。

(2)肌肉的动点和定点的特点:动点和定点可以随着肌肉工作条件的变化发生改变,例如,在屈曲肘关节使前臂向上弯曲时,肱肌的起点为定点,止点为动点,使前臂向上臂靠拢。而做引体向上动作时,肱肌的止点为定点,起点为动点,这时上臂向前臂靠拢。

3. 四肢肌的近固定与远固定　当肌肉收缩时,定点在近侧端叫近固定,定点在远侧端叫远固定。

4. 躯干和头颅肌的上固定、下固定和无固定　当肌肉收缩时,定点在上的称为上固定,定点在下的称为下固定,若肌肉收缩时两端都不固定,则称为无固定。

(三) 运动链

1. 运动链的概念 人体若干环节是借助各个关节按一定顺序衔接起来,将其称为运动链(kinetic-chain)。例如,由肩带、上臂、肘关节、前臂、腕关节和手形成上肢运动链;由髋关节、大腿、膝关节、小腿、踝关节和足形成下肢运动链。

2. 运动链的种类

(1)开链运动:开链运动(open kinetic chain,OKC)是指近端关节固定,远端关节活动的运动,如步行摆动相中髋关节相对固定,而膝、踝关节活动。开链运动的特点是,各关节有其特定的运动范围,远端的运动范围大于近端,运动速度也比近端快。在肌力强化的训练中,肌肉爆发力的训练应该选择开链运动治疗。

(2)闭链运动:闭链运动(closed kinetic chain,CKC)是指肢体远端固定而近端关节活动的运动,如步行支撑相时踝关节相对固定,而髋关节活动。闭链运动实际上是将开链的旋转运动转换成线性运动,因此运动时不增加关节的切力,可以增加保护作用,更接近于功能性康复。对于某些疾患如前十字韧带重建或松弛的关节,可以为其提供早期、安全、有效的康复手段。

(四) 廓清

1. 概念 廓清(clearance)包括步行的摆动相中通过胫骨前肌收缩使足离开地面,以保证肢体向前行进。也包括支撑相末期及摆动相早期小腿三头肌收缩使足跟离地,摆动相早期 - 中期髋关节屈曲,摆动相早期膝关节屈曲,摆动相中期 - 末期踝关节背屈的协同作用,使全足离开地面直至站立初期足跟再次着地的全过程。支撑相的影响,包括支撑相中期跖屈控制(防止胫骨过分向前行进)。支撑相中期至末期膝关节伸展和末期足跟抬起(踝关节跖屈)。骨盆以其稳定性参与廓清机制。

2. 作用 使足安全离地,减少跌倒风险,保证步行安全。

3. 廓清不良(bad enough clearance) 是指上述过程不能充分流畅地完成,常见的原因包括胫骨前肌瘫痪 / 力弱或小腿三头肌痉挛 / 挛缩等。

八、肌的运动控制与协调

肌功能的维持与提高,除了依赖肌本身的形态和结构通过适应与调整而产生与之适应的生理和生物化学变化外,还有神经系统功能对运动的适应性变化。由运动引起的神经系统适应性变化称为神经适应(neural adaptations)。神经适应的结果,可提高神经系统合理动员肌的能力,使主动肌的激活程度和肌力得以提高、协同肌适当动员,提高运动质量和运动效率,实现运动控制的适度、自然与协调。在此介绍学习运动对神经肌功能影响的有关运动学理论。

(一) 神经与肌的交互影响作用

人体的随意运动受肌和神经功能的影响,主要影响因素有:参与运动的肌的数量,即肌的横截面积;肌的质量,如肌纤维类型;以及神经对肌的激活程度。

1. 力与运动单位动员 肌随意收缩过程中产生的力是由被动员的运动单位数量及其兴奋频率的变化来决定的,并彼此调解。运动单位被动员的数量越多,放电的频率越高,产生的力就越大。肌疲劳时运动单位的放电频率降低,不能实现运动单位的有效动员,可致肌力减小。

2. 神经性驱动与运动单位动员　在力量训练过程中,随意性神经驱动在力量增长初期占主导地位,随后肌力的增长依赖于神经性适应和肌力增大的共同影响,其中肌力增大是力量增加的决定性因素。训练初期最大随意性收缩力量的提高是随意性神经驱动对肌组织影响变化的结果。

通过电刺激诱发的非随意性收缩也能引起肌力量的提高。但由于电刺激发生的运动传导通路甚少,电刺激作用很可能仅限于肌组织本身。因此与正常的随意性训练相比,肌电刺激的力量增加作用较弱。由于肌电刺激并不增加肌的最大力量,表明为了促进最大力量的提高,必须有神经驱动因素的参与。

3. 神经对肌的控制与适应　对肌的运动研究显示,一侧肢体反复的肌运动(力量训练等),在使该侧肢体肌的力量提高的同时,对侧肢体肌的力量也较前显著提高。这种影响也是神经系统适应的结果,神经适应实际涉及的肌群可能更多,影响的范围也可能更大。这种影响不仅促进对侧肢体肌功能恢复,而且也促进了对侧神经系统功能的改善。这种肌对肌的交互影响,以及肌与神经的交互影响作用的本质是神经适应的结果。

由此可见,肌的功能活动,可在神经系统的不同水平上发挥作用,这有利于提高肌的最大激活水平,使肌的激活更加同步化,也有利于促进神经系统功能的发展。

神经适应理论是运动治疗重要的依据,也是神经肌功能康复(运动再学习)理论的基石。

(二) 肌运动的神经支配和控制

肌的运动由神经系统支配和控制,神经系统的功能障碍必将导致运动功能的障碍。

运动肌神经系统支配和控制的形式有如下几种:

1. 反射　反射是神经活动的基本形式,与运动密切相关,临床常见的反射有保护反射和牵张反射。

(1)保护反射:如屈肌反射(flexor reflex),是指当肢体、皮肤受到针刺、热或冷刺激时,该肢体的屈肌发生强烈收缩,伸肌舒张,使该肢体出现屈曲反应,借以脱离伤害刺激。

(2)牵张反射

1)概念:牵张反射(stretch reflex myotatic reflex)是指肌肉在外力或自身其他肌肉收缩的作用下而受到牵拉时,由于本身的感受器受到刺激,诱发同一肌肉产生收缩的一类反射。有神经支配的骨骼肌,如受到外力牵拉使其伸长时,能引起受牵拉肌肉的收缩,这种现象称为牵张反射。感受器为肌梭,效应器为梭外肌。本体反射可以看作是与牵张反射同种的反射,伸肌和屈肌都有牵张反射,是脊髓水平的反射。

2)分类:牵张反射有以下两种类型。

①腱反射:也称为动态牵张反射或位相性牵张反射,是指快速牵拉肌腱时发生的牵张反射,腱反射为单突触反射。②肌紧张:也称为静态牵张反射或紧张性牵张反射,是指缓慢持续牵拉肌腱时发生的牵张反射,表现为受牵拉的肌肉能发生紧张性收缩,阻止被拉长。肌紧张是维持躯体姿势的最基本的反射活动,是姿势反射的基础,是多突触反射。

静态牵张反射的生理意义在于维持肌的张力,这对维持直立姿势非常重要,由于重力的影响,支持身体重量的关节趋向于被重力所弯曲,此时,关节伸肌受到牵拉,这种牵拉刺激引起肌收缩,使关节保持于直立位置。

2. 随意运动

(1)概念:随意运动(voluntary movement)又称"自主运动",是指在意识支配下,受大脑皮质运动区直接控制的躯体运动。是个体后天学习得到的复杂的功能系统,属于条件反射的性质。其中,日常生活动作是简单的随意运动,而学习、劳动、社交等则是复杂的随意运动。

(2)作用:随意运动是意志行动的基础,随意运动发育成熟才能根据自己的目的把一系列基本的动作组合成为复杂的行为,从而实现预定的目的。如果随意运动障碍,就无法实现意志行动或者实现过程中有各种困难,或成为异常的运动模式。

(3)神经支配:随意运动的靶器官是肌肉。通过运动中枢的上位神经元发出运动指令,传导至下位神经元或脑干神经核,经过周围神经纤维支配肌,产生运动。

随意运动功能丧失或部分丧失称为瘫痪,根据瘫痪部位可区分为单瘫、偏瘫、三肢瘫、截瘫等。

(4)随意运动的特点

1)皮质对躯体运动的调节通常是对侧性的,而对头面部运动和喉运动的调节则是双侧性的。

2)皮质对躯体运动支配具有精细的空间定位,定位的图像是倒置的。

3)躯体不同部位的骨骼肌在皮质运动区有不同的代表区,运动越精细、越复杂的部位所占的皮质代表区越大。

3. 不随意运动

(1)概念:不随意运动(involuntary movement)又称不自主运动,是指不受意识控制的"自发"动作,是不能控制的骨骼肌的不正常运动。

(2)不随意运动的控制与调节:肌的不随意运动主要是由锥体外系和小脑系统来调节,锥体外系涉及所有锥体系以外与运动调节有关的结构及下行通路,包括基底核、小脑及脑干中诸多核团。在正常情况下,其主要功能是维持肌张力、管理肌的系统运动、保持正常的体态姿势,促使随意运动的伴随运动得以顺利进行,如走路时上肢的随意摆动等。

临床上所说的锥体外系症状通常是指基底核病变所导致的姿势、运动异常。大脑皮质运动区及其下行纤维、基底核、脑干、小脑、脊髓、周围神经,以及肌肉各部的病变均可引起不自主运动。如舞蹈样动作、手足徐动、扭转痉挛、舞动运动、震颤、肌束颤动等。不自主运动可因生理或精神因素引起,但大多为器质性病变所致,主要见于脑损伤、感染、中毒、变性、遗传和家族性发育异常等疾患,也可见于脑血管病、外伤、肿瘤等。

(3)不随意运动与随意运动的关系:不随意运动是随意运动不可缺少的参与者,即机体必须在两个系统完整,并彼此互相配合的状态下,才能圆满完成复杂和有目的的随意运动。

4. 运动控制　根据 Horak 的运动理论,"正常运动控制是指中枢神经系统运用现有及以往的信息将神经能转化为动能并使之完成有效的功能活动"。

运动系统由骨、骨连接和肌组成,在运动中,骨起杠杆作用,关节是运动的枢纽,而肌则是动力器官。因此,骨和骨连接是运动的被动部分,在神经系统支配下的肌则是运动系统的主动部分。

运动控制主要有以下三种形式:

(1)反射性运动(reflex movement):反射性运动形式固定、反应迅速、不受意识控制,主要由脊髓水平控制完成,中间神经元在反射性运动中可以有一定的调控作用。临床常见的反射有保护反射和牵张反射。

反射性运动有利于诱发和促进神经反应与肌非随意运动的形成,神经与肌间相互影响,范围较为广泛,但对支配神经或功能肌群缺乏选择性,可视为运动适应量变过程。

(2)模式化运动(patterned movement):模式化运动是有固定的运动形式、有节奏和连续性的运动,受意识控制。主观意识控制运动的开始与结束,运动由中枢模式调控器(发生器)(central pattern generate,CPG)调控,是指产生节律性运动活动的神经环路,节律性活动包括呼吸、咀嚼、行走等可以随意开始和停止的运动,一旦开始就能自动重复进行而不再需要意识参与。步行是典型的模式化运动。

(3)意向性运动(volitional movement):整个运动过程均受主观意识控制,是有目的的运动,需强化运动学习来掌握,随着不断进行运动而趋于灵活,并获得运动技巧。

以上三种运动之间没有绝对的界限,模式化运动和意向性运动有利于促进支配神经与功能肌群的联系,可以有目的的刺激主要支配神经或激活主动肌群,使得神经与肌之间、肌与肌之间(如主动肌与协同肌等)逐渐向适度和协调的功能方向发展,以提高运动质量和运动效率,实现运动控制的适度、自然与协调。

儿童运动发育过程是沿着反射性运动 - 模式化运动 - 随意运动的顺序发展,而上运动神经元疾病的恢复也是沿着类似的途径。

高级运动功能则是从随意运动开始,通过专项训练向模式化运动发展,最高境界是进入某种"反射性"运动状态。所以,高水平的康复训练要促使患者从随意运动向新的模式化运动发展,甚至向有控制的反射性运动发展。

(三)代偿性运动

1. 概念 当正常运动因某些肌肉障碍而受到影响时,机体为了完成某种运动功能用某些健全的肌群来代偿完成,即代偿性运动。

2. 代偿性运动的结果 当长期应用代偿运动模式来完成某一运动后,机体会逐产生适应(adaptation,conditioning,functioning)。

3. 代偿性运动的利弊

(1)有利点:当某个肌肉 - 骨关节的功能丧失或者不足时,可以由代偿运动帮助完成实际功能动作。

(2)弊端

1)如果代偿性动作过分,常导致异常运动模式,这样可影响靶肌肉的功能锻炼和恢复。

2)如果应用异常运动模式进行代偿,长期会导致异常运动模式固定,形成永久性的异常模式。

4. 代偿性运动方式 在功能无法恢复的前提下,利用各种器官的代偿性运动完成功能活动。

(1)肌肉代偿:某块肌功能障碍时由另一块或一群有共同作用的肌肉代偿。

(2)体位代偿:在某种体位上不能完成的动作,采取其他体位去完成。

(3)动作代偿:由某一种动作替代目的动作。

(4)辅助装置代偿:拐杖、助行器、下肢外骨骼行走支架等。

第二节　运动解剖学术语

一、人体解剖学姿势

正确的人体解剖学姿势是,两眼向前平视,两足并拢,足趾向前,上肢下垂于躯干两侧,手掌朝前的直立姿势。它是准确描述器官位置和分析人体运动的参考体(图 3-6)。

二、人体方位术语

1. **上和下**　是描述部位高低关系的名词。按照解剖学姿势,头在上足在下,故近头(颅)侧的为上,远离头(颅)侧的为下。如眼位于鼻的上方,而口则位于鼻的下方。也可用颅侧和尾侧作为对应名词。

2. **前(腹侧)和后(背侧)**　凡距身体腹面近者为前,距背面近者为后。

3. **内侧和外侧**　是描述各部位与正中面相对距离的位置关系名词,如眼位于鼻的外侧,而在耳的内侧。

4. **内和外**　是表示空腔脏器相互位置关系的名词,应注意与内侧和外侧的区别。

5. **浅和深**　是指与皮肤表面相对距离关系的名词,即离皮肤近者为浅,远者为深。

6. **近侧和远侧**　描述四肢的方位,近侧是指肢体距躯干近的一端,远侧指肢体距躯干远的一端。

7. **上肢的尺侧与桡侧**　上肢近躯干侧为尺侧,远离躯干侧为桡侧。

8. **下肢的胫侧与腓侧**　下肢内侧为胫侧,外侧为腓侧。相当于躯干的内侧和外侧。

7 与 8 项是根据前臂和小腿的相应骨即尺骨、桡骨和胫骨、腓骨而命名的名词。

9. **左和右**　是区分成对器官的术语,如左耳和右耳等(图 3-7)。

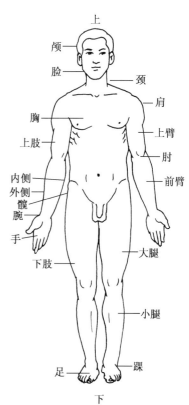

图 3-6　人体标准解剖姿势与方位术语

三、人体的基本轴

1. **垂直轴**　呈上下方向,并垂直于水平面的轴。

2. **矢状轴**　呈前后方向,并与垂直轴呈垂直交叉的轴。

3. **冠状轴或额状轴**　呈左右方向,并与前二轴相互垂直的轴(图 3-8)。

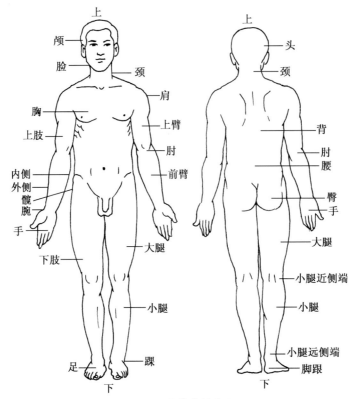

图 3-7   人体方位术语

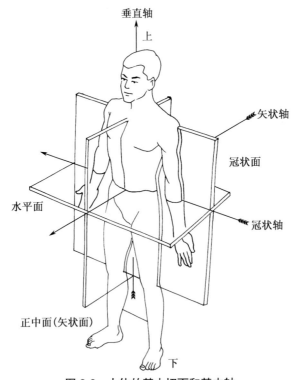

图 3-8   人体的基本切面和基本轴

四、人体的基本切面

1. **矢状面**　沿前后方向,将人体纵切为左右两部分的切面。

2. **冠状面或额状面**　沿左右方向,将人体纵切为前后两部分的切面。

3. **水平面**　与地平面平行,将人体横切为上、下两部分的切面(见图 3-8)。

五、图解人体各种体位

(一) 卧位

是无需抗重力的体位,包括:

1. **仰卧位**　是无需抗重力,颜面向上,四肢屈曲,以背部着床的体位(图 3-9a),或者四肢伸展地置于床面上(图 3-9b)。

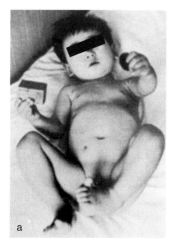

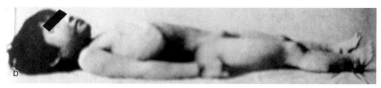

图 3-9　仰卧位
a:四肢屈曲(正常儿 1 岁 3 个月);b:四肢伸展(正常儿 4 岁)。

2. **俯卧位**　也是无需抗重力,颜面向下胸腹部着床的体位(图 3-10a),或者胸部抬起,以上肢和腹部着床的体位(图 3-10b)。

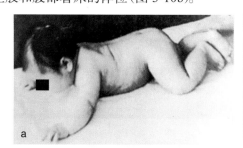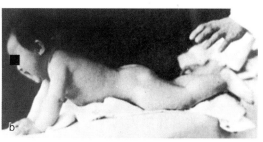

图 3-10　俯卧位
a:胸腹着床(正常儿 4 个月);b:胸腹离床(正常儿 7 个月)。

3. **半卧位**　需抗重力,上半身依靠物体抬起的仰卧位(图 3-11)。

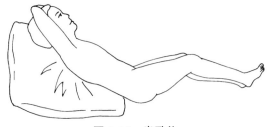

图 3-11　半卧位

4. **侧卧位**　身体一侧面在下方,用其侧面支持身体的体位(图 3-12)。

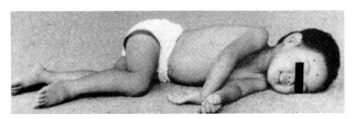

图 3-12　侧卧位

5. **仰卧膝立位**　仰卧位上膝关节屈曲,足底着床,以躯干和臀部支持身体(图 3-13a)或臀部也抬起,只以躯干支持身体的体位(图 3-13b)。

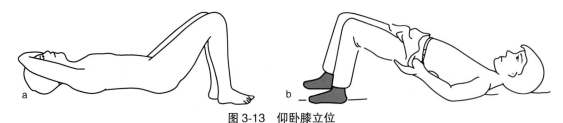

图 3-13　仰卧膝立位
a:躯干与臀部支撑;b:抬起臀部,躯干、头和肩支撑。

(二) 四点支持位

是以两手和两膝支撑身体的体位,躯干和腹部置于空间的体位,也称膝手卧位(图 3-14)。

(三) 坐位

坐位有很多种类,包括如下长坐位。

1. **长坐位**　是两下肢伸展并伸向前方的坐位,是大部分幼儿开始取坐位时自然的坐位型,将身体重力的中心保持在很大的三角形的底面里,即臀部和双侧下肢(图 3-15)。

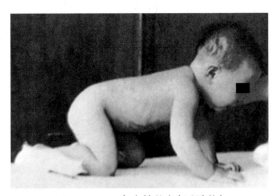

图 3-14　四点支持位(膝手卧位)

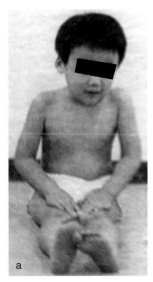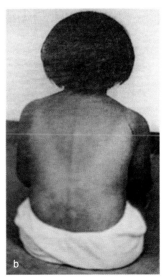

图 3-15　长坐位

a：正面观；b：背面观。

2. **盘腿坐位**　是膝关节屈曲，两足心相对的坐位，盘腿坐位不是很方便的体位，基底面支持面较小，两下肢呈完全屈曲型（图 3-16）。

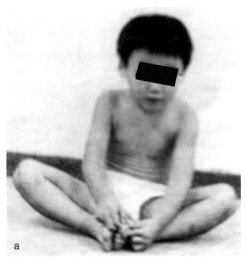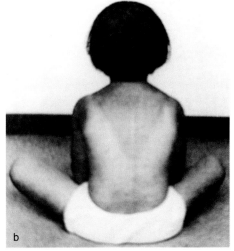

图 3-16　盘腿坐位

a：正面观；b：背面观。

3. **跪坐位**　是两膝关节向后方屈曲，臀部坐于两侧大腿上的坐位（图 3-17）。

4. **侧坐位**　是两膝关节屈曲，一侧大腿内旋，另一侧大腿外旋的体位，侧坐位是自然游戏的姿势，这一坐位有充分的基底面，由此小儿能够自己做最高级的事情（图 3-18）。

5. **W 坐位**　是两膝关节向后屈曲并分开，臀部坐于两下肢之间的坐位。W 坐位不管是正常还是异常的，特别是对于俯卧位发育较好的小儿，可能是更容易坐在床上的方法。是从爬的姿势转换来的自然的休息体位，在这一体位上，很容易跪起、站立和起立。同时，脊

柱处于很大的基底面的中心,腘绳肌弛缓,为此,不易破坏骨盆和躯干的对线而向后方倾倒
(图 3-19)。

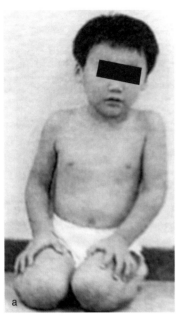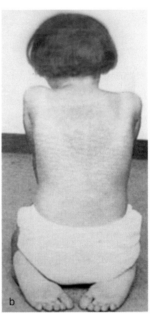

图 3-17　跪坐位
a:正面观;b:背面观。

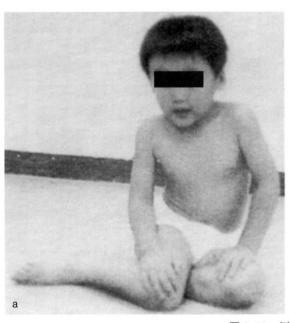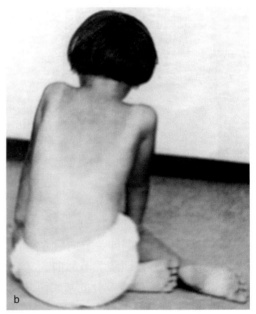

图 3-18　侧坐位
a:正面观;b:背面观。

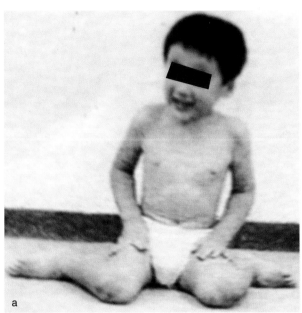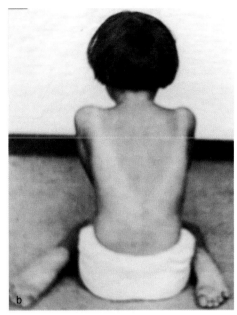

图 3-19　W 坐位
a：正面观；b：背面观。

6. 椅子坐位　也称端坐位，竖直躯干坐于椅子上，足底着地（图 3-20）。

（四）膝立位

有两种，单膝立位（图 3-21）和膝立位（图 3-22），这两个体位是小儿在向四点支持位和立位转换时的中间肢位。

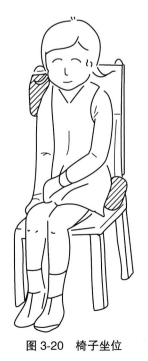

图 3-20　椅子坐位

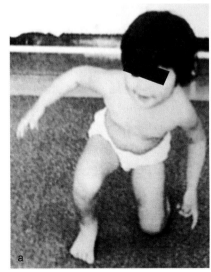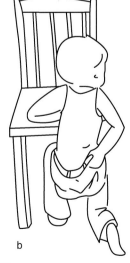

图 3-21　单膝立位
a：无扶持单膝立位；b：扶持单膝立位。

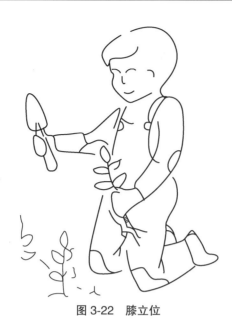

图 3-22   膝立位

第三节   运动治疗对运动功能的影响

一、运动适应理论

中枢神经系统损伤、疾病和发育异常可导致肢体瘫痪、肌肉痉挛、肌肉无力、关节和肌腱挛缩、运动控制障碍、本体感觉障碍、平衡功能障碍和感知、认知障碍。并因此致不同程度、不同类型的运动障碍。

运动障碍主要采取运动治疗等方法。运动治疗的效果取决于患者对运动治疗的适应。

（一）运动适应的概念

通过运动治疗可以产生机体形态与运动功能的调节，以符合新的运动任务和环境作用，达到适应新的运动任务和运动环境的目的。所有运动能力的学习和提高的过程都是运动适应的过程。运动适应是运动治疗长期效应的基础。运动适应是运动器官、神经器官、代谢器官综合作用的结果。运动适应是康复治疗的终极功能目标。

运动适应与骨关节、神经 - 肌肉、心肺、行为密切相关。

1. **运动适应是人类运动功能和技能获得的结果。**

2. **运动适应是生物体生存的条件**   为了生活和工作，机体必须完成日常生活等动作，而且又必须以代偿运动模式来完成，否则难以生存，正如所谓的适者生存。

3. **运动适应是功能与环境的结合**   天人合一。

4. **运动适应是训练与功能的结合**   功能重塑。

5. **运动适应是康复的核心理论**   改善 / 代偿 / 替代。

(二) 适应路径

1. **改善功能** 通过运动治疗、作业治疗等。
2. **代偿功能** 应用辅助器具等。
3. **替代功能** 应用假肢、轮椅等。
4. **环境改造** 设立无障碍设施,使患者便于活动。

(三) 适应机制

1. **外周适应机制** 外周适应是运动治疗对局部组织的作用机制,即对靶器官的组织进行运动治疗并形成被训练组织的适应性改变,继而促进或改善靶器官功能的作用途径。这种训练适应使不可逆转的器质性功能障碍得以改善,也可以通过其他代偿途径得到某种程度的运动功能恢复。

2. **中枢适应机制** 是指运动治疗对心脏等器官和中枢神经组织直接发生的适应性改变。

根据功能重塑机制,运动治疗可达以下目的:

(1) 运动治疗可以促进组织和靶器官的功能重塑,从而促进疾病的康复。最典型的例子是中枢神经重塑理论,即中枢神经损伤后,经过训练可以使大脑的运动皮质支配区产生周围代偿、远隔代偿、区域性功能重组、神经突触再生和再联系等,从而改善中枢神经系统的功能。

(2) 骨骼系统可以通过运动治疗发生形态重塑,包括皮质增厚,骨密度增高等。

(四) 运动模式与神经功能重塑

1. **运动模式** 达到运动效率的过程是以反射性运动、模式化运动和随意运动为顺序的。

运动发展的过程也是反射性运动、模式化运动和随意运动的顺序。

运动技巧的发展则是随意运动、模式化运动和反射性运动的顺序。

2. **神经功能重塑运动控制的 Kandel 假说** 行动需要三个系统,即感觉、运动和动机激发(边缘)系统。

动机激发(边缘)系统的作用是在动作开始时提供有意识的动力,集成全部感觉输入,在运动表达中起作用。在控制自主神经系统和躯体性感觉运动系统中都发挥作用,通过下丘脑将感觉输入到额叶、脑干、平滑肌和腺体,以控制骨骼肌活动。

二、运动治疗适应理论

(一) 运动治疗的适应机制

1. **超量恢复机制理论** 反复进行超过平常活动强度和活动量的训练性运动,产生运动强度的能量耗竭,从而激发肌肉的适应性改变,包括肌肉的蛋白质合成增加、氧化代谢酶增强、血管口径和数量增加等。因此,经过反复训练后,可以提高肌肉的收缩功能。

2. **组织再生机制** 人体组织损伤后,通过运动治疗可以产生或促进组织再生,从而恢复其功能。

(二) 运动治疗适应产生的基础

反复的运动治疗,可以通过以下几方面获得运动适应。

1. **中枢适应** 通过脑结构/功能的改善,加强神经连接,神经干细胞迁移等,实现运动控制-神经功能重塑。

2. **组织基础**   肌肉、骨骼、神经和血管功能的改善,运动训练后产生形态与功能调节,以符合新的运动任务和环境作用。所有运动能力的学习和提高的过程都是运动适应的过程。

3. **生理基础**   千万次重复的靶肌肉运动。

4. **CPG 机制**   通过运动治疗改善脊髓内环境。

运动适应是运动器官、神经器官、代谢器官综合作用的结果。运动适应是运动训练长期效应的基础,运动适应是康复治疗的终极目标。

(三) 运动治疗适应过程

正常情况下,人体各器官活动相互制约、相互协调,处于平衡状态。当外界环境发生变化时,机体内环境的平衡也会受到破坏,体内各种功能不得不进行重新调整以维持机体内外环境的相互平衡。例如,当天气热时,人体通过排汗增多来散热就是调节内外环境平衡的过程。

(四) 运动治疗适应的作用

1. **提高人体功能**   通过对机体不断施加运动负荷的刺激,机体产生训练适应的过程,使人体功能不断得以提高。

2. **学习过程**   运动治疗是为了改善运动功能,通过运动治疗适应使患者在器官系统、形态、功能、运动能力、运动技巧和心理状态等方面都达到相应完善的程度。在这一过程中学习并获得一定的运动技能。并将已经获得的运动技能应用于日常生活中,然后在此基础上进一步学习更高水平的运动功能,再应用于日常生活和学习等操作功能动作中。即,训练 - 获得 - 应用 - 再获得 - 再应用的过程,通过这一过程不断提高运动能力。

3. **主动训练**   在训练适应的过程可以指导正确的训练程序和方法。

(五) 运动治疗效果的保障系统

1. **正性情绪的作用**

(1)情感学习一旦被反复强化就很难忘却,所以重复的训练可以使患者记住学习到的课题。

(2)与负性情绪反应密切相关的运动行为可能容易忘却,因此具有中性或正性情绪的运动行为和重复训练至关重要。

2. **长时程记忆的价值**   重复训练或患者渴望成功的任务训练(运动或认知)都将形成长时程记忆,重复训练和长时程记忆所形成的运动适应效应可以对患者的生活质量产生显著影响,并使之在离开康复机构后仍然可以长期保持治疗效果。

3. **反复训练的价值**

(1)运动控制理论与脑边缘系统的研究成果在强化机制上是重叠的。

(2)让患者在多种允许纠正错误的环境背景中通过不断内在反馈过程产生更多的记忆保存。

(3)如果没有反复训练或缺乏学习欲望,则运动学习成功的机会会很小或没有。

4. **患者主动参加训练的价值**

(1)目的:通过患者主动参与训练,使其对将要学习的技能有深入的理解,能够更好地调整功能以适应不同环境与要求,并采用应答反馈来引导调节过程。

(2)价值:通过设计需求导向性的训练动作或程序,激发患者有意识、有目的的学习欲望。

（3）关键：治疗师要理解患者的特定目标，这一目标只有在与那些有要求、有欲望并参加到康复结构设计中的患者进行沟通才能获得。

5. 治疗师的价值

（1）由于边缘系统与运动系统相关联，治疗师对患者情绪的感受可能是理解患者在治疗过程中运动应答的关键因素。患者如果感觉安全就会放松，不会在参加学习时带有强烈的情绪反应。

（2）现在的医疗环境强调患者主动运动及自行修正运动程序，许多治疗师认为他们不需要也不应当与患者接触，这是错误的。

6. 接触和非接触的价值

（1）治疗师通过言语而非身体的接触来纠正患者的运动是听觉系统取代本体感觉系统的外部反馈过程。

（2）声音和身体接触一样，可以安抚患者并给予信心，但是语言不能替代有力的接触给身体及情绪带来的信赖感和安全感。

（3）治疗师和患者间紧密联系和信任往往是通过接触产生的，而不是通过语言交流。

7. 信任是治疗成功的关键因素

（1）治疗师要通过自己的行动赢得患者的信任。

（2）信任也来自治疗师承认患者存在生活能力受限问题，并对其日常生活活动情绪和赢得信任方面有影响。

（3）诚实和实施产生信任，如果治疗师告诉患者不会对他产生伤害，但在实际操作时却产生了疼痛，这种不诚实的行为就不能使患者产生信赖感。

（4）当患者用语言或躯体反应显示疼痛时，若立即停止动作就可以获得患者信任。因此，需要反复强调尽量避免患者疼痛。

8. 治疗技术的价值

（1）治疗师除了要能体会患者的痛苦，还应该采取各种治疗技术，尽可能缓解疼痛。

（2）治疗技术包括手法调整生物力线及关节松动术、活动肌腱，以及适当进行拉伸和压迫等关节活动。一旦治疗师获得了患者的信任，就能自如地移动患者而不引起抵抗，不会使患者产生恐惧感或自我保护的念头。此时对患者进行评定或干预都能如实地反映患者移动受限或障碍的情况。

（六）运动治疗的继发障碍

1. **废用综合征**　由于治疗师经验不足，治疗后导致肌力低下，进而骨质疏松，体力低下。

2. **过用综合征**　由于过度治疗和训练而致疲劳性骨折；甚至因过度劳累而过劳死亡。

3. **误用综合征**

（1）治疗中应用了错误的方法或不适当的方法。

（2）家长或患者对治疗效果的期望过大，即要求达到不符合实际、发育水平以上的课题。当未达到预想的效果时，可能会丧失信心，继而不关心运动治疗，甚至拒绝运动治疗或致心理障碍等。

（3）强制性的训练课导致骨折、腱鞘炎等，或使肌紧张更加亢进。

（4）患儿在训练过程中哭闹等致误咽而引起肺炎等。

4. **体力和疾病影响**　患者因体力、其他疾病等无法重复千万次的功能动作。

5. 恐惧等情绪影响　因恐惧情绪等对运动治疗会产生一定的影响。

第四节　运动控制在治疗脑性瘫痪中的应用

一、运动控制的基础理论

(一) 运动控制的概念

运动控制是调节和/或管理动作所必需的机制和动力,它可以解释如下问题,如中枢神经系统是如何将单块肌肉组织起来,并进行系统性的功能性动作的? 是怎样应用环境和机体的感觉信息来选择和控制动作的?

运动治疗师和作业治疗师被认为是"应用运动控制的生理学家"(Brooks,1986),因为治疗师花大量的时间来重新训练由于运动控制问题而产生功能性障碍的患者。训练的着眼点是直接改变动作或者增强运动能力,治疗性策略用于提高功能所必需的姿势和动作的质量和数量。因此,理解运动控制,特别是动作的本质和控制,是指导临床实践的重要环节。

动作的本质:动作是由个体、环境和任务三个因素相互作用而产生的,动作是围绕任务和环境的要求来组织的。动作的组织受个体、任务和环境几个因素的制约。

(二) 运动控制学说

根据 Horak 的运动控制理论,即"正常运动控制是指中枢神经系统运用现在及以往的信息将神经能转化为动能并使之完成有效的功能活动"。

目前,对于神经系统如何在组织运动的过程中进行调控的认识尚存在分歧。当前神经康复理论有如下三种学说。

1. 反射运动控制学说(reflex motion of motor control)　该学说由 Charles Sherrington 提出,认为反射是一切运动的基础,神经系统通过整合一连串的反射来协调复杂的动作。控制运动的主要因素有周边感觉刺激、反射弧和反馈控制,三者结合来修正动作。但是,实验证明,即使缺乏感觉刺激仍然可以有动作产生,而且中枢神经系统可以修正即将执行的动作。所以,该学说有不足之处。

2. 阶梯运动控制学说(hicrarehical control theory)　由 Rodol Vlagnus 提出,认为脑损伤会破坏大脑皮质的控制系统,同时出现异常反射,造成不正常姿势和动作困难。同年,Arnold Gesell 提出,正常动作发展源自中枢神经系统的逐渐皮质化(corticalization),皮质化使高级控制中心具有控制低级反射的能力,这就是有关动作发展的神经成熟理论。

Bobath 神经易化技术就是通过控制运动模式、异常的张力和异常协同方式来促进正常运动模式的出现,以此建立的 Bobath 疗法目前应用最为广泛。

但此学说也有不完善之处,即正常情况下,并非所有反射都受高级中枢的控制,动作发展并非完全依照固定的顺序进行,例如动物实验证明,被切断脊髓的猫能在跑步机上面行走就说明了这一点。

3. 系统运动控制学说(system theory of motor control)　由 Bernsten 提出,认为运动

控制问题就其周围环境状况而言,因人而异。而且还要根据个体的要求、环境和目标而不断改变。因此,需要感觉、认知和活动三者之间的相互作用。在这个模式中,中枢神经系统并不发出直接的指令,而是各部分一起整体互动,系统地进行整合。该学说的主要观点是:

(1)动作控制要以达成动作功能为目标。

(2)确认身体其他系统对动作控制的影响。

(3)动作控制需要考虑外在环境因素的影响,如地心引力等。

(4)动作本身也遵循力学定律,并相互影响。

系统运动控制学说在评定等方面较前两种理论更全面、更系统,也能考虑多方面的因素。但因其定义模糊,涉及范围过大,医生不容易明确患者动作控制的主要问题,给临床应用带来一定困难。

(三) 对运动控制理论的认识

综合以上运动控制学说可以总结为,运动控制是人类和动物通过中枢神经系统和运动系统相互协作,整合外界和身体的信息,使肌肉和肢体以适当的肌肉力量和关节活动,主动而协调地完成技巧性运动和动作。

运动控制的程度决定了个体的活动能力、调节平衡能力和维持姿势能力。个体获得某一运动功能,并不一定能将已获得功能正确运用以适应复杂、多变的外界环境。在获得运动功能之初,会有运动费力、方向单一、不准确、动荡、缓慢等问题。必须经过多次重复后才能逐渐形成合格的运动程序,在形成运动程序和条件反射后,运动变得省力、方向增加、准确、稳定、快速,即达成运动的协调。

运动控制的理论基础包括:神经系统对信息的处理,即反射弧、反射环路、条件反射的形成,视觉、触压觉和本体感觉的前馈;运动系统的协调,即神经系统对运动系统的支配能力;骨、关节、肌肉的结构,即对患儿异常姿势的分析;运动的生物力学,即对患儿异常运动模式的分析;运动感知能力和运动认知能力,即患儿面对复杂、变化的外界条件时,运用已获得运动能力对其进行处理的能力。

(四) 运动控制理论的应用

对于脑瘫患儿,运动控制可以作为一种训练方法,用以改善患儿姿势的稳定性和运动速率、方向、力量、范围、距离、位移、维持时间和频率等运动质量。使患儿能够根据自己主观意愿开始运动或暂停动作,增加患儿对抗外界干扰的能力。

可以把动作看成是姿势间的转换,也可以把姿势看成是动作过程中的某一时间点。脑瘫患儿可能已获得一定运动功能,但无法控制动作的速率、方向、力量、范围、距离、位移、维持时间和频率,或无法在不破坏姿势稳定性的情况下完成姿势的微调;无法同时完成两种动作,如步行的同时抓取物体;无法在外界干扰下准确完成动作;无法迅速地利用已发育出的功能和已学习到的技巧应对外界的刺激和环境的改变。

运动控制作为康复训练方法,以运动质量为切入点和评定指标,无法像神经发育疗法一样让患儿发育出新的运动功能;也无法像运动再学习一样让患儿学习到新的技巧;更无法像各种肌力训练一样增加患儿肌力,或像被动牵伸技术一样扩大患儿关节活动度。但运动控制训练可以增加患儿的运动感知和运动认知能力,让患儿将已获得的功能进一步分化,在此基础之上学习新的技巧,将技巧泛化至日常生活活动中。

运动感知和运动认知随儿童发育里程碑出现断续形成,患儿达到某一发育里程碑,就可以完成相应的功能。但无法形成正确运动感知及运动认知,无法正确地认识空间、时间、力量、物体的体积及质地。患儿可能会理解上述概念的分级,但缺乏视觉和本体感觉对上述概念分级的感知和认知,进而导致无法以非条件反射为基础,形成和上述概念相关的经典条件反射和操作性条件反射。其结果会导致患儿在功能基础上形成的技巧缺失或学习困难,使患儿无法在即将发育出的功能基础上完成对技巧的学习。

在使用运动控制方法训练脑瘫患儿时,治疗师使用录像设备将患儿训练过程从侧方、上方、后方和前方录下,待患儿完成训练后将录像重新播放给患儿观看,让患儿获得对自身运动全面的感知和认知。待患儿能够完成训练后,应在患儿训练过程中播放音乐,患儿能够在音乐中完成训练。治疗师应用言语指令患儿边进行训练,边背诵唐诗或唱歌,或与患儿交谈,制造出融洽的氛围。

二、运动感知和运动认知

1. 空间的运动感知和运动认知

(1)远距离运动感知和运动认知的训练方法:患儿取立位,治疗师用言语指令告知患儿尽量伸展上肢达到最大范围,同时告知患儿指尖达到的地方就是"远"。

(2)近距离运动感知和运动认知的训练方法:患儿取坐位,治疗师先将玩具放置于患儿上肢能达到的最远范围,然后用言语指令告知患儿伸手去触摸玩具。待患儿完成后,将玩具递给患儿,告知患儿放玩具的地方是远,玩具在手是近,让其感知"远""近"的相对性。

(3)中间距离的运动感知和运动认知的训练方法:患儿取坐位,治疗师在患儿下肢和上肢能达到的最远范围和中间位置各放置一玩具,用言语指令告知患儿完成触摸玩具动作。在患儿触摸玩具过程中,治疗师告知患儿"远""近"和"中间距离"三者的区别。

2. 时间的运动感知和运动认知的训练方法　患儿取坐位,治疗师抓住患儿双手,用各种速度完成动作。

(1)缓慢完成上肢屈伸动作,告知患儿这就是"慢"。

(2)快速完成上肢屈伸动作,告知患儿这就是"快"。

(3)分别完成缓慢屈伸上肢和快速屈伸上肢后,再以中间速度完成上肢屈伸,告知患儿慢速、快速和中间速度的区别。

3. 力量的运动感知和运动认知的训练方法　训练时患儿取坐位,前方放置一小桌子。

(1)大重量的运动感知和运动认知:在桌子正中放置一小盆。治疗师用言语指令告知患儿双手抓握住小盆子边缘并抬起。治疗师向盆中逐渐增加沙子,告知患儿这是大的重量。

(2)小重量的运动感知和运动认知:治疗师在桌子上将纸卷成宽松的筒状,用言语指令告知患儿抓握住纸筒同时不要使纸筒变形,告知患儿这是小的重量。

(3)中间重量的运动感知和运动认知:治疗师在桌子上放置占杯子体积 9/10 的水一杯,告知患儿在不洒出水的情况下,将杯子抓握住并端起,并告知患儿这是中间的重量。

4. 体积的运动感知和运动认知的训练方法

(1)大体积的运动感知和运动认知:患儿取坐位,治疗师将足球递给患儿,让患儿将足球放置在体积约为 1 立方米的纸箱中。

(2)小体积的运动感知和运动认知:患儿取坐位,治疗师将豌豆递给患儿,让患儿将豌豆放置于酒杯中。

（3）中间体积的运动感知和运动认知：患儿取坐位，治疗师将乒乓球递给患儿，让患儿将乒乓球放置于纸篓中。

告知患儿哪个体积大，哪个体积小，哪个比大的小，哪个比小的大。

5. 质地的运动感知和运动认知的训练方法

（1）软的运动感知和运动认知：患儿取坐位，治疗师将果冻从杯中取出，递给患儿，用言语指令告知患儿在不捏碎果冻的前提下，将果冻递给治疗师。

（2）硬的运动感知和运动认知：患儿取坐位，治疗师将玻璃球递给患儿，用言语指令告知患儿将玻璃球压进橡皮泥中。

（3）中等硬度的运动感知和运动认知：患儿取坐位，治疗师递给患儿橡皮泥，用言语指令告知患儿将橡皮泥压成不同的厚度。

告知患儿哪个是硬质的，哪个是软质的，哪个比硬质的软，哪个比软质的硬。

（陈秀洁）

参 考 文 献

1. 黄晓琳，敖丽娟. 人体运动学. 3版. 北京：人民卫生出版社，2018.
2. 尹宪明，井兰香. 运动学基础. 2版. 北京：人民卫生出版社，2010.
3. Anne Shumway-Cook. 运动控制原理与实践. 3版. 毕胜，燕铁斌，王宁华，主译. 北京：人民卫生出版社，2009.
4. 周士枋，丁伯坦. 运动学. 北京：华夏出版社，2004.
5. LATASH MARK L, SCHOLZ JOHN P, Schöner Gregor. "Toward a new theory of motor synergies". Motor Control, 2007, 11 (2): 276-308.
6. YARROW K, BROWN P, KRAKAUER JW. Inside the brain of an elite athlete: the neural processes that support high achievement in sports. Nat Rev Neurosci, 2009, 10 (8): 585-596.
7. 李晓捷. 实用小儿脑性瘫痪康复治疗技术. 2版. 北京：人民卫生出版社，2016.
8. 黄宇，郑栋华，张继荣. 运动控制训练对偏瘫患者平衡及步行能力的影响. 贵阳医学院学报，2011, 36 (1): 3.
9. 尹立明. 运动控制在脑瘫中的应用. 医药前沿，2016, 6 (32): 362-363.

第四章

脑性瘫痪运动治疗策略

第一节　运动治疗策略

一、脑性瘫痪病程的自然发展经过

脑瘫是发育障碍疾病,是缓慢发展的疾病,从出生至症状出现,粗大运动、精细运动和认知功能等各项功能不断、缓慢地向前发展,与正常儿同样,各项功能在不断进步。但是,各项功能的发育肯定达不到正常发育水平,而且到了一定年龄就会进入平台期,或者在一定年龄因某种原因移动运动功能出现退行。当然,轻症患儿可能在某一领域达到正常发育水平。

为了将脑瘫和其他类型发育障碍疾病相鉴别,将发育障碍疾病区分为 5 类:

1. **缓慢发展的疾病**　包括脑瘫、精神运动发育迟缓等疾病。精神运动发育迟缓的自然发育经过与脑瘫患儿基本相同,临床表现是包括智能、言语、社会适应能力和运动功能在内的各项功能整体发育延迟(图 4-1 ①)。

2. **功能一度降低后,其后缓慢发展的疾病**　正常发育的小儿在遭遇脑外伤或罹患脑血管疾病如急性小儿偏瘫、脑血管畸形等,会一度出现功能降低。急性期过后各项功能缓慢发展,其中一部分可能会恢复到正常水平,一部分会遗留不同程度的后遗症(图 4-1 ②)。

3. **退行性疾病**　患儿出生后可能有一定时期和一定程度的功能发育,然后,因疾病不同,各项功能以不同的速度不断地倒退。包括先天代谢性疾病、进行性肌营养不良、Rett 综合征等(图 4-1 ③)。

4. **病情反复缓解、恶化并退行的疾病**　包括多发性硬化症、线粒体病、烟雾病等,其病情一度缓解后又出现恶化,反复地缓解、恶化,最终各项功能逐渐退行(图 4-1 ④)。

5. **曲线上升型发展的疾病**　包括难治性癫痫等疾病,在癫痫频繁发作时功能低下,癫痫控制后功能有所恢复,如此的功能反复下降、上升,但最终还是向前发展(图 4-1 ⑤)。

通过上述各类发育障碍疾病的自然经过可以了解脑瘫与其他发育障碍疾病的不同,对于鉴别诊断有指导意义。同时,在进行治疗时应该充分考虑到疾病的自然经过,遵循其发展过程制订科学的治疗方案。

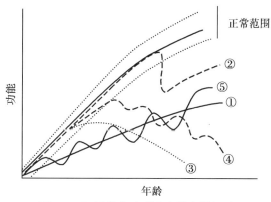

图 4-1 不同发育障碍疾病的自然经过

二、脑性瘫痪的康复治疗目标与对策

(一) 康复治疗目标

通过正确的诊断与评定掌握不同类型脑瘫患儿功能障碍的特征,并根据患儿的运动发育状况预测其后运动发育的自然经过,最后设定治疗目标与策略。治疗目标有如下几种:

1. **促进各项功能发育** 在整个生命周期(从出生至终老的一生)通过康复治疗最大限度地发挥患儿/者的潜在能力,将各项功能低下降到最低限度。

2. **改善运动功能** 脑瘫最主要的症状就是运动功能障碍,也是治疗的主要目标。但是,需要清楚改善运动功能是需要时间的,治疗过程相当缓慢。

3. **强化较好方面的功能** 患儿临床表现中肯定有功能较好的方面,治疗过程中要予以强化,以提高患儿的实用技能。

4. **预防继发障碍的发生** 因脑瘫患儿存在着肌肉的痉挛,随着年龄增长会逐渐出现关节挛缩、髋关节脱位等继发障碍。所以,在早期康复治疗中应制订相应的治疗计划,注意防止继发障碍的发生或延缓其发生速度。

5. **维持已经获得的功能** 通过康复治疗患儿掌握了一定的功能,治疗计划中应包括巩固和维持这些已经获得的功能,并将康复成果应用于日常生活、学习和工作当中去。

6. **预防可能出现的功能退行** 脑瘫患儿到了一定的年龄会出现功能的退行,例如已经获得的步行能力有可能又失去,所以治疗计划中一定要有预防的方法。

7. **治疗合并障碍** 脑瘫等神经系统疾病不是只有四肢、躯干的运动障碍症状,多有智力障碍、癫痫、学习障碍等合并障碍。应将改善合并障碍的症状作为治疗的优先目标,并通过对合并障碍的治疗而得到综合的治疗效果。

无论儿童还是成人,康复治疗的目的都是使患者生活充实,通过各种康复手段,尽可能地提高其生活质量(quality of life,QOL),使患者主观上获得满足感和幸福感。

(二) 选择治疗目标的视点和界限

目前,无论是患儿家长还是医务工作者,对于脑瘫康复治疗的认识还不全面,对治疗效果的质疑仍然存在。这是因为大多数人还是从临床医学的观点去认识康复医学,也就是只从医学模式的观点看待脑瘫的治疗。为了正确认识脑瘫的康复治疗,应该把视点放在医学模式和生活模式两方面。医学模式与生活模式的不同如表 4-1 所示。

表 4-1　医学模式与生活模式的不同点（WHO）

项目	医学模式	生活模式
目的	治愈脑瘫	促进患儿的生长、发育
目标	治愈功能障碍	扩大活动范围
	改善肢体瘫痪	自己能够到想要去的地方
	降低肌张力	完成课题
	改善疼痛	
针对对象	功能障碍	儿童（障碍儿）
治疗场所	专门机构	家庭、社区、社会
治疗团队	专业技术团队	各种各样的人
指示形式	命令患者	与患者协力
治疗方式	病因 - 病理 - 症状	功能障碍 - 活动 - 参加

康复治疗不同于临床医学的治疗,应该从医学模式和生活模式两方面来对患者进行康复治疗,既要改善患者的肢体功能障碍,也要促进患儿的生长、发育。更主要的是要使患儿能完成生活、学习中的各种课题,扩大患儿的活动范围。

1. **医学模式**　要求治愈疾病或者使患儿的功能达到正常,但是,对于脑瘫来说康复治疗是有一定界限的,原则上只要诊断为脑瘫就难以治愈。

2. **发育模式**　是对儿童而言,通过康复治疗使患儿能够完成相应生活年龄的各种课题,并且随生活年龄的不断增长,不断完成新的课题。康复治疗的目的是使患儿的活动不断泛化,所以脑瘫患儿需要无期限的训练和康复治疗。

3. **康复模式**　是对成人而言,脑瘫儿童在成长为成人后,只能完成限定的课题。虽然进行康复治疗但活动也不容易泛化,治疗有一定的界限。

随着康复医学的飞速发展,人们对其认识也在不断改变,20 世纪 80 年代以来,人们已经认识到脑瘫需要终身康复治疗。

一定要认识到,虽然早期发现、早期治疗,但脑瘫仍然不能被治愈,一生都需要治疗和康复训练。

（三）康复治疗对策

1. **改善功能障碍中不良的方面**　根据评定结果了解患儿在哪一领域功能最差,康复治疗的目标就是要改善这最差的方面。

2. **治疗要结合成长的课题**　随着患儿不断生长发育,要求其完成的课题也不尽相同,所给予的课题是随着其发育在不断完善的过程。康复治疗要根据不断变化的不同课题制定相应的治疗策略。

3. **采用个体化治疗程序**　根据对患儿具体的评定结果,制定有针对性的个性化的治疗方针。

4. **需要持续一生的治疗**　康复治疗是一场缓慢、长期的战争,一定不要丧失信心,不可有焦躁情绪,更不能操之过急。

5. **强化、扩大功能较好的方面** 脑瘫患儿虽然有各种功能障碍,但仍然有功能较好的方面,要予以强化,并扩大。另外,通过康复治疗一旦患儿获得了一些功能,也同样要予以强化和扩大。

康复的最终目标是扩大患儿的活动范围,使之日常生活和社会生活充实。

三、脑性瘫痪的发育评定

(一) 发育评定的作用

1. **掌握各领域的发育状态** 通过评定可以了解患儿各领域的发育水平,可为确定诊断提供依据,但并不是根据评定结果来确定诊断。同时,应用发育量表评定的结果并不能说明患儿疾病的状态,也不能预测疾病的预后。

2. **提示患儿各领域的发育差异** 通过评定,可了解患儿在哪一领域发育最好,哪一领域发育最差,其结果可以用于确定治疗策略。

3. **了解患儿全面情况** 可将患儿的发育过程作为一个整体来看,根据评定量表测试结果,了解患儿各领域的发育情况。

目前,评定量表很多,常用的有评定粗大运动的粗大运动功能测定量表(gross motor function measure,GMFM)、Peabody 运动发育评定量表(PDMS-2 粗大运动评估量)、Albert 测试量表。评定精细运动的精细运动能力测量表(fine motor function measure scale,FMFM)、Peabody 精细运动发育评定量表(PDMS-2 精细运动评估量表)、脑瘫儿童手功能分级系统(manual ability classification system,MACS)和测定全面发育的《Gesell 智能发育量表》等。

这些评定量表在临床评定患儿的各项发育情况和判定疗效方面起到很大作用,目前已经被广泛应用。

(二) 不同类型评定结果比较

1. **痉挛型双瘫** 图 4-2 所示的是痉挛型双瘫患儿各项功能的两次评定结果,可见变化最小的领域是移动运动,表现出痉挛型双瘫患儿是限定在移动运动领域的发育延迟。

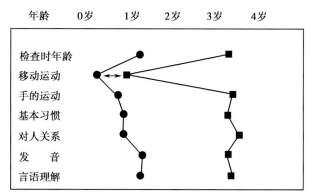

图 4-2 痉挛型双瘫患儿的两次评定结果

2. **不随意运动型** 图 4-3 所示的是不随意运动型患儿各项功能的两次评定结果,表现出整体的发育延迟,各领域发育不均衡。

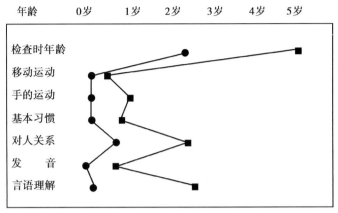

图 4-3　不随意运动型患儿的两次评定结果

四、脑性瘫痪粗大运动治疗策略

对不同类型的脑瘫患儿应该采取不同的治疗策略,同时根据生命周期障碍医疗的概念,应该对不同年龄阶段的患儿进行相应的康复治疗。

(一) 不同类型脑性瘫痪的治疗策略

1. 痉挛型四肢瘫和重症痉挛型双瘫的治疗原则

(1)抑制全身屈曲模式:在抑制全身屈曲模式的同时促进躯干的抗重力伸展和可动性,促进体轴内的回旋,增大患儿本身自发运动的量。

(2)抑制肩胛带外展的异常模式:促进两上肢外展、外旋运动。促进肩胛带周围和胸廓的运动功能,改善呼吸能力,调节生活节律。

(3)抑制髋关节内收、内旋和踝关节跖屈模式:促进髋关节的正常屈曲、伸展和外展与外旋运动。促进两下肢伸展位上负荷体重、两足底负荷体重等能力的发育。

(4)改善运动的内容与质量,从而提高患儿对姿势与运动变化的适应性。

(5)提高日常生活动作能力。

(6)预防挛缩和变形。

(7)注意改善视知觉和听知觉功能障碍。

2. 痉挛型双瘫的治疗原则

(1)缓解髋关节周围和下肢的肌肉痉挛,抑制髋关节的过度屈曲,促进两下肢的抗重力伸展和体重在两下肢间的移动能力。

(2)促进腰腹部肌肉的发育,增加其紧张度,防止以后步行时躯干向侧方倾斜和摇晃,以及步行支撑相的平衡能力低下。

(3)中度的痉挛型双瘫在进行某种活动时会产生病理性紧张性反射即联合反应,如在努力地进行抓物站起、肘爬时,会增强两下肢痉挛和异常模式,治疗时应避免发生这样的联合反应。

(4)预防变形和挛缩,尤其是髋关节和下肢。

3. 痉挛型偏瘫的治疗原则

(1)促进身体的两侧性活动,防止联合反应和忽视患侧的错误功能。

（2）促进患侧躯干部和患侧上、下肢的支持功能,促进步行能力及患侧手的抓握能力等。

（3）需要抑制与促进的模式

1）抑制患侧肩胛带和骨盆带向后方的回旋,促进其向前方突出。

2）抑制患侧躯干部的短缩,促进患侧躯干的可动性和支持能力。

3）抑制患侧上肢的屈曲和内收、肘关节的屈曲、拇指内收和所有手指的屈曲。促进患侧上肢向前方、侧方、后方的伸展,促进两手的正中位指向活动的发育及手掌对触觉刺激的敏感性。

4）抑制患侧髋关节的屈曲、膝关节的过度伸展、尖足、足趾的屈曲。促进下肢的可动性和抗重力伸展活动及足底对触觉刺激的敏感性。

5）抑制健侧的过剩活动和代偿活动,促进患侧的活动性。

4. 不随意运动型的治疗原则

（1）从抑制伸肌或屈肌痉挛入手,缩小肌张力动摇的幅度。

（2）促进获得头部、躯干、肩胛带的对称性和维持稳定的抗重力姿势的能力。

（3）促进身体中枢部位肌肉的同时收缩和对称性的发育。

（4）促进获得头部的控制能力和两手进行操作的能力发育。

（5）促进构音功能的发育。

（6）提高躯干部和身体近位端的同时收缩活动,学习控制上肢的能力,以保证入学时的移动和交流手段。应用运动治疗和作业治疗等援助患儿在学校和社区的日常生活动作。

（7）对不断变化的临床症状进行阶段性评定,并确定相应的治疗目标和具体治疗手段。

5. 共济失调型的治疗原则

（1）提高姿势肌紧张

1）应用叩击、压迫、负荷体重等操作方法。

2）让患儿持续保持一定姿势,使之获得肌肉的持续性收缩,尤其要在高重心的体位上边提高姿势肌紧张,边培养患儿注意力。

（2）促进平衡反应的发育

1）在坐位、四点支持位、膝立位、立位及步行等抗重力活动中促进平衡反应的发育,注意促进伴有体轴回旋动作的平衡反应。

2）在步行的过程中,要注意促进在狭窄支持面上的平衡反应。

（3）提高认知能力和智力功能。

（4）改善言语功能。

（二）不同年龄阶段的治疗策略

1. 婴幼儿期(0~3 岁)

（1）治疗场所:采取在康复机构集中治疗的方式,建议在相对独立和安静的小房间中进行训练治疗。

（2）治疗思路:给予强化干预,尽可能地扩大粗大运动和精细运动功能发育的可能性。

1）对于患儿:以诱发基本的姿势、运动为主要目标。

2）对于患儿家长:予以支援,指导其对患儿日常生活的管理方法,并将训练获得的效果应用到日常生活中等。

（3）治疗策略

1）整体训练。①促进运动发育训练：要在患儿非常愉悦的情况下进行治疗训练。②四肢负重训练：在相应时期进行四点支持位、膝立位和扶持立位上的上、下肢负重训练，原则是根据患儿运动发育情况尽早进行站立和行走训练，当然要在矫正异常姿势的前提下进行，注意抑制尖足、膝过度伸展和不随意运动等，可应用矫形器。③促进认知功能发展：在游戏中进行交流、认知的训练。即在治疗过程中要给予全方位的感觉刺激。

2）日常生活中各体位的管理。①卧位：原则是要保持颈部和躯干在同一直线上，避免脊柱变形和髋关节脱位。对不同的障碍采取相应的卧位，如双下肢强直伸展、交叉的患儿最好采取侧卧位，以伸展模式占优势的角弓反张患儿采取屈曲体位。早期让患儿保持正确的半仰卧位，即保持头部、躯干、骨盆和四肢在正确位置上，这样可以使患儿有更广阔的视野，刺激认知功能的发育和社会性交流功能的发育。可以应用各种辅助器具保持患儿的体位，如三角垫、滚筒等。②坐位：最好采用伸腿坐位，双下肢外展、外旋，可以应用坐姿矫正椅等。根据患儿的病情，在床上坐位时尽量避免双下肢内收、内旋的 W 坐位。③立位：原则是要保持颈部、躯干和下肢在同一直线上，可应用踝足矫形器等辅助站立。也可应用站立架，最好是带轮子的站立架，这样不仅能进行站立训练还可以方便患儿移动。

3）指导家长：如何抱孩子、如何给患儿洗浴、更换衣服等，使患儿在日常生活中保持良好姿势，防止异常姿势加重。

2. 学龄前期（3~6 岁）

（1）治疗场所：采取在康复机构集中治疗的方式。

（2）治疗思路：持续的治疗与训练。

1）继续运动治疗，也可以在每天的集体活动中诱发正常姿势与运动。

2）预测患儿将来获得移动手段的可能性。

3）预防变形和挛缩（髋关节脱位、膝关节屈曲挛缩、尖足等）的发生。

（3）治疗策略

1）通过运动治疗，持续提高肢体粗大运动能力；借助辅助器具及时进行站立训练和行走训练，例如应用各类矫形器、助行器、拐杖等。如果预测患儿将来不能获得移动手段，则要进行操作轮椅和从轮椅移动到其他场所（如厕、上床等）的训练。

2）通过作业治疗，提高精细运动功能，提高手的功能，进一步完善生活自理能力。

3）通过语言治疗进一步提高言语和语言理解能力。

4）提高认知能力和交流能力，为入学和将来尽早融入社会做准备。

3. 学龄期（6~13 岁）

（1）治疗场所：采取在家庭和学校中治疗和训练的方式。

（2）治疗思路：为达到特定目标继续治疗与训练，保持已经取得的康复治疗效果。

但是，要知道此期的治疗有一定界限，因为粗大运动的发育大体上已经达到了发育的平台期，再进一步发育有一定困难。

（3）治疗策略

1）根据对粗大运动预后的预测确定和应用相应的移动手段，根据患儿情况分别应用步行、拐杖、轮椅等方式进行移动运动的训练。

2）即使不能获得步行能力也要进行使患儿取立位的训练，并要进行维持立位的训练。

3)训练患儿上、下轮椅及移乘等,使之容易操作轮椅和进行移乘。

4)预防变形和挛缩:特别是脊柱侧弯等。

4. 学龄期后(13~18 岁)

(1)治疗场所:家庭和户外。

(2)治疗思路:保持并稳定以前的康复治疗效果。

(3)治疗策略

1)以户外的功能性运动取代康复训练,如游泳、骑自行车等体育运动项目。

2)要对可能发生的运动功能退行有思想准备,并采取防止退行的措施。

3)康复目标的重点应放在使患者融入社会方面。

第二节　粗大运动治疗的基本思路

根据第一章和第二章中叙述的脑瘫运动障碍的症状和特征,总结如下几点治疗脑瘫时功能训练的基本思路。

一、治疗的顺序

人的肌、骨骼系统、神经系统在系统发生学上呈层状发育,可将这一特征应用于训练之中。对于脑瘫的训练是以运动系、神经系为着眼点,根据 Bobath 方法理论,早期训练要根据患儿的发育水平,按照婴幼儿的发育顺序一步一步地进行训练治疗。否则,难以引发出随意性,难以达到设定的目标。例如,给尚不会翻身的患儿应用立位保持矫形器进行站立训练,可能会增加脊柱侧弯变形或髋关节脱位的危险。或者,在没有进行其他的坐位训练之前就先进行椅子坐位的训练,即进行明显高于患儿实际发育水平的训练方法,就难以诱发出患儿的自发性,也可能导致变形的发展。

为此,应该仔细地评定患儿的运动发育水平,并设定各个阶段的训练方法。根据运动发育的水平,设定近期能够达到的治疗目标。训练时要使患儿本人知道训练目的,提高其训练的欲望。在深入探讨各个发育阶段训练方法的基础上,逐渐扩大训练范围。应避免因不适当、过高水平的训练而导致过度紧张,同时预防脊柱侧弯变形和发生髋关节脱位和加重症状。

但是,目前对于这种顺应发育训练的原则已经有了新的认识,在临床实践中不能完全绝对地按运动发育顺序来进行训练。例如,为了使患儿体验足底着地、负荷体重的感觉,以及增强下肢的肌力,不一定要在发育至能够独立站立时才进行负荷体重感觉的训练,可以在坐位、蹲位和四点支持位上进行。为了增强下肢的肌力,在患儿下肢基本上能负荷体重的基础上,在矫正异常姿势的前提下,可以进行扶持立位或站立架上立位训练。另外,不随意运动型脑瘫患儿一般上肢障碍重于下肢,上肢支撑能力差,很难完成爬运动,所以往往站立能力发育早于爬运动。因此,对于这类患儿不能执着于在爬运动完成后才进行站立训练,以免阻碍了站立和行走功能的发育。

总之,应根据患儿的姿势、运动发育水平和脑瘫类型,科学地确定训练的顺序。

为此,必须了解如下正常婴儿运动发育顺序。

(一) 正常儿移动运动模式

运动模式(movement pattern)即运动的样式,是指在运动中头部、躯干和四肢的活动样式。

人类的体位有三种,即仰卧位、俯卧位及垂直位,在垂直位中还包括坐位、膝立位、单膝立位和立位,在不同体位上有着不同的移动运动模式。

婴幼儿从出生开始随着月龄增大逐渐出现各种运动模式,大部分小儿的移动运动出现的顺序为:背爬→翻身→腹爬→向坐位转换→四爬→高爬→向立位转换→步行→跑、跳。

1. 仰卧位移动运动模式　仰卧位的移动运动只有一种背爬运动,背爬运动的方式是用两下肢同时伸展和同时屈曲,是相同肢体、对称的运动模式(homologous pattern)。在这种运动中,小儿的头部固定在中间位上,两上、下肢进行有节律的活动。其方式是当两上肢屈曲时两下肢伸展,反之,当两上肢伸展时两下肢屈曲,如此上、下肢交替地进行伸展和屈曲运动。这一运动是在身体左右对称的情况下,躯干上部与下部或者说是躯干头侧与尾侧两者之间进行着或接近或远离的运动模式。若以动物的运动来比喻的话,蛙、兔的跳跃就是属于这种运动模式,也可以说是应用对称性紧张性颈反射体位进行的运动形式。

背爬运动出现于正常小儿的 6~7 个月左右。

2. 俯卧位移动运动模式　正常小儿俯卧位上的移动运动发育顺序基本上是从向后退行开始,其后进行腹爬,然后是四爬、高爬。

(1)向后退行:向后退行与仰卧位的背爬相似,是两侧肩同时屈曲的对称运动模式(相同肢体、对称的运动模式),出现时间大致与背爬相同。

(2)腹爬运动模式:腹爬运动模式可以有以下 6 种。

1)尺蠖样爬行模式:是在小儿腹爬运动初期出现的一种爬运动模式,爬行时以两侧上、下肢或同时屈曲或同时伸展地驱动身体前进的运动方式,即在爬行时首先是两上肢屈曲、伸展,然后两下肢屈曲、伸展,用这样的活动方式牵拉身体,使其一屈一伸地前进。这一运动模式借助于被称作尺蠖的昆虫的移动方式而命名,大约出现在正常小儿的 6~7 个月。

这一运动模式与仰卧位的向后退行运动模式相同,但是,腹爬运动中的表现与在仰卧位的向后退行中的表现并不相同,仰卧位的向后退行运动中是以单纯肩关节屈曲的运动模式为主,而腹爬运动中则表现为上、下肢屈曲、伸展两种运动模式。

2)单肘爬行模式:是用一侧肩关节屈曲、伸展运动的形式和同侧下肢的运动进行的前进运动,即所谓的单肘爬前进运动模式。这种爬行方式是同侧性肢体、左右非对称的运动模式,即同侧上、下肢边进行交替伸展、屈曲运动边移动的左右两侧非对称的运动模式,具体地说是在移动运动中当左上、下肢屈曲时,右上、下肢伸展,左上、下肢伸展时右上、下肢屈曲。这里所说的上肢屈曲也可以理解为由于肩关节屈曲使上肢向头上方(前方)方向活动(图4-4),图中是应用左上肢的屈伸运动使身体前进的单肘爬模式。

3)应用一侧上肢和对侧下肢进行爬行的模式:爬行运动中只用一侧上肢和对侧下肢的屈曲、伸展的活动来驱动身体前进的活动方式。

4)两上肢交替运动、两下肢同时向前迈出的爬行运动模式:爬行中两侧上肢进行交替地向前伸出运动,两下肢则见不到交替运动,而是用同时向前迈出的运动方式。

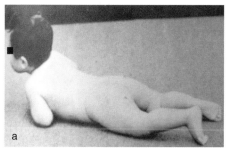
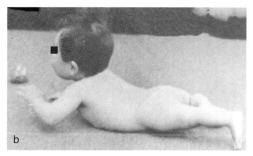
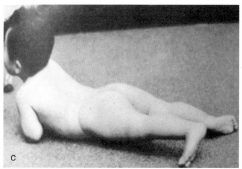

图 4-4　正常 8 个月小儿的单肘爬
a：左上、下肢屈曲；b：左上、下肢伸展；c：向前行进。

5）各种因素混合的腹爬运动模式：腹爬运动不符合上述任何一种运动模式，是一种难以形容的腹爬运动模式。

上述的 5 种爬行运动模式均为非典型、未成熟的爬行运动模式。

6）四肢交互、对角线爬行运动模式：爬行方式是对侧上、下肢交互、对角线运动模式（cross-diagonal pattern），是腹爬移动的成熟形式。即在爬行时，当头部和胸部向顺时针方向（例如向右）回转时，则左上肢屈曲→右上肢伸展→左下肢伸展→右下肢屈曲，与此同时骨盆向逆时针方向回转的运动模式。这种运动模式是左右非对称运动形式，而且，躯干上部和下部回转方向相反，运动中同一侧上肢和下肢或接近或远离，而在对角线上的上、下肢则进行同一方向的活动（图 4-5），图中表现交替用两肘支撑，腹部着床状态下使身体前进的成熟腹爬模式。以动物的运动比喻，马和狗等动物在缓慢地移动时就会表现为对侧上、下肢的交互运动形式，而在快走的时候则表现为相同肢体的左右对称运动形式。在人类，这种对称上、下肢的运动形式可见于新生儿在水中游泳时，由此可见新生儿的神经系统已经有相当的发育。

从力学的观点来看，这种对侧上、下肢交互、对角线的运动模式比同侧性左右对称运动模式和相同肢体左右对称运动模式的重心点高低变动和重心向左右转换的变动范围均小，而且基底支持面积的变动也小，所以是一种姿势稳定的移动运动模式。

腹爬运动在正常小儿一般是 7~9 个月时出现，因为所叙述的 6 种腹爬方式，尤其是前 5 种在小儿的发育过程中持续时间较短，或者在有些小儿根本不出现，所以难以指出确切的时间规律。但是，上述所有的腹爬形式都是正常小儿可以出现的，千万不要认为是异常运动。

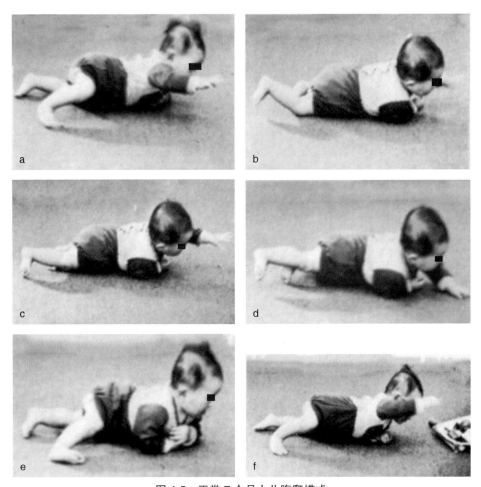

图 4-5　正常 7 个月小儿腹爬模式

a: 左肘支撑,右上肢伸向前方;b: 右肘支撑,左上肢伸向前方;c: 右肘和腹部支持,将身体拉向前方;
d: 双肘和腹部着床支持体重;e: 双肘支撑,右下肢迈向前方;f: 重复 a 的动作。

　　(3)四爬移动运动模式:当小儿发育至可用两手和两膝支撑的四点支持位时,首先是用髋关节外旋、外展的方式保持较大的基底支持面积,然后会在此体位上前后摇动身体,为体重移动做准备。至 9~10 个月时,在此体位上的平衡和躯干回旋开始出现,之后髋关节的外展、外旋减轻,两膝靠近,基底支持面缩小,于是小儿就可以开始进行四爬运动,正常的四爬运动也是对侧上、下肢交互及对角线的运动模式(图 4-6),图中表现用手掌和膝支持体重的同时进行交互、对角线的四爬的成熟运动模式。

　　(4)高爬移动运动模式:是用两手掌和两足支持身体,肩与臀抬至空间,用两手和两足进行对侧上、下肢交互、对角线爬行模式。比四爬移动时重心高,也称熊样行走(walking like a bear)(图 4-7),图中表现用手掌和足底支持体重的同时前进的高爬运动模式,两上、下肢的活动为左右交互型。高爬运动出现时间大约在小儿 11 个月时,这种爬行模式只在部分小儿出现,而且即使出现,持续的时间也不长。

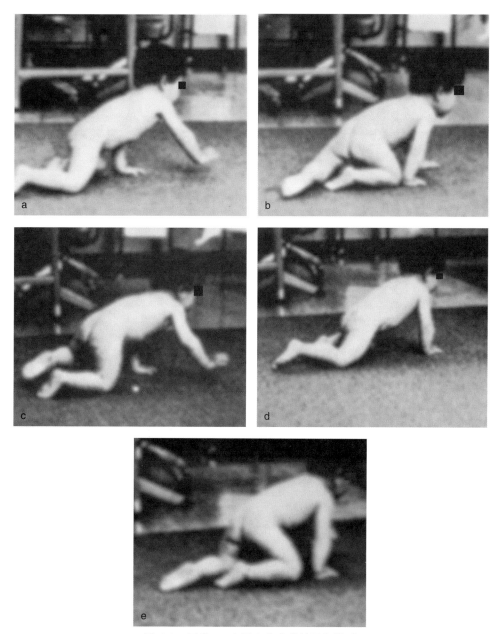

图 4-6　正常 11 个月小儿成熟的四爬模式
a：右上、下肢伸向前方；b：右上、下肢接近；c：重复 a 的动作；
d：右上、下肢远离；e：右下肢迈向前方，同 b。

　　大多数小儿的俯卧位运动发育是依照上述的顺序，但是也有一部分小儿与此发育顺序不同，可能有的未出现背爬即开始腹爬，也可能有的在腹爬运动阶段，未经过上述腹爬模式中的 3 或 4 等爬行模式而突然、直接地就开始了交互、对角线的腹爬移动。还有的未经过腹爬移动的过程而突然就开始了四爬移动。所以，在评定小儿俯卧位移动运动的发育状态时要充分考虑到这种可能发生的不同发育过程，正确地评定小儿的发育过程。

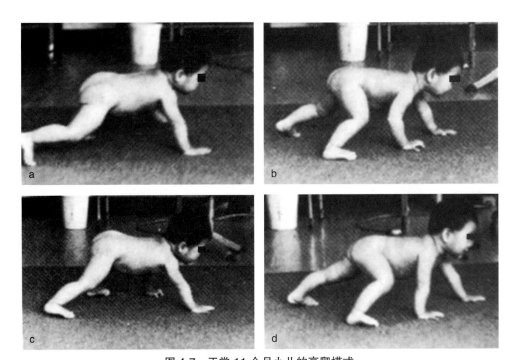

图 4-7　正常 11 个月小儿的高爬模式
a: 高爬位前进, 上、下肢远离; b: 上、下肢接近; c: 与 a 同一模式; d: 与 b 同一模式。

3. 翻身运动模式　翻身运动也是移动运动中的一种, 和向坐位转换运动同样, 都是仰卧位和俯卧位上共同的移动运动模式。必须具有体轴回旋运动和四肢交互运动相结合等移动运动的因素才能完成这一运动。所谓体轴回旋是指使肩胛带和骨盆带两者之间错开位置地回旋活动, 体轴回旋存在于所有成熟的移动运动模式中。

(1) 新生儿早期的翻身运动模式: 因为此期的运动功能尚未分化, 可能出现以下两种方式。

1) 上半身出现回旋运动, 但是下半身并不能回旋, 因而身体不能成为侧卧位, 所以很快又回到原来的仰卧位上。

2) 肩胛带和骨盆带同时回旋使身体成为侧卧位, 但并不伴有体轴的回旋, 呈现整体的运动模式。

(2) 不成熟的翻身运动模式: 翻身运动需要上肢进行较大的旋转动作, 还需要应用在下方的肘与肩抬起身体的动作。在小儿初期的翻身运动中, 上肢要大力度地摆动, 随着这一摆动活动体轴稍做回旋身体就可以翻转过来 (图 4-8), 在此时体轴回旋起到相当重要的作用。但是, 此时期小儿尚不能自己控制翻身运动, 也不能使翻身运动在中途停下来, 所以在翻身时很容易从床上掉下去。正常小儿可从 4 个月开始自动翻身运动, 呈不成熟的模式。

图 4-8 中, a 髋、膝和躯干屈曲, 翻转身体成为侧卧位。b 上方侧颈部轻度侧屈, 头部从床上抬起。c 以全身屈曲模式逐渐翻转身体。d 颈部、躯干伸展, 但上肢仍屈曲留在胸前, 下肢仍固定于床上。e 两上肢屈曲, 两下肢和臀部高举。f 下肢下落, 头部抬起。g 完成翻身动作, 成为俯卧位。表现了从仰卧位至侧卧位, 再至俯卧位的整个翻身过程, 整个翻身过程中, 体轴回旋尚不充分, 是从肩至腰、臀部一起回旋, 是不成熟的翻身模式。

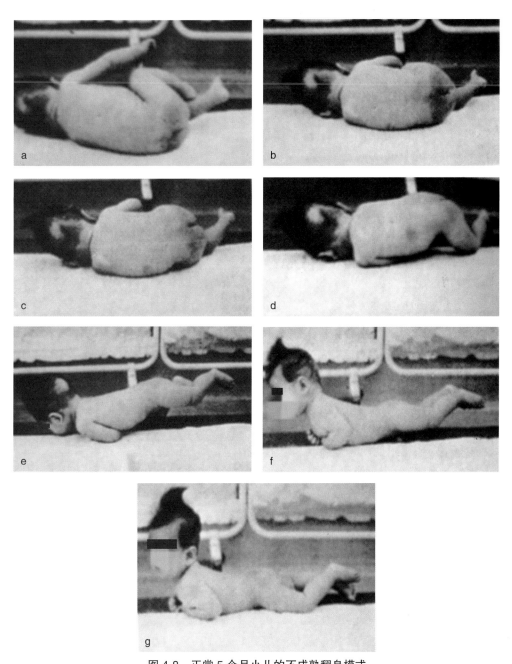

图 4-8　正常 5 个月小儿的不成熟翻身模式
a：成为侧卧位；b：头部抬起；c：全身屈曲模式翻转身体；d：颈部、躯干伸展，上肢屈曲于胸前；
e：下肢伸展并高举，上肢屈曲；f：下肢下落，抬头；g：成为俯卧位。

（3）成熟的翻身运动模式：成熟的翻身运动模式既可能从肩胛带扭转开始，也可能从腰部或骨盆带扭转开始，而且在中途可以变换回旋的主导部位，可以停止于任何体位上，可以自由地变换体位。正常小儿从 7 个月开始有意图的进行翻身运动，呈成熟的模式。

小儿翻身运动在刚开始时期并不能向左、右两侧翻身，一般是在一定的时期内只向一侧翻身，过一时期才能向另一侧翻身，有的小儿向一侧翻身后约需 1 个月的时间才能向另一侧翻身。切记在评定小儿运动功能时不可忽视这一点，不要把这种现象视为异常。

4. 向坐位转换的运动模式

正常小儿向坐位转换模式：在小儿生长发育过程中，从俯卧位转换为坐位是坐位形成的代表运动过程，有如下几种向坐位转换的运动模式。

（1）仰卧位→俯卧位→四点支持位→侧坐位→坐位的转换模式，这一向坐位转换的过程大约在 7~8 个月时完成。

（2）仰卧位上坐起运动模式：随着小儿生长发育，不经俯卧位也可以向坐位转换，如在仰卧位上稍稍扭转上体同时用一侧上肢支撑抬起身体而形成坐位。或者，不扭转身体用两肘支撑抬起身体直接成为坐位。或者，从仰卧位变为侧卧位后用上肢支撑坐起。这三种向坐位的转换模式大约在小儿的 10 个月时完成。

小头畸形的患儿多数是从俯卧位上分开两腿，抬起上体坐起的方式。

5. 垂直位上的移动运动模式

（1）坐位蹭行运动模式：小儿在坐位上不应用上肢支撑（图 4-9a），b 将躯干前倾，双下肢屈曲，向前移动。c 躯干进一步前倾，下肢伸展（髋关节内收、内旋，膝关节伸展）。d、e 躯干稍伸展，双下肢屈曲（髋关节外展、外旋，膝关节屈曲），臀部在床面上滑动样向前移动的模式。图 4-10 是用两侧上肢和手支撑于床面上，由于加上上肢产生的推进力，躯干和下肢的运动方式与不应用手支持时相反，a 躯干前倾时双下肢伸展，b 躯干竖直时双下肢屈曲，驱动身体前进。c、d 重复 a、b 的动作。

两种动作中或稍稍地抬起臀部或基本上不抬起臀部地向前或向后蹭着移动。

正常小儿在 9~10 个月时可出现这一运动模式，有一部分小儿只用这种运动方式进行移动，而不用腹爬等爬运动模式，之后直接地向站立运动发育。

（2）抓物或扶物站起运动模式：小儿从四点支持位上逐渐抬起身体，用一侧或两侧上肢抓住或扶持桌子或椅子，然后用上肢的力量将上体拉起，再用两侧或一侧上肢支撑上半身并将身体牵拉向上的同时，一侧下肢抬起成为单膝立位，然后再抬起另一侧足站立起来。这种运动模式在小儿 10 个月 ~1 岁左右出现。

（3）向立位转换的移动运动模式

1）从仰卧位向立位转换的运动模式

①仰卧位→俯卧位→高爬位→蹲位→立位的运动模式：以图 4-11 为例说明转换过程，a~d 从仰卧位上将左肩上举，左臀部抬起并充分回旋 90°，成为侧卧位。e~h 再次回旋身体 90° 逐渐成为俯卧位。i 抬起一侧下肢并迈向前方，另一侧下肢也逐渐屈曲膝关节，支撑身体。j~o 从右肘和右下肢支撑身体变为用双手和双足支持身体。其后，双手和双足支持身体抬起上体成为高爬位。p、q 抬臀并向后方移动身体，再向上抬起躯干成为半蹲位，r 最后从半蹲位上伸展髋、膝关节站立起来。

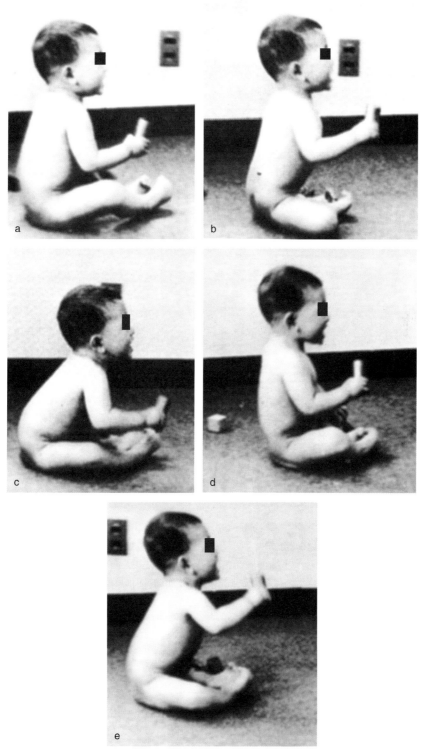

图 4-9　正常 1 岁小儿不应用上肢的坐位蹭行模式

a：无需上肢支撑的坐位；b：躯干前倾，双下肢屈曲；
c：躯干进一步前倾，双下肢伸展；d：双下肢屈曲；e：向前移动。

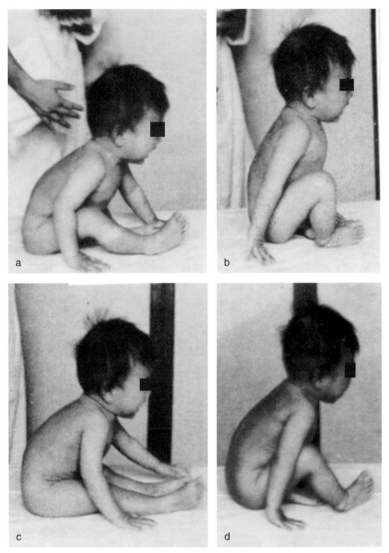

图 4-10　正常 1 岁小儿应用上肢的坐位蹭行模式
a：躯干前倾，下肢伸展；b：躯干竖直，下肢屈曲，向前移动；
c：躯干前倾，下肢伸展；d：下肢屈曲，向前移动。

　　②仰卧位→侧坐位→单膝立位→立位的运动模式：以图 4-12 为例说明转换过程，a 首先从仰卧位上开始，向侧方伸出左上肢，右上、下肢开始向左侧回旋回旋。b 以左肘和屈曲的左下肢支撑身体，躯干继续向左侧回旋。c 用双手和和屈曲的左下肢支撑身体，90°回旋身体成为向单膝立位移行的体位。d 在 c 的体位上向前挪动右下肢。e 右足着地成为双手支撑的单膝立位。f 右下肢负荷体重，其余 3 个肢体正在抬起。g 进一步竖直身体，左下肢仍在抬起过程中。h 左下肢即将着地，在将体重充分移动至右下肢后，使右髋、膝关节和躯干伸展，逐渐成为立位。

　　也有的小儿在形成单膝立位之前都与图 4-12 的小儿的运动模式相同，其后是在单膝立位上向前迈出一侧下肢，然后后方侧下肢再迈向前，成为屈曲躯干的立位，最后直起身体成为垂直立位。

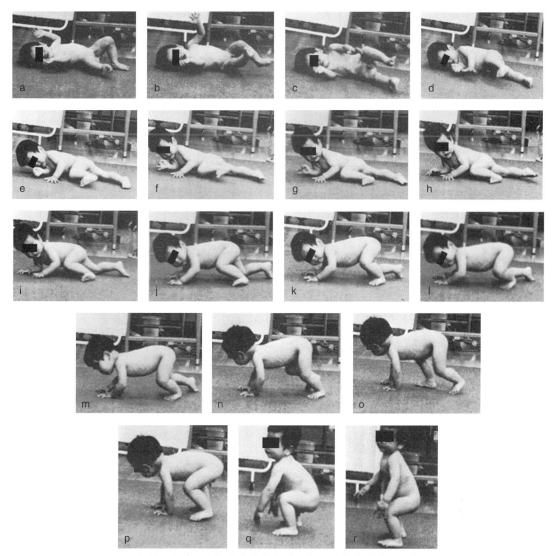

图 4-11　正常 12 个月小儿从仰卧位经俯卧位向立位转换模式

a~d：从仰卧位转换为侧卧位；e~h：向俯卧位转换；i：转换为用四肢支持身体的姿势；j~o：逐渐地用双手和双足支撑身体抬起上体成为高爬位；p、q：抬臀并向后方移动身体，再向上抬起躯干成为半蹲位；r：从半蹲位上伸展髋、膝关节站立起来。

　　③仰卧位→坐位→蹲位→立位的运动模式：如图 4-13，a 从仰卧位上不进行躯干的回旋，而是用两肘支撑抬起头部和上体。b 屈曲髋关节直接转换成为坐位。c 不用手支撑地抬起身体成为半蹲位，在躯干成为垂直位之前，膝关节处于伸展状态。d 从半蹲位上以两足为支点，部完全的伸展髋关节站起成为立位。

　　图 4-13 中是正常 6 岁儿童从仰卧位不经过翻身动作直接坐起模式。正常的小儿在 5~6 岁时可以用这种方式从仰卧位上直接、对称地坐起来。

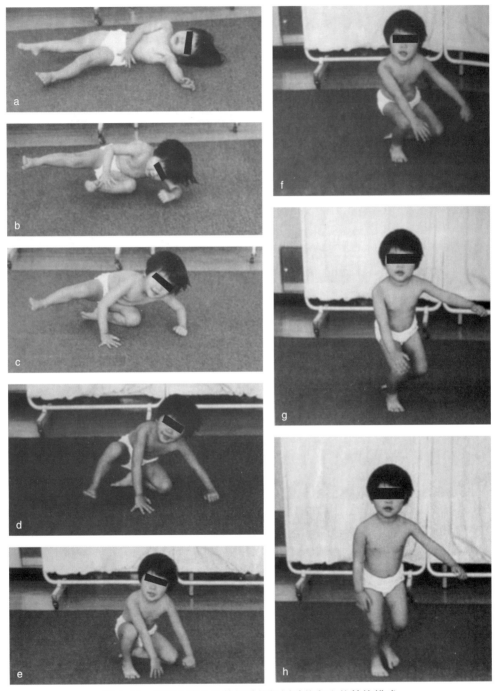

图 4-12　正常 3 岁小儿从仰卧位经侧卧位向立位转换模式

a: 伸出左上肢,右上、下肢向左侧回旋;b: 躯干继续向左侧回旋;c: 继续扭转身体;
d: 右下肢向前迈出;e: 成为单膝立位;f: 上抬身体;g: 继续上抬身体;h: 成为立位。

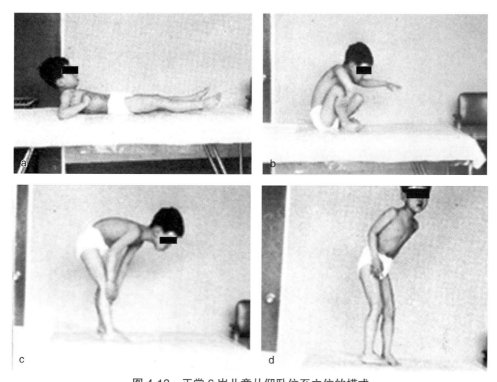

图 4-13　正常 6 岁儿童从仰卧位至立位的模式

a：两肘支撑抬起头部；b：抬起身体成为坐位；c：抬起臀部，成为半蹲位；d：成为竖直立位。

2）从四点支持位转换为立位的运动模式

①从四点支持位→单膝立位→高爬位→半蹲位→立位的运动模式：如图 4-14 中从 a-1 至 a-3，小儿从四点支持位上首先向前迈出一侧下肢，成为手和膝支撑的单膝立位，然后再迈出另一侧下肢成为高爬位，再从高爬位上逐渐抬起身体成为半蹲位，最后竖直身体成为立位（图 4-14）。

②四点支持位→膝立位→单膝立位→立位的运动模式：如图 4-14 中从 b-1 至 b-3，小儿从四点支持位上臀部后移、抬起身体成为膝立位，然后向前迈出一足成为单膝立位，再从单膝立位上迈出另一侧下肢站起成为立位（见图 4-14）。

上述两种运动模式中，无论是从高爬位上还是从单膝立位上站起的过程中都有髋关节和膝关节屈曲和伸展运动，图 a-1 和 b-3 的运动模式基本相同，均为在一侧下肢向前方迈出时髋、膝关节屈曲。而 a-2~a-3 的运动过程与 b-1~b-2 是基本相同的，都是一边使两髋关节伸展一边使躯干成为竖直位。如果从各关节活动的角度来看这两种运动模式，可以说，两种站起的模式中进行着同样的活动，也可以说是用同样的运动模式，只不过是在站起运动的过程中髋、膝关节屈曲、伸展运动的顺序不同。从四点支持位成为 a-1 时，是从用两手和两膝支持体重的体位开始的，这种体位基底支持面积大，身体重心点也低，是从这样姿势上屈曲一侧髋、膝关节并向前迈出一足的运动过程。另一方面，从 b-2 向 b-3 移行时也是用一侧下肢负荷体重，但是此时身体重心要比 a-1 时高，基底支持面积也小，是在这种姿势上迈出对侧下肢。两种运动模式虽然相同，但是因为上述区别，所以 1 岁的小儿只能进行 a 项运动模式，而 b 项运动模式则只有 3 岁以上的小儿才能进行。这是因为这项转换运动的发育与小儿姿势保持机构是否成熟有关。

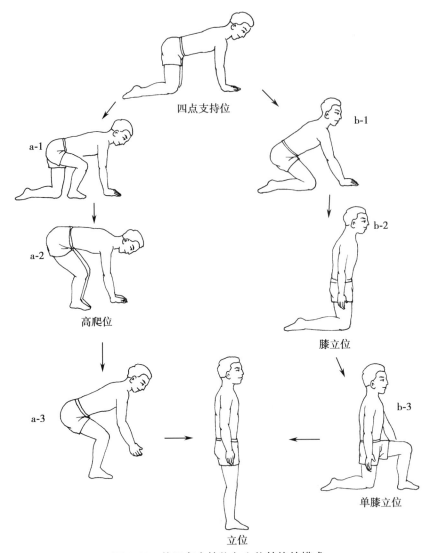

四点支持位

a-1

b-1

a-2

b-2

高爬位

膝立位

a-3

立位

b-3

单膝立位

图 4-14   从四点支持位向立位转换的模式

（4）步行运动模式

1）小儿步行运动模式

①高姿卫兵步行模式：小儿在刚刚开始学步时，常常出现将两上肢高举高于肩的部位的步行姿势，称为高姿卫兵（high guard）或称挑担样步行的步行模式，步行中见不到上肢的摆动（图 4-15），图中 a～g 全程都是上肢高于肩的姿势，见不到上肢的摆动，当下肢向前方摆动时，臀部滞留于后方，步幅小，步态不稳。

这种步行模式是同侧的上、下肢一边进行交替地伸展、屈曲活动一边向前移动的非对称性运动模式。这种步行模式中，躯干侧屈活动和摆动期时下肢的活动都呈现原始屈肌模式，是为了使身体取得平衡，用高举的上肢来代偿。步行时双肩和双侧骨盆之间无回旋活动，是同步的活动方式，即同侧肩和骨盆同时向前或向后活动，没有交替的前后运动形式（图 4-16）。

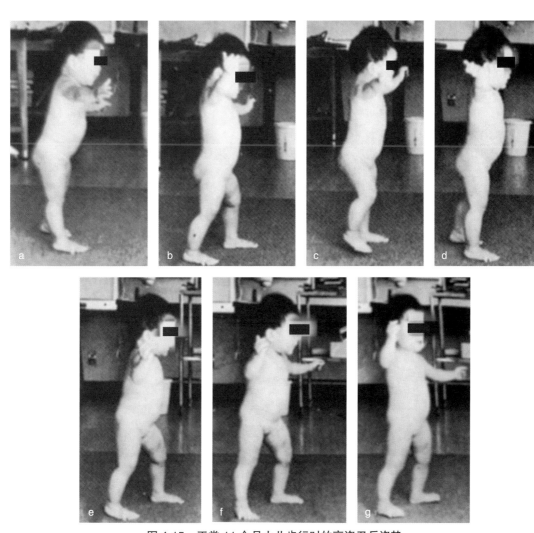

图 4-15 正常 11 个月小儿步行时的高姿卫兵姿势

a: 欲抬起左足; b: 迈出左足; c: 右足呈摆动相; d: 右足着地; e: 双支撑相; f: 身体稍向右侧扭转; g: 身体转向右侧; a~g: 均呈现高姿卫兵姿势。

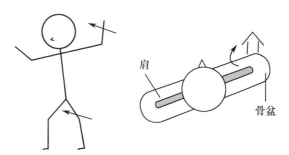

肩

骨盆

图 4-16 初期步行的肩与骨盆间关系

　　小儿步行开始的时间存在着明显的个人差别,早者 8 个月,晚者可至 12~14 个月开始,均属正常范围。

　　②对侧上、下肢交互步行运动模式:小儿大约在 3 岁左右可以形成两上肢分别在身体的一侧交替地摆动,对侧上、下肢交互步行运动模式。具体体现在,当右足迈向前方时,左上肢向前摆动。当右足跟着地时,左足呈摆动相。而当左足迈向前方时,右上肢向前摆动对侧上、下肢交互步行运动模式(图 4-17)。

　　在成熟的步行中同侧的肩与骨盆成反向运动的形式(图 4-18)。

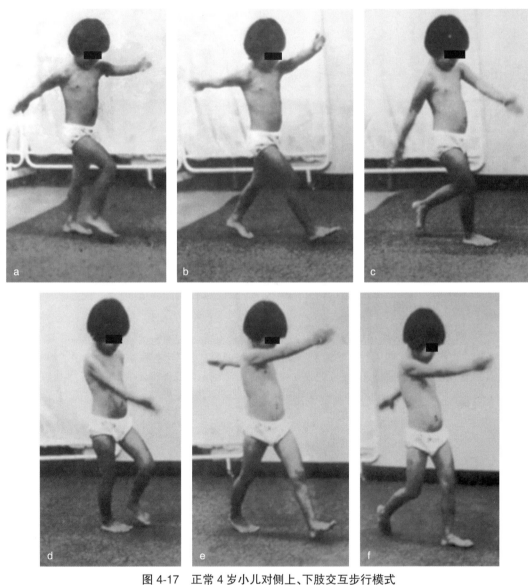

图 4-17　正常 4 岁小儿对侧上、下肢交互步行模式

a:右足迈出,左上肢向前摆动;b:右足跟着地;c:左足摆动相;d:左足迈向前,右上肢向前摆动;
e:加大上肢摆动幅度;f:左足支撑相。

③实用、成熟的步行运动模式：小儿大约在6~7岁时转换为成熟、实用的步行运动模式，其方式基本与上述的②相同，但是较②更为成熟和实用。

小儿步行运动模式随着月(年)龄的推移而发生变化，四肢、躯干之间在活动上的相互关系是从开始时的相同肢体屈曲、伸展的左右对称运动，或者同侧肢体伸展、屈曲的交互的左右非对称运动向四肢交互、对角线步行运动模式发育的过程。

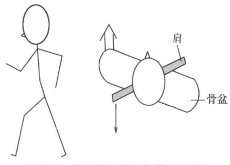

图 4-18　成熟步行的肩与骨盆间关系

2)迈步运动的发育过程：将下肢有节律的交互运动称为迈步运动(stepping movement)。人类为了保证步行运动的进行必须具备如下条件：①抗重力功能的成熟；②维持平衡能力的成熟；③可以进行踏步运动；④具有向前的推进力，这种推进力则必须在具有上述三个条件的基础之上才能发挥作用。

通常把新生儿的迈步运动称为自动步行(automatic walking)，新生儿的抗重力功能和推进力尚未成熟，只不过是由检查者扶持其腋下使其足底着床，一边轻轻地向左右倾斜其身体一边再使身体前倾，这时新生儿会出现下肢交互前行的动作，这就是自动步行。2~4 个月时这种自动步行逐渐消失，而后在 7~9 个月时又出现，在 3、4 个月至 7~9 个月之间发生了交互运动消失的时期，但是在这一时期内，如果将小儿放入水中或者使其头部背屈，仍可以诱发出这一交互运动。

对于 7~9 个月的婴儿，只需将其躯干轻轻地前倾就会出现下肢迈出，交互向前方移动，称此为迈步反应。在这一时期抗重力功能正在向成熟发育的过程中，但是立位平衡反应和推进力尚未成熟。至 1 岁半左右，立位移动活动趋于稳定，下肢可见到有节律的交互运动，平衡和推进力也逐步趋向成熟。

以上叙述了正常小儿移动运动模式的发育过程及其发育顺序，但是并不是所有小儿都完全是按照这一顺序发育，有的小儿可能不经过腹爬而突然开始四爬。在四爬运动中也可能不经过相同肢体的对称性运动模式而直接开始四肢交互、对角线四爬运动模式，或者不经过四爬而直接开始步行等。另外，小儿并不是一旦掌握了上述后面的运动模式就再也不用其前的运动模式，根据个体的需要，有时还会应用前面的运动模式，注意这并不是运动发育的倒退或发育迟缓。所以，对小儿的运动发育评定决不能凭一次短暂的观察就下结论，要反复多次地进行。

(二) 正常儿和脑性瘫痪患儿在运动发育上的差别

对于脑瘫运动训练的基本认识，是使运动发育延迟的患儿在追赶正常发育阶段的同时进行训练，脑瘫患儿的运动发育阶段与正常儿有着明显不同，这一差异就是临床上所说的异常。因此，如果沿着接近正常的运动发育进行训练，会给训练带来一定的困难。

正常儿俯卧位上移动运动的发育是从腹爬移动开始，直接发育至四点支持体位，如果将这一发育顺序应用于脑瘫患儿的训练中，会因为发育水平的不同而难以在短期内完成。脑瘫患儿在进行从腹爬体位上回旋身体转换成侧坐位、用肘支撑、手支撑抬起身体到达伸腿坐位这一系列运动中会产生困难，在训练时应使脑瘫患儿从腹爬向下一阶段的 W 坐位发育，然后再从 W 坐位向四点支持体位、四爬移动发展。对于脑瘫患儿的训练应该沿着这一发育过程进行,将患儿的发育与正常儿进行比较,缩小两者的差距。脑瘫患儿运动发育的特征与正常儿的差异见表 4-2。

表 4-2　正常儿和脑瘫患儿移动运动发育的差异

移动运动	正常儿	脑瘫患儿
翻身	自由地向两侧翻身,呈分离性翻身运动模式	1. 不能翻身 2. 只能翻身至侧卧位 3. 只能翻身至俯卧位 4. 用整体运动模式翻身 5. 部分患儿可正常翻身
腹爬	四肢交互、对角线的腹爬运动模式	6. 只能用上、下肢对称的模式进行翻身 7. 只能用一侧性交互的运动模式翻身 8. 四肢(两侧性交互)运动模式
坐位	正常坐位	9. 用上肢支撑的 W 坐位 10. 不需要用上肢支撑的 W 坐位 11. 坐位上骨盆后倾
四爬	四肢交互、对角线的爬行运动模式	12. 只能维持四点支持体位 13. 只用对称性模式前进(兔跳样爬行) 14. 部分患儿可用四肢交互模式前进
抓站	抓站与立位	15. 只能抓物站立 16. 蹲踞体位 17. 部分患儿可以直立位独站
直立移动	直立双足步行	18. 应用轮椅移动 19. 用拐杖四点步行 20. 独立步行,但步态异常,实用性差

脑瘫患儿的运动模式是正常运动中见不到的,但实际上人类运动发育所遵循的运动发育过程,是沿着这一顺序再现的过程。作为医生和治疗师要正确理解这一过程,了解了脑瘫患儿运动发育与正常运动发育的差异,并将其应用于训练中。如果认为患儿的这些发育阶段是异常的,完全排除之,就不能进行具有高度自发性的训练。

(三)脑性瘫痪患儿的异常运动发育及影响因素

1. 头的回旋和抬起

(1)仰卧位不能抬头:是由于紧张性迷路反射、紧张性颈反射等影响,致使颈部肌肉紧张和不同程度的瘫痪,所以不能抬起头部。

(2)头部回旋:头部回旋困难,可能只偏向一侧。是由于颈部肌肉没有出现随意性,只有当其出现后,才可能在仰卧位和俯卧位上,在床面上左右回旋。

(3)头部抬起和回旋:只有发育到一定程度后,例如具有抗重力功能后,才能在仰卧位和俯卧位上头部可以抬至空间位,并保持回旋活动。

2. **翻身运动的发育**

(1)不能翻身:由于紧张性迷路反射、非对称性紧张性颈反射、对称性紧张性颈反射等原始反射的影响,患儿颈部回旋困难、肩和髋关节的内收、外展,致使躯干回旋功能不能发育,所以不能翻身。或者两肩胛带明显内收,致使在身体回旋时两肩关节必须同时进行内收,外展活动得不到到活化。下肢方面,由于明显的紧张性伸展,难以出现当躯干回旋时所需要的下肢屈曲、内收和外展活动。

(2)翻身、侧卧:正常小儿通过肩和髋关节的内收可以翻身至侧卧位,上、下肢应用内收、外展的力量,可保持躯干在侧卧位上。脑瘫患儿如果有肩胛带内收,则上臂被牵拉向身体后方,难以得到用上肢支撑身体的内收、外展活动的活性化。下肢方面,在身体下方侧(床侧)的下肢内收、外展力量弱,难以将体重转移至摆动相下肢(上侧下肢)上。

(3)翻身、腹爬体位:当躯干能够进一步回旋至俯卧位的发育水平时,就可以具有用前臂支持躯干的功能。下肢方面,身体下方侧下肢应用外展的力量使身体翻至俯卧位,再将部分体重移动至摆动相的下肢,成为用两下肢支持体重的俯卧位。

若残留肩胛带内收,则难以将两上肢向头的方向伸出。同样,若下肢残留伸展紧张,屈曲不充分,则不能进行腹爬。

3. 腹爬运动发育

(1)上肢对称性腹爬前进:上肢对称性腹爬前进是原始的腹爬模式,刚开始腹爬时,是通过首先将两上肢同时屈曲,然后两上肢同时伸展的方式使身体前进,是对称性紧张性颈反射内存的对称性移动。此时,下肢处于伸展位上,大多是被上肢牵拉向前而不活动。当有两肩胛带明显内收,或上肢的支持力和推进力弱时,则不能进行用一侧上肢屈伸地推进。两下肢伸展紧张明显时,屈伸的活动少,也不具有左右分离性,所以只能进行对称性的腹爬移动。

(2)一侧性交互腹爬:当对称性紧张性颈反射减弱后,上肢可以用上力时就可以通过一侧上肢的屈伸活动使身体前进。同时,也可见到屈曲侧上肢对侧的下肢屈曲,成为对侧上、下肢交互状态。但是尚没有躯干上半部和下半部分离回旋活动,可以进行一侧上肢和对侧下肢屈曲的形式反复地移动前进。

(3)四肢(两侧性)交互腹爬:当下肢的紧张减弱,出现了躯干回旋活动时,体重移动至伸展侧,开始进行两侧性运动,即一侧上肢和对侧下肢屈曲、伸展的四肢交互移动(crossed pattern)。当两下肢容易进行屈曲和伸展活动,骨盆也可以上抬时,就可以为获得自立坐位做准备。两上肢可用上力,可在肘支撑位上进行交互活动,下肢也可进行交互性活动,完成交互体位移动。

4. 坐位的发育

(1)手支撑 W 坐位:当可以在肘支撑的俯卧位上抬起骨盆时,在骨盆抬起的同时使髋关节屈曲,然后肘关节伸展,在将体重移向后方的同时成为手支撑的 W 坐位。这是从交互腹爬向四爬水平发育的步骤。

(2)W 坐位:发育至不需要上肢的支持,下肢也可以负荷全身的体重时就可以取 W 坐位。W 坐位是向各种坐位发育的出发肢位,是一种只依靠下肢和躯干的坐位,也是从腹爬向下一个四爬水平发育的步骤。在这样的体位上,股直肌、内、外侧腘绳肌的紧张得以缓解,抗重力躯干肌、髋关节周围肌也容易活动。

5. 四爬运动的发育

(1)四点支持位:从 W 坐位上将上肢向前方伸出,支撑于床上,用上肢负荷体重,髋关节和膝关节向前方活动,成为四点支持体位,这是向四爬移动发育的出发体位。在功能方面,两上肢可用手掌支撑,两下肢可用膝盖-胫骨粗隆部支撑,使身体保持在空间位状态。这是促使两手指、两腕关节的支持能力发育的重要体位,在这一支持力基础上,获得两手的技巧性。

(2)对称性四爬:在四点支持体位上,头和两上肢伸出并负荷体重,同时使下部躯干和下肢屈曲向前迈出,使身体前进。在下肢迈出后,髋关节伸展的同时,用膝和小腿负荷体重,可返回 W 坐位。然后,使头和上肢屈曲,手伸向前方的同时身体进一步向前行进,这是由于对称性紧张性颈反射残存而出现的对称性移动,是由于残留两髋关节紧张,两下肢的交互性能力差所致的移动方式,称为兔跳样爬行(bunny hopping)。

(3)交互四爬:当获得了各个肢体的分离性以及充分地负荷体重和抗重力能力时,就可完成用三个肢体支持身体,只用一个肢体活动的交互四爬移动,从交互四爬移动进行向侧坐位、伸腿坐转换的训练就比较容易。

6. 获得立位、步行运动能力

(1)双膝立位:双膝立位是应用双膝和小腿维持的中高体位,是两足立位的原始形态,当脑瘫患儿的腰大肌、股直肌等髋关节屈肌出现痉挛时,两膝能够屈曲并支持体重,从扶持膝立位逐渐地不需要用手支撑,用下肢负荷体重,维持双膝立位。

(2)抓物站起:扶物站起时,多呈两膝、两髋关节屈曲位,是变通的四肢支持位。只有在足底具备了接触地面的条件、膝关节和髋关节的抗重力伸肌功能成熟时才可能具有抓物站起的能力。在立位上髋、膝、足的痉挛更容易表现出来,所以立位不稳定。如果残留有尖足、外翻扁平足,就不能充分地获得足部的抗重力机制,难以保持立位。

(3)抓物交互移动:是变通的四点交互移动。当两下肢能充分地支持体重、逐渐能用足底支持体重,并且能够应用两拐杖时,可以开始步行,这时期足底支持也变得容易,可以开始通过拐杖进行四点移动。

(4)直立双足步行:痉挛型脑瘫患儿在双足立位的初期,多呈现两侧尖足、两膝、两髋屈曲位(蹲踞体位)。随着臀大肌、股四头肌、比目鱼肌的活化,下肢伸展即可形成直立位。足底着地,开始用两足底外侧缘支持体重,就可以用双足步行。

二、抑制紧张同时赋活随意性和抗重力性

(一)选择性抑制紧张理论

1. 概念 在治疗脑瘫的过程中,需要达到两个目的:一是抑制肌紧张,二是赋活运动随意性和机体的抗重力性。这就需要应用"选择性抑制紧张理论"。该理论是指在运动治疗中要选择性地抑制肌肉过度紧张,与此同时在自发活动中活化隐藏在紧张之中的随意性和抗重力性。也就是说要在抑制肌紧张的同时诱发患儿运动自发性,以达到获得比较随意性、抗重力性的高级活动的目的。

2. 选择性抑制紧张理论的应用

(1)运动学知识与抑制肌紧张的关系:在抑制重度肌肉紧张时,应该充分掌握运动学知识,根据患儿肌紧张的特点、部位和程度等情况,在应用较小的抑制手法操作的同时,活化随意性和抗重力性,避免导致伴有闭塞感的抑制性训练。

(2)了解功能解剖学中肌紧张的原因:充分理解单关节肌和多关节肌的特点与作用,在

此基础上,再进行徒手操作,治疗要点是抑制多关节肌的过度活动,赋活单关节肌的抗重力功能。同时,根据患儿的运动发育水平,应用 W 坐位、翻身运动、腹爬运动、牵伸训练等训练方法进行多方位的治疗。

(3)抑制紧张与引发随意性的关系:这里需要提出一个问题,就是在应用抑制训练方法的同时能否引发出随意性? 如果充分理解了多关节是过度紧张肌、单关节是抗重力稳定肌的概念,就可以解除这一疑问。无论是轻度紧张、重度紧张或者是局部性紧张、全身性紧张,都可在抑制其过度紧张的同时,将这一抑制活动结合于随意运动和伴有抗重力运动的向前进方向的活动中去。

当然,在治疗过程中,不能单纯地只应用抑制理论,还要考虑到在逐一抑制一个个局部过度紧张的同时活化局部的随意活动。要在不同的动作中采取相应的抑制紧张训练方法,如在翻身运动中,抑制哪一部位容易引发出翻身运动,在腹爬运动中,活动哪一部位可以去除紧张并容易引发出前进活动等都要通过对患儿的详细观察和临床实践来确定。

(二) 全身性紧张的治疗要点

1. 缓解局部紧张　对于全身性紧张和变形,不可能通过一气呵成的训练就可以缓解,对于这样的状态,治疗师的手放在什么地方都感到不充分。应该知道,全身性紧张只不过是一个一个局部紧张的集合,所以治疗的重点要放在抑制局部紧张上。具体来说,在上肢带应该缓解以肩关节为中心的紧张;在下肢带应该缓解以髋关节为中心的紧张;在躯干应该在矫正侧弯的同时活化回旋功能,如此类推。

2. 应用对称性颈反射体位进行训练　虽然对称性颈反射体位是容易导致剪刀体位的不良体位,但如果应用这一体位,将其组合于不同运动水平的对称性移动运动中,进行移动运动训练也是一个饶有兴趣的课题。例如,在腹爬运动发育过程中有对称性移动模式阶段,对于治疗师来说,如果应用这一对称性移动模式进行腹爬运动训练可以促进上肢的屈曲、伸展活动,进而使上肢屈伸训练的进行变得比较容易。在四点支持体位上也可以将对称性移动活用于训练中,进行初期的四爬运动训练。

值得注意的是,对称性体位会阻碍左右的交互性运动,所以应首先将其抑制,再进行交互运动训练,但是在患儿刚刚发育到腹爬体位、四点支持体位或者在两上肢的支撑力量仍然很弱的阶段,可以将对称性体位活用于训练的某一过程中。

3. 将翻身运动作为训练第一步　为了诱发全身性紧张患儿的自发运动,唯一的方法就是进行翻身训练,翻身是最原始的抗重力运动,无论障碍多么严重的患儿,如果亲自参加并体验这一运动都会感到快乐。

翻身运动训练并不是单纯训练这一运动本身,在这一运动中可以诱发出许多运动模式。包括上肢带与下肢带的分离运动、四肢与躯干的分离运动、上、下肢的内收与外展运动和体轴的回旋活动等。同时,能使患儿自发地体验背部向上或向侧方等的感觉,并从中接受并体验触觉和平衡感觉的刺激。

当然,要在牵伸训练之后,再将翻身运动作为患儿自己能够参与的运动放入训练程序中,可以使患儿感到身心愉悦。

阻碍翻身运动发育的最主要的异常紧张问题表现在如下几方面:即肩胛带内收、躯干向后弯曲和下肢伸展紧张,治疗中要应用抑制这些紧张,引发出活动的训练方法,这也是运动疗法所寻求的最基本训练方法(具体训练方法请参考第十章第一节)。

三、加抵抗与不加抵抗的训练方法

目前,为达到活化肌活动的目的,有两种训练方法。

1. **加抵抗的训练方法**   让患儿处于一定体位并给予一定的抵抗,诱发患儿产生超越这一抵抗的活动,例如 Vojta 疗法。或者让患儿主动地对抗这一抵抗进行各种活动,例如 PNF 法。

2. **不加抵抗的训练方法**   在训练中尽可能地不给予抵抗,通过抑制过度紧张,达到活化肌和四肢、躯干活动性的目的,例如神经发育学治疗法(Bobath 法)。

脑瘫在临床上常表现有痉挛和挛缩,治疗时给抗重力肌群以强力的压迫,可以抑制过度紧张,减轻抵抗,活化抗重力肌,提高矫正反应及四爬、立位步行等运动中的平衡功能。

但是,对于重症的脑瘫患儿给予压迫刺激会给患儿带来痛苦,所以应尽可能地用小力量进行压迫,诱发克服重力的抗重力功能。

四、自发坐位的训练方法

(一)应用 W 坐位的训练

以 W 坐位为中心的训练理念的特征,首先是要捕捉到在脑瘫的症状中隐藏着的许多随意性,然后应用合理的训练方法将其引发出来。在具体的训练方法中比较关键的部分就是要摒弃"W 坐位是不良体位,在训练中要尽可能地避免应用这一体位"的想法,不能认为 W 坐位会阻碍自发的训练而予以排除。

在相当长的时期中,运动治疗中存在着"W 坐位不好"这一思考方法,许多前人都将这一坐位从训练中排除。的确,W 坐位是左右分离性较差的对称性体位之一,运动发育水平低于侧坐位和伸腿坐位。所以有的学者认为应尽量避免这一体位的训练。但是,如果完全排除 W 坐位,果真能进行从俯卧位、腹爬向四爬转换这样高度自发性的训练吗?

难以进行高度自发性的训练的原因之一,就是存在着"W 坐位是不好的坐位"这一思考方法,实践证明,完全排除 W 坐位训练,就会使从腹爬运动向四爬运动发育的训练发生困难。所以应该重新认识这一训练方法,将 W 坐位作为训练中的一个点,作为促进体位转换和向下一课题发育的一个中间课题,将其融入训练之中,使之成为从腹爬移动向四爬移动做准备的训练体系,同时也可能有益于预防髋关节脱位。另外,对于预计将来可能出现内旋步行的病例,最好是首先训练患儿达到 W 坐位,然后再考虑步行的训练。其训练方法也是首先获得 W 坐位之后,再进行以侧坐位为中心的训练。

(二)获得三种自发坐位的训练

在各种坐位中,侧坐位、盘腿坐位、长坐位是中间水平的坐位,椅子坐位是较高水平的坐位,都是较好的训练体位,其中特别应重视以椅子坐位为中心的训练。

在训练中应该根据不同的运动发育水平变换不同的坐位训练方式,将坐位区分为三个阶段,并将其与运动发育水平相对应(不包括应用坐位保持装置的完全辅助的坐位)。

1. **W 坐位**   在所有的坐位中处于最低水平,相当于腹爬和四爬之间的水平,应该在腹爬水平上进行训练。

2. **侧坐位、盘腿坐位、伸腿坐位**   在所有的坐位中处于中间水平,相当于四爬水平,应在四爬水平上进行训练。

3. 椅子坐位　相当于抓物站起的水平,是所有坐位中的最高水平,应在向立位移行的水平上进行训练。

五、活化交互推进功能训练

治疗脑瘫的难点之一是如何诱发出四肢的交互推进功能,许多学者应用了不同的方法来引发这一运动。

Doman 为了诱发交互性运动,从模式训练开始,但这只是一种完全被动的运动形式,与诱发自发运动的手段意义不同。

Vojta 法是基于人体存在反射性腹爬这一运动模式来考虑的,试图应用训练方法诱发出四肢交互推进活动,但是,训练方法伴有很强的闭塞感,方法的操作也有一定的难度。

因此,有人主张运用在翻身、腹爬、坐位、四爬等各个发育水平中进行诱发交互运动的训练方法,其中较难的是如何在腹爬中赋活交互推进功能。在脑瘫患儿的活动中可以见到如下特有的活动,即一侧性交互推进的移动和四肢(两侧性)交互推进活动。所以,考虑将一侧性交互推进训练导入治疗之中,可以比较容易进行精细交互推进训练。克服这一难关,就可以使脑瘫的训练不受人员、地点和时间的限制。

六、牵伸训练

(一) 概述

1. 牵伸训练概念　牵伸是指拉长的过程,牵伸训练(draft training)是指通过相应的手法达到拉长靶肌肉目的的训练方法。

牵伸训练是一过性抑制牵张反射的唯一操作手法,在治疗时可以把这一手法作为自发训练手法的导入部分来应用。

2. 牵伸训练的作用

(1)使肌放松:当一块肌被突然牵拉时会激发牵张反射,使被拉伸的肌收缩。通过反复的牵伸训练,可以提高激发牵张反射的阈值,继而使肌进一步牵伸并放松。这是因为神经系统具有适应性的可塑性,从而可改变牵张反射的阈值。因此牵伸训练可得到缓解身体紧张的效果,在不使患者本人感到痛苦的范围内,在轻柔的活动中,可得到缓解躯干、四肢及全身紧张的效果。牵伸训练在 Bobath 法中广泛应用。

(2)增加肌及其他部分的长度:经过长时间的强化牵伸训练,可以连续增加肌小节的数量,从而延长肌长度。另外,还可以延长肌内膜、肌束膜和肌外膜,以及肌腱、韧带等的长度,使因痉挛或挛缩而缩短的肌及肌腱、韧带等被拉长。

(3)增加骨关节的活动范围:这一结果是通过研究治疗前后的 X 线片而得到证明的。

(4)预防变形:科学地看待牵伸训练,可以说是目前预防变形最适当、唯一的手段。

(5)预防脱位:通过牵伸训练缓解肌痉挛,减轻紧张,可以预防髋关节和桡骨头等脱位。

综上所述,牵伸方法应用于治疗脑瘫,可以达到控制痉挛、减缓挛缩发生的目的。脑瘫的痉挛、挛缩等异常肌紧张导致牵张反射亢进,并形成异常姿势反射,阻碍了四肢、躯干的正常运动。因此,通过牵伸训练来控制痉挛与挛缩是治疗时不可缺少的治疗方法。

当然,控制痉挛与挛缩的方法还有许多种,除牵伸训练外,还可应用矫形器控制、药物控制、肉毒杆菌毒素 A 注射、脑神经外科的选择性脊神经根切断术,在矫形外科方面有石膏固定、选择性紧张肌松解术等。

牵伸训练是在一定的时间进行的,是有效控制痉挛与挛缩的方法。但是,因为此方法无自发运动要素,并未被广泛重视。但在临床实践中确实体会到这一方法在提高翻身、腹爬、四爬和立位步行功能方面有明显效果。另外,在减轻肩胛带内收、肘和腕关节的屈曲紧张、躯干紧张、髋、膝、踝关节等的痉挛与挛缩方面有明显效果。可以说,不解除痉挛与挛缩就不可能提高运动功能。另外,在矫形外科和脑神经科的手术之前,在预防和治疗躯干和髋关节变形等方面也非常需要解除痉挛与挛缩,所以牵伸训练是脑瘫治疗中不可缺少的治疗方法之一。

(二) 牵伸训练技术

1. 手法牵伸

(1)静力性牵伸:静力性牵伸(static force of nature drawing)是指将肌拉伸到最大长度,然后保持这一牵伸长度的过程,这是最为安全的方法。

1)优点:①容易学习和容易练习;②消耗能量少;③有充足的时间来调整牵张反射的敏感程度;④暂时性的肌长度变化在允许的范围内;⑤可以通过激活高尔基腱器而引起肌肉的放松。

2)缺点:不具有特异性,对提高协调性作用小。所以这种方法最好不要单独使用。

(2)冲击性牵伸和动态性牵伸

1)冲击性牵伸(impact resistance drafting):包括振动、弹回、反弹和节律性运动,其动力来源于移动躯体或迫使四肢增加其活动范围,这种技术最容易造成肌损伤和疼痛,所以是最有争议的方法。

2)动态性牵伸(dynamic nature drawing):是指在进行冲击性牵伸结束时不进行反弹或剧烈运动。

1)与 2)这两种方法不适用于治疗痉挛型脑瘫。

(3)被动牵伸:被动牵伸(passive draft)是使用人工或机械外力来拉长肌的技术,是一种自身放松和不增加活动幅度的技术,广泛应用于康复医学中。

1)优点:①这种技术允许超过患者自身能动运动的幅度;②通过这种技术拉长了痉挛肌,加大了肌的柔韧性,为扩大关节能动的活动范围做了准备;③在康复医学实践中,可以量化牵伸方向、持续时间和强度等,为指导操作提供依据。

2)缺点:①如果应用的外力强度、速度或方向不正确,可导致肌的疼痛或损伤;②被动牵伸的速度过快,可能会激发牵张反射;③当主动牵伸和被动牵伸的幅度差别很大时,会增加损伤的危险性。

3)临床应用:当主动肌太弱,无反应或反应低下不能进行主动牵伸以及肌肉痉挛而失了柔韧性时,可以应用被动牵伸训练。

(4)主动牵伸:主动牵伸(take the initiative to draft)是指肌自身在无外力协助的条件下完成拉长的过程。

1)区分:①自由主动牵伸(freedom of initiative drawing)。在无额外抵抗力的情况下进行运动时发生的自主牵伸,例如在直立状态下,缓慢抬起一条腿至100°角的运动中会自动牵伸腘绳肌等。②抗阻主动牵伸(take the initiative to draft resistance)。是指需要患者利用主动肌的收缩对抗外力而产生运动。例如,在直立抬腿的运动中,治疗师将手放于抬起的腿上加以阻力,或将重物放在抬起的腿上,患者需要对抗这些阻力才能抬起腿。③主动-协助牵伸(initiative-to assist the drafting)。是在主动牵伸的基础上经过调整的技术。指当进行主动牵伸,肌肉的拉长达到极限时,再由治疗师或器械协助进一步牵伸。其优点是能够激活或加强较弱的主动肌对抗紧张肌的力量,帮助建立协调的运动模式。另外,也允许牵伸超出自主牵伸的活动范围。

2)优缺点:主动牵伸的优点是具有特异性;可以减轻痉挛,发展肌的主动柔韧性;不需要器械等。缺点是可能引起牵张反射;另外,如果发生严重拉伤、炎症和骨折,则没有治疗效果。

(5)辅助牵伸:应用牵伸器械进行牵伸,这些器械是专门设计的,目前在康复医学临床中已经广泛应用。

2. 本体感觉神经肌肉促进法(proprioceptive neuromuscular facilitation,PNF)　PNF 是通过刺激人体本体感受器,来激活和募集最大数量的运动肌纤维参与活动,促进瘫痪肌收缩,同时通过调整感觉神经兴奋性来改变肌的张力,缓解肌痉挛的一种治疗手段。在 PNF 技术中,和牵伸技术有关的有两种技术。

(1)收缩-放松技术(contraction-relaxation techniques,CR):也称保持-放松技术,以腘绳肌紧张为例来说明,收缩-放松技术的操作方法是,首先轻轻地牵伸紧张的腘绳肌肌腱,使其产生等长收缩,治疗师给予阻力,让患者以其最大的力量来对抗,对抗时间在 6~15 秒之间。因为是静力收缩,所以在此期间没有发生肌长度的改变和关节的位置移动(关节的活动)。收缩之后进行短时间的放松,然后治疗师沿着所获得的运动幅度被动、缓慢地移动肢体末端,拉长紧张的腘绳肌肌腱。

CR 技术的原则是使靶肌肉在拉伸的位置上收缩,认为这样的收缩可以提高同一块肌中的继发性放松时相。

(2)收缩-放松-主动肌-收缩技术(contraction-relaxation-active muscle-contraction technology,CRAC):此技术除了在放松时相后出现一个主动肌收缩外,与 CR 技术相似。腘绳肌紧张的患儿,通过 CRAC 技术,使作为拮抗肌的腘绳肌放松后,其主动肌股四头肌产生收缩。在主动肌收缩时治疗师也可以给予协助。这一技术的整个过程可以反复进行。

上述技术比其他传统牵伸方法对缓解痉挛更有效,同时可以有助于建立协调的运动模式。所有操作方法都应该注意避免发生损伤。

(三)脑瘫患者体内的痉挛肌

为了合理进行牵伸训练,必须了解脑瘫患者体内痉挛肌的部位及其与反射和异常体位的关系(表 4-3)。

表 4-3　脑瘫患者的痉挛肌、反射、异常体位

部位			多关节肌	反射(亢进)	不良体位、变形
躯干肌	颈部	屈肌	胸锁乳突肌		颈背屈
		伸肌	头长肌、颈长肌		
	躯干	屈肌	腹直肌、腹外斜肌	侧弯反射	脊柱侧弯、角弓反张
		伸肌	胸最长肌、髂肋肌		

续表

部位			多关节肌	反射(亢进)	不良体位、变形
上肢带	肩胛带	屈肌	斜方肌		肩胛带内收
		伸肌	背阔肌		
	上臂	屈肌	肱三头肌	肱三头肌反射	肘关节屈曲变形和挛缩
		伸肌	肱二头肌	肱二头肌反射	
	前臂	旋前	旋前圆肌		前臂旋前变形
	腕关节	屈肌	桡侧腕屈肌 尺侧腕屈肌		腕关节屈曲变形
		伸肌	桡侧腕长伸肌 尺侧腕长伸肌	桡骨反射 尺骨反射	
	手指、拇指	屈肌	拇长屈肌 指深屈肌 指浅屈肌	握持反射	拇指屈曲内收 变形 手指屈曲变形
下肢带	髋关节	屈肌 伸肌	腰大肌、股直肌 内、外侧腘绳肌		髋关节屈曲变形 髋关节伸展变形
	膝关节	屈肌 伸肌	内、外侧腘绳肌 股直肌	膝腱反射	膝关节屈曲变形 膝关节伸展、过伸展
	踝关节	跖屈肌	腓肠肌、胫骨后肌、 腓骨长肌	跟腱反射	尖足变形
	足趾	屈肌	姆长屈肌、趾长屈肌	握持反射	足趾屈曲变形

上表中的肌都是具有屈曲和伸展活动的多关节肌,进行牵伸训练时,首先需要进行评定,根据这些肌痉挛而引起变形、不良体位,以及肌本身痉挛程度的评定结果来决定需要牵伸的肌肉和牵伸的方向等。

（四）牵伸训练的作用

1. **防止挛缩、变形和脱位**　牵伸训练应用于防止或矫正肌腱、韧带的挛缩、变形和关节脱位发生时。

2. **缓解肌紧张**　牵伸训练应用于缓解肌的过度紧张。

为了预防患儿发生变形,较为适当的训练方法只有牵伸训练,此训练的目的是保持肌、关节的正常活动范围。注意点是,应该在自发运动训练、抗重力训练,以及向各方向伸展肢体的训练中进行牵伸训练,预防关节挛缩。

（五）脑性瘫痪患儿常见的挛缩和变形

1. **下肢**　髋关节脱位、髋关节屈曲挛缩;膝关节伸展挛缩;尖足变形。

2. **上肢**　肩关节脱位、桡骨头脱位、前臂旋前变形、肘关节屈曲变形、腕关节掌屈变形。

3. **脊柱**　脊柱侧弯变形等。

上述所有的挛缩和变形都可通过牵伸训练进行预防或减轻症状,牵伸时要分析患儿在哪种体位上肌最容易松弛,在哪种体位上关节最稳定,从而确立有效地除去挛缩、预防髋关节脱位和桡骨头脱位的训练方法。当然,缓解肌过度紧张的训练方法也相当重要,在临床上,经过一定时间针对局部牵张反射亢进的牵伸训练,可以见到肌紧张亢进状态降低的表现,所以说在各种训练之前导入牵伸训练的重要性是毋庸置疑的。

请参考第五章至第九章中对身体各部位异常姿势和挛缩与变形的详细描述。

（六）牵伸训练的部位

1. 仰卧位的训练方法

（1）躯干上半部、上肢的屈伸：①颈椎、胸椎的屈曲;②肩的屈曲、肘的伸展(仰卧位上肢的伸展)。

（2）下位胸椎、腰椎、下肢的伸展：①胸椎、骨盆、下肢的屈曲和伸展;②胸椎、腰椎的回旋。

2. 俯卧位的训练方法　依上部躯干、下部躯干、上肢、下肢的顺序进行被动的牵伸训练。

3. 前臂、手的牵伸训练　对肘关节屈曲、前臂旋前、拇指内收等进行牵伸训练。

4. 下肢带(足部)的牵伸训练　对髋关节屈曲、内收、内旋,以及膝关节屈曲、踝关节跖屈等进行牵伸训练。

具体手法将在第五章至第九章中叙述。

（七）牵伸训练的原则

1. 爱护患儿的原则　牵伸训练具有导入其他训练的意义,其原则是爱护患儿。决不能勉强地应用此训练方法,要在和患儿接触过程中取得其信任,消除其紧张后应用。应在患儿心情愉悦的氛围中,根据患儿能力进行牵伸训练,避免患儿因感到不舒畅而发生逃避与抵抗。

2. 牵伸的力量和时间要适当　牵伸的力量和时间要适当,同时两者也不是固定的,要因人而异。在一定时间内,在动力学的训练中选择必要的牵伸训练。

3. 牵伸时需要注意的部位　以下牵伸训练有引起脱位和瘫痪的危险,不可强制进行。

（1）颈部:不要在颈部处于明显扭转状态时进行屈伸活动的牵伸,颈部是人体结构中最脆弱的部分,牵伸时绝不可过于用力,回旋的程度应该限于不引起患儿哭泣的范围。脑瘫和21三体患儿的颈部特别弱,所以一定要经过检查了解颈部回旋的范围,在相应的范围内进行牵伸训练。也就是说,在牵伸颈部的训练中,一定不能使患儿啼哭,因为有引起瘫痪的危险。

（2）躯干:在牵伸训练中,当欲扭转躯干时不要应用髋关节以下部位,扭转躯干的训练有许多方法,为了达到扭转躯干的目的,将下肢与躯干同时扭转比较容易,可以引发出伴随着下肢扭转的运动。但是,这样的做法是相当危险的。作为诱发翻身的训练方法,可以首先使下肢屈曲再内收,然后进行回旋的训练,这样的训练方法较简单。但其是一种有可能引起脱位的训练方法,值得注意。

（3）肘关节:不可进行前臂旋前位上的肘牵伸训练,因为在前臂旋前位上,包裹桡骨头的环状韧带松弛,如果再加上肘关节的伸展,可将环状韧带和前方的关节囊牵拉向中枢部位,容易导致桡骨头脱位。这在正常小儿也常出现,成为肘内障,会引起剧烈的疼痛和应用手进行操作发生困难。而且,这样情况下发生的桡骨头脱位,即使是手术整复也相当困难。所以不能进行前臂旋前方向的肘伸展(肘内障:是手臂被突然牵拉、扭转所致的肘关节半脱位之一。其主要症状为碰动伤臂时出现疼痛,不动时并不是很痛,手臂松弛无力、下垂)。

（4）髋关节

1）尽量不在膝关节伸展位上进行髋关节屈曲牵伸训练,因为这一牵伸训练(例如伸腿坐位训练)可以解除腘绳肌的紧张,会被经常应用。但这却是一种具有高度诱发髋关节脱位危险的训练方法。矫形外科医生用鼠、兔和狗进行实验,为了诱发髋关节脱位,强制地使动物呈上述肢位,其结果是,虽然是由坚固的髋臼窝包裹的动物的髋关节,仍然很容易发生脱位。因此,在膝关节伸展位上使髋关节屈曲的体位是不良体位,不要在这一体位上进行牵伸训练。有人认为,最好是将髋关节外展,可是这一体位使股骨头强力地压迫髋臼,可导致髋臼形成不全,导致股骨头变形和变性疾病。

所以,对于腘绳肌的紧张,最好是在膝关节屈曲位上进行髋关节屈曲的牵伸训练。

2）不应在髋关节屈曲约 90° 的状态下进行外展牵伸训练:为了使长收肌弛缓,常在髋关节屈曲 90° 状态下进行外展牵伸训练。但是,这一牵伸训练可能导致内收肌断裂、肿胀,或者是长收肌断裂致功能不全,导致疼痛,所以最好在髋关节过度屈曲的状态下进行外展牵伸训练。

七、诱发自发运动训练

(一) 人的基本运动功能

1. 翻身运动功能。
2. 腹爬运动功能。
3. 坐位功能。
4. 四爬运动功能。
5. 站立、步行运动功能。

(二) 动态训练的中心

通过对患儿的评定,了解患儿表现出的是上述 5 项中哪一项功能障碍,对这一功能分别进行有针对性、集中的训练,提高其功能。诱发自发运动要依靠动态性训练方法,对不同的发育水平应用有针对性、相应的训练方法。

1. 翻身和腹爬运动功能训练 是动态性的活动性训练,可以说是康复医学的精髓部分。其操作手法虽然简单但却较难掌握,虽然是任何人都可以使用的赋活手法,但完全掌握其要点则比较困难。而且,对于这两种功能,如果只依靠治疗师的训练难以得到理想的效果,必须经常依靠患儿家长的协助,即将这一协助纳入日常生活中。在能够使患儿明白、容易被患儿接受的游戏中,才可以协助治疗师共同取得效果。所以,医生和治疗师要指导家长如何对患儿进行训练。同时,也应让家长熟知对患儿的评定结果和训练方法。具体方法将在第十章中介绍。

2. 坐位功能训练 如果被动地使患儿取坐位,也可以取得静态的抗重力功能,这样的训练也比较容易。但是,使患儿自己取得坐位的自发训练,需要患儿自己为了获得坐位的能动活动,成为伴有动态的训练。而且,要在逐步培育患儿获得 W 坐位、跪坐位、侧坐位、长坐位等各种各样坐位的过程中,将上肢从支持身体的功能中解放出来,使之成为获得精细运动功能的出发点。W 坐位是向四爬移动发育的出发点,也是向立位发育的出发点。因此,是从翻身、腹爬向获得下一个发育水平功能的起点。在 W 坐位上,可以培育脊柱的伸展能力,进一步从 W 坐位开始获得四爬移动能力,在等待髋外旋肌发育的同时,从四点支持向侧坐、盘腿坐、成熟的伸腿坐位,即较为稳定的坐位发育发展。可以说,从 W 坐位开始,获得独立坐位的训练和获得四爬运动的训练是伴有动态性活动性训练的三大支柱。

3. **四爬运动训练**　四爬运动是爬功能的一个形式,具有使躯干保持在空间位进行移动的高级抗重力性。所以训练课题应该是获得这一高级的抗重力功能和交互移动能力。另外,从四点支持位向侧坐位转换比较容易,可以通过从侧坐位向四点支持位相互转换的训练中促进体轴和髋关节的回旋能力和抗重力功能,以及上肢与下肢的支持、四点支持位的平衡等。对于大龄儿可以在侧坐位的训练中练习上、下轮椅,从轮椅向便器移动等活动,从中获得必需的躯干和髋关节的回旋能力。

四爬运动训练包括获得四点支持位、对称性四爬、交互四爬训练等。

4. **立位和步行功能训练**　站立和步行功能是只有人类才具有的功能,直立两脚步行是一种特征性、精细的功能,是以足部构造为中心的相当高度的运动功能。所以,为了获得这一功能,在四爬运动发育之前的基础上,需要更多的发展。并将其蓄积和应用,才能使步行成为可能。

八、感觉刺激 - 触觉和平衡感觉在治疗中应用

在脑瘫的治疗中,感觉刺激是很重要的一环,但是,迄今并没有引起足够的重视。为了引出抗重力、高度分离性的运动应该给予感觉刺激。需要分析一下,训练中有什么样的感觉? 有几种感觉? 感觉的强度有多大? 在运动中需要培育的是正确的抗重力感觉和正确的分离推进感觉。两者都要重视接触地面时触觉和从中体验到的身体位置感觉,为此要特别重视翻身和腹爬运动的训练。在以往的训练中,有人应用让儿童荡秋千或者使身体回旋的方法进行训练,其目的就是培养平衡觉。但是,荡秋千所培养平衡感觉与实际生活不相称,与其相比,应用在床上的翻身运动训练能使患儿自发地掌握使背部向上或向侧方的活动,并从中体验到低水平的平衡感觉和触觉刺激,这种体验非常重要。另外,以牵伸训练为中心,在训练中让患者体验自己的皮肤和治疗师皮肤接触的感觉、心灵沟通的感觉,乃至情感的沟通,这些都是训练的基本要求。当然,运动和感觉是表里一体的,必须在正确的平衡感觉中培养正确的运动。

九、训练中合理应用脑的可塑性

近年来,有很多学者主张在对脑瘫患儿训练中要发挥残存脑的可塑性,目前关于脑的可塑性的基础研究有了极大发展,已经证明脑中一定的细胞系统具有可塑性的阶段。

日本基础神经医学研究学者小泉等在实验中切除了具有最原始神经系统的腔肠动物神经系统的中心部分,见到从残存的组织中再生了新的神经系统中心。由此认为,因为人类的脑神经系统就是从这些原始的神经系统分化、发育而来,应该也包含原始神经系统的一部分,当然,这一部分也应该是能够再生的。所以期待通过发挥受损伤的脑神经系统的可塑性使损伤的神经系统得以恢复,这是目前治疗脑瘫等中枢神经系统疾病时希望见到的效果。

关于神经系统的可塑性,小泉曾经做过如下论述:"受损伤的中枢神经系统在解剖学上产生明显的变化,同时功能方面也发生了各种各样的障碍样的变化,神经系统也发生了补充样的变化。肉眼可以观察到有新的神经回路形成的变化,同时还发生分子学方面的变

化,如神经细胞之间或者神经 - 肌肉结合部的突触(或者终板)间的传递效率发生了长期的变化等生理学、功能学的变化,另外还发现产生了新神经递质的变化即神经递质的可塑性(neurotransmitter phenotypic plasticity)等。将这样所有伴随着外界变化而发生的神经系统的适应性变化称为神经系统的可塑性。高等动物的神经系统可塑性较强,成为学习的生理学基础。所以,对于因脑损伤等产生的负面变化,神经系统可充分利用可塑性能力,有能担任使之恢复的功能"。

因此,神经学者通过学习和研究,在神经系统的可塑性方面有着相当的期待。

另一方面,关于受到障碍的患儿,通过训练这一外力刺激,如何通过感觉神经的传入使受损的神经系统发生改变,目前尚未得到证实。

目前,还不能确定训练可作用于哪一部分神经使其发挥可塑性效应,所以当前的训练思路是参照体育训练的方式,反复进行物理学、生理学的合理活动,使之形成合理、功能的运动模式,同时期待脑的可塑性发挥作用。当然,这样的训练越早越好,通过运动学的训练,将引发出来的随意性和抗重力性结合于脑的可塑性中去,期待重新构筑合理的运动系统。

第三节　精细运动治疗策略

一、概述

精细运动技能(fine motor skills)是指人类个体主要凭借手以及手指等部位的小肌或小肌群的运动,在感知觉、注意等心理活动配合下完成特定任务的能力。

完成精细运动的小肌或小肌群的运动,是继全身大肌发育后而迅速发育的,并随着上肢运动功能的精细化而使手具备了操作能力,随着操作过程的不断进步,手识别物体的能力也逐步提高。

精细运动技能是在人体获得了基本的姿势和移动能力发育的基础上发展起来的,视觉功能发育也受到姿势和移动能力发育的影响,同时反过来又促进了精细运动技能的发育。因此,姿势和移动、上肢功能与视觉功能三者之间是一个互相作用、互相促进而共同发育的过程,对个体适应生存及实现自身发展具有重要意义。人类在 3 岁前是精细运动技能发育极为迅速的时期。

二、精细运动发育

(一) 手功能发育

人类的手是最复杂、最精细的器官,是认识客观世界、与外界交往的一种重要器官。由于有一双灵巧的手,才使人和动物有了本质的区别。但是手的这种灵活性并非与生俱来,而是遵循一定的发育规律,并要经历一个相当长的发育过程。

人类手的功能(hand function)在日常生活活动中起着至关重要的作用,协调地使用双手(hand coordination)是进行大部分活动的最有效方式。一旦上肢功能发生障碍,就意味着几乎人类作业活动的所有领域都要受到影响。所以,脑瘫儿童的精细运动功能训练至关重要。

1. **手的基本动作**　区分为非抓握动作与抓握动作(grasp)两大类。

(1)非抓握动作：是指手静止在屈曲或伸展位上所执行的功能动作。

1)悬浮(suspension)：也称滞空(the air)，是指手抗重力地置于空间位置的功能(图 4-19a)。

2)约束(constrain)：是指使物体稳定于手掌或手背上的动作(图 4-19b)。

3)触(touch)：触摸物体的功能(图 4-19c)。

4)压(press)：给物体加压的动作(图 4-19d)。

5)推(push)：将物体推向某方向的动作，图中是将自己的身体推向上方的动作(图 4-19e)。

6)钩状抓握(hook grasp)：用屈曲的手指关节抓握物体(图 4-19f)。

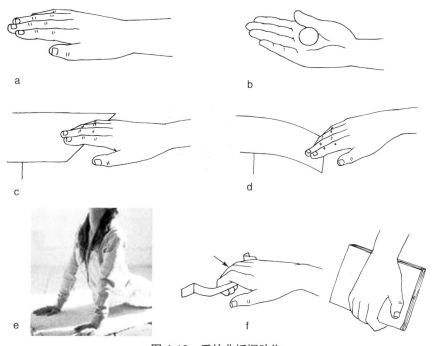

图 4-19　手的非抓握动作

a：悬浮；b：约束；c：触；d：压；e：推；f：钩状抓握。

(2)力性抓握(power grasp)：是指拇指的运动与尺侧的环指、小指用力屈曲相结合所产生的动作。

1)球形抓握(ball grasp)：抓握圆球形物体的动作(图 4-20a)。

2)柱状抓握(columnar grasp)：抓握柱状物体的动作(图 4-20b)。

3)拉(pull)：用手牵拉的动作。

(3)精细(密)抓握(precision grasp)：指手的桡侧部分参与的较精细的功能动作。

1)指腹捏(finger pulp)：用手指的指腹捏物的动作(图 4-21a)。

2)指尖捏(tip pinch)：用手指的指尖捏物的动作，多为捏细小的物品(图 4-21b)。

3)侧捏(lateral pinch)或钥匙捏(key pinch)：用手指的侧方捏物的动作(图 4-21c)。

4)三指捏(tripod pinch)：用三根手指捏物的动作(图 4-21d)。

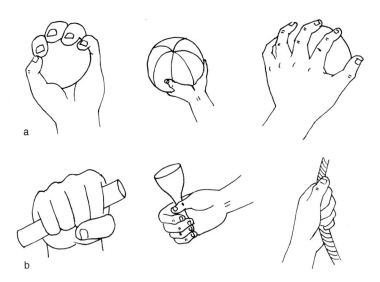

图 4-20 手的力性抓握动作
a：球形抓握；b：柱状抓握。

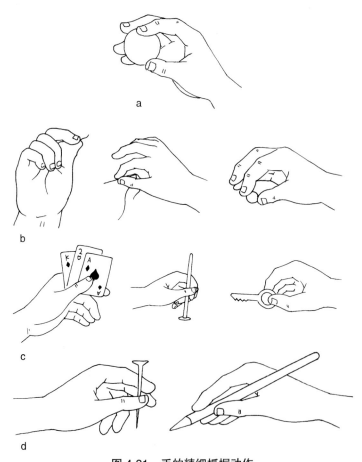

图 4-21 手的精细抓握动作
a：指腹捏；b：指尖捏；c：侧捏（或钥匙捏）；d：三指捏。

将手的基本动作归类总结的示意图如图 4-22 所示。

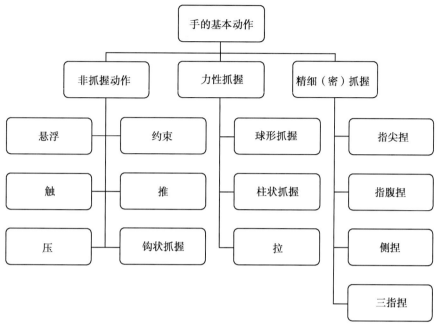

图 4-22　手的基本动作示意图

2. **精细运动的基础**　精细运动由四项基本动作组成，是小儿能够进行更复杂任务的前提。

(1)抓握物体(grasping)：需要手指小肌肉的发育成熟和手握持反射消失才能完成的动作。

(2)将手伸向物体(够物,reaching)：需要肩关节稳定和肘关节活动正常才能完成。

(3)随意放下物体(releasing)：需要手指小肌肉的发育成熟和手握持反射消失才能完成。

(4)腕关节(wrist)可在各个方向上活动：在肩、肘关节正常活动的基础上,腕关节周围肌的发育成熟和正常运动才能完成。

3. **手功能发育规律**

(1)抓握动作发育：是个体最初和最基本的精细动作,在此基础上发展写字、画画和生活自理动作技巧。抓握动作发育所遵循的规律是,由无意识抓握向随意抓握发育、由手掌的尺侧抓握向桡侧抓握发育、由不成熟的抓握模式(全手掌抓握模式)向成熟的对指抓握模式发育、由抓握物体向放开物体发育。

(2)双手协调(hand coordination)动作发育：是指同时使用双手操作物体的能力,如将物体从一只手传递到另一只手中;同时使用双手进行游戏(一只手固定小棍,另一只手将圆环套上或取下;一只手固定容器,另一只手从中取或向其中放物体;串珠子;一只手固定纸张,另一只手在上面书写或绘画;拍手等)。

小儿至 7 个月后,能同时摆弄两个物体,把一只手里的玩具传递到另一只手等,此阶段可以称为双手开始协调动作阶段。

(3)生活自理动作发育：不同生活自理动作发育对个体能力的要求不尽相同,因此其发育过程与顺序也存在一定的差异。

　　1）摄食动作发育

　　　　1个月：空腹被抱起时颜面即转向母亲乳房的方向。

　　　　3个月：在吸吮乳汁时可用手触摸母亲的乳房或奶瓶。

　　　　4个月：可以饮勺中的水。

　　　　6个月：自己抓取食物放入口中吃。

　　　　7个月：会饮杯中水。

　　　　8个月：从母亲手中拿过勺放入自己的口中。

　　　　9个月：可用两手拿饭碗并可到口。

　　　　11个月：自拿奶瓶、杯喝奶或水。

　　　　12个月：自己拿勺从碗中盛饭吃。

　　　　15个月：会剥去糖果或糕点的纸后吃。

　　　　18个月：可用勺盛汤喝。

　　　　21个月：可用吸管吸入饮品，可以剥橘子皮。

　　　　36月：吃饭时几乎不撒落饭粒，自己进食，会很好地用筷子。

　　2）更衣动作发育

　　　　12个月：开始配合穿衣。

　　　　18个月：开始有意识地脱鞋、脱袜、脱帽。

　　　　24个月：会脱宽松的衣服。

　　　　36个月：能穿上宽松的衣服。

　　　　4岁：会扣大的纽扣。

　　　　5岁：除了困难的步骤如系裤带外，能够完成穿脱衣的动作。

　　　　6岁：大多能达到穿衣独立。

　　3）如厕动作发育

　　　　18个月：排尿后可用"qi qi"的声音告知，常有兴趣地看自己的排泄物。

　　　　24个月：可正确地告知排便。

　　　　30个月：在排尿前可告知（白天大体上不尿裤子）。

　　　　36个月：夜间想排尿时可呼唤母亲，不需用尿布；无论在梦中如何地"游戏"也不尿床；自己可脱下短裤排便。

　　　　3岁半：几乎不需要辅助即可自己排便。

　　　　4岁：能保持衣裤的清洁和干燥。

　　　　4岁半：排大便后自己可处理（排便时已不需要大人跟随）。

　　（4）书写动作发育：书写动作需在脑的控制下，通过手腕和手指动作的相互配合才能完成。书写时还需要小肌肉群有较好的协调性，以及眼睛和手的相互配合，这是儿童发育到一定阶段时才能完成的动作。

　　Rosenbloom 研究了小儿握铅笔方式的发育过程，这个发育过程按发育顺序可分为以下4个阶段：①前臂呈旋前、旋后中间位，大鱼际在上方，用拇指以外的4个手指握笔；②前臂旋后位，小鱼际在上方，用拇指以外的4个手指握笔；③用拇、示指与中指握笔，写字时前臂及手离开桌面，通过肘关节与腕关节的活动来带动握笔的手做写字运动，称为三角架握笔书写方式；④成熟的握笔与书写方式：用拇、示、中指三指握笔，小指与环指以及腕与前臂放在桌面上，通过手内部肌肉的活动来书写。

日本的前川喜平曾调查了 272 名 1~8 岁正常小儿的握笔方式，总结出处于上述 4 个阶段的平均年龄。其结果是，从①~④平均年龄分别为 27 个月、33 个月、42 个月和 68 个月。

(5)手的知觉功能发育：手的触觉也是人们认识事物的重要途径。只有视觉和听觉而没有触觉参与，人们对事物的认识就不全面，也不准确。

触觉识别(tactile gnosia)是人类单凭手触及物体而不需要用眼看就能识别物体的能力，是手指的精细感觉。发育初期触觉识别能力优先发育，功能完善后通常通过视觉功能弥补。手对一些物体属性的触觉，如长短、温度，在出生后前几个月就发育得很好。但对于质地、重量等属性的感知却需在 6~9 个月之后，对物体形状的探索则更晚。手的知觉功能发育与手的动作发育密切相关，新获得的动作技能与越来越精确的感知功能均在彼此的进一步发育中相互起重要作用。

通过触摸，了解手部动作与身体部位之间的空间位置关系。能够识别物体的属性，如形状、大小、质地、重量、性质等。手的触觉识别和动作的发育，又可以促使大脑思维更活跃，并且还可以代替其他感觉器官。如在不能说话而又必须交流思想的情况下，手可以表示语言，在黑暗中手可以代替眼睛。

(二) 视觉功能发育

婴幼儿视觉功能发育的关键期是出生后前半年，眼球运动的自由控制能力在出生后 6 个月左右完成，大约在 1 岁左右接近成人，进而引导了精细运动技能的发育，并使其更加精细准确、更为协调迅速。因此，1 岁前是婴幼儿视觉发育的黄金时期。婴幼儿的视觉功能发育尚未完善，需在外界环境不断刺激下才逐渐发育成熟。

1. 视觉功能发育过程　包括视觉定位、注视、追视、视线转移等。

(1)视觉信息反馈处理阶段(0~2 个月)：只能接受单纯和强烈的光线和颜色，例如黑、白色、大色块或简单的线条及图形。有瞳孔对光反射、眨眼反射。能感觉到眼前摆动的手，不过距离很有限，只能看见约 20cm 距离处的物体。眼球只能随头颈转动而转动，对于快速运动的物体表现更为明显，追视范围比较小，如果在 20~25cm 处悬挂一个直径 8~10cm 红色圆环，左右摆动，能注视 90° 的范围。

(2)物体辨认阶段(3~6 个月)：出现眼球随意运动，能够辨别不同的面孔。双手向中线合拢时，双眼能够注视物体。眼球运动控制发育的规律：首先是水平方向追视功能的发育，其次是垂直方向追视功能的发育，最后是斜向追视功能的发育。

(3)精细辨认物体阶段(7 个月以后)：随着追视功能的发育，眼球的精细运动技能提高，开始能够辨别物体。集合运动比眼球在水平方向的追视运动难度大，空间深度知觉需通过眼球调节集合运动来实现。正确辨别空间深度不仅能对运动的物体进行辨别，而且有助于了解到自身运动时与周围物体之间的位置关系，进而能感觉到物体的存在，避免与物体发生碰撞。

2. 婴儿视觉功能发育顺序

(1)1 个月：能看见面前 20cm 左右的物体，双眼跟随水平方向移动的物体追视范围可达 90°；能辨识红、黄、蓝三原色。

(2)3 个月：能注视近处的物体，眼球能自由运动，会被面孔、灯光或运动物体所吸引。双眼追视移动物体范围可达 180°。

(3)6 个月：视网膜已很好地发育,看物体时用双眼同时看,已获得正常的"双眼视觉",因此,眼睛和双手可以相互协调做简单动作。对距离及深度的判断已有一定发育。视力为正常人的 1/3。

(4)7~8 个月：粗大运动从卧位发展到坐位,同时视力范围也从左右发展到了上下。是视觉、听觉和表情反应最佳的统合时期。

(5)9~12 个月：常喜欢坐着丢东西,然后爬行追物,或想要站立拿东西等,这是因为宝宝看到物品,以丢东西的方式来测距离,也有了空间感。视力为正常人的 2/3。

(三)手眼协调能力发育

手眼协调(eye-hand coordination)是指在视觉配合下手精细动作的协调性。小儿手眼协调随神经心理发育的成熟而逐渐发展起来,标志着发育的成熟度。随着精细运动技能提高,手眼协调能力愈来愈占重要地位,贯穿于精细运动之中,精细运动技能发育离不开手眼协调能力的发育,手眼协调能力发育是精细运动技能发育的关键。

1. 发育过程 包括手张开及双手抓握阶段(0~3 个月),手功能开始发育阶段(4~6 个月),手功能多样化发育阶段(7~9 个月),以及手功能熟练阶段(10~12 个月)。

2. 发育特征

(1)整体运动向分离运动发育：随着躯干稳定性的增高,手和眼不再受姿势的影响,由最初的手腕整体运动逐渐向手指的精细运动分化发育。

(2)抓握的稳定点由近端逐渐向远端发育：首先是手的外旋抓握,其次是手内旋抓握,再次是三指的静态抓握,最后是三指的动态抓握。

(3)眼和手发育的共同形式：眼和手发育过程具有共同特征,即都经过无目的(random)、到达(reach)、抓握(grasp)、操作(manipulation)的顺序性发育过程。小儿 6 个月以前,在卧位上摆弄物体时,手的活动范围与视线不交叉。

(4)从防御向功能发育：当手遇到危险刺激时会做出防御反应,从最初只具有感觉、防御的手向具有探索、功能的手方向发育。

(5)从手到眼的发育：发育早期手活动主要有回避反应、握持反应,由本体感觉和触觉刺激诱导产生,逐渐发育到由视觉刺激诱导,最终发育成为触摸物体后就能像看见物体一样感知物体。

(四)正常小儿精细运动发育顺序

精细运动功能发育过程与粗大运动功能发育相同,是随着小儿月龄和年龄的增长而逐渐地向成熟方向发育的过程。

1. 新生儿 因握持反射的存在而出现反射性的强握,拇指内收,在被动地使其手张开时有抵抗。

2. 3 个月 两手完全张开,并可以握住放入其手中的物品。可偶尔拽自己的衣服,但不灵活。

3. 4 个月 注视自己的手,两手可握在一起,手可入口。开始了正中位指向的发育和用手或口触物的动作。

4. 5 个月 主动伸手抓物,可将自己手中的物品放入口中,会用两只手进行各种动作,出现有意识的抓握动作,抓握方式是尺侧握(图 4-23)。仰卧位上可将手伸向上方去触摸玩具,但是,尚不能准确抓握。

5. **6个月** 可以用全手握的方式握住玩具(图4-24),可敲击桌上的玩具,可以拍打自己镜中的影像,当手中拿着一块积木再给另一块积木时,会扔掉手中原有的积木去接新的一块。

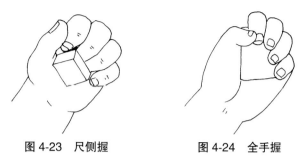

图4-23 尺侧握　　　　图4-24 全手握

6. **7个月** 开始桡侧握物(图4-25a),并能伸开手指抓住玩具(图4-25b),以拇、示、中三个手指为主抓取物品,可拾起掉下的物品,可将积木在双手间传递。

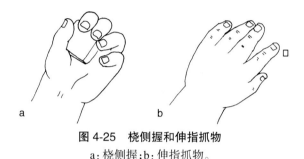

图4-25 桡侧握和伸指抓物
a:桡侧握;b:伸指抓物。

7. **8个月** 仍为桡侧握,可用拇、示指拿起葡萄干大小的物品,其他三指处于伸展位。偶尔可以用两只手牢固地握住玩具。

8. **9个月** 拇指能与其他手指相对,可以用拇、示指末节的腹侧捏物(图4-26);可随意地松开握在手中的物品;可用双手也可用单手握物;手可以伸过身体的中线,即对角线的伸出。

9. **10个月** 双手出现协调动作,可双手各握一物互相敲击玩耍;可在桌面上用前臂支撑身体,用拇指与示指对立捏物。

10. **11个月** 可用拇、示指的指尖捏物,但捏物时手仍要放在桌面上,不能拿起来(图4-27)。

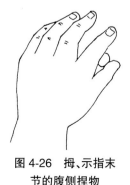

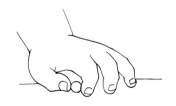

图4-26 拇、示指末
　　　节的腹侧捏物

图4-27 拇、示指的指尖腹侧捏物

11. **12 个月**　可用拇、示指指尖呈钳形捏较小的物体,捏物之后手可抬起并离开桌面(图 4-28)。

12. **15 个月**　搭 2~3 块积木,全手握笔,自发乱画;可把小的物品放入杯或瓶中,也可从杯或瓶中倒出物品。

13. **18 个月**　搭 3~4 块积木,几页几页地翻书;用小线绳穿进大珠子或大扣子孔;能把一个杯子中的水倒入另一个杯子中。

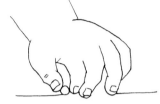

图 4-28　拇、示指的指尖腹侧捏起物品

14. **21 个月**　可搭 4~6 层积木;会用铅笔在纸上乱画。

15. **24 个月**　可搭 6~7 块积木,可将 2~3 块积木排成一横列;可以拧开带螺旋的瓶盖并拿下来;可一页一页地翻书;可将细绳穿入珠的小孔内。

16. **30 个月**　可搭 8~9 块积木,模仿画水平线和交叉线;穿裤子、短袜和便鞋,解开衣扣;会用剪刀乱剪纸和布。

17. **3 岁**　可用积木搭成门或隧道的形状,在搭积木时手可以不触到桌面;可以伸直上肢去抓球。搭 9~10 块积木,能临摹"○"和"十"字;会穿珠子、系纽扣、向杯中倒水。

18. **4 岁**　可在上肢屈曲的状态下抓取大的球,并可从头顶上向外抛球。

19. **5 岁**　可使用剪刀剪各种物品。

20. **6 岁**　可用一只手去扶持物品,另一只手去做事;可掷球、拍球;6~7 岁阶段握笔的方式基本成熟,基本上与大人一样。

21. **7 岁**　可使用锤子钉钉子;可做投掷和击打球的游戏。

22. **8 岁**　可用一只手去抓取球;可熟练地应用剪刀。

精细运动发育的关键月龄见表 4-4。

表 4-4　精细运动发育的关键月龄

精细运动	关键月龄
主动用手抓物	5
可用拇指及另外 2 个手指握物且可将积木在双手间传递	7
拇指能与其他手指相对	9
能用拇指与示指捏较小的物体	12
搭 2~3 块积木,全手握笔,自发乱画	15
搭 3~4 块积木,几页几页地翻书;用小线绳穿进大珠子或大扣子孔	18
搭 6~7 块积木,模仿画垂直线	24
搭 8~9 块积木,模仿画水平线和交叉线;穿裤子、短袜和便鞋,解开衣扣	30
搭 9~10 块积木,能临摹"○"和"十"字;会穿珠子、系纽扣、向杯中倒水	36

三、脑性瘫痪儿童的精细运动功能障碍

(一)影响精细运动功能发育的原因

精细运动功能发育与感觉输入、姿势控制(身体稳定),以及粗大运动模式密切相关,并

且以其为基础。姿势控制不良、异常姿势和运动模式通过以下几个途径影响脑瘫儿童精细运动功能发育。

1. 躯干及骨盆不稳定　导致身体一部分活动时另一部分不能保持稳定。

2. 肩胛带和肩关节不稳定　导致上肢和手在握物时不稳定，不能准确地抓握物体。

3. 躯干、上肢和手的异常姿势及运动模式　例如脊柱侧弯影响身体的对线；前臂旋前、手呈握拳或半握拳状态，影响伸手、抓握、释放等精细运动功能的发育。

4. 平衡功能不佳或不成熟　由于平衡功能不佳，所以在取坐位时需要使用单手或双手支撑体重，进而影响手的功能。

5. 手的释放动作不成熟或异常　例如，肌张力增高的脑瘫儿童（痉挛型）放下物体时出现屈腕和手指伸展动作，或者中度痉挛伴不随意运动的脑瘫儿童（不随意运动型）呈现上肢屈曲、手张开，放下物体时手指过度伸展。

6. 手功能发育滞后　手功能保持在较低水平，影响进行精细动作。

7. 视觉功能发育异常　影响手功能的发育。

（二）脑性瘫痪儿童上肢的异常姿势和异常运动

1. 异常姿势　脑瘫儿童上肢常见的异常姿势有肘关节屈曲（elbow flexion）、前臂旋前（forearm pronation）（图 4-29a）、屈腕（wrist flexion）、手指屈曲（finger flexion）（图 4-29b）和拇指掌屈（thumb in palm）。

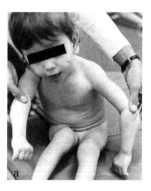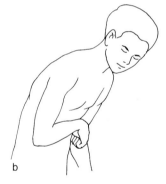

图 4-29　上肢和手的异常姿势
a：前臂旋前；b：肘、腕、手指屈曲。

2. 异常运动

（1）图 4-30 中所示是一个 23 个月的偏瘫儿童在视觉反馈下，从钉板上取尖状物时健侧手与患侧手取物动作的对比（Jeannerod，1990）。

健侧手的动作：首先进行手指伸展屈曲动作，然后接触钉子，最后手指环绕钉子，准确地抓住钉子。

患侧手的动作：手掌显著张开，手指伸展地去接触钉子，只有轻微的手指环绕动作，呆板地抓住钉子。

（2）图 4-31 所示的是一个 5 岁偏瘫患儿手的活动方式：a 示健手取物动作，b、c、d 示患手取物动作，在经过多年训练以后，患侧手能够比较正常地够物和抓物。但是，在接触物体前手指形状仍然异常，示指过度伸展，然后微屈，抓物过程中有时会滑落（Jeannerod，1990）。

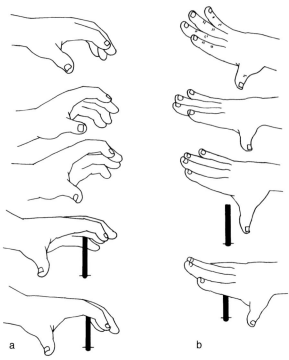

图 4-30   偏瘫患儿健侧手与患侧手取物动作对比 1
a:健侧手;b:患侧手。

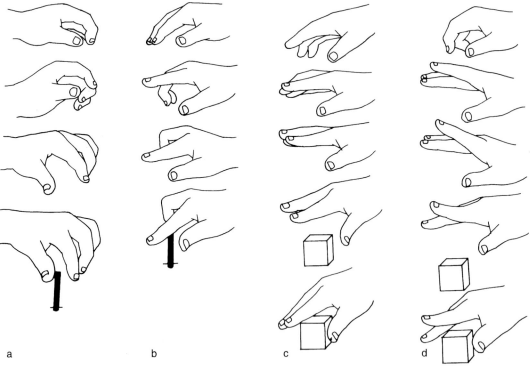

图 4-31   偏瘫患儿健侧手与患侧手取物动作对比 2
a:健侧手;b、c、d:患侧手。

四、精细运动治疗原则与策略

(一) 精细运动治疗原则

1. **多种方法结合的训练**　精细运动是复杂的活动,训练时要将各种方法结合起来进行训练。

2. **训练要结合患儿特点**　一定要结合患儿的发育特点、年龄适应性和个体特异性。另外,要根据脑瘫的类型、患儿年龄、自身异常姿势和运动模式的特点进行个体化的训练。

3. **正确的评定**　详细、正确地评定患儿肌肉、骨骼和关节功能等情况,确定问题后进行有针对性的训练。

4. **综合性训练**　为了保证精细运动训练的效果,要对患儿进行感觉功能、认知功能和运动动机等进行综合性训练。

5. **训练中应考虑到的问题**

(1)单手活动时,另一手要放在恰当位置,借以维持正确姿势与肌张力。尤其是不随意运动型患儿,只有固定一只手,另一只手才能很好地操作。

(2)根据患儿的病情考虑训练用物件的大小、质地、重量与形状,手的运动控制始于感觉输入,对触觉的训练应由硬到软。

(3)训练中要注意使患儿进行双手性活动,同时要保持在正中位上活动。

(4)训练活动要与日常生活活动相结合,训练成果要应用于日常生活动作中。

(5)训练要强调诱发患儿的主动性,训练方法的设计要结合患儿的病情,要有趣味性,使患儿充分发挥。

(二) 精细运动治疗的基本内容

1. **俯卧位**　使患儿处于俯卧位(prone position)(图 4-32),可以达到如下训练目的。

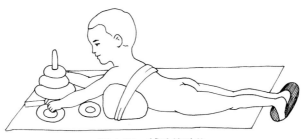

图 4-32　辅助俯卧位

(1)增强肩关节的稳定性。

(2)促进颈部、躯干的伸展。

(3)保持肩臂三角形。

(4)增强前臂及手部的本体觉。

(5)增强桡侧稳定性。

(6)促进两手的中线活动。

2. **侧卧位**　使儿童处于侧卧位(side lying),可以达到如下训练目的。

(1)可以增强承重侧肩关节的稳定性。

(2)促进一侧身体负荷体重的能力。

(3)可保持肩臂三角形。

(4)促进颈部和躯干的伸展。

(5)促进头部、颈部更好地对位(better head/neck alignment)。

(6)可促使手越过中线。

(7)促进躯干的转动活动,为翻身运动做准备。

3. 坐位

(1)训练目的:使儿童处于正确坐位(sitting)(图 4-33),可以达到如下训练目的。

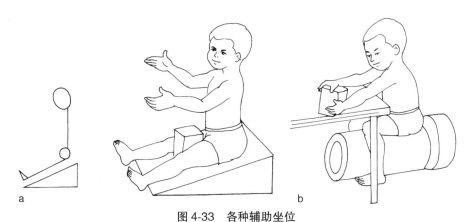

图 4-33　各种辅助坐位

a:三角垫辅助坐位;b:骑跨滚筒桌前坐位。

1)促进颈和躯干抗重力伸展。

2)在坐位上可以固定一只手,使另一只手移动或进行操作。

3)增加上肢活动的机会。

4)可使手越过中线。

5)骨盆与双脚可负荷体重,体验负重的感觉。

6)可增强本体感觉。

(2)保持正确坐位姿势的方法

1)椅子高度:坐位时,髋、膝关节屈曲 90°,全足底着地,保持脊柱竖直,垂直于地面。如果患儿难以保持正确的坐位,可以应用辅助器具以保持正确的坐位,在患儿足底放一木箱保证高度和使足底全部着地(图 4-34a);或应用不同高度的椅子腿,在短的部分垫一木箱(图 4-34b)。如果患儿的足不能接触地面,此时让他书写,他写的字一定没有平时工整,因为他的注意力都在脚上。图 4-35 是不正确的坐位姿势。

2)桌子的高度:很多儿童上肢呈屈曲模式,当桌子的高度不合适时更加重儿童上肢屈曲模式,必须要注意桌子的高度。儿童取坐位时肩关节自然下垂,肘关节屈曲 90°,在前臂上方加 5cm,即桌子的高度(图 4-36)。

3)坐位辅助器具:对于坐位不稳定或有异常姿势的儿童,可应用坐位辅助器具,增加稳定性或矫正异常姿势。可以根据儿童坐位的稳定程度自行设计各种坐位辅助器具。

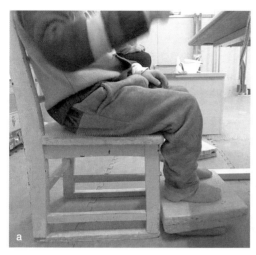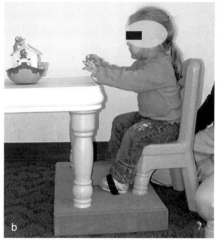

图 4-34　正确的坐位姿势

a: 足底平放在木箱上; b: 坐于有高低椅子腿的椅子上。

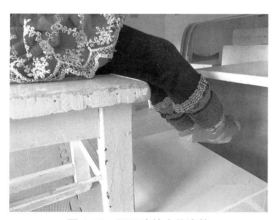

图 4-35　不正确的坐位姿势

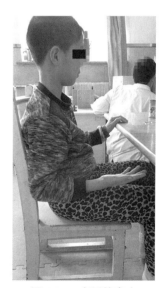

图 4-36　桌子的高度

4. **立位**　使儿童处立位(standing)(图 4-37),可以达到如下训练目的。

(1)增强颈、躯干、肩关节稳定性和肌力。

(2)保持身体双侧对称。

(3)肩臂呈三角形、双足负荷体重。

(4)增强腕关节的伸展及稳定性。

(5)促进双手协调和在中线上活动的能力。

(6)给予稳定的支持点。

(三) 促进上肢功能发育

1. 促进上肢粗大运动功能发育

(1)训练内容

1) 促进手臂与肩关节动作分离。

2) 增加肩关节自主控制,提高上肢稳定性。

3) 诱发肘关节伸直。

4) 训练坐位平衡,诱发保护性伸展反应。

5) 诱发手到口的动作。

6) 诱发双手在中线上的活动。

(2) 训练方法:可以设计很多方法使上肢和腕关节进行各种活动,例如利用打钉子动作进行训练,可以达到各种目的。

1) 利用肘关节的屈曲、伸展活动,在肘关节伸展时打钉子(图 4-38)。

2) 利用前臂的旋前旋后活动,在前臂旋前位上打钉子(图 4-39)。

3) 利用腕关节掌屈和背屈运动,在掌屈时打钉子(图 4-40)。

4) 利用腕关节向桡、尺侧屈运动,在向尺侧屈时打钉子(图 4-41)。

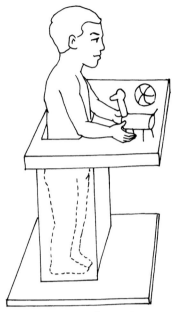

图 4-37　辅助立位

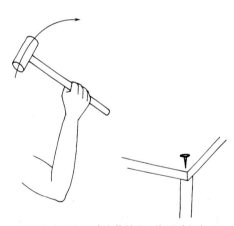

图 4-38　利用肘关节的屈、伸活动打钉子

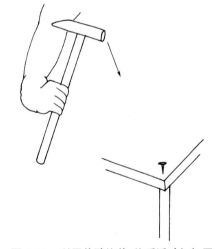

图 4-39　利用前臂旋前、旋后活动打钉子

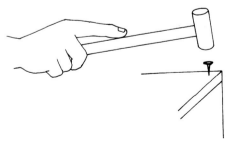

图 4-40　利用腕关节的掌屈、背屈活动打钉子

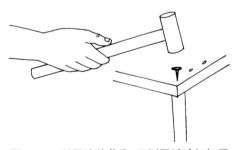

图 4-41　利用腕关节桡、尺侧屈活动打钉子

2. 促进精细运动功能发育

(1)训练内容

1)抓握动作。

2)更好地控制上肢的感觉性活动。

3)更好地控制手和手指的感觉性活动。

4)拿起东西动作。

5)放下东西动作。

6)促进手抓放物体及手 - 眼协调活动。

7)用于手指分离性运动控制的活动。

(2)训练方法：可以设计很多方法训练手指活动,如应用黏土或橡皮泥进行拇指活动训练。

1)用拇指外的 4 个手指握一橡皮泥条,然后利用拇指的屈曲、伸展活动向上方捻搓(图 4-42a),也可以向下方捻搓(图 4-42b)。

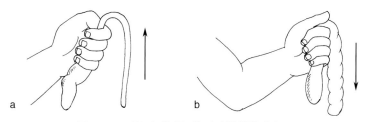

图 4-42　利用拇指屈、伸活动捻搓橡皮泥

a：向上方捻搓,拇指伸展;b：向下方捻搓,拇指屈曲。

2)将一橡皮泥条放于桌子上,拇指以精细内收活动(图 4-43a),或者外展活动(图 4-43b)捻搓之。

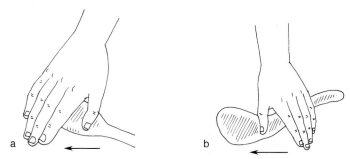

图 4-43　利用拇指内收、外展活动捻搓橡皮泥

a：右手向右侧捻搓,拇指内收;b：左手向右侧捻搓,拇指外展。

五、日常生活动作训练

(一) 摄食动作

1. 进食活动的必备条件

(1)头、躯干、上肢的协调动作与坐位平衡。

(2)手、口、眼协调能力。

(3)手的伸展、抓握、放开功能。

(4)咀嚼、舐、吸吮动作;咽下时的口唇、舌及下颌的动作。

2. 脑瘫儿童进食中的潜在问题

(1)咀嚼、吞咽、嘴闭合障碍。

(2)不会用嘴从匙中取食。

(3)不能保持正确的坐姿。

(4)不能从盘中取食后送至口中。

(5)不能控制流涎和液体入量等。

3. 取食动作训练

(1)训练时,治疗师或母亲应坐在患儿身后,以便于患儿采用自然的进食动作进行训练。

(2)根据患儿的咀嚼、吞咽功能给予易于抓握的食物,或者是黏稠度大的食物。

(3)借助自助器具进行训练:D 形环 / 防滑垫 / 盘挡等。

(4)根据患儿进食障碍的不同情况,对饮食用具进行改造,便于患儿应用,如筷子的改造(图 4-44a、b),勺子的改造,或者将吸管固定到杯子上便于吸吮(图 4-45)等。

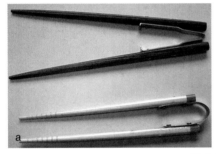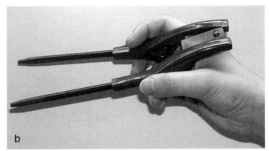

图 4-44 　筷子的改造

a:将筷子连在一起;b:握持方式。

(二) 更衣动作

1. 穿衣时的体位 　要设法避免引起或加重痉挛体位。

(1)只能卧位穿衣的患儿可采取俯卧位,如俯卧在护理者的双腿上,双髋 / 膝关节屈曲并分开。

(2)需在仰卧位穿衣时,应在患儿枕部垫一个枕头,将髋 / 膝关节保持在屈曲位。

(3)坐位穿衣时,应保持坐位平衡,髋关节屈曲,躯干前倾。

注意:痉挛型脑瘫患儿开始学习自己穿衣服时,为避免身体出现僵直,通常采取侧卧位,使颈、髋、膝关节保持屈曲状态。

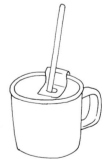

图 4-45 　便于吸吮的吸管和杯子

2. 穿衣动作训练要点

(1)重要的前提是患儿要理解身体的各部位、服装的结构及身体在空间的位置。

(2)对于穿衣 / 鞋不分左右的患儿,可在衣服 / 鞋上做些醒目的标志。

(3)对于偏瘫患儿,应先穿患侧后再穿健侧。

(4)衣服宜宽松、肥大,易于穿脱。

(5)多应用松紧带/尼龙扣。

(6)训练时从一个动作做起,逐渐增加动作。

(7)可使用辅助器具,如系扣器具、脱袜子的器具等;为了便于穿鞋子,可在鞋足跟处加一较大的环;为便于拉上拉链,也可在拉链上面加上较大的环。

(三)如厕动作

1. 训练目的

(1)让患儿知道什么时候需要大便/小便,并学会控制大小便。

(2)在需要大小便时能够及时告诉他人。

开始如厕训练的年龄因地区、习惯、穿着衣服的类型、家庭帮助程度等因素影响而各不相同。

2. 如厕的基本动作

(1)会开关卫生间的门。

(2)可坐在便器上或蹲下。

(3)可以脱下裤子。

(4)便后会用纸擦拭。

(5)可完成便后冲水。

(6)便后洗手。

3. 训练时机 具备膀胱、直肠控制能力是如厕训练成功的先决条件。测试方法如下。

(1)膀胱控制:一次小便的量是不是很多? 能保持衣裤干燥几小时? 是否在欲排尿时有特殊表情或动作? 如都具备,表明已具备膀胱控制能力和排尿意识。

(2)身体条件

1)能否拾起地上的细小物件?

2)能否很好地行走或移动?

3)能否蹲或坐在凳子上?

(3)理解与合作能力方面的准备:如能完成以下几项,说明其已具备如厕的智力条件,包括躺下、坐起、指出身体的部位、将玩具放入盒中、递送物件、模仿鼓掌等。

4. 训练内容

(1)养成定时排便的习惯。

(2)穿、脱裤子。

(3)坐或蹲于便器上。

(4)便后擦拭。

(5)便后洗手。

(6)设施改造:对卫生间进行改造(图 4-46),使之适合脑瘫患儿应用。

(四)沐浴动作

1. 沐浴的必要条件 保持身体坐位平衡及对头和躯干的控制。

2. 沐浴的基本动作

(1)使用浴液和毛巾。

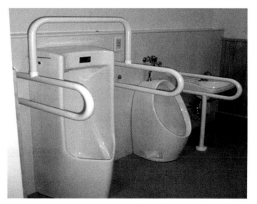

图 4-46 厕所的改造

(2)洗和擦拭身体。

(3)出入浴室。

(4)使用淋浴器。

(5)洗头。

(6)开、闭水管开关。

3. **训练方法**　应用必要的辅助器具进行训练,如浴池安装扶手,加防滑垫;应用橡胶游泳圈(髋关节屈曲,躯干前倾);盆浴或淋浴。

(五)学习动作

对于障碍儿来说,学习与其他日常生活动作一样,存在许多困难。要辅助患儿尽可能地设法参与学习。除了文化知识外,还要学习时间的概念、数字、物体的形状、大小、重量、立体觉等知识。

1. **训练内容**

(1)拿笔。

(2)一只手拿笔,另一只手压住纸或本、尺等。

(3)稳定的坐位。

(4)上肢的支撑能力。

(5)肩、肘和手的关节活动能力。

(6)手与眼的协调等。

2. **用笔方法的训练**　见第七章。

3. **学习桌的改造**　为了学习时保持正确的坐姿,可以对桌子进行适合性的改造,根据儿童身高等调节桌面的高度和倾斜度。

4. **握笔辅助器具**　针对儿童握笔困难情况不同,选择或制作适当的握笔辅助器具。

5. **其他学习用具的改造**　为了便于应用,可以对患儿其他学习用具进行改造,如对剪刀的改造(图 4-47a、b)。

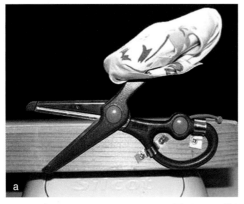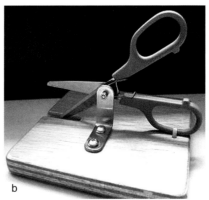

图 4-47　剪刀的改造
a:将剪刀置于木板边缘;b:用金属架固定剪刀。

（陈秀洁　姜志梅）

参 考 文 献

1. 田原弘幸 . こどもの理学療法 . 東京 : 神陵文庫 , 2007.

2. 小塚直樹 . 運動療法各論 . 東京 : 神陵文庫 , 2001.

3. 中島雅之輔 . 発達からみた脳性運動障害の治療 . 東京 : 新興医学出版社 , 1992.

4. Bobath K (寺沢幸一ほか監訳). 脳性麻痺の運動障害——評価と治療の考え方 . 2 版 . 東京 : 医歯薬出版株式会社 , 1985.

5. 吕智海 , 李晓捷 , 王立苹 , 等 . 腕手矫形器提高脑性瘫痪痉挛型偏瘫患儿上肢功能疗效观察 . 中国中西医结合儿科学 , 2010, 2 (2): 188-189.

6. 北原佶 . 中村隆一 , 乳幼児の運動発達 , 津山直一編 . 脳性麻痺の研究 . 同文書院 , 1985: 151-169.

7. Bobath K (梶浦一郎ほか訳). 脳性麻痺の異常姿勢反射 . 東京 : 医歯薬出版株式会社 , 1978.

8. 王玉龙 . 康复评定学 . 北京 : 人民卫生出版社 , 2008.

9. Shafer DSet al (高松鶴吉監訳). 乳幼児の発達指導法 . 東京 : 医歯薬出版株式会社 , 1988.

10. 有馬正高 , 太田昌孝 . 運動から見た脳の発達 . 発達障害医学の進歩 9, 東京 : 診断と治療社 , 1997: 67-74.

11. 日本小児神経学会卒後教育委員会 . 小児神経学の進歩 . 東京 : 診断と治療社 , 1999: 118-134.

12. 五味重春 . 脳性麻痺 . 2 版 . 東京 : 医歯薬出版株式会社 , 1989.

13. 中华医学会儿科学会康复学组 . 儿童脑性瘫痪运动障碍的康复建议 . 中华儿科杂志 , 2020, 58 (2): 91-95.

14. 梁清仙 , 翟凌云 . 作业疗法在儿童脑瘫康复中的应用 . 护理研究 , 2003, 17 (1): 80-90.

15. 有马正高 , 北原佶 . 小儿的姿势 . 陈秀洁 , 译 . 北京 : 北京大学医学出版社 , 2014.

第五章

头、颈和躯干运动与运动障碍的治疗

第一节　躯干的构成

躯干由肋骨和胸骨、椎骨、骶骨、尾骨,总计 51 块骨及多个关节、韧带等构成。

一、脊柱

(一) 构成脊柱的骨

脊柱由 24 块独立的椎骨、1 块骶骨和 1 块尾骨,以及连结它们的椎间盘、关节和韧带构成。

1. 椎骨

(1) 椎骨的区分及特征:独立椎骨区分为:颈椎(cervical vertebrae,C)7 块;胸椎(thoracic vertebrae,T)12 块;腰椎(lumbar vertebrae,L)5 块(图 5-1)。

1)颈椎:横突上有孔,称为横突孔,椎动脉、椎静脉及神经由此通过,棘突的末端分叉。

第一颈椎称为寰椎,无椎体和棘突,由前弓、后弓及两块侧板构成。第 2 颈椎称为枢椎,椎体上方有齿突,其前面有关节面。第 7 颈椎称为隆椎,棘突长而不分叉,低头时可在颈根部摸到。

2)胸椎:椎体较大,两侧及横突末端有肋凹,棘突长而且斜向后下方(图 5-2a)。

3)腰椎:椎体肥大,棘突粗短,呈宽板状向后方水平突出(图 5-2b)。

(2)椎骨的构成:除个别椎骨外,大多数

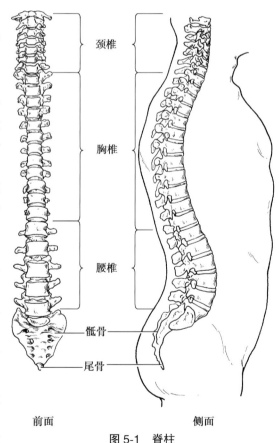

颈椎

胸椎

腰椎

骶骨

尾骨

前面　　　　　　　　侧面

图 5-1　脊柱

椎骨由以下结构构成。

1)椎体:椎体呈块状位于前部,其后方是呈弓状的椎弓,它与椎体连结部称为椎弓根,此处上、下缘稍凹陷称为上切迹和下切迹。相邻椎骨的上、下切迹围成椎间孔,孔间有神经、血管通过。

2)突起:总计 7 个,向后的 1 个棘突、向两侧的 2 个横突、向上的 2 个上关节突和向下的 2 个下关节突。

3)椎孔:为椎体与椎弓围成的孔,各椎骨的椎孔连接起来构成椎管,脊髓在其间穿过(图 5-2)。

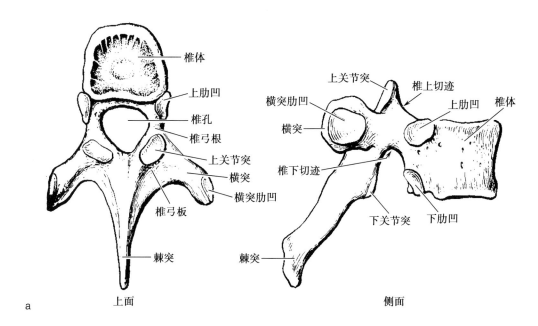

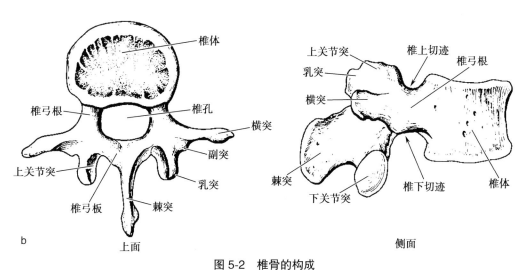

图 5-2　椎骨的构成

a:胸椎;b:腰椎。

2. 骶骨和尾骨

(1)骶骨(sacrum,S):由 5 块骶椎在 17~20 岁后融合形成。骶骨呈上宽下窄的三角形,上部为底,其前缘中部向前突出为骶岬。骶骨前面凹而光滑,有 4 对骶前孔,后面有 4 对粗糙的骶后孔。骶骨两侧有耳状面,与髂骨的耳状面构成骶髂关节。

(2)尾骨:由 4 或 5 块尾椎融合而成,其结构包括尾骨角和横突。

3. 脊柱的生理弯曲

从侧面看脊柱,可见 4 个弯曲(图 5-3a)。胸曲和骶曲是在胚胎期形成的,在生后 3~4 个月抬头后脊柱在颈部形成第一个前凸,从 6 个月婴儿能坐开始直到 1 岁多,随着学习走路,腰部前凸才逐渐形成(图 5-3b)。由此看来,脊柱的后凸(胸曲和骶曲)是原始的,前突(颈曲和腰曲)是继发的,继发弯曲是从卧位发育至直立位的特征。

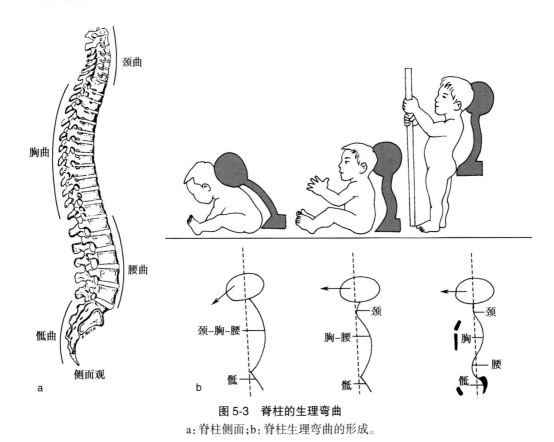

图 5-3　脊柱的生理弯曲
a:脊柱侧面;b:脊柱生理弯曲的形成。

(二) 脊柱的功能

1. 参与一些腔壁的构成　如椎管、胸腔、腹腔、盆腔。椎管的作用是容纳和保护脊髓和脊神经,其他三腔的作用是容纳和保护内脏器官,也为支配内脏活动的自主神经提供适宜的环境,在生命中具有决定性的作用。

2. 构成人体躯干的中轴和支柱　具有支持和负重功能。

3. 脊柱正常弯曲的作用

(1)增加了脊柱的柔韧性和对震动的缓冲作用。

(2)可使身体总重心稍向后移,移至人体中轴的垂线上,有利于维持身体平衡、人体直立和行走。

（3）由于骨与韧带等的作用，在椎间关节水平保持了足够的限制度和稳定性，进而保护了头部器官，特别是大脑。

4. **脊柱为一拱形结构** 有良好的弹性，起着传递压力、缓冲震动的作用。

5. **完成各种基本运动** 成为运动时的杠杆，还是许多肌肉的附着点。

二、胸廓

胸廓由 12 个胸椎、12 对肋骨、1 块胸骨以及关节、韧带构成。

（一）肋骨

肋骨（costal bone）分为肋骨体、胸骨端（前端）和椎体端（后端）三部分。椎体端膨大呈小头状，称肋头。其上有肋头关节面，与相应椎骨体上的肋凹构成肋头关节，肋头与肋体交界处狭细为肋颈。在颈与体之间有肋结节，它与相应胸椎横突肋凹形成关节，与肋头关节合称肋椎关节。胸骨端稍宽，有粗糙的凹面与软骨相连结。肋骨体内侧面下缘有肋沟，是肋间神经和血管通行处。

（二）胸骨

胸骨（sternum）位于胸前壁正中的皮下，是一块长扁形骨，可分柄、体和剑突三部分。胸骨柄上缘中部是颈静脉切迹，两侧部是锁切迹，柄的两侧部有第一肋切迹。柄和体相接处稍向前突出，称为胸骨角，此处两侧有第二肋切迹。胸骨体扁平，两侧面有第 3~7 肋切迹。胸骨剑突位于下部，尖向下（图 5-4）。

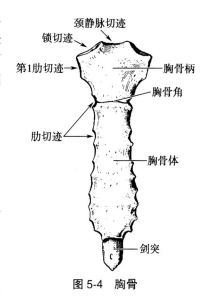

图 5-4 胸骨

三、躯干骨的连结

（一）椎骨间连结

1. **椎体间连结** 椎体和椎体之间借椎间盘和前纵韧带、后纵韧带相连。

2. **椎弓间连结** 各个椎弓之间由黄韧带连结。

3. **椎骨突起间的连结**

（1）关节突关节：即椎间关节，左右各一，由相邻椎骨的上、下关节突的关节面构成。

（2）横突间和棘突间：均为韧带连结，有棘上韧带、棘间韧带和横突间韧带（图 5-5）。

（二）腰骶连结和骶尾连结

腰骶连结是指第 5 腰椎和骶骨间连结，其连结结构与其他椎骨间连结基本相同。第 5 骶椎与第 1 尾椎之间借软骨相连，为骶尾连结。

（三）颈椎关节的连结

1. **寰枕关节** 是由枕骨的枕髁与寰椎侧块的上关节凹构成的椭圆关节，左右寰枕关节在结构上独立，功能上联合。此关节绕额状轴可做屈伸运动，绕矢状轴可做侧屈运动。

2. **寰枢关节** 由 3 个独立的关节构成，即 2 个寰枢外侧关节和 1 个寰枢正中关节。这三个关节在运动时是联合的，只能使头部绕齿状突垂直轴做回旋运动。

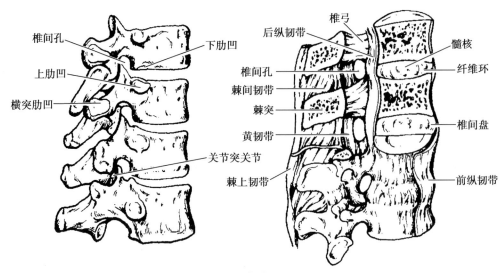

图 5-5　椎骨间连结

寰枕关节和寰枢关节被十字韧带等加固（图 5-6）。

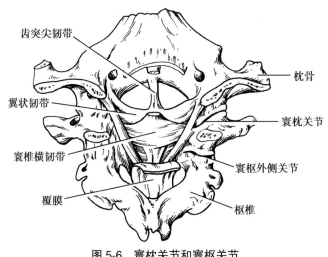

图 5-6　寰枕关节和寰枢关节

（四）肋骨与胸骨的连结

第 1 肋软骨与胸骨柄的肋切迹间构成软骨结合；第 2~7 肋软骨分别与胸骨的肋切迹构成胸肋关节；第 8~10 肋软骨与上位肋软骨相连，在两侧形成肋弓；第 11 和 12 肋软骨游离，不与胸骨相连（图 5-7）。

（五）肋骨与椎骨的连结

肋骨的后端与胸椎相连，构成两个关节，由肋骨的肋头关节面与相应胸椎的肋凹构成肋头关节；由肋结节关节面与横突肋凹构成肋横突关节，两关节合称肋椎关节。在运动时绕肋头与肋结节中心连线构成的轴做回旋运动，此时肋的前部或升或降，胸廓随之扩大或缩小。

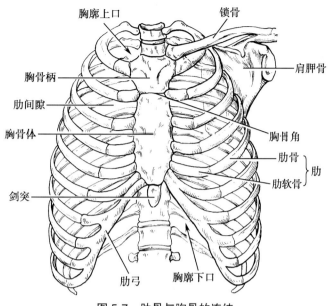

图 5-7　肋骨与胸骨的连结

四、骨关节和韧带对脊柱稳定的影响

人体姿势及运动状态的稳定依赖于脊柱的稳定,维持脊柱稳定的结构有骨关节、韧带和肌。认为骨关节和韧带是内部稳定结构,肌被视为外部稳定结构。

椎体和关节突的形状限制着脊柱的活动范围,椎间盘连接着椎体可避免彼此过度滑移。椎骨间韧带也控制着脊柱的活动,如椎弓间韧带、棘间韧带和后纵韧带可限制脊柱的过度前屈;前纵韧带防止过伸,横突间韧带防止脊柱的过度侧屈等。

第二节　头、颈和躯干肌及作用

一、颈部肌

(一) 颈前肌

1. 头长肌

(1)起点:起自第 3~6 颈椎的横突。

(2)止点:止于枕骨基底部(图 5-8)。

(3)支配神经:1~3 颈神经。

(4)解剖学作用:两侧同时收缩,产生头在寰椎上的前屈运动。

2. 颈长肌

(1)起点:分三个部分,垂直部起自第 5~7 颈椎的横突和第 1~3 胸椎的椎体;上斜部和下斜部起自第 3~6 颈椎的横突(见图 5-8)。

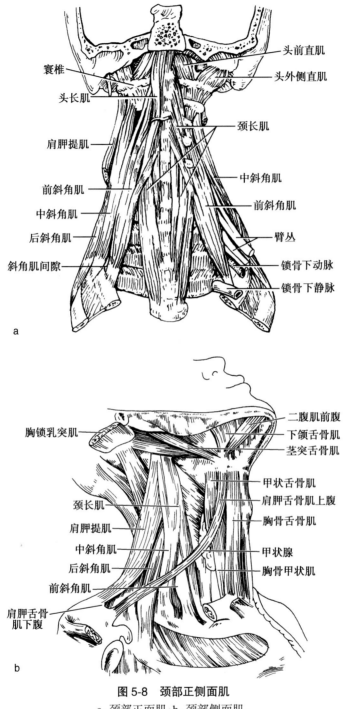

图 5-8 颈部正侧面肌

a：颈部正面肌；b：颈部侧面肌。

（2）止点：上斜部纤维止于寰椎前弓，下斜部纤维下降止于第 1~3 胸椎的椎体。

（3）支配神经：2~7 颈神经。

（4）解剖学作用：屈颈，在行走、咳嗽、吞咽时其作用增强，具有稳定颈部的作用。

3. 前、中、后斜角肌

（1）起点：前斜角肌（scalenus anterior）、中斜角肌（scalenus medius）和后斜角肌（scalenus posterior）均起自下 6 个颈椎的横突。

（2）止点：前、中、后斜角肌均止于第一肋前部上面或第二肋前部（图 5-8）。

（3）支配神经：3~8 颈神经。

（4）解剖学作用：当两侧斜角肌收缩时能屈颈，一侧收缩时可侧屈颈并旋向同侧；当脊柱颈部固定时，斜角肌能抬高第一、二肋。

4. 胸锁乳突肌（sternocleidomastoid）

（1）起点：有两个头，分别起自胸骨柄上缘和锁骨胸骨端，覆盖部分胸锁关节和锁骨的内侧部上缘。

（2）止点：止于颞骨的乳突和枕骨的上项线（图 5-9）。

（3）支配神经：副神经（C_1~C_3）。

（4）解剖学作用：下固定时，一侧收缩使头面部转向对侧，头颈屈向同侧；两侧同时收缩时，使头和颈部脊柱伸。上固定时，上提胸廓，助吸气，是呼吸辅助肌。

5. 颈阔肌　颈阔肌位于颈部浅筋膜中，为一皮肌，薄而宽阔，也属于表情肌。

（1）起点：胸大肌和三角肌表面深筋膜。

（2）止点：向上止于口角（图 5-9）。

（3）解剖学作用：收缩时牵拉口角向下，可见到颈部皮肤出现皱褶。

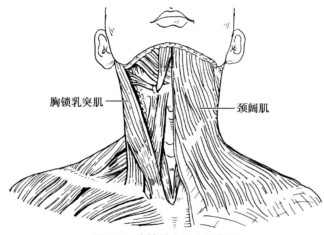

胸锁乳突肌　　　　　颈阔肌

图 5-9　胸锁乳突肌和颈阔肌

（二）颈后肌

为椎枕肌群，位于枕骨下方，寰枢椎的后方，头半棘肌的深面，作用于寰枕和寰枢关节，由头后大直肌、头后小直肌、头上斜肌和头下斜肌四块深层的小肌连接于第 1、2 颈椎和枕骨之间。

1. 头后大直肌（rectus capitis posterior major）

起止点：呈三角形，起自枢椎棘突，止于下项线的外侧部。

2. 头后小直肌（rectus capitis posterior minor）

（1）起止点：呈三角形，较小，居内侧，起自其上方的寰椎结节，止于下项线内侧部。

(2)解剖学作用:1、2的两肌作用相同,一侧收缩头转向对侧,两侧收缩使头后仰。

3. 头上斜肌(obliquus capitis superior)

(1)起止点:起自寰椎横突,斜向内上方,止于枕骨下项线上方的骨面,从寰椎横突连于枕骨的下项线外侧部。

(2)解剖学作用:一侧收缩使头转向对侧并向同侧侧屈,两侧收缩使头后仰。

4. 头下斜肌(obliquus capitis inferior)

(1)起止点:起自枢椎棘突,斜向外上方,止于寰椎横突。

(2)解剖学作用:一侧收缩使头转向同侧并屈,两侧收缩使头后仰。

(3)支配神经:椎枕肌群受枕下神经(C_1)支配。

二、背肌

(一)背浅层肌

1. 斜方肌(trapezius)　是连于躯干、颈、颅和肩带之间的肌,是位于项部和背上部的一块浅层肌,整个肌均易看到和摸到。一侧为三角形扁肌,两侧合为斜方形。

(1)起点:枕骨、项韧带和C_7~T_{12}椎骨的棘突。

(2)止点:肌纤维分上、中、下三部分,从这些起点汇聚止于锁骨肩峰端、肩峰和肩胛冈(图5-10)。

(3)解剖学作用:近固定时,上部肌纤维收缩能提和上旋肩胛骨并能使颈部伸展、侧屈和转向对侧;下部肌纤维收缩能上旋、内收和降肩胛骨;中部肌纤维收缩则上旋和内收肩胛骨。远固定时,一侧纤维收缩使头向同侧侧屈并向对侧回旋;两侧纤维同时收缩,使头后仰,即伸展动作。一侧整块肌肉收缩使脊柱向对侧回旋,两侧整块肌肉收缩使脊柱伸展。当抬高臂时,产生上旋和外展肩胛骨。

2. 背阔肌(latissimus dorsi)　位于腰背部皮下,为三角形扁肌。

(1)起点:起自下6个胸椎和全部腰椎棘突、骶正中嵴、髂嵴后部和下3个肋骨外侧面(见图5-10)。

(2)止点:肱骨小结节内侧的底部。

(3)解剖学作用:近固定时,使上臂伸、内收和内旋。远固定时,拉躯干向上,并协助吸气。

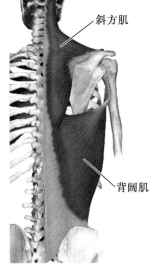

斜方肌

背阔肌

图5-10　斜方肌和背阔肌

3. 菱形肌(rhomboideus)　是连于肩胛骨和脊柱之间的肌,在斜方肌的深层。上部称小菱形肌,下部称大菱形肌。

(1)起点:起自项韧带、第6、7颈椎和上4个胸椎的棘突。

(2)止点:肩胛骨的内侧缘(图5-11)。

(3)解剖学作用:近固定时,使肩胛骨上提、后回缩和下回旋。远固定时,一侧收缩使头和脊柱向同侧屈和回旋,两侧收缩使脊柱伸。

4. 肩胛提肌(levator scapulae)　位于斜方肌的深层。

(1)起点:起自上位4个颈椎的横突。

（2）止点：止于近肩胛骨上角的内侧缘（图 5-12）。

（3）解剖学作用：近固定时，使肩胛骨上提和下回旋。远固定时，一侧收缩使头和脊柱向同侧屈和同侧回旋，两侧收缩使脊柱颈段伸。肩胛提肌与斜方肌上部纤维和菱形肌共同执行提肩胛骨的任务。

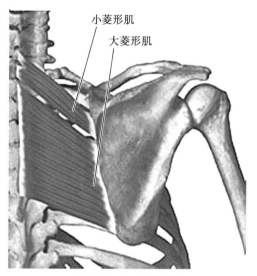
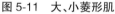

图 5-11　大、小菱形肌

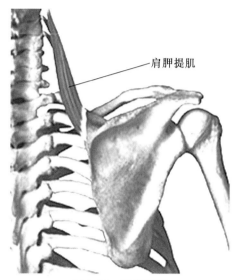

图 5-12　肩胛提肌

（二）背深层肌

1. **背长肌**　包括竖脊肌和夹肌。

（1）竖脊肌（erector spinae）：或称骶棘肌，是许多椎后肌的总称，纵列于背部正中线两侧，充填于棘突和横突的槽沟内。从骶骨到枕骨依次相续，许多椎后肌从内侧到外侧分别称为棘肌、最长肌和髂肋肌，根据其附着范围分别在其名称前冠以头、颈、胸和腰等，但是并非每块肌肉在这四区都存在。

1）颈髂肋肌：起自第 3~6 肋的肋角处，止于 4~6 颈椎的横突。

2）头最长肌：附于上 5 位胸椎的横突和第 2~6 颈椎的横突和颞骨的乳突。

①支配神经：1~4 胸神经。②解剖学作用：下固定时，两侧颈竖脊肌收缩使寰枕关节和脊柱颈部后伸，一侧收缩产生侧屈，某些肌可有旋转功能。

3）胸最长肌和胸髂肋肌：长腱起自骶骨、髂嵴和腰椎横突，最长肌止于所有的肋和胸椎横突，髂肋肌止于下位的 6~8 肋。

解剖学作用：这些肌提供了稳定脊柱腰部和将腰部压到骶骨上，以及后剪切力。

4）腰最长肌和腰髂肋肌：深部由许多起自髂后上棘附近和髂嵴的肌束组成，最长肌止于腰椎横突的内侧部，髂肋肌止于第 1~4 腰椎横突的尖端。

解剖学作用：下固定时，当一侧收缩，使脊柱向同侧屈，这些肌对侧屈脊柱均有很好的杠杆作用。两侧收缩，使头和脊柱伸，并协助呼气（图 5-13）。

（2）夹肌（splenius）：位于菱形肌和斜方肌深层，分为头夹肌和颈夹肌两部分。

1）起点：平齐 3~6 颈椎的项韧带、第 7 颈椎和第 1~6 胸椎棘突。

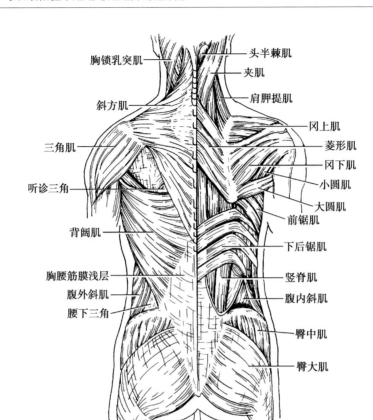

图 5-13　背部肌

2）止点：颈夹肌止于第 1~3 颈椎横突，头夹肌止于颞骨乳突。

3）解剖学作用：下固定时，一侧收缩使头颈向同侧侧屈和回旋。两侧收缩，使头颈伸直（图 5-13）。

2. **背短肌**　包括横突棘肌、横突间肌和棘间肌。

（1）横突棘肌：分为三层，即回旋肌、多裂肌和半棘肌。起于所有横突，斜向上方的棘突，止于所有棘突及枕骨上项线。

1）回旋肌：附着于横突和上位椎骨棘突的基底部，难以与其浅表的多裂肌分开。

2）多裂肌：肌纤维斜向内上跨过 2~5 个椎骨，最后止于上 2~5 位椎骨的棘突。

3）头半棘肌和颈半棘肌

①起点：两肌均起自上 6 位胸椎的棘突。②止点：头半棘肌向上止于枕骨的上项线，颈半棘肌止于第 2~6 颈椎的棘突。③支配神经：副神经（C_1~C_3）。④解剖学作用：一侧收缩使脊柱向同侧侧屈和向对侧回旋，两侧收缩使脊柱伸。

（2）横突间肌和棘间肌：①起止点：两肌均为相邻椎骨之间的短小肌肉。②解剖学作用：加强椎骨之间的稳固性，使脊柱成为一个整体结构，也能协助伸脊柱。

三、胸肌

（一）胸上肢肌

1. **胸大肌**（pectoralis major）　是连于躯干和肱骨的肌，肌腹呈扇形，逐渐移行成为扁腱。

（1）起点：起自锁骨内侧半、胸骨和上6肋骨前面及腹直肌鞘前壁上部。

（2）止点：止于肱骨结节间沟外侧唇（图5-14）。

（3）解剖学作用：近固定时，使上臂内收、内旋和屈曲。远固定时，拉躯干向上臂靠拢，如引体向上动作，并可提肋帮助吸气。此肌瘫痪时对肩肱关节功能影响较小。

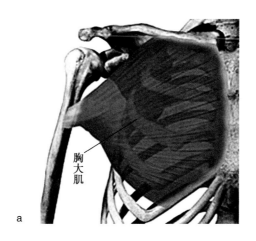

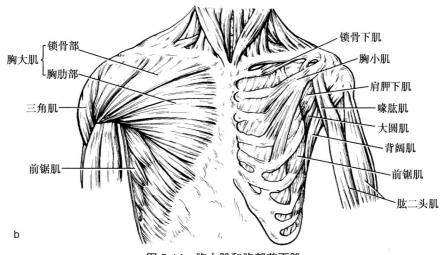

图5-14　胸大肌和胸部前面肌

a：胸大肌；b：胸部前面肌

2. 胸小肌（pectoralis minor）　位于上胸的前部，完全被胸大肌所覆盖。

（1）起点：以4个肌腱性肌齿起自第3~5肋骨前面。

（2）止点：所有肌齿集中止于肩胛骨的喙突（见图5-14b）。

（3）解剖学作用：近固定时，使肩胛骨下降、前伸和下回旋，远固定时提肋吸气。

3. 前锯肌（serratus anterior）　位于胸廓侧面浅层，是肩带肌中最重要的肌之一，为锯齿状的宽大扁肌。

（1）起点：以9~10个肌齿起自第1到第9肋的前外侧面。

（2）止点：下位的第4~5个肌齿与腹外斜肌相互间插，贴近胸壁经肩胛骨深面止于肩胛骨的内侧缘,最下方的 5 个肌齿的肌纤维集中到肩胛骨下角,并附于肋面(图 5-15)。

(3)解剖学作用:近固定时,使肩胛骨前伸,下部纤维收缩使肩胛骨下降与上回旋。远固定时提肋吸气。

(二) 胸固有肌

1. **肋间外肌**(intercostales externi)　位于肋骨间浅层,共 11 对。

(1)起点:上位肋骨下缘。

(2)止点:下位肋骨上缘(图 5-16)。

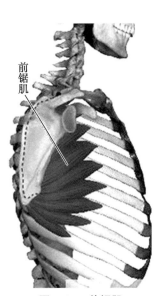

图 5-15　前锯肌

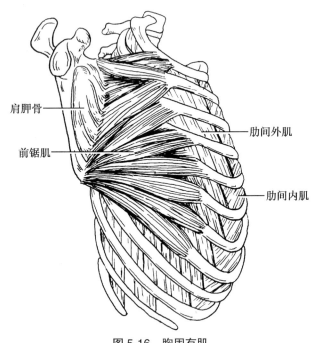

图 5-16　胸固有肌

(3)解剖学作用:上提肋,吸气。

2. **肋间内肌**(intercostales interni)　位于肋间外肌深层,共 11 对。

(1)起点:下位肋骨上缘。

(2)止点:上位肋骨下缘(见图 5-16)。

(3)解剖学作用:降肋,呼气。

3. **胸横肌**　位于胸前壁内面。

(1)起点:胸骨体后面下部。

(2)止点:肌纤维放射式向上外方,止于 2~6 肋骨内面。

(3)解剖学作用:拉肋向下,呼气。

四、腹肌

1. **腹直肌**(rectus abdominis)　位于腹前壁正中线两侧,为扁长带状肌,前后被腹直肌鞘包裹。

（1）起点：耻骨上缘。

（2）止点：第 5~7 肋软骨前面和胸骨剑突（图 5-17）。

（3）支配神经：第 5~11 肋间神经和肋下神经。

（4）解剖学作用：是脊柱强有力的屈肌，上固定时，两侧收缩使骨盆后倾。下固定时，一侧收缩使脊柱向同侧侧屈。两侧收缩使脊柱前屈。降肋拉胸廓向下，协助呼气。

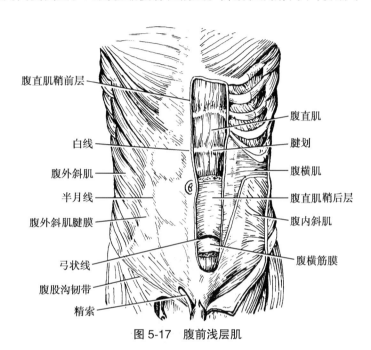

图 5-17 腹前浅层肌

2. 腹外斜肌（obliquus externus abdominis）

（1）起点：以肌齿起自下 8 个肋骨外侧面，上部纤维与前锯肌的肌齿间插，最下部纤维与背阔肌的肌齿间插。

（2）止点：上部纤维向前下，经腱膜交织于白线，下部纤维经腱膜止于耻骨结节和髂嵴（图 5-17）。

（3）支配神经：下位肋间神经（T_7~T_{11}）和肋下神经。

（4）解剖学作用：上固定时，两侧收缩使骨盆后倾；下固定时，一侧收缩使脊柱向同侧屈曲并向对侧回旋。两侧收缩时，下拉胸廓，协助呼气，并使脊柱屈。

3. 腹内斜肌（obliquus internus abdominis）

（1）起点：起自腹股沟韧带的外侧 2/3、髂嵴和胸腰筋膜。

（2）止点：肌纤维扇形分开，止于耻骨联合附近的耻骨骨面和白线以及最下位的 3、4 个肋（图 5-17）。

（3）支配神经：肋间神经、肋下神经和髂腹下神经的肌支（T_9~L_1）。

（4）解剖学作用：上固定时，两侧收缩使骨盆后倾。下固定时，一侧收缩使脊柱向同侧侧屈和向同侧回旋，两侧收缩使脊柱前屈。

4. 腹横肌（transversus abdominis） 位于腹内斜肌深层。

（1）起点：起自下 6 肋骨内面、胸腰筋膜、髂嵴和腹肌沟韧带的外侧 1/3。

（2）止点：肌纤维横行经腱膜止于白线（见图 5-17）。

（3）支配神经：下位肋间神经、肋下神经和髂腹下神经和髂腹沟神经（$T_7 \sim T_{12}$）。

（4）解剖学作用：维持腹压，降肋助呼吸。

5. **腰方肌**（quadratus lumborum） 位于腹腔后壁、脊柱两侧。

（1）起点：起于竖脊肌起点外侧，髂嵴后部第 2~5 腰椎的横突。

（2）止点：肌纤维向上止于第 12 肋骨、第 12 胸椎体和第 1~4 腰椎的横突（图 5-18）。

（3）支配神经：胸 12~ 腰 3 神经。

（4）解剖学作用：降 12 肋和侧屈躯干。下固定时，一侧收缩使躯干向同侧侧屈。两侧收缩，使第 12 肋骨下降，助呼气。同时参与维持腹压。

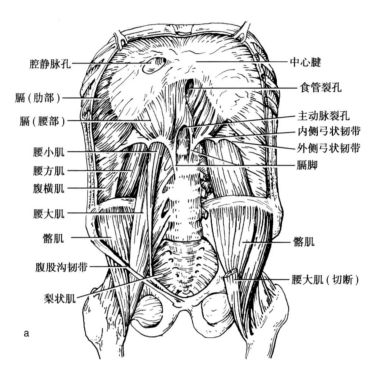

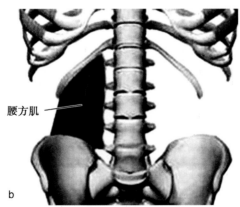

图 5-18 腹前深层肌和腰方肌

a：腹前深层肌；b：腰方肌。

五、膈肌

膈肌（diaphragm）是一个肌腱性穹窿，位于胸、腹腔中间并分隔胸腔和腹腔，其肌纤维向上并向内汇聚形成膈穹窿。

（1）起点：上位 3 个腰椎体前面、下位 6 个肋骨内面及胸骨剑突后面。

（2）止点：止于中心腱，形成膈穹窿（图 5-19）。

（3）支配神经：膈神经（$C_3 \sim C_5$）。

（4）解剖学作用：膈肌收缩时，膈穹窿下降，使胸腔容积增大，压力减小，在这时吸气；膈穹窿上升时呼气。

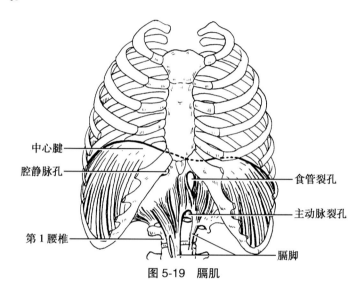

图 5-19　膈肌

六、头、颈和躯干肌的作用

头、颈和躯干肌具有保持脊柱稳定和协同脊柱运动的双重作用，并发挥主动调节功能，这是调节脊柱平衡的关键要素，肌是脊柱的外部稳定结构。

（一）平衡头和脊柱

头、颈、躯干肌在维持直立位时的功能相似于一根依靠牵拉索支持下的直立杆的作用，当杆保持垂直时，牵拉索的力量是平衡的，而且其实只用很小的力。当杆向一侧倾斜时，有两种力量使其保持稳定，一种是对侧的牵拉索通过增加支持的力量来保持杆的稳定。另一种是增加很多根牵拉索的力，将杆牢牢地压向地面以保持平衡。

人体内，在很多方面应用这两种机械的力来维持平衡，涉及头和脊柱平衡、具有上述牵拉索作用的肌有如下四个方向的肌：

1. **前方**　头长肌、颈长肌、斜角肌、胸锁乳突肌、腹直肌、腹内斜肌、腹外斜肌和腰大肌。

2. **后方**　枕下肌、横突棘肌和竖脊肌。

3. **外侧**　斜角肌、胸锁乳突肌、腰大肌、腰方肌、腹内斜肌和肋间肌。

4. **间接作用于腰部脊柱的肌**　腰的前外侧壁肌、臀大肌、臀中肌、臀小肌、股二头肌、半膜肌和半腱肌等。

只有这些肌群协调配合,才能实现脊柱对身体的支撑、负重、减震、保护和运动功能。

在正常、放松的直坐位或直立位时,这些肌只进行与姿势摆动有关的小量、周期性活动,当头部或上肢的重心发生移动,或者头部、躯干被牵拉,或者躯干被推向某一方向时,都可以直接激活大多数肌,通过肌收缩来对抗上述重心移动的力或者是牵拉力、推力,使躯干恢复平衡。

(二) 进行躯干运动和稳定脊柱

在维持躯干运动和脊柱稳定时,下述肌肉发挥着不同的作用。

1. 横突棘肌和竖脊肌　在抗重力伸脊柱和离心收缩前屈脊柱时产生最大收缩。当这些肌麻痹时,无论在俯卧位上还是在直立位均不能伸脊柱。

2. 腰大肌　在从坐位站起时能抬高头、上肢和躯干;在无依靠的坐位上能防止躯干向后倾倒。另外,腰大肌还具有稳定脊柱的作用。

3. 躯干肌　重要功能是固定胸廓、骨盆和脊柱,在不同活动中起着相应作用。

当肢体运动时可稳定颈部、肩部和髋部肌肉的起点。在仰卧位,头和颈的屈肌协同腹直肌的强力等长收缩来固定胸廓,此时如果做抬腿动作,则所有的腹肌均活动,以此来固定骨盆和脊柱腰部。

4. 腹腔的作用　腹腔在维持躯干稳定和平衡中起重要作用。当躯干直立位(坐或站)时,髂骨得到固定。腹腔壁的前面由腹直肌、腹内斜肌和腹横肌组成。腹腔壁的后面是腰方肌,上面是膈肌,使之形成一个"气袋",成为整个躯干的主要支撑物。它与躯干后面的骶棘肌、背阔肌相辅相成,维持着躯干的稳定和平衡。

(三) 前屈和抬高身体运动中脊柱肌的作用

当人从站立位在膝关节伸展状态下屈髋去触自己的脚时,通过伸髋肌(主要是腘绳肌)和竖脊肌的离心收缩来控制屈髋活动和脊柱的向前屈曲。当这些肌进行向心收缩时,可使躯干恢复直立位。

(四) 蹲起和下蹲运动中脊柱肌的作用

当一个人要从地面上提起物品时,要进行蹲下再起立的运动,这时需要屈髋、屈膝以及背屈踝关节,同时需要竖脊肌的活动。

进行下蹲运动则需要小腿三头肌、股四头肌和伸髋肌的离心收缩和竖脊肌在脊柱前凸位时的等长收缩。而在脊柱后突位膝伸直屈髋时,竖脊肌活动减弱或被抑制。

(五) 躯干功能性活动中躯干肌的作用

1. 运用上肢来抬高身体的动作

(1)引体向上:主动运动肌为肘关节屈肌,胸小肌、菱形肌、胸大肌、背阔肌等均参与此运动中。

(2)推起运动(俯卧撑、从坐位推起):主动运动肌为肘关节伸肌,胸大肌、前锯肌均参与此运动。

上述运动中,需要肩关节内收肌和伸肌以及降肩胛骨肌的向心收缩,同时需要腹肌和躯干伸肌也进行等长收缩,两者的作用都非常重要。

2. 手臂固定的闭链运动　在此运动中,背阔肌和腰方肌提供很强大的力使骨盆接近手臂或胸廓。同时这两块肌肉也是重要的行走肌,在拉起髋部动作中起重要作用。

站起和坐下、深屈膝、上楼和下楼均有相似的肌活动形式。

第三节　头、颈和躯干正常运动与代偿运动

一、头部和颈部伸展运动

头部和颈部的伸展运动产生于寰枕关节和寰枢关节,形成上部颈椎的伸展。

（一）头部伸展

1. **概念**　头部在矢状面上绕额状轴向后方的运动为伸展运动,即头部进行从点头位置仰起的动作为伸展运动。

2. **运动相关肌**　原动肌是枕大直肌、枕小直肌、头上斜肌、头下斜肌、头长肌、头半棘肌,固定肌群为颈及躯干的伸肌。

（二）颈部伸展

1. **概念**　颈部在矢状面上绕额状轴向后方的运动为伸展运动,运动时下颌不上抬,仅产生颈部向后方运动的动作。

2. **运动相关肌**　原动肌是颈最长肌、颈半棘肌、颈髂肋肌,运动产生于 $C_{2/3} \sim C_7/T_1$。

（三）头部和颈部的联合伸展

1. **运动相关肌**　原动肌是头部伸展的原动肌加上颈部伸展的原动肌,此时躯干伸肌群起固定作用。运动主要产生于寰枕关节和寰枢关节, $C_{2/3} \sim C_7/T_1$ 均同时产生伸展运动。

头、颈伸展的活动范围为 35°~45°（图 5-20）。

2. **代偿运动**　在颈伸肌肌群肌力减弱时,胸锁乳突肌会出现代偿运动,胸锁乳突肌附着于乳突部,此肌在伸展状态下可加强颈的伸展运动。

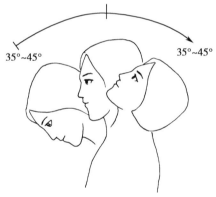

35°~45°　　35°~45°

图 5-20　头颈部联合屈伸运动及活动范围

二、头部和颈部屈曲运动

（一）头部屈曲运动

1. **概念**　头部在矢状面上绕额状轴向前方的运动为屈曲,即出现点头动作。

2. **运动相关肌**　原动肌是额直肌、外侧头直肌、头长肌;固定肌是颈及躯干的屈肌。运动产生于寰枕关节和寰枢关节,为上颈椎关节的屈曲。

3. **代偿运动**　当枕下肌群缩短时,点头运动范围减小,可通过舌骨肌群来进行张口动作,用使下颌接近胸部的动作来代偿点头运动（图 5-21）。

（二）颈部屈曲

1. **概念**　颈部在矢状面上绕额状轴向前方的运动为屈曲,运动时没有点头样动作,仅上下部颈椎进行前屈动作。

2. **运动相关肌**　原动肌是前斜角肌、中斜角肌、后斜角肌、胸锁乳突肌;辅助肌是颈长肌、舌骨下肌群;固定肌是躯干屈肌群、枕下肌群。运动产生于 $C_{2/3} \sim C_7/T_1$ 的下颈椎关节。

3. **代偿运动**　当胸锁乳突肌肌力减弱时,可由颈阔肌代偿,出现口角下拉、皱眉动作,面部出现皱褶(图 5-22)。

(三) 头部和颈部的联合屈曲

1. **运动相关肌**　原动肌是头部屈曲的原动肌加上颈部屈曲的原动肌,此时躯干屈肌群起固定作用。运动产生于寰枕关节和寰枢关节,$C_{2/3} \sim C_7/T_1$ 的下颈椎关节。头、颈屈曲的活动范围为 35°~45°(见图 5-20)。

2. **代偿运动**　头部向前方突出时,头颈均伸展,上部胸椎屈曲,看似头颈在屈曲,实际上是做伸展运动(图 5-23)。

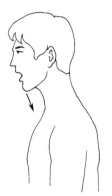

图 5-21　由舌骨肌群
代偿枕下肌群缩短

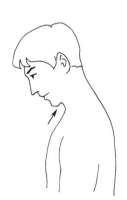

图 5-22　由颈阔肌
代偿胸锁乳突肌

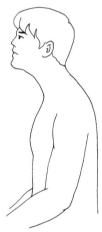

图 5-23　由头部
向前方突出代偿
头颈联合屈曲

三、颈部回旋运动

1. **概念**　颈部在水平面上绕垂直轴向两侧的活动为回旋运动,左右两侧回旋运动范围均为 60°~80°(图 5-24)。

运动产生于水平面上的寰枢关节及 $C_{2/3} \sim C_7/T_1$ 的下颈椎关节旋转、寰枕关节和寰枢关节向对侧的侧屈。

2. **运动相关肌**　原动肌是枕大直肌、头下斜肌、头最长肌、头板状肌、头半棘肌、颈半棘肌、颈板状肌、头长肌、颈长肌、前斜角肌、胸锁乳突肌、后斜角肌。辅助肌是颈髂肋肌及躯干的旋转肌。

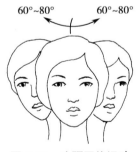

图 5-24　头颈回旋运动
及活动范围

3. **代偿运动**　以向同侧侧屈,使下颌接近胸部的动作来代偿颈部旋转。此时头部保持下颌于水平位,由颈部旋转的运动代偿。

颈部旋转是由一侧寰枢关节进行 45° 旋转,再由 $C_{2/3} \sim C_7/T_1$ 下颈椎关节进行余下的 45° 旋转。由于颈椎关节与水平面有 45° 的向上倾斜角度,故在 $C_{2/3} \sim C_7/T_1$ 下颈椎关节形成向同侧的旋转、侧屈。在进行自然的旋转运动时,同时出现向旋转方向的侧屈,下颌接近胸部。若要进行不伴有侧屈的纯旋转运动时,则需要寰枕关节和寰枢关节向对侧侧屈而使下颌保持在水平面上。

四、颈部侧屈运动

1. **概念** 颈部在冠状面上绕矢状轴向侧方向的活动为侧屈运动,左右两侧活动范围均为 45°(图 5-25)。

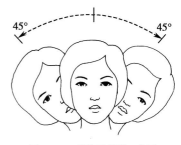

颈部侧屈产生于寰枕关节、寰枢关节,会出现上颈椎及 $C_{2/3}$~C_7/T_1 下颈椎关节的侧屈和寰枢关节向对侧的旋转。

2. **运动相关肌** 原动肌是胸锁乳突肌、颈长肌、外侧头直肌、前斜角肌、中斜角肌、后斜角肌、头上斜肌,辅助肌是肩胛提肌。

图 5-25 颈部侧屈运动及活动范围

3. **代偿运动**

(1)通过侧屈躯干和上提肩胛骨的动作来代偿:此时侧屈侧及对侧的肌肉缩短后通过上提肩胛骨,看起来如同侧屈运动,出现头接近肩膀一样,形成代偿运动(图 5-26)。

(2)伴旋转的侧屈代偿运动:由于下颈椎椎间关节形状的关系,在进行侧屈时常会伴有同侧的旋转。故若要在额状面形成侧屈,需要上颈椎向对侧旋转(图 5-27)。

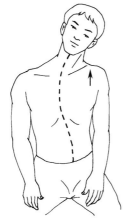

图 5-26 由侧屈躯干和上提肩胛骨代偿头颈联合屈曲

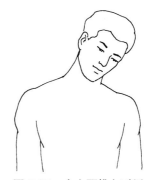

图 5-27 由上颈椎向对侧旋转代偿头颈联合屈曲

五、躯干伸展运动

1. **概念** 是产生于胸椎和腰椎的运动,立位上或坐位上躯干在矢状面上绕额状轴向后方运动,或者俯卧位上躯干向后上挺起的运动为躯干伸展运动(图 5-28)。

伸展时躯干成弓状,脊柱的胸后凸减小,腰前凸增大,骨盆为后倾位置。

2. **运动相关肌** 竖脊肌、斜方肌和臀大肌等。另外,腰髂肋肌、胸最长肌、胸半棘肌、多裂肌、胸旋转肌、腰旋转肌也参与其中,辅助肌是髋关节伸肌(参照第八章)。

躯干伸展运动主要是由竖脊肌(骶棘肌)收缩,使整个脊柱后伸。斜方肌在远固定条件下收缩,加大颈前凸和减小胸后凸;大收肌、臀大肌、股二头肌、半腱肌和半膜肌在下固定条件下收缩,拉骨盆后倾来完成脊柱的伸展运动。

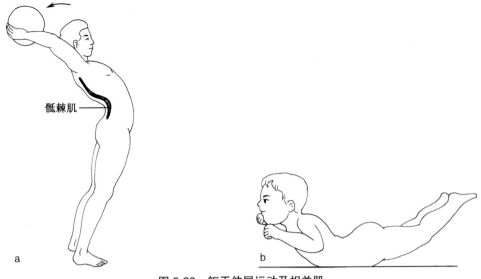

图 5-28　躯干伸展运动及相关肌

a：立位躯干伸展运动及相关肌；b：俯卧位躯干伸展运动。

3. 影响躯干伸展运动的因素

(1) 在胸椎及腰椎的伸肌肌力减弱情况下，在俯卧位上无法抬起上半身。此时如果髋关节伸肌较强时，腰椎前弯会减小，如果固定住脊柱则无法进行脊柱伸展运动（图 5-29）。

(2) 若作为辅助肌的髋关节伸肌肌力减弱，而脊柱伸肌肌力较强时，会出现腰背部的过伸展，此时出现腰椎前弯加强（图 5-30）。

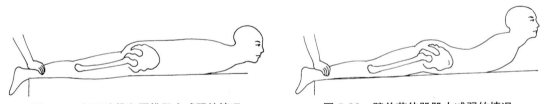

图 5-29　躯干胸椎和腰椎肌力减弱的情况　　　　图 5-30　髋关节伸肌肌力减弱的情况

六、躯干屈曲运动

1. **概念**　立位躯干在矢状面上绕额状轴向前方运动，或仰卧位躯干向上抬起、肩胛骨离开床面的运动是躯干屈曲运动。主要是产生于胸椎和腰椎的运动（图 5-31）。

2. **运动相关肌**　躯干屈曲的原动肌是腹直肌，辅助肌是腹内斜肌、腹外斜肌、髂腰肌。此时起固定作用的是颈部屈肌群和髋关节屈肌群。由髂腰肌在下固定条件下收缩，使腰前凸减小，并与阔筋膜张肌协作，在下固定条件下拉骨盆前倾，两侧的腹直肌、腹外斜肌和腹内斜肌同时收缩拉胸廓于腹侧接近骨盆，使脊柱被动屈曲。

3. **代偿运动**

(1) 腹肌肌力减弱：进行躯干屈曲时，如果腹肌肌力减弱，则会通过髋关节屈肌的相反作用而使腰椎前弯，代偿躯干前屈运动。

（2）腰椎伸肌力量减弱：进行躯干屈曲时，如果腰椎伸肌力量减弱，则会通过腹肌的收缩而使骨盆后倾，似躯干前屈的活动。

七、躯干侧屈运动

1. **概念**　立位或坐位上躯干在冠状面上绕矢状轴向侧方的运动，或侧卧位上躯干向上方抬起的运动即是躯干侧屈运动（图 5-32）。

2. **运动相关肌**　躯干侧屈的原动肌是腰方肌、腹内斜肌、腹外斜肌、腹直肌、背阔肌。固定肌是髋关节外展肌。

躯干侧屈运动主要是同侧的腹内斜肌、腹外斜肌、骶棘肌、腰方肌和臀中肌在下固定时同时收缩完成的。

3. **影响躯干侧屈运动的因素**

（1）在躯干外侧肌的肌力较强，而髋关节外展肌肌力减弱的情况下，当进行躯干侧屈运动时，由于骨盆靠近下方的肋骨，躯干无法充分地抬起，则不能进行充分的躯干侧屈。

（2）在躯干外侧肌力较弱而髋关节外展肌肌力较强的情况下，当进行躯干侧屈时，会通过下肢与骨盆的上抬活动来代偿。如果固定住下肢，则上半身无法侧屈。

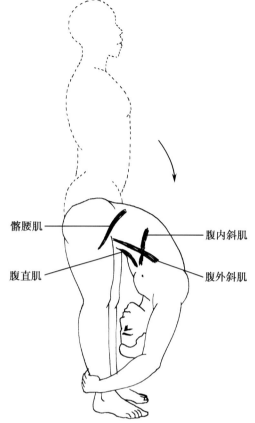

图 5-31　躯干屈曲运动及相关肌

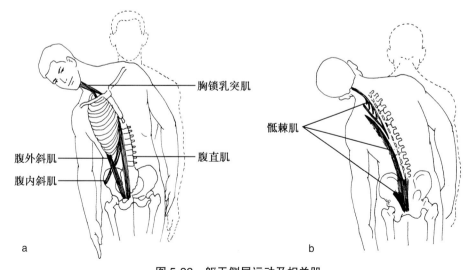

图 5-32　躯干侧屈运动及相关肌

a：腹侧面相关肌；b：背侧面相关肌。

八、躯干旋转运动

1. **概念**　立位或坐位上躯干在水平面上绕垂直轴向两侧的回旋运动,即躯干旋转运动,也称为躯干转动运动,正常情况下躯干旋转运动常伴有屈曲运动。

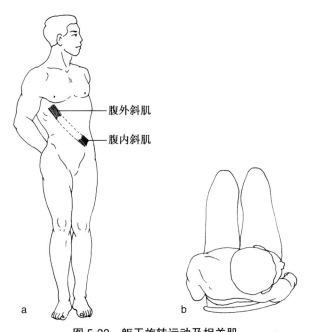

腹外斜肌

腹内斜肌

图 5-33　躯干旋转运动及相关肌

a:躯干立位旋转及相关肌;b:躯干水平位旋转。

2. **运动相关肌**　躯干旋转运动的原动肌是同侧腹外斜肌和对侧腹内斜肌、胸锁乳突肌、斜方肌和菱形肌。辅助肌是背阔肌、腹直肌、背部深肌群(图 5-33a)。

躯干旋转运动主要是由同侧腹外斜肌和对侧腹内斜肌在下固定条件下同时收缩完成的。可以把同侧腹外斜肌和对侧腹内斜肌两肌视为通过腱膜连结在一起的一个整体,运动时把胸廓从一侧肋弓拉向对侧髂嵴,形成躯干沿垂直轴的转动。

3. **代偿运动**　在仰卧位上,躯干旋转困难时,若出现胸大肌的代偿运动,则表现出缩肩,或肩从床面离开而出现有限的旋转运动(图 5-33b)。

若腹外斜肌肌力减弱,使躯干旋转发生困难时,可通过胸廓隆起代偿。

九、骨盆上提运动

1. **概念**　是在腰椎及髋关节处于伸展位上骨盆向上抬起,使骨盆靠近肋骨的运动。

2. **运动相关肌**　骨盆上提的原动肌是腰方肌,辅助肌是腹内斜肌、背阔肌、腰髂肋肌。

3. **代偿运动**　当腰方肌肌力减弱使骨盆上提发生困难时。

(1)可通过腹肌使躯干向侧方屈曲来代偿骨盆上提运动。

(2)可通过脊柱伸展肌来代偿骨盆上提运动。

总结脊柱的运动范围:脊柱各部分活动度不同,腰部和颈部活动性大,胸廓的活动性最小。腰椎的活动范围见表 5-1。

表 5-1 腰椎活动范围

前屈	后伸	左右侧屈	左右旋转
45°	35°	各 30°	各 45°

第四节 脑性瘫痪患儿头、颈、躯干运动功能障碍

康复科医生对脑性瘫痪患儿所关心的事情主要集中在其移动功能和四肢的障碍上，常常无视其脊柱和骨盆的变形。所以，有必要对其进行说明和细化，在诊断和治疗脑瘫时，必须把患儿包括脊柱和骨盆在内的很多障碍统合在一起，将患儿作为一个整体来进行观察和治疗。

一、头颈部控制障碍

1. **头颈紧张过伸** 通常是由于颈部后群肌肉紧张、痉挛所致，主要痉挛肌有斜方肌上部、头半棘肌，头、颈夹肌和枕骨下肌。头颈紧张过伸的症状多见于不随意运动型和痉挛型四肢瘫患儿（图 5-34）。

2. **头颈弛缓前屈** 多半是由胸锁乳突肌紧张、痉挛，而与其对抗的肌过弱所致。另外，肩胛带松弛前伸、躯干伸肌过弱也是重要原因（图 5-35）。

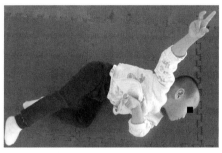

图 5-34 头颈、躯干部紧张性过伸

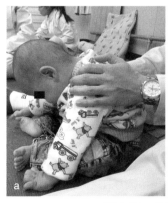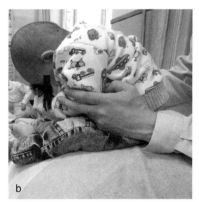

图 5-35 头颈、躯干无力性前屈
a：头颈轻度前屈；b：头颈明显前屈。

二、脊柱异常

（一）脊柱侧弯

1. **定义** 脊柱侧弯属于额状面脊柱畸形，其定义是脊柱向侧方弯曲偏离正常脊柱垂直线 10° 以上。需要通过站立时的后 - 前位全脊柱 X 线片测量 Cobb 角进行诊断，Cobb

角<10°为正常变异,不影响患儿的功能,Cobb 角>10°即可诊断为脊柱侧弯。

2. **发生率**　根据 MaEwn、MacEwen、Samilson 等最近的报告,在脑瘫患儿中脊柱侧弯的发生率较高,一般为 100 个患儿中有 1.9 人,但其中 Cobb 角在 35°以上者仅占 0.2%。各学者所报道的脑瘫脊柱侧弯的发生率大有不同,MacEwen 报告脑瘫患者 6% 有 Cobb 角 30°以上的脊柱侧弯,21% 有 Cobb 角 10°以上的脊柱侧弯。Samilson 调查了在收容脑瘫的康复机构中的 906 名患儿,结果是 25.6% 有脊柱侧弯。日本学者观察了 315 名 18 个月至 21 岁的脑瘫患儿/者,得出 6.5% 有脊柱侧弯的结论。之所以各个报告的结果不同,可能是因为被调查的脑瘫患儿/者的类型不同,以及病情程度不同。Samilson 调查的患者中有 65% 不具备步行能力,而日本学者调查的患者中仅有 19% 不具备步行能力。

3. **脊柱侧弯的部位**　根据 Samilson 的研究报告,胸椎侧弯($T_5 \sim L_1$,端椎为 T_9 或 T_{10})者占 16%;腰椎侧弯($T_{12} \sim L_5$)者占 25%;胸腰椎侧弯($T_8 \sim L_4$)者占 45%;主侧弯(或原发性侧弯)一般有 2 个侧弯,为($T_5 \sim T_{11}$)和($T_{12} \sim L_5$),占 14%。

4. **病因**　由脊柱两侧肌肉(腰方肌、腰髂肋肌、髂腰肌、腹直肌和腹内、外斜肌)的肌张力不平衡所致。另外,头颈部紧张或髋关节紧张也可间接地引起脊柱侧弯。脊柱侧弯常见于痉挛型四肢瘫、偏瘫和不随意运动型患儿,很少见于痉挛型双瘫患儿,尤其是有吹风样髋(windblown)的患儿容易发生脊柱侧弯。

5. **不同障碍程度患儿的病因**　国外学者 Lonstein 和 Akbarnia 将脑瘫的脊柱侧弯区分为两类:一类是具有独立步行能力,神经学缺陷较轻的单瘫或双瘫患儿;另一类是不具备步行能力,神经学缺陷较重的四肢瘫患儿,表现为典型的长胸腰段或腰椎 C 形塌陷型弯曲(图 5-36),常可累及骶骨,同时伴有骨盆倾斜,多需要手术治疗矫正。在有脊柱侧弯的脑瘫患者中,具备步行能力组和不具备步行能力组的病因有显著差异,所以分别叙述。

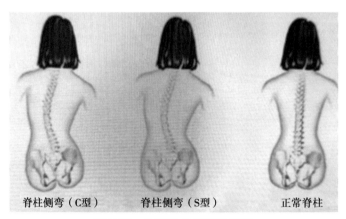

脊柱侧弯（C型）　　　脊柱侧弯（S型）　　　正常脊柱

图 5-36　C 形和 S 形脊柱侧弯

(1)不具备步行能力的脊柱侧弯:不能步行组的脊柱侧弯,与其他有麻痹性疾病的患者,如脊髓灰质炎和肌营养不良中见到的类型相似。

图 5-37 是痉挛型和不随意运动型混合的脑瘫四肢瘫脊柱侧弯症的临床表现,图 5-38 是该患者的 X 线像。

Eugene E.Bleek 对有脊柱侧弯的 2 名脑瘫患者进行了髂骨肌肉的活检,见到有神经性萎缩。在手术中可见到此肌除了挛缩外,还见到肌纤维呈苍白色,还有脂肪浸润。

Samilson 所报告的脊柱侧弯患者中,有 39% 只能取卧位,其中 92% 是重度痉挛型或紧张性不随意运动型。只能取卧位的患者,几乎都有骨盆和髋关节的变形。可以说,90% 髋关节有吹风样髋,股骨朝向侧弯的凹侧。75% 有髂腰肌和内收肌的挛缩,59% 有髋关节半脱位和脱位。由于脊柱侧弯与骨盆和髋关节的变形有关,认为髂嵴以下的肌挛缩是造成脊柱弯曲的原发原因(图 5-39、图 5-40)。但是,在临床上尽管进行了髂嵴以下的肌松解术,大多数的脊柱侧弯还是不能够发生改变。图 5-39 与图 5-40 是同一病例,图 5-39 是患儿 1 岁时的 X 线像,表现为髋关节和脊柱均正常。图 5-40是 6 岁时的 X 线像,该患儿到了 6 岁时仍然不具备步行能力,产生了脊柱侧弯。该患儿 3 岁时曾经接受了两侧内收肌切腱术和闭孔神经前支切断术,尽管进行了髋关节肌松解术,仍然产生了脊柱侧弯。

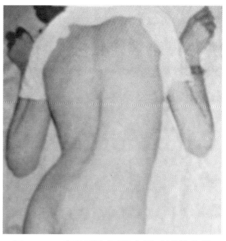

图 5-37　痉挛型和不随意运动型混合的四肢瘫的脊柱侧弯症

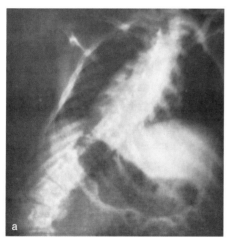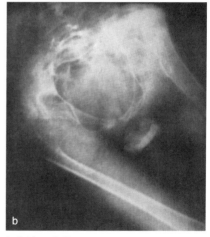

图 5-38　图 5-37 患者的 X 线像
a:脊柱侧弯;b:骨盆倾斜。

不具备步行能力的脑瘫还有一个可能产生脊柱侧弯的原因,是由于残存侧弯反射(Galant)而导致的身体不对称性。对于重度的脑瘫患儿,如果不进行检查或长期追踪,则难以确认是否残存侧弯反射。有的学者曾经对有脊柱侧弯的 16 名患者进行了侧弯反射的诱发,其中有 15 名侧弯反射阴性。其中,1 例 16 个月大、有胸腰椎侧弯的患儿存在侧弯反射。

总之,不具备步行能力的脑瘫患者髂嵴以下的肌挛缩和平衡反应的缺如是造成脊柱弯曲的原发原因。侧弯反射残存导致身体不对称是继发原因。

(2)具备步行能力的脑瘫患者的脊柱侧弯:这一组患者脊柱侧弯的发生率少于不具备步行能力组,本组患者脊柱侧弯的原因有多种,有以下特征。

1)本组脑瘫患者脊柱侧弯的发生率比一般人高。

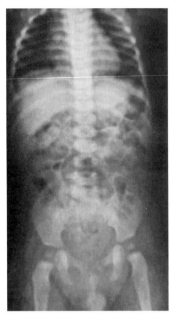

图 5-39　痉挛型四肢瘫患儿 1
岁时的 X 线像

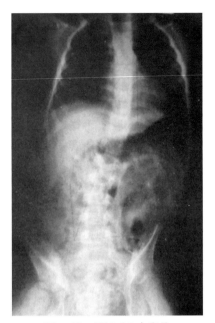

图 5-40　图 5-39 中患儿
6 岁时的 X 线像

2）本组脑瘫患者中，失调型患者发生脊柱侧弯占比较高。

3）失调型脑瘫患者的脊柱侧弯，与特发性脊柱侧弯的类型相似（图 5-41、图 5-42）。图 5-42 中是具备步行能力的失调型脑瘫患者，可见呈右凸胸椎型侧弯，其侧弯的部位和模式常常不能与特发性侧弯症相鉴别。

4）在遗传性共济失调（Friedreich's disease）的病例中，80% 存在脊柱侧弯（Farmer）。

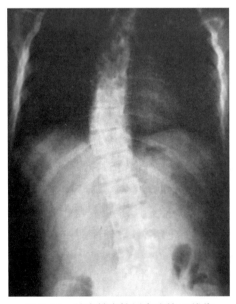

图 5-41　特发性脊柱侧弯症的 X 线像

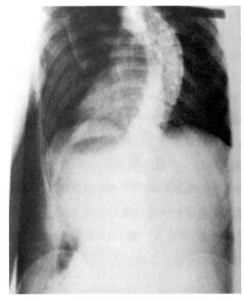

图 5-42　共济失调型患者的右凸胸椎型
侧弯 X 线像

5）动物实验表明,有脊柱侧弯的病例具有感觉障碍。Liszka 对幼小的兔子和羊进行了实验,切断一侧的 5 根脊髓感觉根,没有引起运动麻痹,但却发生了脊柱侧弯。MacEwen 也进行了切断实验动物的背侧脊髓根,结果也发生了脊柱侧弯。

6）日本的铃木等报告,脊柱侧弯患者有脑的变化,可见到脑电图异常和第三脑室扩大。

7）Martin 报告,实验性破坏狗的一侧尾状核,被破坏侧产生凸性脊柱侧弯。再将另一侧尾状核也破坏,则脊柱变直。

8）Redford 等报告,对具有进行性特发性脊柱侧弯症的 50 名患者进行了肌电检查,显示在端椎凸侧的髂嵴肌有电气活动,而凹侧没有。对这些患者在俯卧位上进行试验,非进行性的侧弯或脊柱稳定的患者,无论卧位还是立位都没有电气活动。

9）Enneking 和 Harrington 报告,特发性脊柱侧弯症可见脊椎下关节突起的关节软骨上有软骨排列紊乱和软骨成长的延迟,同时,可见侧弯在凸侧。未见到成骨细胞和骨芽细胞活动的增强。通过这些研究,可以说明特发性脊柱侧弯症是由骨外原因所致。

所有有用的临床或实验数据都证明了 Martin 的假说,即特发性脊柱侧弯症的神经肌活动阳性,而异常的姿势却是中枢神经系统特异的功能不全而致。特发性脊柱侧弯症、失调型脑瘫或遗传性共济失调症与具备步行能力的患者之间的类似性,使之更加信赖如下的概念。即:所有这些型的脊柱侧弯都是因为姿势紧张的异常性所致,其起因或许是脑的障碍。虽然有的学者否认姿势紧张的存在,因为在安静时的肌肉见不到电活动。但是,Vries 用高敏感度的肌电计进行肌电图研究时,发现姿势紧张是存在的。

已经明确,不具备步行能力的脑瘫患者欠缺正常的姿势控制。Bleck 长期研究了脑瘫移动功能的预后,认为在具备步行能力和不具备步行能力的患儿之间,平衡反应的有无是重要的鉴别点。平衡反应正常的小儿 6 个月开始出现,如果脑瘫患者的平衡反应不能充分发育,即使稍有变形就不能步行,而有重度变形的患者如果获得了正常的平衡反应也能够步行。

总之,具备步行能力和不具备步行能力的 2 个类型脑瘫的脊柱侧弯患者有 1 个共同的特征,就是不同程度的平衡反应缺如。

6. 检查方法　一旦发现患儿双肩不等高,躯干不对称,运动功能不断恶化,应警惕脊柱侧弯的可能。

（1）临床检查方法:测量从第十二肋下缘到髂前上棘之间的距离,如果两侧不等长,表明可能有脊柱向短侧侧弯。

（2）X 线检查:进一步确诊需要测量 Cobb 角来确定,测量 Cobb 角的方法是,首先在 X 线片上确定侧弯的端椎,上、下端椎是指侧弯中向脊柱侧弯凹侧倾斜度最大的椎体。脊柱侧弯凸侧的椎间隙较宽,而在凹侧椎间隙开始变宽的第一个椎体被认为不属于该弯曲的一部分,因此其相邻的一个椎体被认为是该弯曲的端椎。然后,在上端椎的椎体上缘画一横线,同样在下端椎椎体的下缘画一横线。对此两横线各做一垂直线。最后,两个垂直线的交角就是 Cobb 角（图 5-43）。对于较大的侧弯,上述两横线的直接交角亦等同于 Cobb 角。

（二）脊柱扭转

1. 原因　常由两侧髋关节不平衡引起,如果一侧髋关节呈紧张性内旋,而另一侧髋关节呈紧张性外旋,会导致髂骨扭转,并因此通过骶髂关节影响到脊柱使之扭转。如果不及时矫正脊柱的扭转,随着患儿年龄的增长,脊柱扭转会被固定。

2. 检查方法

（1）患儿仰卧位，观察、比较两侧髂前上棘的高度是否一致，如果出现一侧高一侧低，提示有脊柱扭转。

（2）患儿坐位，观察、比较两侧髂前上棘和双肩是否有前后不一致，若有差异提示有脊柱扭转。另外，在坐位上也可看到患儿的双下肢偏向一侧，而双上肢则偏向另一侧。脊柱扭转常同时伴有脊柱侧弯，常常被忽略。

（三）脊柱关节的退行变性

不随意运动型患者有多年头和颈部的不随意运动，至成年后可引起颈部的疼痛。在 X 线像上可以见到椎间板腔狭小及邻接的椎体肥厚性骨棘形成。对其可以应用颈椎环进行颈椎的固定和给予药物地西泮等治疗。这一变形的颈椎

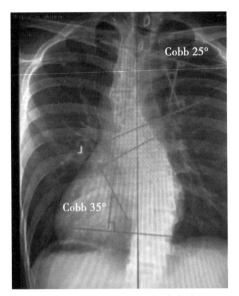

图 5-43 测量 Cobb 角的方法

症也可能对脊髓有压迫症状，可以进行颈椎的前方固定术。

重度不随意运动型患者中，也可以有颈肌的障碍，有的因为头部和颈部不断地回旋，可以引起难以忍受、向上肢和手放散的一侧颈椎的神经根痛。颈环、地西泮、颈椎牵引等方法都不奏效，颈椎 X 线像可能无异常所见。而断层摄影可以见到第 5 和第 6 颈椎之间的椎间关节有不对称性和扁平化改变。通过手术从前方将椎间板切除和固定脊柱，可以缓解症状（图 5-44、图 5-45）。图 5-44 是紧张性不随意运动型病例，有很明显的右颈部疼痛和向上肢的放射痛，断层摄影可见 C_5、C_6 的椎间关节不对称和右侧关节的扩大。图 5-45 是对图 5-44 的患者 C_5、C_6 从前方进行的椎间板切除和颈椎固定后的 X 线像，患者已经无症状。

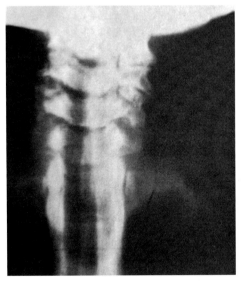

图 5-44 紧张性不随意运动型患者
颈部的断层摄影

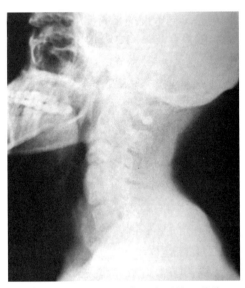

图 5-45 图 5-44 患者手术后的 X 线像

对于有颈部疼痛的不随意运动型患者最好不要持续地应用保守疗法,应考虑早期进行手术治疗。

由颈椎退行性变性而致的关节症,多报告于成人的不随意运动型患者,当症状不缓解时,需要进行颈椎前方固定术。

三、躯干异常

(一)躯干紧张性背伸

1. **原因** 躯干紧张性背伸多见于痉挛型四肢瘫和不随意运动型患儿,其原因:

(1)躯干屈肌和伸肌之间肌力不平衡:具有屈躯干功能的腹直肌、腹内斜肌和腹外斜肌过弱,而具有伸躯干功能的骶棘肌、背阔肌和腰方肌过度紧张或痉挛,致使出现躯干紧张性背伸的异常姿势。

(2)腹横肌过弱:腹横肌位于腹部深层,其收缩对加大腹压起很大作用。同时,可对躯干伸肌的过分收缩起到阻遏作用,所以躯干背伸与腹横肌过弱也有直接关系。

2. **对运动功能的影响** 躯干紧张性背伸影响患儿头、肩和躯干控制能力的发育,进而影响翻身、坐起功能的发育。

(二)躯干前屈

1. **无力性躯干前屈** 是由躯干伸肌力量不强,同时作为躯干屈肌的腹直肌、腹内斜肌和腹外斜肌也弱所致。使躯干不能维持直立的姿势,尤其是在坐位上常见躯干前屈。多见于肌张力低下型和部分不随意运动型脑性瘫痪患儿的婴儿期,以及精神运动发育迟滞、21三体综合征等临床表现肌张力低下的患儿。

2. **紧张性躯干前屈** 由于躯干屈肌紧张而伸肌过弱,特别是腹直肌紧张、痉挛、无力而致躯干紧张性前屈。有紧张性躯干前屈的患儿常伴有双前臂在胸前交叉,下肢呈剪刀肢位。这样的患儿一般难以保持仰卧位,只能取侧卧位,这一现象多见于重症痉挛型四肢瘫患儿。

(三)躯干回旋困难

痉挛型患儿由于躯干旋转肌群的紧张、痉挛和无力,在各体位上回旋躯干发生困难,表现在翻身运动中的整体模式、从坐位向其他体位转换发生困难,在步行时因体轴不能充分回旋等原因致步行姿态异常。

(四)胸椎部后凸

多数的脑瘫患儿在开始坐位时,因为没有构筑性,常有胸椎部后凸(thoracic kyphosis)。Bobath 对胸椎部后凸的解释是:当小儿由于伸展肌紧张亢进而致髋关节的屈曲不充分时,为了将躯干带到骨盆上的代偿功能。

在伴有外胚叶形成不全的痉挛型患者观察到已经固定的胸椎部后凸(图 5-46),图 5-46 是痉挛型双瘫的 10 岁患儿,患有外胚叶形成不全,有已经固定的胸椎部后凸。这些患者都具有已经收缩的腘绳肌,但延长腘绳肌对胸椎部后凸没有影响,仅使腰椎前弯更强(图 5-47),图 5-47 为 14 岁患儿,两侧腘绳肌延长术后 4 年,由于股四头肌痉挛导致高度膝反张,胸椎部后凸并未发生变化。因此对其应用了 Milwaukee 矫形器,这一矫形器装有将胸椎部从后方按压的垫,可以对胸椎部后凸进行很好地治疗。

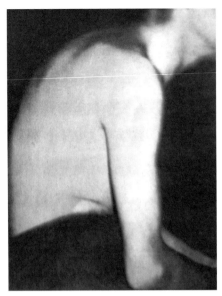

图 5-46   痉挛型双瘫 10 岁患儿
固定的胸椎部后凸

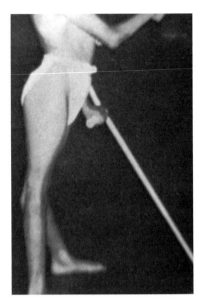

图 5-47   14 岁患儿的高度膝反张
和胸椎部后凸

有过度腰椎前弯的患者中,即使具备步行能力也有时产生胸椎部后凸。通过髂腰肌后退术可以在早期矫正腰椎前弯,或许能防止代偿性胸椎部后凸。临床表现为两肩向前方伸出,并同时有高度胸椎部后凸者,常常是痉挛型患者。特别是能够在使用拐杖的患者中观察到,如果让患者试着将肩胛带向伸展方向伸张,一般都很困难。但是,在胸椎部后凸固定化之前进行胸小肌松解术,可以使两肩向前方伸出,认为此手术是矫正胸椎部后凸的比较有效的方法。

(五) 膈肌过弱致躯干不稳定

膈肌虽然不参与躯干的运动,但对维持腹压非常重要。许多脑瘫患儿的躯干不稳定都与膈肌过弱有关,因为当膈肌过弱时常由肋间肌来代偿,从而使肋骨失去稳定性,并因此影响到腹肌的发育。所以,为了使腹肌功能正常发育,必须同时解决膈肌的问题。

四、骨盆异常

骨盆稳定的条件是,需要臀大肌、臀中肌、臀小肌、腘绳肌、股直肌、髂腰肌和腰大肌保持正常功能,若这些肌全部或部分出现问题就会导致骨盆出现问题,脑瘫患儿的骨盆问题有如下 5 种。

(一) 腰椎前弯和骨盆倾斜

脑瘫患者腰椎前弯和骨盆倾斜密切相关,所以一起叙述。

1. X 线测定   对于有腰椎前弯和骨盆倾斜的痉挛型患儿,在评定其变形程度之际,要进行立位上的腰椎、骨盆和股骨上位端侧面的 X 线摄影检查。患儿应该呈现骨盆和股骨最小限度地回旋姿势,95% 患儿能满足 X 线摄影的这一姿势。骨盆倾斜的程度就是髋关节屈曲挛缩的程度,但在 X 线上将骨盆外形定位是比较困难的,所以可以通过测定髂骨 - 股骨角(sacro-femoral angle)来决定骨盆倾斜的程度。由于髂骨是骨盆的一部分,通常是与骨盆一起回旋,所以认为采用这一测定方法在理论上是正确的。在骶髂关节,骶骨本身的回旋程度只在 4° 以内,如果髋关节有屈曲变形,则骨盆和股骨骨干部的关系当然可以显示变形的程度。通过在 X 线像上骶骨的上面画线和股骨骨干部的画线来计测,这两线的交角就是骶骨 - 股骨角,正常范围为 45°~60°(图 5-48)。有髋关节屈曲变形的患儿,在站立时膝关节屈曲,股骨干水平化,与骶骨上面平行,图 5-49 是痉挛型双瘫的 12 岁患儿的立位侧面 X 像,可见髋关节屈曲变形,呈 45°,膝关节呈 30° 屈曲。骶骨 - 股骨角减小,股骨骨干部和骶骨上面呈水平化。如果让其膝呈伸展位站立,则骶骨上面呈垂直位,股骨干与骶骨上面一起呈垂直化,两者平行。图 5-50 是痉挛型双瘫的 12 岁患儿的立位侧面像,髋关节屈曲变形,呈 40°,由于股四头肌痉挛而致膝关节过度伸展。骶骨 - 股骨角变小,股骨呈垂直位,且与骶骨上面垂直、平行化。

2. **动态学分析** 脑瘫腰椎前弯的程度由骨盆倾斜的程度和方向决定,骨盆的倾斜则取决于髋关节变形的程度。如果有髋关节屈曲变形,由于负重使腰椎或骨盆与髋关节屈曲变形一致,而膝关节的体位决定最终的姿势。

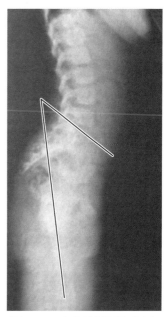

图 5-48 立位的侧面像,测定骶骨 - 股骨角

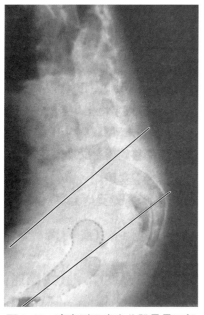

图 5-49 痉挛型双瘫患儿股骨骨干部和骶骨上面呈水平化

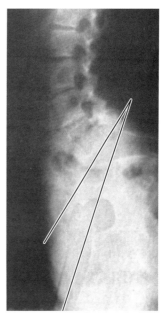

图 5-50 痉挛型双瘫 12 岁患儿骶骨 - 股骨角变小

由于痉挛型患儿有 2 个不同的痉挛模式,所以临床观察到髋关节变形也有 2 个不同的代偿机制。其中,一个模式是有髋关节的屈曲变形,股四头肌痉挛增强的场合。这一模式可见骨盆前倾,腰椎前弯增强,膝关节处伸展位(图 5-51),图 5-51 中是 7 岁痉挛型双瘫患儿的

立位姿势,适应于髋关节屈曲变形姿势 2 个模式中的 1 个。本患儿 30° 的髋关节屈曲变形由高度的腰椎前弯来代偿。其腰椎前弯是由于保持膝关节伸展位的股四头肌的痉挛,所以产生必要的骨盆前倾。

　　第二个模式是患儿不但有腘绳肌痉挛而且有髋关节屈曲变形的场合。骨盆则由于髋关节前部各个韧带的牵拉,后倾到被停止的点上。腰椎平坦,膝关节屈曲。这些患儿即使放在站立位上也想要坐下(图 5-52),图 5-52 中是已经适应髋关节变形的第二个模式的 13 岁痉挛型双瘫患儿,有 45° 的髋关节屈曲变形,被屈曲的膝所代偿,由于两侧的腘绳肌痉挛和挛缩将骨盆向后方牵拉,使腰椎平坦化。具有髋关节和膝关节屈曲模式的患儿,如果想要通过使用矫形器或进行腘绳肌松解、延长或移行手术使膝关节强制性伸展,会有使障碍增强的倾向。这是因为如果将骨盆过度地向前方回旋,会产生腰椎前弯。这样的患儿因腰椎伸展的范围受限,所以其中很多的患儿将重心保持在足上,所以会向前方倾倒(图 5-53),图 5-53 是痉挛型双瘫的 19 岁患者的姿势,在拍摄此照片的 10 年前进行了两侧腘绳肌移行术,8 年前进行了 Soutter 的髋关节周围肌移行术。术前存在的髋关节屈曲变形仍然残留 45°。为了代偿髋关节的屈曲变形,出现骨盆前倾、腰椎前弯,患者不得不挂拐杖。

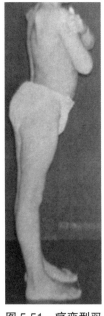

图 5-51　痉挛型双瘫的立位姿势,腰椎前弯和骨盆前倾

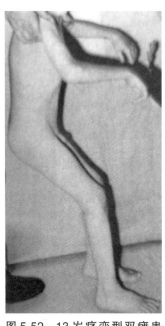

图 5-52　13 岁痉挛型双瘫患儿,髋关节屈曲变形被膝屈曲代偿

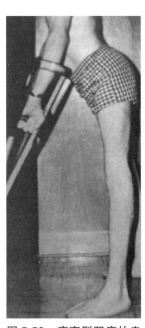

图 5-53　痉挛型双瘫的患者术后的骨盆前倾和腰椎前弯

　　有几位年长的脑瘫患者叙述其有与明显的腰椎前弯相关联的腰部疼痛。对 100 名痉挛型患者摄取了腰椎侧面像,其中 3 人有脊椎滑脱症,其中有 2 人曾接受过腘绳肌移行术。

　　总之,骨盆倾斜和腰椎前弯与一个病因相关联,即髋关节的屈曲变形,所以要治疗腰椎前弯必须要矫正髋关节的屈曲变形。要认识髋关节的屈曲变形,并对其同时进行治疗,可以防止腰椎前弯。若不矫正髋关节的屈曲变形,则腘绳肌的延长或移行术是无效的,关于髋关节屈曲变形将在第八章中叙述。

（二）骨盆倾斜

骨盆倾斜或许是因髂骨嵴上方或下方有肌肉挛缩所致，共同的原因是一侧髋关节的内收挛缩，伴有在外观上见到的患侧下肢短缩的内收挛缩的机制，如图 5-54 所示。更高度的骨盆倾斜见于不能步行的痉挛型或紧张性不随意运动型四肢瘫患者。这些患者肌痉挛或挛缩起源于髂骨嵴的上方，而且骨盆倾斜是脊柱侧弯的一部分。

（三）骨盆回旋

1. 临床所见　临床观察发现，由于髋关节痉挛性瘫痪而致脱位的患儿有骨盆的侧方（外侧）回旋，即骨盆向脱位侧外旋（图 5-55），图中见左侧髋关节脱位，骨盆向左侧外旋。

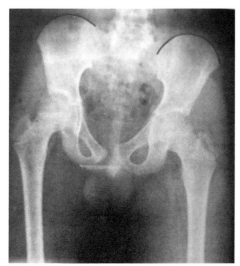

图 5-54　10 岁痉挛型偏瘫患儿 X 线像，右侧髋关节内收挛缩致骨盆倾斜

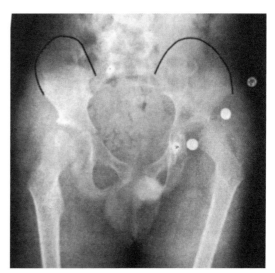

图 5-55　痉挛型四肢瘫患儿的 X 线像，骨盆向脱位侧（左侧）外旋

有不对称性障碍，或者可能步行的痉挛型偏瘫的患儿中，也有的呈持续性骨盆内旋。这些患儿中见到躯干整体或肩胛带向前方回旋，同时伴有髋关节的屈曲变形和髋关节的外旋受限。

对有对称性障碍且可能步行的痉挛型双瘫患儿，由于髋关节屈曲变形而使骨盆和股骨被固定。展示这一机制的最佳方法是，让患儿用手抓住桌子，用一侧下肢站立，另一侧下肢前后摇晃，即随着股骨的屈伸来观察骨盆的回旋状况。如果患儿的髋关节被部分固定，该患儿在步行时，其骨盆也会由于下肢的摆动而向内侧或外侧回旋。

2. 生物力学分析　当患儿起立或步行支撑相的时候，足部一旦被固定，骨盆就会在股骨头周围回旋。在这一状态中的骨盆内旋等同于髋关节的外旋。如果髋关节的外旋受限，骨盆就不能向内方回旋，就会停留在后方，为此对侧的骨盆会持续地向前方回旋。

总之，可以从以下四方面推测痉挛型患儿骨盆内旋、外旋的增强程度。

（1）一侧髋关节的内旋受限。

（2）一侧髋关节的外旋受限。

（3）作为痉挛模式一部分的躯干整体回旋。

（4）在接受髋关节固定的患者，也有相似的骨盆和股骨的固定。

(四) 骨盆松弛

1. 原因　由于腘绳肌紧张、痉挛,而髂腰肌、股直肌、阔筋膜张肌、腹外斜肌和屈颈肌过弱造成骨盆松弛。

2. 对运动功能的影响

(1)翻身运动:患儿不能从仰卧位向俯卧位翻身,但可以从俯卧位向仰卧位翻身。

(2)坐位:因骨盆松弛后倾而难以保持躯干直立位,躯干总处于向前倾倒的体位。

(3)膝立位:能成为膝立位,但无法保持此姿势,由于躯干总是向前倾倒,成为膝立位后会瞬间倒下。

(4)立位:由于骨盆松弛致使患儿身体的重心在其身体前方,出现膝关节过度伸展。

(5)步行:由于上述立位上身体重心在其身体前方,以及膝关节过度伸展,再加上痉挛型脑瘫所表现的踝关节跖屈,行走时抬腿无力。

(五) 骨盆不对称

骨盆不对称常见于脑瘫痉挛型四肢瘫或偏瘫患儿,不对称的形式有 2 种。

1. 骨盆侧旋

(1)原因

1)常见于痉挛型四肢瘫患儿,由于两侧髋关节肌群紧张或痉挛程度不一,出现了障碍程度较重的一侧髋关节紧张内旋或外旋,而另一侧髋关节被动地外旋或内旋,其结果导致骨盆在水平面上向一侧旋转。

2)常见于痉挛型偏瘫患儿,由于患侧屈髋肌即髂腰肌、股直肌、阔筋膜张肌紧张或痉挛导致该侧髋关节紧张性屈曲,致使骨盆绕矢状面向侧后方扭转。

(2)临床表现

1)仰卧位:两侧髂前上棘不在同一水平面上。

2)坐位:两侧髂前上棘在额状面上表现为健侧在前,患侧在后,而双肩则与髂前上棘成相反方向,患侧在前,健侧在后,致使身体扭转。

3)立位:患侧(或较重的一侧)髋关节后缩,下肢缩短,踝关节代偿性跖屈,双足朝向同一方向,而不是朝前。

4)步行:由于两侧肢体功能的差异,在步行中主要依靠健侧(或较好的一侧)负荷体重,患侧(或较重的一侧)负荷体重的时间明显少于对侧。表现在健侧迈向前方后,患侧下肢迈出着地瞬间,因为负荷体重能力差,而立刻将健侧迈向前方。同时,健侧的步幅也明显大于患侧。久之,步行中健侧的骨盆总是在前方,患侧骨盆总是在后方,使身体发生扭转,甚至不能向正前方行走,而是向健侧的侧前方行走。患侧骨盆的这种表现,临床上也称骨盆后退。

2. 骨盆侧转

(1)原因:主要是由于一侧腰方肌、髂肋肌、腹外斜肌、腹直肌紧张、痉挛或者是一侧的上述肌肉过弱都可以导致骨盆侧转。

(2)临床表现

1)仰卧位:两侧髂前上棘不在同一横断面上。

2)坐位:双肩一高一低。

3)立位:髋关节上提,足下垂,下肢缩短,踝关节代偿性跖屈。

4)步行:踝关节跖屈,踮脚。

第五节　脑性瘫痪头、颈运动障碍的运动治疗

一、头部控制能力发育的必需条件

1. **颈部左、右两侧肌肉的对称性活动**　是保证头部保持在中间位置的基础。

2. **俯卧位上能够用上肢支持体重**　正常小儿在俯卧位上能够用上肢支持体重,3 个月左右是用肘部,5 个月以后是用双上肢伸展状态下的双手支持体重,6 个月可用一只手支持体重,同时能保持对称体位。只有这些功能发育完善才能保证头部的控制能力。

3. **矫正反应机构发育成熟**　尤其是颈矫正反应及迷路性矫正反应发育成熟,这样才能保证患儿抵抗重力抬头,以及身体向侧方倾斜时头部能矫正至正中位。

4. **头、颈部轴性伸展和轴性屈曲间的平衡**　是调节头部与躯干间姿势协调性的基础,若失去了这两者间的平衡,就不能使肩胛带和躯干获得稳定性,而这种稳定性又是头部自由活动所必需的要素。同时会使头、颈在正中线上的控制及向侧方倾斜时的矫正活动发生困难,也会阻碍颈部的伸展。

5. **头、颈的分离运动发育**　头、颈部必须与肩胛带、躯干等部位出现分离活动,才能保证头、颈部进行协调的运动。

6. **头部向侧方的矫正活动**　也是非常重要的矫正反应,在治疗时应充分考虑到如何地诱发。在小儿的正常发育过程中,当其脱离了整体的屈曲模式或伸展模式控制之后,就进入了体轴回旋的重要发育阶段。体轴回旋是完成平衡反应的必需因素,而向侧方的矫正活动是与平衡反应密切相关的。所以从治疗早期开始,通过促进患儿头部向侧方的矫正活动来防止患儿被固定于整体的异常模式上(即促进头的运动与其他部位的分离),并能促进平衡反应的发育。

7. **有主动抬头能力和意志**　3~4 个月以后小儿就有主动抬头的能力和意志,在从仰卧位向坐位拉起时,患儿的头部能主动抬起而不后垂,且呈中间位的位置。

二、阻碍头部控制能力发育的因素

1. **肌紧张异常**　包括颈部肌肉、肩胛带肌肉、躯干部肌肉的紧张性异常,同时全身的紧张性姿势也会影响头部的控制能力。

2. **原始反射的残存与矫正反应的缺如**　如非对称性紧张性颈反射、Moro 反射、紧张性迷路反射等均影响头、颈的控制能力。另外正常姿势反应如矫正反应的缺如也同样使头、颈控制能力的发育受阻。

3. **异常姿势**

(1)由于原始反射残存而继发的异常姿势影响头颈部的控制功能。

(2)各种原因使头、颈有固定向左、右任何一个方向回旋的倾向。应注意鉴别因斜颈、斜视等所致的头、颈非对称性。

4. **异常运动**　如不随意运动、震颤等导致头部控制能力发育障碍。

三、头、颈部运动障碍运动治疗

(一) 牵伸训练

1. 头最长肌、颈最长肌的牵伸训练

(1) 适用范围：应用于因头最长肌、颈最长肌紧张，而使头部难以保持在正中位及过度背伸的患儿。此治疗方法多用于不随意运动型和痉挛型四肢瘫患儿。

(2) 操作方法：患儿仰卧位，治疗师跪坐于其头部的位置，用双手从后方支持患儿头部，并将其缓慢向垂直方向抬起，注意要使患儿的两眼连线在水平位上，然后交替地进行患儿头部向左、右两侧回旋的活动（图 5-56）。

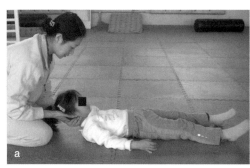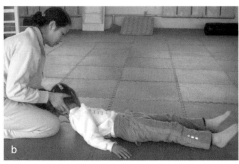

图 5-56　头最长肌、颈最长肌的牵伸训练操作方法
a：缓慢抬起头部；b：向左侧回旋头部。

(3) 作用：将颈部向右侧回旋时，左侧的头最长肌、颈最长肌被牵伸，右颈前肌群被活化。当向左侧回旋时，右侧的头最长肌、颈最长肌被伸张，左颈前肌群被活化。

2. 颈部和躯干伸肌的牵伸训练

(1) 适用范围：应用于颈部和上背部过度伸展的患儿，多用于不随意运动型和痉挛型四肢瘫患儿。

(2) 操作方法：患儿仰卧位，治疗师在其头部呈跪坐位，取两髋关节稍外展的姿势，将患者的头部和躯干上半部放入治疗师的两膝之间。治疗师用两手分别扶持头后部和上背部，使患者的颈部和躯干屈曲致使伸肌伸张。注意在接触患儿的皮肤时，其手法力度要适宜，以不使患儿感到不舒适为宜（图 5-57）。

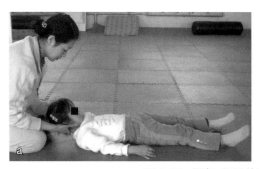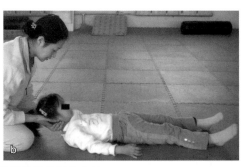

图 5-57　颈部、躯干伸肌牵伸训练操作方法
a：使头部和躯干上部屈曲；b：维持已经屈曲的状态。

（3）操作手法的要领：如果患儿颈过度后伸，要适当掌握牵拉的力量，力量的大小以除去头部的重量为宜，注意不要大于此力量。如果用力过大会使患儿感到不快，也可能会导致以后的脊髓功能障碍。

如果要达到整体躯干回旋的目的，应该应用上肢带的伸张手法，而不是使用颈部的伸张手法。

3. 胸锁乳突肌牵伸训练

（1）适用范围：应用于竖颈困难，俯卧位上抬头困难的患儿。

（2）操作方法：患儿取俯卧位，治疗师坐于其头部处。首先，为了抑制肩胛带内收，将患儿的两上肢向前方牵拉，使之向头的方向伸展。当上臂伸向头的方向时，可使锁骨上抬，并使胸锁乳突肌得以弛缓。然后，治疗师将手指放在患儿的下颌部，缓慢地将头部抬起使之与床面垂直，在保持两眼连线为水平位的状态下使头部左右回旋。辅助抬头的力度以支持头部的重量为宜，要轻柔地使头部抬起（图 5-58）。

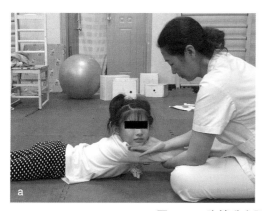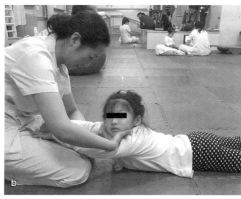

图 5-58 胸锁乳突肌牵伸训练操作方法
a：两上肢牵向前方，向右回旋头部；b：向左侧回旋头部。

（3）作用：因为胸锁乳突肌紧张可以抑制颈部抗重力伸肌的活动，所以当其弛缓后，会使颈部抗重力伸肌得以活动，因而可使头部抬起。通过将头部向右侧回旋，可使右侧胸锁乳突肌被伸张，同时可以活化左侧的后头下肌和多裂肌，促进头部的上抬。向左侧回旋时与此相反。

4. 颈后肌牵伸训练的操作方法

治疗目标是通过各种操作拉长颈后部肌肉，诱发颈部的伸展。

（1）仰卧位操作方法：患儿取仰卧位，治疗师跪坐在患儿双下肢处，在使其脊柱伸展以后，抬起患儿的骨盆。治疗师操作时用示指和中指夹住患儿的两腕关节，将两上肢拉向患儿的骨盆位置并放于躯干外侧，这样就将患儿的肩拉向下方，抑制了肩的上举，避免其被牵拉向后。这时再用两示指和拇指分别握住患儿两侧骨盆，在抬起骨盆的同时向床面推压患儿的双肩。这样的操作既可矫正肩胛带向前方突出，又可使患儿得到上部躯干和肩胛带负荷体重的感觉反馈。因为具有异常姿势紧张的患儿几乎没有体验到用肩部和上部躯干负荷体重的感觉，所以这种操作方法是非常必要的。在将体重负荷于上部躯干和肩部的同时，也促进了颈部肌肉的伸展，使颈后肌肉伸展拉长。

治疗师可以取跪坐姿势,用双侧大腿部支持患儿的骨盆,患儿的骨盆抬得越高,上部躯干和肩部负荷体重就越多,就越会促进颈部肌肉的伸展、拉长(图 5-59)。

操作时治疗师也可在用大腿支持患儿骨盆之时,将两手放于患儿双肩部并向下方压迫,这样也会获得同样的效果。

(2)侧卧位操作方法:让患儿侧卧位,头部枕于三角垫高的一侧,这种体位本身即可诱发颈部肌肉的伸展和使头部的运动从躯干分离出来。

治疗师在患儿的下肢处,一只手在患儿腹部、另一只手在骨盆后部支持患儿侧卧的身体,同时用手指将两上肢分别固定于两侧臀部的位置,将双肩胛带拉向下方。然后治疗师取跪坐位,将患儿骨盆抬起放于自己的大腿上,使骨盆高于肩胛带,使肩部负荷体重,这时患

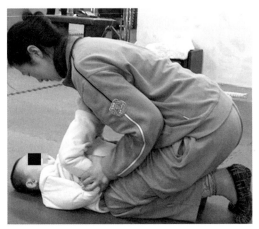

图 5-59　颈后肌牵伸训练的操作方法 1

儿的肩抵于三角垫上。通过对肩部较强的感觉反馈,可以强化侧卧位上颈部肌肉的伸展及姿势的直线化。

在上述位置上,治疗师通过自己的双手将患儿推向仰卧位方向后再返回侧卧位,再推向俯卧位方向后再返回侧卧位,如此反复进行。推动的幅度要小,将小儿的身体稍向俯卧及仰卧方向推动即可(图 5-60)。

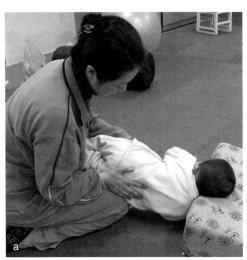
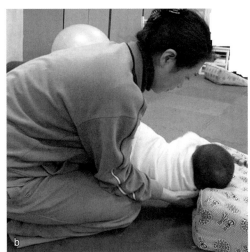

图 5-60　颈后肌牵伸训练的操作方法 2
a:体重负荷于肩;b:向俯卧位推动。

(3)注意事项:不要引起颈部和头部的过度伸展。

(二) 促进头颈部控制的运动治疗

训练目的是通过各种操作方法诱发头颈部的抗重力伸展或屈曲,保持头部与躯干间的直线关系,使头部能在正中位上正常地进行屈曲、伸展和回旋活动。

1. 促进头颈部竖直的操作方法

（1）操作方法 1

1）应用范围：主要应用于呈全身性屈曲模式（包括紧张性屈曲和无力性屈曲），躯干与头、颈部明显屈曲，不能抗重力竖直头部的患儿。主要见于痉挛型四肢瘫和重度痉挛型双瘫的患儿。

2）操作方法：患儿骑跨坐于滚筒上，将滚筒前方一端垫高，治疗师坐于其后方，握持患儿的两上肢，根据患儿的具体情况，握持上肢的部位可以在上臂、前臂、手等。然后将患儿的两肩关节外旋同时上举，治疗师可轻度活动自己的身体，协助患儿调节颈部肌肉的伸展。与此同时，治疗师用自己的腹部顶住患儿的背部，促使其脊柱伸展（图 5-61）。

通过上述操作，当患儿自己可以逐渐抬起头部并使之竖直时，治疗师可以根据患儿竖颈的改变状态改变握持患儿的上肢部位。逐渐使患儿上举的上肢下落，让患儿通过自身调节维持头部的竖直状态。应用训练工具的原理是针对屈曲模式抬高滚筒的前端，使身体重心向后移动，间接地促进头颈部伸展。

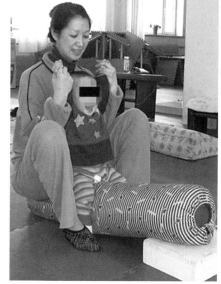

图 5-61　促进头颈部竖直的操作方法 1

3）注意事项：要确保患儿坐于滚筒之上，不要使其臀部离开滚筒。另外，注意保持两足底着地，避免只用足尖着地和足离开地面。

（2）操作方法 2

1）操作目的：促进头部的竖直及伴有躯干回旋的头部竖直能力。此操作方法用于头颈部屈曲或伸展模式，竖直困难者。

2）操作方法：对于大龄患儿，使其伸腿坐位，两下肢外展、外旋、伸展。治疗师以同样坐位坐于患儿身后，用两下肢压住患儿的两下肢。或者是让患儿骑跨坐于治疗师的双膝或大腿上，握持患儿的双上肢，将双上肢举向上方，注意要使其前臂呈旋后位即手心向后方（图 5-62a）。

对于小龄儿，可与治疗师一前一后坐于滚筒上（图 5-62b），治疗师握持患儿的双上肢向前方伸出，对于有前臂旋前的患儿要注意使其前臂呈旋后位，即手心向上方。无论上举还是前伸患儿的上肢，治疗师都可以通过轻轻摇晃自己的身体给患儿以刺激，使头部竖直稳定，并使患儿逐渐地自行调节。在操作中患儿的头部出现失去竖直状态时，要通过活动前伸或上举的上肢使其头部稳定。当小儿能稳定地保持头的竖直位后，可将上举的上肢缓缓放下，使患儿自己控制头颈部的竖直。在操作中可以反复多次通过将小儿两上肢上举或前伸、放下的活动予以促进。然后，在使头部保持竖直位的同时，握持前伸或上举的上肢向左右两侧回旋患儿的身体，促进头颈部和躯干的回旋。

3）注意事项：不要使患儿的头部过度伸展，在上举上肢时患儿的臀部不要抬起。

（3）操作方法 3

1）操作目的：①促进头的控制。②应用对称的姿势来抑制因非对称性紧张性颈反射的影响而产生的不对称的运动模式与姿势。③让患儿学习用上肢负荷体重。

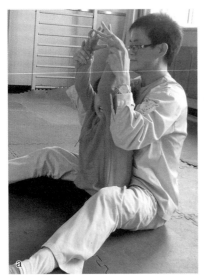
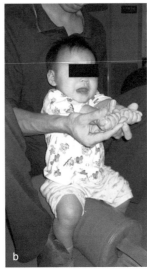

图 5-62　促进头颈部竖直的操作方法 2
a:床上坐位,上举上肢;b:滚筒上坐位,前伸上肢。

2)操作方法

①此操作应用于头部呈伸展模式的患儿。让患儿骑跨式坐于治疗师屈曲的双腿上,并将两手支撑在治疗师的膝上。治疗师两手支持患儿的两肩或两肘部同时予以控制(图 5-63a)。然后治疗师伸直自己的双腿,使患儿身体前倾,促进患儿头部的矫正反应,使患儿的头竖直(图 5-63b),然后治疗师再次屈曲双腿,如此反复进行(图 5-63c)。

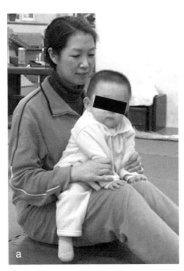
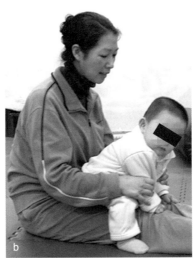
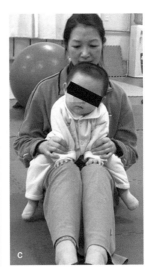

图 5-63　促进头颈部竖直的操作方法 3
a:扶持患儿双肘部,使其稳定;b:治疗师伸直双下肢;c:治疗师屈曲双下肢。

②若为头颈部屈曲模式的患儿,在开始时让患儿坐于治疗师伸直的双腿上,然后治疗师将双腿屈曲,即图 5-63 中 b → a 的顺序,可以促进头部抗重力伸展。

3)注意事项:①在患儿身体前倾时会出现躯干的前弯,一定要予以抑制。②患儿的两下肢切忌内收、内旋位,要呈外展、外旋位(图 5-63c)。

(4)操作方法 4

1)操作目的:促进头颈部的伸展、头颈矫正活动与躯干的矫正及平衡反应。

2)操作方法:让患儿坐于大球上,治疗师在其后扶持患儿,根据患儿情况支持其骨盆、腰部或肩等部位。将球向前滚动,随着球向前的滚动小儿身体会出现后倾,于是促进了头的伸展,即头向垂直方向竖直。这时可能会出现躯干的后弯(图 5-64a)。治疗师一定要注意抑制、矫正这一异常姿势,使躯干恢复竖直的姿势,要在抑制躯干过度伸展的同时促进头的竖直(图 5-64b)。

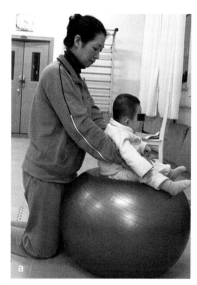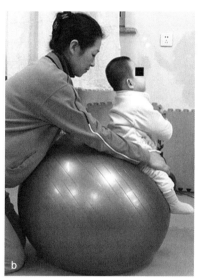

图 5-64　促进头颈部竖直的操作方法 4
a:扶持双膝部,使坐位稳定;b:向前滚动大球。

(5)操作方法 5:患儿与治疗师前后同坐在同一滚筒上,首先治疗师两手扶持患儿的两膝部,向床面压迫,使患儿全足底着地,确实负荷体重,并用自己的双足控制患儿的两足使之确实着地(图 5-65a)。然后牵拉患儿双前臂或双手,分别举向上方(图 5-65b)和拉向前方(图 5-65c),促通头部的竖直。治疗师可用自己的臀部轻轻地摇晃滚筒,促进患儿自我控制头颈部。

(6)操作方法 6:患儿面向三角垫高的一面取长坐位,双下肢放在三角垫下方(软质垫),治疗师坐于其后。使患儿两上肢前伸放于三角垫上,促进脊柱竖直。治疗师可以一只手扶持其上肢,另一只手扶持其额部(图 5-66a),或者一只手握持其颈后部(图 5-66b),促进头颈竖直。此方法主要应用于重症患儿。

2. 促进俯卧位头部控制的操作方法

(1)操作方法 1

1)操作目的:俯卧位抬头,同时为两上肢伸展、支持做准备。

2)操作方法:治疗师坐于床上,两下肢伸展,让患儿松弛地俯卧于其双腿(小龄患儿也可以用单腿)之上。治疗师根据患儿的情况,支持患儿的肩、上臂、肘、前臂或手等部位。然后治疗师屈曲患儿头侧的下肢促使患儿随之抬起头部,再伸展下肢使患儿上肢伸展,双手放在地板上支持自己的身体。在这一过程中促进患儿抬头,并维持头与躯干呈直线的位置。为了促进患儿抬头并使上肢具有支持能力,治疗师可支持患儿双肩,将其双肩压向下方的同时向外侧分开,然后从肩部向正在支撑的上肢侧手的方向推压。为了使患儿学习正确的上肢支撑,应使其手张开(图 5-67a、b)。对于小龄儿,也可以让患儿俯卧于治疗师的一侧大腿之上,对于头部前屈明显的,在下颌处予以控制,促进抬头(图 5-67c),为了加强抬头,治疗师可以按压患儿臀部,使体重移向下半身,间接促进抬头(图 5-67d)。

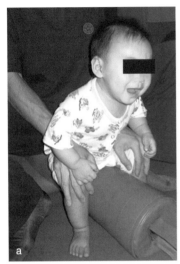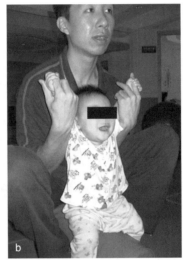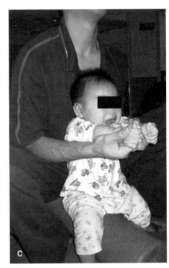

图 6-65   促进头颈部竖直的操作方法 5
a:扶持双膝部,使坐位稳定;b:上举患儿双上肢;c:前伸患儿双上肢。

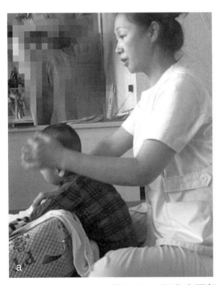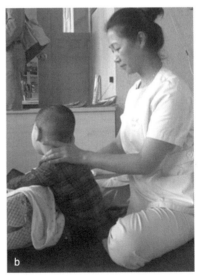

图 5-66   促进头颈部竖直的操作方法 6
a:扶持额部使头颈竖直;b:扶持颈部使头颈竖直。

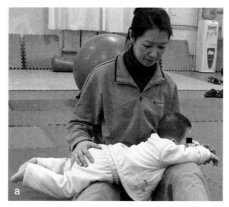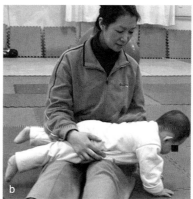
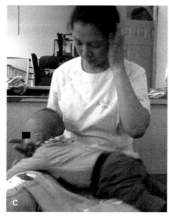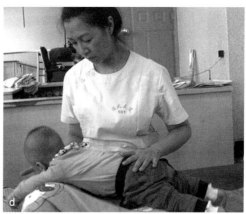

图 5-67　促进俯卧位头部控制的操作方法 1
a：治疗师屈曲患儿头侧下肢；b：使患儿双手支撑在地面上；
c：控制患儿下颌，促进抬头；d：压迫患儿臀部，促进抬头。

3）注意事项：患儿抬头不要过度，抬起的高度以不产生过度颈部伸展为宜。

（2）操作方法 2

1）操作目的：俯卧位抬头并保持。

2）操作方法：首先使患儿俯卧于大球上，然后使之呈肘支持的俯卧位。其后，将患儿的两上肢交替地拿向前方进行支撑，同时将球向前方滚动，随着肘支撑和球的滚动，可以使患儿身体重心后移，颈部屈肌弛缓，使头部抬起。利用促进头部矫正反应的效果来诱发抬头运动（图 5-68）。

3）注意事项：一定要固定住患儿的双肩部，不要将小儿从肩部拉起。

（3）操作方法 3

1）操作目的：重症痉挛型双瘫和痉挛型四肢瘫患儿常见头颈部屈曲，保持正中位困难，表现为俯卧位抬头困难，竖直位时头颈部屈曲。促进这样的患儿俯卧位抬头并保持。

2）操作方法：使患儿俯卧于滚筒上，双上肢在前方支撑，治疗师在其身后方（图 5-69a）进行各种方法的控制。如图 5-69b 所示：一只手扶持患儿一侧颊部；c：扶持患儿的额部；d：一只手扶持患儿一侧下颌部，另一只手叩击、压迫背部；e：一只手扶持患儿的头顶部，另一只手扶持患儿一侧颊部；应用上述各种方法控制头部，抑制其屈曲，使患儿保持头部竖直。

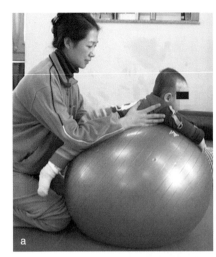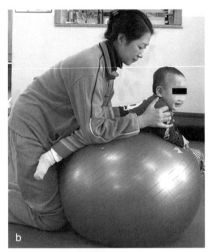

图 5-68　促进俯卧位头部控制的操作方法 2

a：患儿伸展上肢俯卧于大球上；b：肘支撑，向前滚动球。

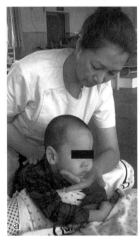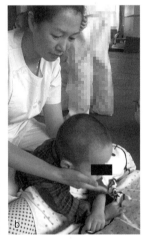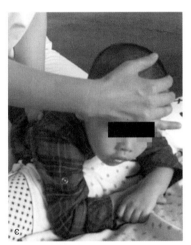

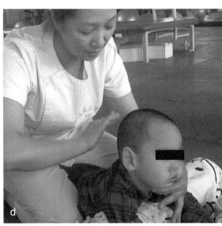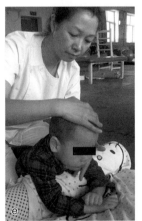

图 5-69　促进俯卧位头部控制的操作方法 3

a：俯卧于滚筒上；b：扶持一侧颊部；c：扶持额部；d：一只手扶持下颌部，
另一只手叩击背部；e：一只手扶持头顶部，另一只手扶持颊部。

（4）操作方法 4

1）操作目的：俯卧位上使患儿头部呈正中位并保持之。

2）操作方法：患儿与治疗师的体位与操作方法 3 相同，治疗师两手扶持患儿的两侧颊部使头部竖直并保持中间位（图 5-70a）。头部控制同时促进患儿用双肘支撑自己的身体（图 5-70b）。此操作方法主要应用于头控制能力很差的重症患儿。

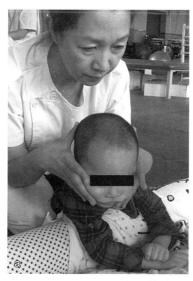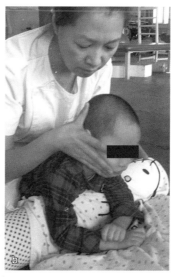

图 5-70 促进俯卧位头部控制的操作方法 4

a：扶持两侧颊部和头侧方维持抬头；b：扶持两侧颊部和头侧方保持头正中位。

（5）操作方法 5

1）操作目的：俯卧位上使患儿头部呈正中位并保持之。

2）操作方法：患儿俯卧位用双肘支撑身体，治疗师坐于其对面，用手支持患儿的下颌部，促进俯卧位抬头（图 5-71a）。治疗师要注意握持患儿的两手使之放于正中线上，并使患儿全身呈对称姿势（图 5-71b）。

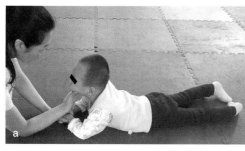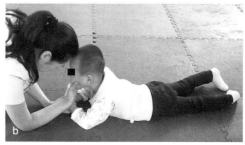

图 5-71 促进俯卧位头部控制的操作方法 5

a：俯卧位支持患儿下颌部；b：将患儿两手保持在正中位。

3. 促进头部向侧方的矫正活动操作方法

（1）治疗目标：诱发患儿的头部在向侧方倾斜时的矫正反应，使之回到正中位。

（2）操作方法：患儿取坐位，治疗师坐于患儿身后或对面，两手扶持患儿双肩部，支持肩部的同时修正肩的异常姿势。

　　操作方法是向左、右两侧倾斜患儿的身体,使患儿产生体重向左、右侧的移动。或者是在使患儿身体向后方倾斜的同时再缓慢地向左、右摇动患儿的身体。摇动的幅度一定要适合于患儿,开始时摇动的幅度要小,当确认体重已经能够移向侧方时,再将患儿逐渐地向非负荷体重侧回旋,这样会使负荷体重侧的肩在非负荷体重侧的前方。如果患儿的异常姿势以伸展模式占优势,向对侧回旋躯干就较为容易。通过这种体轴回旋操作方法可诱发平衡反应,破坏整体的屈曲模式或整体的伸展模式,同时可增强患儿控制头部的能力,使患儿在身体发生左、右倾斜及体轴回旋时能矫正头部回至正中位。其结果是由于头部的矫正活动,产生了负荷体重侧躯干的自动伸展及非负荷体重侧躯干的侧屈。这时治疗师可以再将非负荷体重侧的肩与手向下方牵拉,诱发这侧躯干的进一步侧屈,于是由于体重负荷侧获得了一定的肌紧张,就促进了该侧躯干的伸展、拉长(图 5-72)。

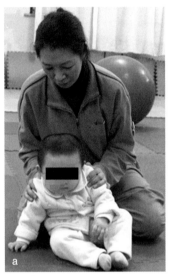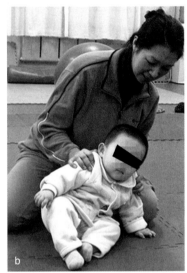

图 5-72　促进头部向侧方矫正活动的操作方法
a:向右侧移动体重;b:向左侧移动体重。

　　(3)注意事项:向非负荷体重侧回旋时要注意同侧的肩胛带与骨盆带要在一条直线上,不要将肩胛带拉向骨盆的前方或后方。

　　4. 促进头部回旋训练　头部回旋是头部控制能力的重要功能,头部的回旋可以促进头部运动与躯干、肩胛带的分离,可诱发翻身运动等体轴回旋运动。

　　(1)坐位上促进头部回旋操作方法 1

　　1)操作目的:头部的控制、头的上举与回旋,中枢部位的控制,躯干的回旋。

　　2)操作方法:治疗师伸腿坐位,膝部略屈曲,让患儿骑跨地坐于其大腿上。首先握持患儿两上肢并上举按前述方法促进患儿抬起头,然后治疗师将一侧下肢伸直,使患儿一侧臀部下降,并用这侧臀部负荷体重,治疗师同时从支持患儿上肢的某部分开始促进其躯干向非负荷体重侧回旋。所说的支持上肢的某部分要根据患儿的情况,可支持肩部、上臂、肘、前臂和手部,即支持的部位要根据患儿的情况从中枢部向末梢部变换。

　　通过这种操作方法促进头部与躯干的回旋,必须左、右两侧交替进行(图 5-73)。

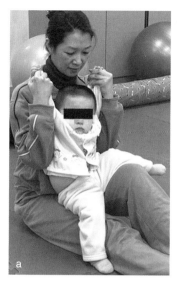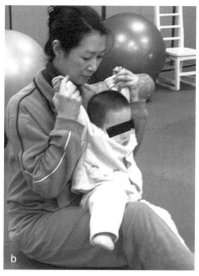

图 5-73　坐位上促进头部回旋的操作方法 1

a：治疗师伸直右下肢；b：治疗师伸直左下肢。

（2）坐位上促进头部回旋操作方法 2：患儿与治疗师一前一后骑跨坐于滚筒上，首先握持患儿的两上肢使其上举，促进患儿抬头。然后治疗师用臀部的力量转动滚筒，使患儿的身体重心移动至滚筒滚向侧，使体重向该侧移动。这时支持患儿的部位要有适当的变化，例如，当躯干未得到充分旋转时，要支持患儿的一侧肩部和对侧臀部，形成对角线的支持，即滚筒向右转动时使患儿的左肩在前、右臀在后，使躯干回旋，头颈部也随之回旋。滚筒向左转动时，与之相反（图 5-74）。

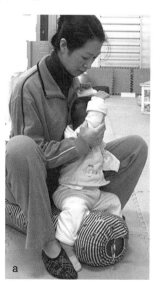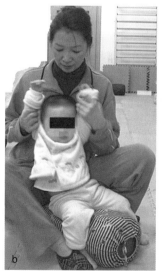

图 5-74　坐位上促进头部回旋的操作方法 2

a：向左侧滚动滚筒；b：向右侧滚动滚筒。

（3）仰卧位向侧卧位姿势转换的移行过程中促进头部回旋操作方法：

1）操作目的：缓解头部固定地向一侧回旋，之后控制头部，促进其回旋及屈曲。

2）操作方法：患儿仰卧位，髋、膝关节屈曲，两手分别放于自己两侧臀部（图 5-75a）。治疗师跪坐于患儿下肢处，压住患儿两手，并扶持患儿骨盆，有节奏地左右摇晃患儿的身体。当头部的固定回旋缓解后，在原有的屈曲体位上，将身体向一侧回旋使患儿形成侧卧位，在这体位上停留数分钟，与此同时治疗师要握住患儿上侧的上肢、肩或拇指根部，将其牵拉至其体侧（图 5-75b）。出现的反应是头的屈曲与回旋，应向左、右两侧回旋操作（图 5-75c）。

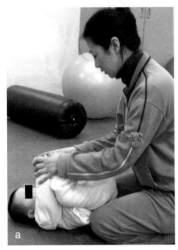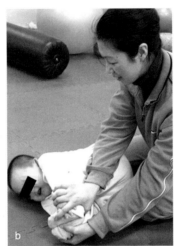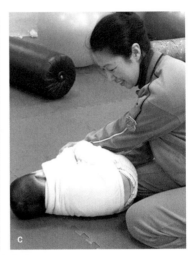

图 5-75　仰卧位上促进头部回旋的操作方法

a：抬起患儿臀部，左右摇晃其身体；b：转换为右侧侧卧位；c：转换为左侧侧卧位。

3）注意事项：在左右摇晃患儿身体时，一定让患儿头部处于屈曲位，两肩不要离床。

（4）俯卧位向坐位转换中促进头颈部回旋的操作方法 1

1）操作目的：头颈部的回旋、从俯卧位至坐位转换中的体重移动。

2）操作方法：治疗师伸腿坐位，患儿俯卧其上（图 5-76a）。治疗师屈曲患儿的一侧下肢，如图 5-76b 中，屈曲右侧下肢，则使其左侧肘支撑于治疗师的大腿上，右侧上肢在上方放于前方或体侧。然后治疗师分别握持患儿的右下肢和左上肢，将右侧下肢向前下方外旋，左侧上肢向上方外旋，使患儿从俯卧位转换为坐位，坐于治疗师的一侧腿上（图 5-76c）。在这一从俯卧位向坐位的转换过程中有向上和向下两个相对方向的力量，诱发出头颈部的回旋和屈曲，以及躯干的回旋和回旋过程中的体重移动。

3）注意事项：不要使头颈部过度伸展。

（5）从俯卧位至侧卧位中促进头部回旋操作方法

1）操作目的：促进从俯卧位向侧卧位翻转途中头部的控制。

2）操作方法：首先让患儿俯卧于大球上，让患儿在球上充分地松弛，然后屈曲一侧下肢，如果屈曲的是左下肢，则使其用右侧肘支撑于球上，左侧用手支撑于球上，右下肢呈伸展的体位（图 5-77a）。然后使患儿的头颈部向屈曲下肢侧回旋（图中向左侧）。为了能使肘部确实地支撑于球面，治疗师可向球的方向按压患儿的右肩。然后，治疗师将患儿左侧的肩向后牵拉，使患儿成为左侧向上的侧卧位。在活动中促进同侧躯干的短缩和头颈部的回旋。注意要在保持头部与躯干成一直线的姿势上回旋。在引起头的回旋反应后，要减轻对肩的刺激，保持头的位置（图 5-77b）。

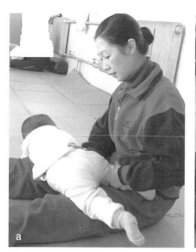
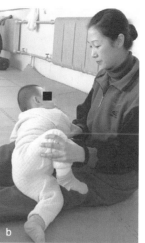
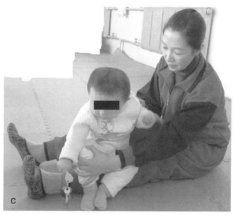

图 5-76　俯卧位至坐位促进头部回旋的操作方法
a：患儿俯卧于治疗师下肢上；b：屈曲患儿左下肢；c：转换为坐位。

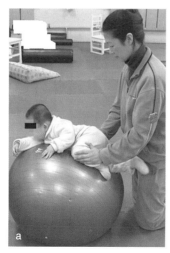
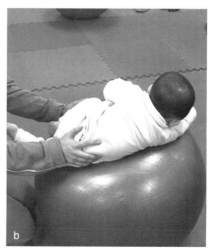

图 5-77　从俯卧位至侧卧位过程中促进头部回旋操作方法
a：屈曲患儿左下肢，使右肘和左手支撑；b：转换为右侧侧卧位。

第六节　脑性瘫痪躯干运动障碍的运动治疗

一、脑性瘫痪痉挛型双瘫与四肢瘫

(一) 治疗原则

痉挛型四肢瘫和重症痉挛型双瘫的患儿,其全身处于屈曲、内收的痉挛状态,临床上可见患儿躯干被固定于病态、整体屈曲的姿势模式和运动模式(见图5-35)。此类患儿的治疗原则是:

1. **牵伸训练**　进行适当的牵伸训练手法,抑制颈部和躯干部的前屈模式。
2. **促进躯干抗重力伸展活动**　同时增加患儿本身的自发运动量。
3. **促进与抑制的方法**　牵拉四肢使之离开躯干,在促进脊柱伸展活动的同时扩大肩胛带和骨盆带的活动范围,抑制肩胛带和骨盆带的异常模式。
4. **促进体轴回旋**　从而破坏整体姿势、运动模式。
5. **增强腰腹部肌肉的力量**　从而促进躯干伸展竖直,保持身体力线的垂直。

通过上述治疗训练改善运动的内容与质量,从而提高患儿对姿势与运动变化的适应性。

(二) 牵伸训练

1. **侧卧位牵伸训练**

(1)操作方法1

1)适用范围:主要用于髂腰肌和最长肌等肌肉紧张性增高的患儿。

2)操作方法:患儿侧卧位,如果有脊柱侧弯时则将凹侧向上,并在躯干的下方放入毛巾或者滚筒用以矫正脊柱侧弯。治疗师坐于患儿背侧,一只手握持患儿的髂骨部位,使骨盆带向后方回旋。另一只手放在患儿的胸廓部位并向前方推之,使躯干回旋。然后更换为相反方向的侧卧位,进行另一侧的操作,操作部位相同,但使骨盆和胸廓两部位回旋的方向相反。

3)作用:这一操作可使髂腰肌、最长肌被伸张,同时可活化对侧的腹横肌和腹内斜肌,可以使躯干在翻身运动中容易回旋。

(2)操作方法2

1)适用范围:主要用于腹外斜肌等屈肌紧张性增高,使躯干以屈曲占优势的患儿。

2)操作方法:患儿侧卧于滚筒上,治疗师用一只手握持其上方的骨盆处,将骨盆向前方回旋后予以固定。另一只手握持患儿胸廓部位,向后方牵拉使之向后方回旋(图5-78)。

3)作用:使腹外斜肌和腹直肌等屈肌得以伸张。

(3)操作方法3

1)适用范围:主要用于有患侧身体侧方假性短缩的偏瘫患儿,促进其伸展活动。

2)操作方法:患儿侧卧位于地板上,患侧在上方。治疗师跪坐于其身体后方。用一只手握持其上方的骨盆处,另一只手握持腋窝处。两手沿患儿的身体长轴向头和足两个方向相向用力牵拉,使该侧的躯干侧壁得以牵伸,使短缩的躯干伸长(图5-79)。

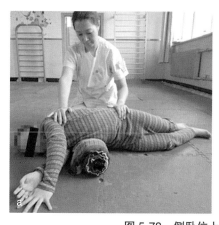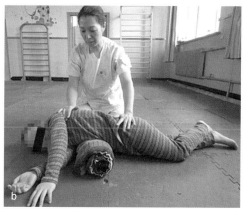

图 5-78　侧卧位上躯干牵伸训练操作方法 2
a：将患儿骨盆向前方回旋后予以固定；b：向后方牵拉胸廓使之向后方回旋。

也可以在治疗师的腿上或球上进行。例如，将右侧偏瘫的患儿放在左下肢上，呈右侧在上的侧卧位，用右侧下肢压住患儿的双下肢，进行上述在床上的一系列操作。

2. 俯卧位牵伸训练

（1）操作方法 1

1）适用范围：主要用于腹外斜肌、腹直肌、髂腰肌等屈肌紧张性增高，使躯干以屈曲占优势的患儿。此操作也可以使臀大肌得以牵伸。

2）操作方法：患儿俯卧位，双下肢伸展、外展、外旋。治疗师跪坐于其两足之间。两手握持患儿

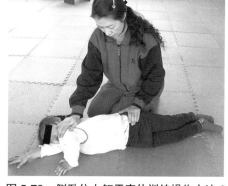

图 5-79　侧卧位上躯干牵伸训练操作方法 3

的两肘部，向后上方牵拉，使患儿的胸、腹部离开床面，躯干成为伸展状态（图 5-80a）。也可以在大球上进行，治疗师在其后方，压住其外展、外旋的双下肢，牵拉其两上肢向后方，并诱导患儿协力向上抬起身体（图 5-80b）。

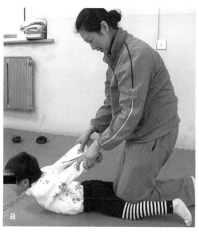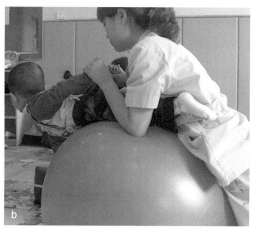

图 5-80　俯卧位上躯干牵伸训练操作方法 1
a：向后牵拉两上肢，使躯干伸展；b：在大球上向后牵拉两上肢。

（2）操作方法2：治疗师在患儿侧方，首先将患儿两上肢从胸下面拉出来，然后将肩和胸部抬到一定的高度。并使髋关节与下肢伸展，骨盆紧贴床面，形成躯干部后屈、全身伸展的姿势（图5-81a）。必要时，治疗师可给其骨盆加压，确保髋关节和下肢伸展。或者治疗师抬起患儿的双肩，使其胸部离开床面（图5-81b）。在这两种姿势上鼓励患儿抬头和将体重支持在两下肢上，可以促进抗重力伸展活动。这样的操作牵伸了背肌使躯干屈肌弛缓，有利于躯干的伸展。最重要的是，这样的操作可以发展斜方肌的力量。

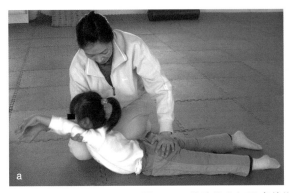 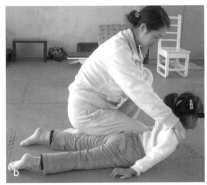

图5-81　俯卧位上躯干牵伸训练操作方法2
a：从腋下抬高肩胸部，使躯干伸展；b：从双肩抬高肩胸部，使躯干伸展。

（3）操作方法3：将处于俯卧的患儿头和下肢分别置于两个直径较大的滚筒之上，使躯干成为上方凹的姿势，用过伸展姿势来抑制屈曲模式（图5-82）。

（4）操作方法4：治疗师可用自己的前臂压住患儿的躯干，向前上方牵拉两上肢，使胸部离开床面（图5-83a）。当患儿屈曲痉挛减轻后，也可以在其前方向前上方牵拉两上肢（图5-83b）。这样的操作可以抑制屈曲

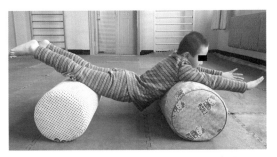

图5-82　俯卧位上躯干牵伸训练操作方法3

模式，促进伸展模式。同时，还可以牵伸背阔肌、肱三头肌和肱二头肌（参照第六章第五节"（二）俯卧位牵伸技术"）。

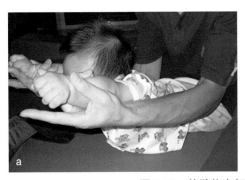 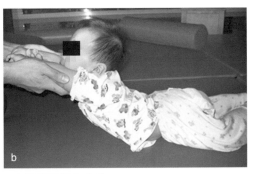

图5-83　俯卧位上躯干牵伸训练操作方法4
a：从后方抬起患儿双上肢和胸部；b：从前方抬起患儿双上肢和胸部。

（5）操作方法5：可在球上进行俯卧位牵伸，主要针对小龄患儿。治疗师将患儿置于球上俯卧位，用自己的上肢控制其骨盆和下肢，使之呈伸展位。然后牵拉患儿的双上肢并抬向上方，使胸部离开球面，保持这一姿势5分钟以上。这一过程中可以前后、左右滚动球，让患儿体验体重移动的感觉（图5-84）。

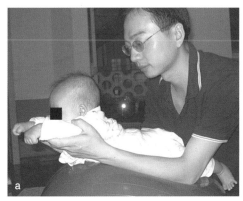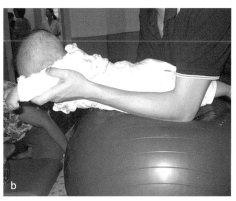

图 5-84　俯卧位上躯干牵伸训练操作方法 5
a：在球上抬起患儿两上肢和胸部；b：向前方滚动大球。

（6）操作方法6：对于大龄患儿治疗师可以压住处于俯卧位患儿的两下肢，向后牵拉患儿两上肢，逐渐将患儿拉起（图5-85a、b、c）。这样还可以使肩胛带内收，对有外展的患儿可同时抑制肩胛带外展。

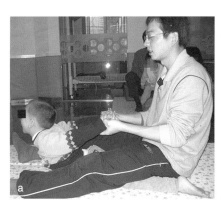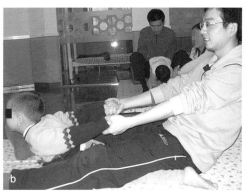

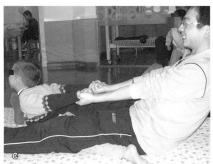

图 5-85　俯卧位上躯干牵伸训练操作方法 6
a：向后方牵拉两上肢，使身体伸展；b：加大牵拉力度；c：进一步加大牵拉力度。

3. **仰卧位牵伸训练**　当患儿表现为伸肌过度紧张,以伸展模式占优势时,可以进行仰卧位上对伸肌的牵伸训练,即通过手法操作使患儿成为全身屈曲的模式,以伸肌的屈曲抑制其伸展,临床上常用的"抱球"训练就是可以达到这一目的的操作方法。

（三）躯干、骨盆的松解技术

躯干和骨盆部位松解技术的目的是:使躯干和骨盆的肌肉和筋膜充分伸展和收缩,让患儿体验躯干和骨盆的运动经验,有利于躯干和骨盆的发育。由于躯干和肩带及骨盆有密切的关系,可以通过躯干的运动和发育促进后两者的运动和发育。

1. **促进躯干伸展运动的松解技术**　让患儿仰卧于花生球上,治疗师在其侧方。一只手扶持其胸部,另一只手扶持其两足部,使患儿两上肢向头的方向伸展,两下肢并拢,全身呈伸展状态。然后,向前后滚动花生球,使患儿躯干充分地进行伸展运动(图 5-86)。此操作中因为有花生球做依托,使患儿有安全感,可以达到促进患儿本体感觉发育和增加躯干运动经验的目的。在滚动花生球时,操作要平稳、缓慢,动作幅度要大。

2. **促进躯干屈曲运动的松解技术**　让患儿俯卧于花生球上,治疗师在其侧方。一只手扶持其头后部位,另一只手扶持其两足部,使患儿两上肢下垂,两下肢并拢,全身呈屈曲状态。然后,向前后滚动花生球,使患儿躯干充分地进行屈曲运动(图 5-87)。所达目的和要求同 1。

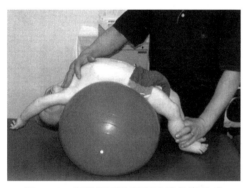 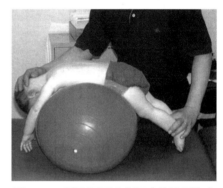

图 5-86　促进躯干伸展运动的松解技术　　　图 5-87　促进躯干屈曲运动的松解技术

3. **促进躯干侧屈和伸展运动的松解技术**　让患儿侧卧于花生球上,一侧胸侧壁和两肘部放于球上,治疗师在其侧方。一只手扶持其上方侧肩部,另一只手握持其两并拢的膝部,使患儿全身呈伸展状态。然后,向前后滚动花生球,使患儿躯干充分地进行屈曲运动(图 5-88)。此操作可以达到促进躯干侧屈和伸展的目的,其要求同 1。

4. **促进胸部、上背部和肩部肌肉松解的技术**　让患儿俯卧于花生球上,胸部和两肘部放于球上,治疗师在其侧方。一只手按压其背部,另一只手从膝部托起其并拢的两下肢,使患儿全身呈伸展状态。然后,按压其背部的手进行向下弹压的动作,使患儿胸部、上背部和肩部肌肉得以松解(图 5-89)。此操作可以达到扩大胸廓活动范围、增加呼吸深度的目的,其要求是弹压动作要有度。

5. **促进躯干扭转和伸展的松解技术**　让患儿侧卧于地板上,治疗师在其后方。一只手握持其上方肩部和上臂,另一只手握持其上方的髋部,两只手分别向头部和下肢牵拉患儿的躯干,使患儿躯干呈伸展状态(图 5-90a)。然后,将患儿肩部向后方拉,髋部向前方推,使患儿躯干扭转(图 5-90b),此操作可以使患儿做充分的躯干扭转和伸展运动,达到松解躯干肌紧张的目的,同时也可诱发躯干肌的收缩。还可以促进患儿本体感觉发育和增加躯干运动的经验。关键是操作时的着力点应确实地放在患儿的肩和髋部。

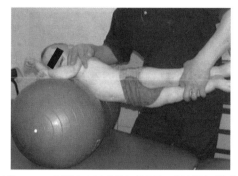

图 5-88　促进躯干侧屈和伸展运动的松解技术

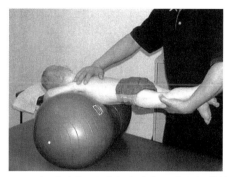

图 5-89　促进胸部、上背部和肩部肌肉松解的技术

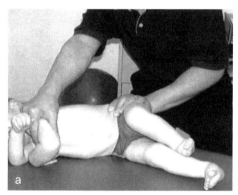
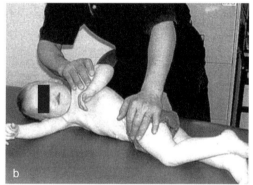

图 5-90　促进躯干扭转和伸展松解的技术

a:分别向上、下方牵拉肩部和骨盆,使躯干伸展;b:向前方推骨盆,向后方拉肩部,使躯干扭转。

6. 促进躯干和髋部运动的松解技术　让患儿双膝立位于大球前,两上肢放于球上,治疗师在其后方。一只手扶持其两小腿部位,另一只手握持其一侧前臂。然后向前后滚动大球,使患儿躯干和髋部充分地进行前后运动(图 5-91)。此操作可以使患儿体验和感受到躯干和髋部的运动,大球滚动的幅度由患儿障碍程度决定。

7. 诱发腹部肌肉收缩的松解技术　让患儿仰卧位,治疗师在其体侧。一只手按压其耻骨部位,另一只手叩拍患儿的下腹部(图 5-92),叩拍的节奏要缓慢,操作要徐缓,一定要叩拍出空掌的声音。此操作可以松解腹部肌肉的紧张,同时诱发其收缩。

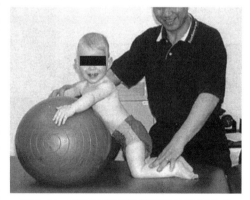

图 5-91　促进躯干和髋部运动的松解技术

8. 促进骨盆滚动运动的松解技术　让患儿仰卧位,在其骨盆下方垫一毛巾卷,治疗师在其体侧,用两只手分别握持患儿的两侧髋部,做骨盆的前后、左右滚动动作(图 5-93),其动作幅度要逐渐由小到大。此操作可以松解骨盆的肌肉,促进骨盆滚动运动。

9. **增加躯干和骨盆控制能力的松解技术**　让患儿骑坐在花生球上,双手在前方支撑于球上,治疗师在其身后,用双手分别扶持其双肩,并反复地向下按压(图 5-94a)。也可以让患儿坐于弹簧板上,治疗师在其身后,一只手扶持其额部,另一只手在其背部,并反复地向下按压,使弹簧板不断被弹压(图 5-94b)。此操作可以促进躯干和腹部的平衡,增加两者的控制能力,是有氧运动。注意患儿要有正确的呼吸模式。

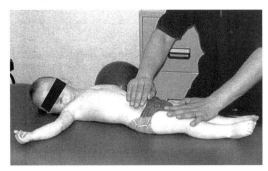

图 5-92　诱发腹部肌肉收缩的松解技术

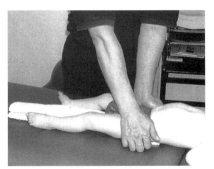

图 5-93　促进骨盆滚动运动的松解技术

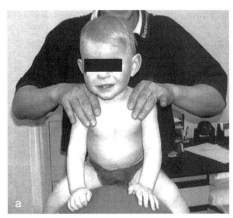

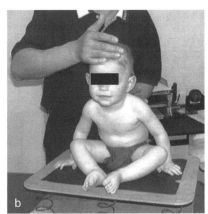

图 5-94　增加躯干和骨盆控制能力的松解技术

a:患儿坐于花生球上,向下按压其双肩;b:患儿坐于弹簧板上,向下按压其双肩。

(四) 躯干部的运动治疗

1. **促进头部与躯干矫正反应的操作方法**　对于小龄患儿,可以在球上进行。首先使患儿在球上进行肘支撑或伸展上肢支撑的训练。然后将球向左、右滚动,使患儿体验体重在躯干两侧移动的感觉,同时促进矫正反应的发育(图 5-95)。

2. **促进躯干伸展和增加其运动性的治疗**

(1)仰卧位促进躯干小分节运动的操作方法 1:训练目的是通过诱导躯干小的分节运动,破坏整体屈曲模式。训练器材是一个较大直径的滚筒,让患儿沿长轴仰卧于其上,治疗师跪坐在患儿脚的下方,用两手分别紧紧地扶持住患儿两侧骨盆部位,并用自己的下肢和前臂固定住患儿下肢。首先要对患儿予以语言安慰和诱导,在确认其心理上处于放松状态后,慎重地将患儿和滚筒一起向一侧滚动,使患儿的身体体重移动至滚筒滚向一侧。然后用一只手将负荷体重侧的骨盆向下肢方向牵拉,另一只手将非负荷体重侧的骨盆向头部方向推动,使骨盆进行两侧分离、向上方和下方的小分节运动。然后再将滚筒向另一侧滚动,在患儿身体的两侧分别进行上述操作,如此两侧交替、反复地进行此操作方法(图 5-96)。

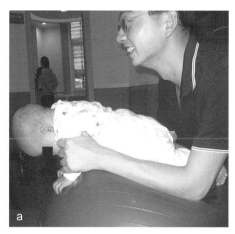
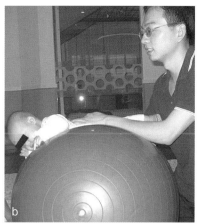
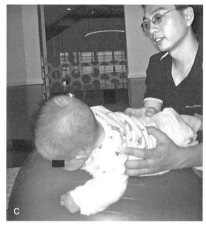

图 5-95　促进头部与躯干矫正反应的操作方法
a：球上上肢支撑；b：向右侧滚动球；c：向左侧滚动球。

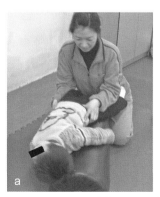
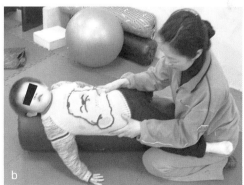

图 5-96　诱导躯干小分节运动的操作方法
a：将滚筒向左侧滚动；b：将负荷体重的左侧骨盆向下牵拉，将右侧骨盆向上方推动。

（2）仰卧位促进躯干和髋关节伸展的操作方法 2：治疗师跪坐于仰卧位患儿的两下肢之间，将患儿两下肢外展到患儿可承受的程度，治疗师用双下肢保持这一外展位。然后用自己的两手握持患儿的两侧胸壁，尽可能地向上方（患儿头侧）牵拉患儿的身体，促进其躯干与髋关节伸展（图 5-97）。

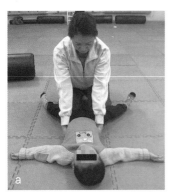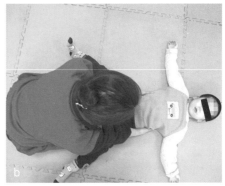

图 5-97　促进脊柱和髋关节伸展的操作方法
a：使患儿两下肢最大外展并保持之；b：向上方牵拉患儿身体。

　　促进躯干伸展还有许多操作方法，参照第十章。

　　(3)俯卧位促进全身伸展和四肢活动的操作方法：如果通过上述仰卧位的操作，达到了破坏患儿整体性屈曲模式的目的，使躯干腹侧面上所分布的屈肌痉挛有某种程度减轻时，就让患儿沿滚筒横轴俯卧其上，将操作的关键点移至患儿两足。治疗师两手握住患儿两足部，用手或前臂控制踝关节使其背屈，同时使两下肢外展、外旋。并使滚筒沿患儿身体长轴即头足方向滚动，同时尽可能地通过上抬下肢等操作使患儿脊柱和髋关节伸展，通过滚筒滚动的刺激和治疗师的操作，抑制躯干和髋关节的屈曲，促进全身的抗重力伸展活动(图5-98a)。

　　之后，进行增强上半身活动性，促进躯干抗重力伸展活动的训练。继a的操作之后，要强化已经促进的要素，促进患儿学习自发运动。口头指示患儿做如下动作：将两上肢抬起来，两上肢外展(沿滚筒的长轴向两侧方伸展)(图5-98b)，这样的操作可以促进体轴内回旋运动，通过体轴内回旋运动的改善，可以逐渐将肌肉的收缩波及骨盆带、两下肢、两膝、两足部，进而改善各关节的可动范围。或者是令患儿在头前方拍手，这样可增强上半身的活动性，促进抗重力伸展活动。要通过操作两足来控制由于患儿自发运动而产生的肌肉痉挛的再度增强和代偿模式，渐渐使两下肢呈外旋位并保持。

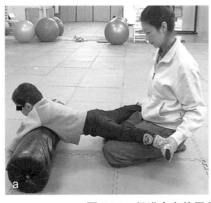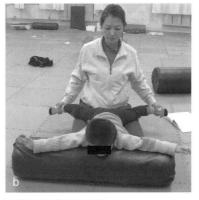

图 5-98　促进全身伸展和四肢活动的操作方法
a：使患儿两下肢外展、外旋，使滚筒向前方转动；b：让患儿两上肢外展。

(4)坐位促进躯干伸展和活动性的操作方法1：患儿坐于长条凳上,注意矫正骨盆后倾,即要将体重支持在坐骨结节上。治疗师骑跨在长条凳上坐于患儿后方。为了抑制患儿两上肢的屈曲和内收模式,治疗师可将患儿双上肢上举并使肘关节伸展,然后将其夹于自己的两腋窝下,两手绕向患儿后方扶持其胸、腰椎部,并向前方推压,使脊柱充分伸展。同时可以通过自己身体反复的前后活动,带动患儿反复练习脊柱轻度屈曲和充分伸展活动,促进躯干的伸展和提高其活动性(图5-99)。

这一操作可以使患儿躯干和两侧胸大肌被充分地拉伸,可充分抑制躯干腹侧的痉挛。同时,也可促进两肩胛带的内收,使上肢的伸展和外旋也变得容易。

(5)坐位促进躯干伸展和活动性的操作方法2：患儿坐于长条凳上,治疗师站立于凳后方。控制关键点为两肘关节处,治疗师首先握持患儿的两肘关节部位,使患儿两上肢保持在向两侧水平伸展的肢位上,然后一边被动地使患儿体轴进行小的回旋活动,一边向上牵拉患儿的上半身使其后倾的骨盆呈垂直位。治疗师要口头吩咐诱导患儿自己进行伸展脊柱、使头部保持在正中方向、抬头、竖颈等活动。治疗师也可以将自己的一条腿放于长条凳上,用屈曲的膝部顶住患儿的胸腰椎移行部,使患儿自己或被动地进行脊柱伸展和上肢伸展、外展的练习(图5-100)。

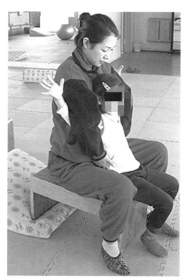

图 5-99　促进躯干伸展和活动性的
操作方法 1

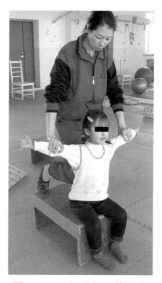

图 5-100　促进躯干伸展和
活动性的操作方法 2

(6)立位上促进躯干抗重力伸展的操作方法：患儿取立位,两上肢完全地水平伸展,两手扶持两侧的椅子横木,形成以脊柱伸展为中心的全身伸展模式,这样也可以促进骨盆的运动性及下肢的分离运动,同时可以促进上、下肢伸展及外展、外旋活动(图5-101a)。或者,治疗师伸腿坐于地板上,患儿骑跨其一侧膝部呈站立位。治疗师双手扶持患儿的两侧骨盆或膝关节处,可以通过让患儿高举自己两上肢的方法促进全身的伸展活动,同时可提高髋关节的抗重力伸展活动,当确认患儿的腹部肌肉有持续收缩后,诱导患儿进行体重移动活动(图5-101b)。

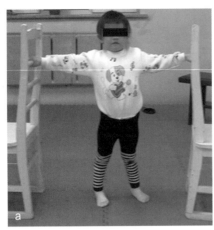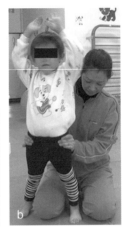

图 5-101　立位上促进躯干抗重力伸展的操作方法
a：两上肢伸展侧平举；b：两上肢伸展上举。

3. 增加腰腹部肌肉力量的训练

(1) 仰卧起坐的操作方法：患儿仰卧位，治疗师坐于患儿下肢处，使患儿两下肢伸展并分开，用自己的下肢予以固定。治疗师两手牵拉患儿双手，将其向坐位拉起，可达到增加腹直肌和腹内、外斜肌肌力的目的，可以反复操作数次。如果患儿有能力，可以让患儿依靠自己的力量从仰卧位坐起。

(2) 仰卧斜向起坐的操作方法：治疗师用一只手，如图 5-102 中是用左手牵拉患儿右手，右手扶持患儿的左手，并使其肘关节处着床。左手牵拉患儿向左侧斜向坐起，途中使患儿的右肘着床支持体重，然后伸直上肢用手掌着床支持体重(图 5-102a、b)。拉至坐位后要使头颈部竖直，躯干伸展。再回到仰卧位，牵拉另一只手，进行同样的操作。两侧均可以反复多次进行。主要可增加腹内、外斜肌肌力。

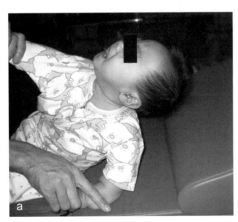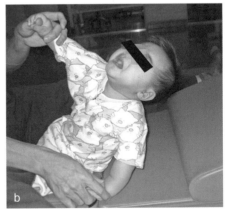

图 5-102　仰卧斜向起坐的操作方法
a：牵拉患儿右手使左肘着床；b：向坐位拉起。

(3) 仰卧位上举下肢的操作方法：患儿仰卧位，治疗师坐于其体侧。口头吩咐患儿抬起一侧下肢，如果自己进行有困难，治疗师可以给予相应的协助，如果有可能，最好是将下肢举至与躯干呈直角的程度。应反复进行,需要两侧同时或者两侧交替进行(图5-103a)。也可以进行同时上举双侧下肢的训练(图5-103b)。

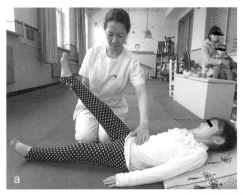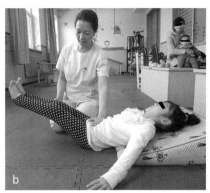

图5-103　仰卧位上举下肢的操作方法
a:上举右下肢;b:上举双下肢。

(4)仰卧两头起的操作方法:患儿仰卧位,治疗师坐于其体侧(图5-104a)。首先将上肢放于患儿的胸部下方,缓慢抬起胸部使之离开床面。然后另一侧上肢放于患儿两膝部下方,缓慢抬起下肢,使患儿身体成为两头抬起的姿势(图5-104b),保持这一姿势一定的时间,以患儿能忍受的时间为宜。随着训练次数增多,可以逐渐延长时间。此操作可以发展腹部肌肉的力量,也可以发展竖脊肌等脊柱伸肌的力量。对于大龄儿也可以两名治疗师分别进行上、下部的操作。

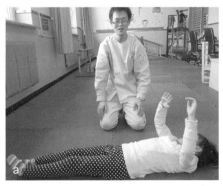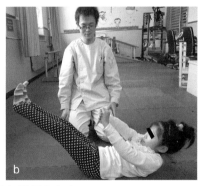

图5-104　仰卧两头起的操作方法
a:上举双上肢;b:上举双下肢,抬起头与上半身。

(5)仰卧位屈、伸膝关节的操作方法:患儿仰卧位,治疗师坐于其体侧。口头吩咐患儿屈曲双侧髋、膝关节后保持在空间中并维持一定时间(图5-105a、b),然后伸展双侧膝关节保持在空间中并维持一定时间(图5-105c、d)。如此反复进行,必要时可以予以协助。

(6)肩部抗阻运动的操作方法:患儿俯卧位,治疗师坐于其体侧。用玩具诱导使患儿一侧上肢向前上方上举,治疗师可以给上举的上肢一定的阻力,进行伸展肩部的抗阻运动(图5-106a),在可能情况下,让患儿尽量抬高上肢(图5-106b)。这样的操作可以在活动胸大肌的同时引起腹肌的活动,特别是同侧腹外斜肌和对侧腹内斜肌的活动,起到增强腹部肌肉力量的作用。

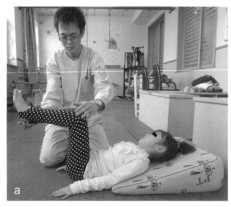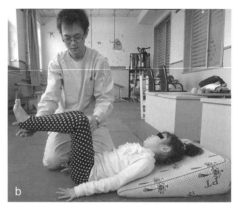

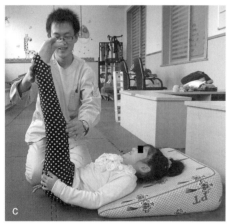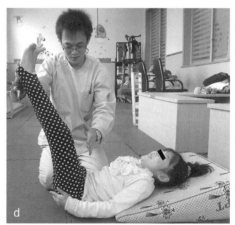

图 5-105　仰卧位屈、伸膝关节的操作方法
a:屈曲双膝关节;b:保持屈曲的膝关节;c:伸展双膝关节;d:保持伸展的膝关节

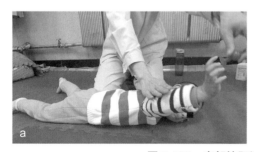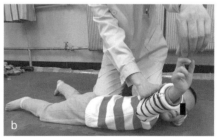

图 5-106　肩部抗阻运动的操作方法
a:举起右上肢,治疗师按压其肩部;b:抬高举起的右上肢,治疗师按压其肩部。

(7)球上仰卧起坐的操作方法:使患儿仰卧于大球上,治疗师双手握持其两侧骨盆和胸腰侧壁,向侧方滚动大球,患儿随着球的滚动从仰卧位坐起。如果有困难,治疗师可以用自己的手予以协助(图 5-107)。此操作比较难以掌握,需要多次练习后方可应用,对增强腰腹肌有较好的效果。

(8)滚筒上仰卧起坐的操作方法:适用于大龄患儿,使患儿仰卧于大直径的滚筒上,其臀部在滚筒的边缘处,身体放在三角垫上。治疗师与患儿面对面坐于滚筒上,双手牵拉其两手,将患儿逐渐拉至坐位,可反复进行多次(图 5-108)。在拉起时,如果患儿有能力依靠自己的力量至坐位,则应让患儿自己进行。经过一段时间后,牵拉的力量可逐渐减小,逐渐增强患儿逐渐起坐的能力。

(9)腹部肌肉训练方法 1:适用于能够自由地取坐位的患儿,让患儿坐于训练床上,两下肢下垂于床下,治疗师在其前方将一足球放于患儿的两脚之间,令其夹住(图 5-109a)。然

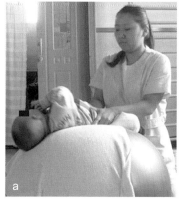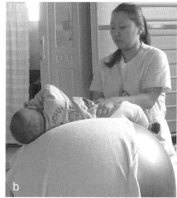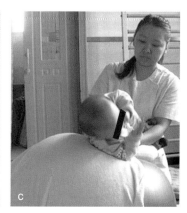

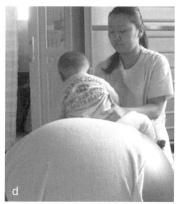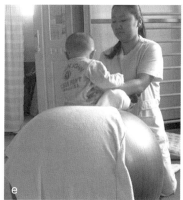

图 5-107　球上仰卧起坐的操作方法

a:仰卧于球上;b:向侧方滚动球;c:成为侧卧位;d:坐起来;e:坐直

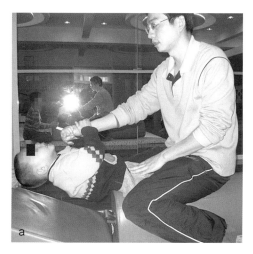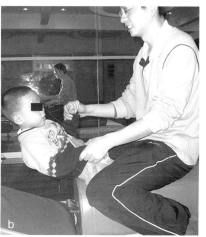

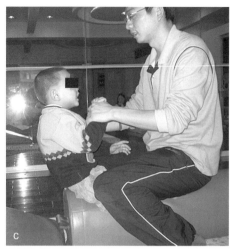

图 5-108   滚筒上仰卧起坐的操作方法
a：仰卧于滚筒上；b：向坐位拉起途中；c：拉至坐位。

后，患儿两手在后方支撑身体，努力向上方抬举下肢，用两脚和小腿夹住足球，将球举到床面上（图 5-109b）。之后尽可能地屈曲膝关节和髋关节，用两脚和小腿夹住足球，在床面上活动球，使腹部肌肉收缩（图 5-109c）。

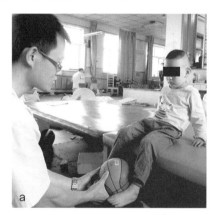
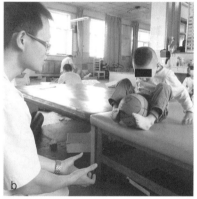

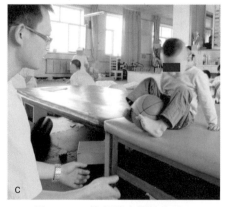

图 5-109   腹部肌肉训练方法 1
a：令患儿用两脚夹住球；b：将夹住的球用脚放在床上；c：在床面上活动球。

（10）腹部肌肉训练方法 2：适用于能够自由地取坐位的患儿，让患儿坐于训练床上，自己用两只手抱足球，设法将足球夹于自己的两下肢之间（图 5-110a），患儿已经将球夹在两大腿之间（图 5-110b），逐渐地将球向小腿移动，两手脱离球，在后方支撑身体（图 5-110c），最后将球夹在两小腿和两脚之间，屈曲髋关节和膝关节，使腹部肌肉收缩（图 5-110d）。

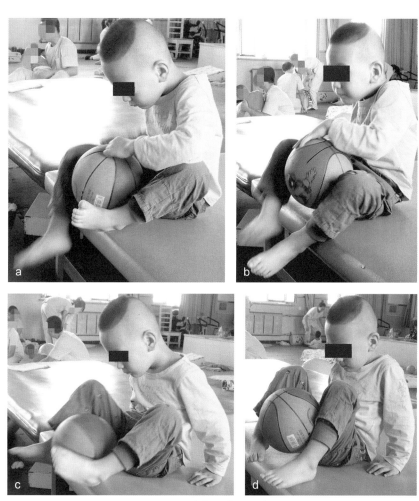

图 5-110　腹部肌肉训练方法 2
a：将足球夹于两下肢之间；b：将球夹在两大腿之间；c：将球向小腿移动；
d：将球夹在两小腿和两脚之间。

脑瘫患儿，尤其是痉挛型，绝大部分都存在腹肌无力的临床体征，致使患儿坐位上难以竖直，步行时身体摇摆等。所以，增强腹部肌肉的力量是很重要的训练。

4. 促进体轴回旋训练

（1）仰卧位操作方法 1：患儿仰卧位，治疗师伸腿坐于其足的一边，让患儿双下肢尽可能地分开并压于自己的大腿下方。让患儿扭转身体去取放置于侧方的玩具，两侧交替进行，进行主动的体轴回旋训练（图 5-111）。

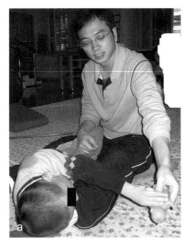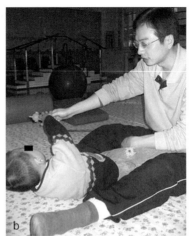

图 5-111　仰卧位促进体轴回旋的操作方法 1

a：向右侧扭转身体；b：向左侧扭转身体。

（2）仰卧位操作方法 2：治疗师伸腿坐位，患儿头枕治疗师小腿仰卧于其上。治疗师双手握住患儿的两侧腹壁，大拇指扶持于骨盆之上。首先使患儿抬起双下肢、骨盆乃至腰部，然后使其身体向一侧扭转，进行体轴回旋的训练，两侧交替进行（图 5-112）。

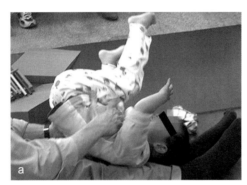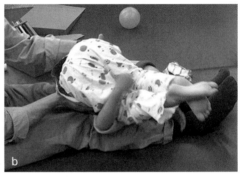

图 5-112　仰卧位促进体轴回旋的操作方法 2

a：抬起骨盆；b：向左侧回旋。

（3）俯卧位操作方法：通过操作方法（2）使患儿脊柱得到充分伸展后，让患儿横向俯卧于滚筒上，用胸部支撑身体。一名治疗师握持患儿的双侧骨盆或双侧大腿部位，并使两下肢外展、外旋。另一名治疗师或患儿家长握持患儿的双肩部，或者是上臂或前臂，并向前方牵拉其上肢，使两上肢伸展并上举，同时要注意使肩胛带呈内收，肩关节外展、外旋的姿势（图 5-113a）。然后，在上述体位上，鼓励患儿进行交替地上举两侧上肢的运动，具体方法是用一侧上肢和胸部支持体重，将另一侧上肢尽可能地高举，两侧交替、反复地进行（图 5-113b、c）。

治疗初期，控制的关键点可放在大腿和肩部，可随着患儿脊柱伸展能力和上肢外展、外旋能力等的进步和肩胛带、骨盆带活动性的增加，将控制的关键点逐渐向远端转移，如上肢由肩胛带逐渐转移至上臂、肘部、前臂、手，下肢则由骨盆带逐渐转移至大腿、膝、小腿、足部。在可能的情况下，在关键点放在足部时还可以同时用双手使患儿两踝关节最大限度地背屈，可以抑制其跖屈和促进其背屈。另外，此类患儿因髋关节不能充分伸展使骨盆呈后倾位，可在此体位上用双手向下按压患儿的双侧骨盆,促使髋关节充分伸展。在可能的情况下,也可以诱导患儿自己进行骨盆向下和向左、右的运动,自主地进行髋关节伸展及向左右的运动。另外,可诱导患儿进行两下肢交替屈曲、伸展活动,即交替的踢蹬运动,在脊柱伸展相上的踢蹬运动可以将下肢的活动修正在外展位上。

(4)坐位操作方法1:治疗师与患儿一前一后伸腿坐位,治疗师一上肢从患儿一侧腋下穿过,扶持另一侧肩部使患儿身体向对侧回旋。另一只手放在对侧侧胸部,向对侧按压促使患儿身体回旋。两侧交替、反复进行,促通体轴回旋(图 5-114)。

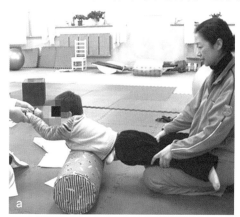
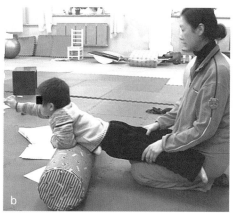
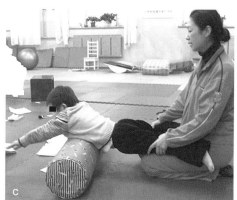

图 5-113 俯卧位促进体轴内回旋的操作方法

a:向前方牵拉双上肢;b:向前方伸出右上肢;c:向前方伸出左上肢。

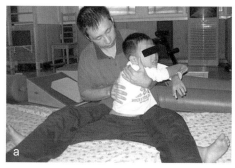
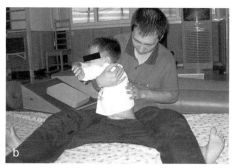

图 5-114 坐位促进体轴回旋活动的操作方法 1

a:向左侧回旋患儿身体;b:向右侧回旋患儿身体。

(5)坐位操作方法2：治疗师伸腿坐位，患儿两下肢外展、外旋骑跨在其双大腿上坐位
（图5-115a）。治疗师扶持患儿的两腋下或躯干侧壁，令患儿扭转身体去取放在侧方的玩具
（图5-115b），或者以用一侧上肢支撑身体，用另一只手玩耍（图5-115c），两侧交替进行。

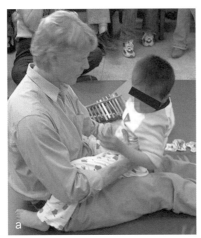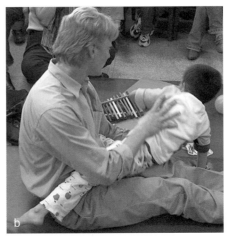

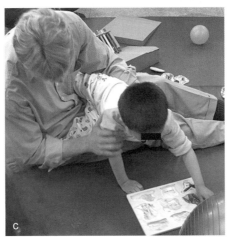

图5-115   坐位促进体轴回旋活动的操作方法2
a:患儿骑跨坐于治疗师两下肢上;b:向右侧扭转身体;c:向左侧扭转身体。

5. 膝立位和立位的操作方法

（1）膝立位的操作方法：患儿膝立位或立位，治疗师在其侧方或对面，用玩具诱导患儿将
上肢伸向侧方，产生体轴回旋，两侧交替进行（图5-116a）。与此同时，为了促进脊柱伸展，可
让患儿向上方伸出上肢（图5-116b）。

（2）立位的操作方法1：患儿站立在一个椅子面上，如图在椅子旁放另一个椅子，治疗
师站立于其身后。首先使患儿一侧上肢伸展，前臂旋后，手掌支撑于对面椅子的椅背上，治
疗师用一只手扶持患儿的骨盆部，另一只手牵拉其对侧上肢使之伸展并上举（图5-117a）。
然后，患者和治疗师的两只手都交换位置，让患儿用另一只手去扶另一个椅子的椅背（图
5-117b）。此操作方法可诱发患儿体轴内回旋和上肢伸展、外展的自由运动。

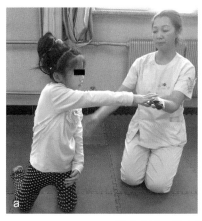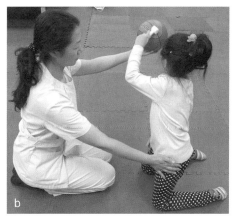

图 5-116　膝立位体轴回旋活动操作方法

a：向左侧回旋；b：向右侧回旋。

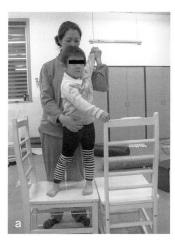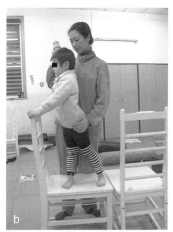

图 5-117　立位上体轴回旋活动的操作方法 1

a：向左侧回旋；b：向右侧回旋。

（3）立位的操作方法 2：患儿取立位，在其身体两侧放两把椅子，治疗师站立于其身后。首先使患儿一侧上肢伸展，前臂旋后，一只手掌支撑于一个椅子的坐面上，治疗师用一只手扶持患儿肩部。然后，在另一个椅子上放上玩具，让患儿用另一只手去玩耍。此操作方法可诱发患儿体轴内回旋和上肢伸展、外展的自由运动（图 5-118）。

二、脑性瘫痪不随意运动型

（一）治疗原则

1. **抑制肌张力动摇性**　从抑制伸肌或屈肌痉挛入手，缩小肌张力动摇的幅度。

2. **促进头部的控制能力**　抑制头部的非对称性，促进头部控制和保持在正中位的能力。

3. **促进身体对称和抗重力能力**　促进躯干、肩胛带的对称性和维持稳定的抗重力姿势的能力。

4. 抑制身体过伸展和促进矫正反应　抑制胸椎和腰椎的过伸展,促进身体的前屈能力和躯干的矫正反应。

5. 促进肌的同时收缩和对称性　促进身体中枢部位肌肉的同时收缩和对称性发育。

6. 为步行和坐位做准备　轻度患儿可获得步行的能力,要为步行做准备,中度患儿则难以获得步行能力,要为坐位做准备。

(二)运动治疗操作方法

1. 促进头部控制的操作方法　痉挛型患儿的头部控制操作方法大多适用于不随意运动型患儿,但此型患儿多数表现为全身性伸展模式,躯干与头、颈部明显伸展而不能竖直头部。

操作时患儿和治疗师一前一后坐于滚筒上,但是要与痉挛型的操作方法相反,将滚筒的后方一端垫高,通过抬高滚筒的后方一端,使患儿身体前屈。

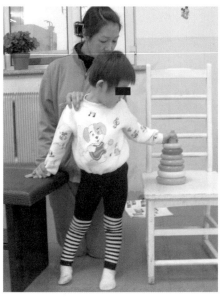

图 5-118　立位上体轴回旋活动的操作方法 2

治疗师握持患儿的双手,使其上肢前伸,在使患儿身体重心前移的同时促进其头颈部的抗重力屈曲功能(图 5-119)。

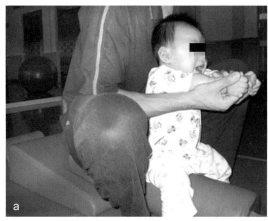
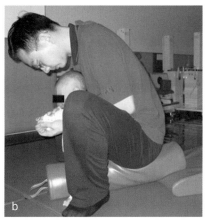

图 5-119　促进头颈部竖直的操作方法

a:正面观,双上肢伸向前方;b:侧面观,双上肢伸向前方。

2. 促进头部保持正中位的操作方法　患儿仰卧位,治疗师首先将患儿双足底放在自己的胸前,用自己的胸腹部抵住,并用自己身体维持患儿下半身的对称性,使其双下肢保持屈曲、对称姿势(图 5-120a)。然后,将患儿的两上肢移向其身体前方并保持对称,使肩胛带外展。握持患儿的双肩轻轻左右摇晃,在抑制颈部过伸展的同时使患儿头颈部保持在中间位,并使颈部肌肉屈曲(图 5-120b)。此操作被称为仰卧位"抱球姿势",也可用于抑制肩胛带内收的异常姿势。

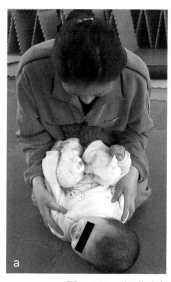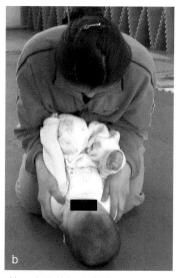

图 5-120 促进头部保持正中位的操作方法

a：使患儿全身呈屈曲模式；b：使头部保持正中位。

3. 促进姿势对称和躯干屈曲的操作方法

（1）仰卧位

1）图 5-121 的操作方法即所谓的坐位"抱球姿势"，在图 5-120 操作的基础上，治疗师在使患儿上半身成为对称姿势的同时，将患儿两上肢拿向前方，即将控制关键点转换到患儿的两上肢。握持患儿两肩部和上臂，注意此时仍然用自己的身体保持患儿下半身屈曲、对称姿势。最后，治疗师用自己的手和胸腹部控制住患儿的身体，使其肩胛带外展，成为全身屈曲、对称的姿势并保持之。此操作应用于呈全身性伸展模式，躯干与头、颈部明显伸展而不能竖直头部的患儿，也可用于抑制肩胛带内收的异常姿势。可以在各种体位上进行这样的操作。

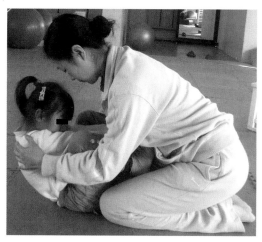

图 5-121 促进姿势对称和全身屈曲的操作方法 1

2）仰卧位抱姿：为了抑制小龄患儿的伸展模式，促进对称性和两手、两足至正中位，以及抑制肩胛带的内收，可以采用图 5-122a 的操作，让患儿仰卧于治疗师盘腿坐位的双膝上，成为头部与下肢抬高的全身屈曲姿势,应用玩具诱导患儿两手向前方并至中线(图 5-122b),然后诱导患儿用两手去抓两足(图 5-122c)。这样的操作也可以抑制肩胛带的内收。当然,这一动作对于不随意运动型患儿是很困难的,但是,采取这样的体位就比较容易进行,可以让患儿体验到屈曲姿势时两足和两手至中间位的感觉。

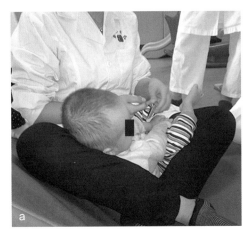 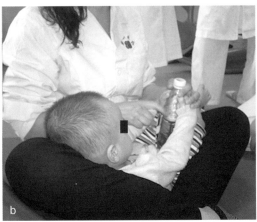

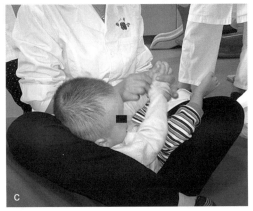

图 5-122　促进姿势对称和全身屈曲的操作方法 2
a:在治疗师的双下肢中呈全身屈曲模式;b:两手拿至中线;c:两手互握。

(2)坐位:患儿取凳子前端坐位,治疗师站立在其身后方,两手扶持患儿的两侧骨盆,用自己的腹部抵住患儿的双肩,使肩部前突,即使肩胛带由内收成为外展并保持之。用胸部压住患儿的头部,使患儿成为全身屈曲、对称姿势并保持(图 5-123a)。为达同样目的,治疗师也可以膝立于患儿的前方,从前方用两手扶持患儿的两侧骨盆,用自己的前臂抵住患儿的双肩使之前屈并保持对称性。用胸部压住患儿的头部,使患儿成为全身屈曲、对称姿势并保持之(图 5-123b)。

(3)蹲位:患儿与治疗师一前一后在地板上取蹲位,治疗师双手握持患儿的双膝部,用自己的腹部抵住患儿的双肩使之前屈并保持对称性。用胸部压住患儿头部,使患儿成为全身屈曲、对称姿势并保持(图 5-124)。这样的操作可以使患儿的肩胛带成为外展位,抑制肩胛带的内收。

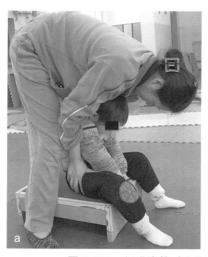
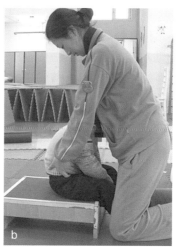

图 5-123 促进姿势对称和全身屈曲的操作方法 3
a：在后方控制使全身屈曲并对称；b：在前方使全身屈曲并对称。

(4)立位：患儿站立位，治疗师用一只手握持患儿向前伸出的两只手，将其向前方牵拉使两上肢伸展，致使患儿躯干前屈，使肩胛带呈外展位。治疗师的另一只手向后方推压患儿的胸腹部，抑制躯干过伸展，强化躯干前屈。如果让患儿从坐位站立起来的过程中应用上述操作方法，可以防止患儿在站起的过程中再度出现腰部伸肌痉挛。也可以在持续这种操作状态下协助患儿练习步行，如果患儿起立动作已接近正常，治疗师就要站到患儿前方，操作的关键点为两手与腹部，一手向前牵拉患儿的两只手，另一只手向后推患儿腹部，缓慢地练习迈步(图 5-125)。

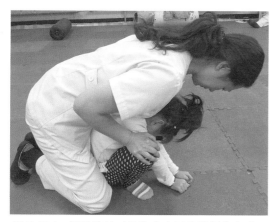
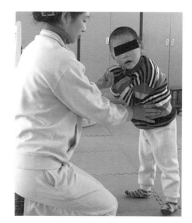

图 5-124 促进姿势对称和全身屈曲的操作方法 4

图 5-125 促进姿势对称和全身
屈曲的操作方法 5

三、抑制全身性异常姿势的运动治疗

（一）抑制非对称性紧张性颈反射体位的运动治疗

1. **牵伸训练** 对身体中多个关节分别进行牵伸训练，将全身每个局部过度紧张逐一除去,包括颈部、躯干、肩、肘关节和髋、膝关节等。

2. **抑制头颈过度伸展和矫正脊柱侧弯的训练**　具体操作方法参考本章各节中所述。

3. **移动运动功能训练**　经上述训练后,如果患儿可以自发地翻身,上肢向各方向伸展的功能得以改善,呼吸也较训练前轻松,同时发声变得容易后,再进行翻身训练、腹爬训练等,活化各项移动运动功能(参照第十章)。

(二)抑制对称性紧张性颈反射体位的运动治疗

对称性紧张性颈反射体位见于患儿某些对称性移动活动中,如背爬、腹爬早期等。这种对称性移动妨碍左右交互移动活动的发育,也容易导致两髋关节的脱位,因此,必须通过对下肢的运动治疗诱导产生交叉运动。但是,如果痉挛型四肢瘫的患儿想从静态俯卧位转为腹爬移动,或者再向上一运动发育阶段移行时,可以利用这种对称性反射性移动来进行具有高度自发性的训练,待此功能成熟后再进行交叉运动训练。

1. **活化对称性腹爬的操作方法**

(1)促进两上肢同时屈曲和同时伸展的训练操作方法。

(2)抑制肩胛带内收的操作方法,防止其阻碍上肢的屈曲和伸展。

(3)促进上肢的支持力和推进力的训练操作方法。

2. **活化对称性四爬的操作方法**

(1)从上肢诱发的操作方法。

(2)从下肢诱发的操作方法。

(三)抑制紧张性迷路反射体位的运动治疗

对于有紧张性迷路反射体位的患儿,训练方法首先通过手法操作抑制颈部、躯干、两髋关节、两膝关节的过度紧张,使患儿能够处侧卧位。

然后,将身体分为几个大的部分,即颈部、躯干、肩胛带、髋关节周围等,分别抑制各个部位的紧张,达到获得侧卧位和翻身功能的目的。对于伸肌紧张可在仰卧位上进行牵拉训练和翻身训练,在俯卧位上进行以预防髋关节脱位为中心、对屈曲紧张的牵伸训练和以矫正蹲踞(crouch)体位为中心的训练,达到抑制紧张的目的(具体训练方法参考第五章至第九章的牵伸训练及第十章的运动治疗)。

第七节　核心稳定性训练

一、核心稳定性概述

(一)核心稳定性的概念

核心稳定性是指身体的核心肌群对腰椎、骨盆和髋关节结构活动的控制能力,也称为核心控制。

(二)身体的核心区

1. **骨骼核心区**　包括脊柱、腹部、髋部和下肢近位端,即腰椎 - 骨盆 - 髋关节。

2. **肌肉核心区**　肌肉核心区的上部为膈肌,下部为盆底肌。其中核心肌肉是环绕人体躯干的肌肉,包括腹肌、髋部肌群和与脊柱、骨盆连结的肌肉。

根据功能将核心肌群分为两类:

(1)表浅核心肌群:又称为整体稳定性肌群,包括腹直肌、腹内斜肌、腹外斜肌、腰方肌和竖脊肌。其作用是维持脊柱稳定,主要参与快速运动。

(2)深层核心肌群:又称为局部稳定性肌群,包括多裂肌、腹横肌、腰大肌、髂肋肌、最长肌和腰方肌的中束。其作用是维持身体前屈、伸展和左右回旋时的身体稳定性,主要参与稳定和耐力运动。

(三) 核心稳定性的作用

姿势控制是控制身体在空间的位置,以达到稳定性和方向性的目的,这是康复治疗中的重要一环。核心稳定性是姿势控制的一个动态因素,其作用如下:

1. **能量来源** 核心肌群可以稳定脊柱、骨盆,保持正确的运动姿势,此即核心稳定。当上、下肢活动时,可以起到保持身体竖直的作用,将其称为"能量来源"(power house)。

2. **保证运动链正常运行** 整个人体排列成为一个运动链,核心区像一座桥,连接人体的上、下两部分,为肢体运动创造支点,保证运动链正常运行。

3. **提高控制和平衡能力** 核心稳定性可以提高人体在非稳定状态下的整体控制能力和平衡能力。

4. **提高工作效率** 可以提高肢体的协调工作效率。

5. **减少运动时的能量消耗** 核心稳定可以增强人体对运动的应对功能,提高动作效能,较少运动时的能量消耗。

6. **预防运动损伤** 通过核心稳定的功能可以预防人体在运动中受到损伤。

7. **协调大小肌群** 通过核心稳定性训练可以训练人体深层的小肌肉群,协调大小肌群的力量输出;加大运动时由核心向肢体的能量输出。

8. **促进多方面功能** 核心稳定是姿势控制的一个动态因素,通过核心稳定性的增强可以促进多方面功能(图 5-126)。

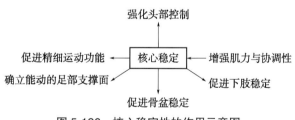

图 5-126 核心稳定性的作用示意图

二、核心稳定性训练

(一) 概念

核心稳定性训练是指针对身体核心区肌群所进行的力量、稳定、平衡、协调和本体感觉等方面能力的训练。

(二) 训练的原则

1. **个体化训练** 核心稳定性训练要专门设计符合个体需求的带有稳定、平衡、协调和本体感觉的训练动作。

2. **训练课题由易到难**　核心稳定训练要循序渐进,从简单的训练课题开始,逐渐加深难度。

3. **训练方法由稳定到不稳定**　核心稳定训练首先应该是在稳定的环境下进行,随着患儿能力的提高,逐渐地改变为不稳定的环境。

4. **先徒手后器械**　训练操作应从徒手训练开始,之后进行器械训练。

5. **科学控制训练次数**　训练的次数未必是很多,但要求每次训练达要到一定的持续时间。

（三）核心稳定性训练的方法

1. **稳定状态下徒手练习**　是最基础的核心稳定性训练方法,主要涉及核心稳定肌群,通过训练可以让被训练者体会到核心肌用力的感觉和对身体的控制方式。

（1）仰卧位搭桥保持训练:被训练者仰卧位,两上肢伸展,举向头部上方。治疗师在其足的位置,扶持被训练者的两侧骨盆部位。然后,让被训练者屈曲膝关节并使两足底着地,抬起骨盆,使骨盆和部分躯干处于空间位,尽可能长时间持续维持这一体位,使腰、腹部肌肉产生同时收缩（图 5-127）。

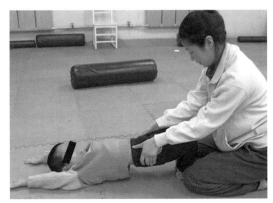

图 5-127　仰卧位搭桥保持训练

（2）四肢上举训练:被训练者仰卧位上两上肢伸展,在躯干两侧平行抬起距床面约10cm。双下肢髋、膝关节屈曲 90° 并上举（图 5-128a）,或者两上肢平放于身体两侧的地面上,两膝关节伸展并将两下肢上举（图 5-128b）,尽可能长时间地持续维持这两个体位。

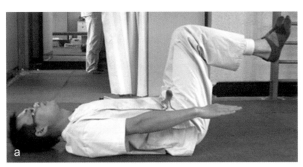
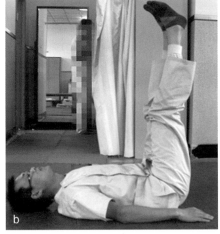

图 5-128　仰卧位上举上、下肢训练

a:两上、下肢同时上举,髋、膝关节屈曲;b:两下肢膝关节伸展并上举。

（3）俯卧位肘和足尖支撑使身体呈空间位：被训练者俯卧位，首先屈曲双肘并支撑身体，然后，逐渐抬起腹部、骨盆和下肢，只使双足尖着地。即用双肘和双足尖支撑身体，使之呈空间位。尽可能长时间地持续维持这一体位（图 5-129）。

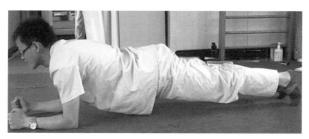

图 5-129　俯卧位肘和足尖支撑身体训练

（4）侧卧位肘、前臂和足外侧面支撑使身体呈空间位：被训练者侧卧位，首先屈曲下方侧的肘并用肘部和前臂支撑身体，然后，逐渐抬起腹部、骨盆和下肢，只使下方侧足的外侧面着地。即用一侧肘、前臂和一侧足的外侧面支撑身体，使之呈空间位。尽可能长时间地持续维持这一体位（图 5-130）。

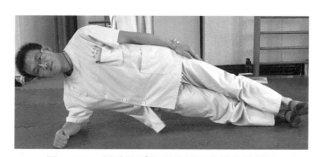

图 5-130　侧卧位肘和足外侧面支撑身体训练

2. 非稳定状态下徒手训练　是将被训练者置于不稳定的支持面上进行训练的方法。利用不稳定的支持面进行训练，可以增强对核心肌群的刺激，提高身体的稳定性。此训练方法可以更有效地动员躯干深层肌群参与运动，同时也增加了对运动本体感觉的刺激。通过患者自身调节不稳定的状态，达到增强神经 - 肌肉系统的平衡和控制能力，也可增强对本体感觉的刺激。Rutherford 和 Jones 认为，利用健身球进行短期训练比在平地上训练可以获得更好的躯干平衡和肌肉刺激，提高本体感受和协调性。另外，可以更好地刺激神经系统在运动时对身体的控制。

（1）平衡垫或球上站立训练：平衡垫是塑胶充气垫，由于里面有空气而不稳定，人只有在核心部位的肌肉紧张时，才能在其上保持稳定的姿势。可以让被训练者在平衡垫上进行站立训练，一段时间后，如果可以稳定地在其上保持一定姿势，则可以闭上眼睛，这样对本体感觉神经的刺激会更强烈，会增强核心稳定性（图 5-131a）。或者单足站在球上（图 5-131b）进行维持自身身体平衡功能的训练，可两足交替进行。

（2）平衡垫上俯卧撑训练：两个平衡垫放于地板上，其间距离为与两肩同宽。被训练者两手分别放于两垫上，进行俯卧撑动作。运动中，身体从头至足要保持呈一直线，下落时肘关节屈曲呈 90°，起来时注意肘关节不要过度伸展（图 5-132）。

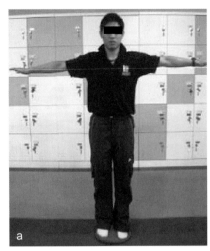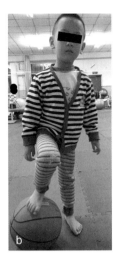

图 5-131　平衡垫或球上站立训练
a：平衡垫上站立；b：单足置球上站立。

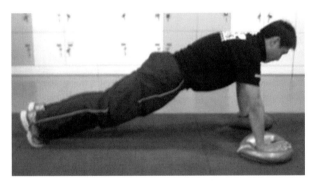

图 5-132　平衡垫上俯卧撑训练

（3）平衡垫上坐位训练：被训练者坐于平衡垫上，之后双下肢和双上肢伸展向前上方举起，用手去够足。也可两手握一球，用球触摸足部（图 5-133）。

（4）平衡垫蹲举训练：两个平衡垫置于与髋同宽的位置，被训练者两足分别踩在两个平衡垫上，进行蹲举动作。注意下蹲时膝部向前下方，不要使髋关节发生内收、内旋或外旋、外展。保持蹲位时，膝关节不能在足尖前方，大腿与地面平行或略高于平行的位置。腰背伸直，这一体位上可以得到核心肌的收缩（图 5-134）。

（5）平衡垫上两点支撑训练：被训练者首先将一侧膝放在平衡垫上，呈四点支持位，然后抬起一侧上肢和对侧下肢，在保持骨盆中间位同时进行两点支持的训练。控制身体平衡，保持一段时间后，进行另一侧的训练（图 5-135）。

（6）球上训练

1）被训练者屈曲两肘放于球上，两下肢伸展，足尖着地保持平衡，需要保持双足、骨盆和肩部呈一直线。如果被训练者自己保持这一姿势有困难，治疗师可以扶持其下肢给予辅助（图 5-136a）。随着训练效果增进，可以加大训练难度，如逐步增大双足与球的距离、用单足支撑、在下肢上绑沙袋等。

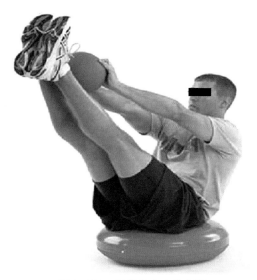

图 5-133　平衡垫上坐位训练

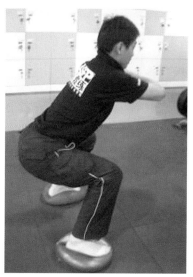

图 5-134　平衡垫上蹲举训练

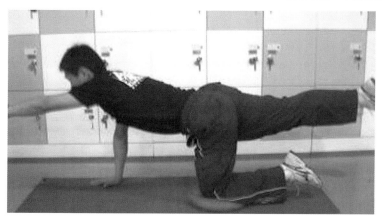

图 5-135　平衡垫上两点支撑训练

　　也可以如图 5-136b 所示,被训练者将自己的骨盆和大腿放于球上,两上肢伸展拄于前方的地面上,保持肩部、臀部、双足呈一条直线。维持这一姿势,尽可能地持久。随着训练效果增进,可以加大训练难度,如双上肢向前行进,或者逐渐地使小腿置于球上→双足置于球上→足部绑沙袋等。

　　2)被训练者仰卧于球上,用双肩部顶住球,双足与双肩同宽,膝关节屈曲 90°,双足全足着地(图 5-137a)。随着训练效果增进,可以加大训练难度:①将球从一侧肩部滚向另一侧肩;②将一侧下肢伸直→双足绑沙袋,双手握哑铃上举;③抬起一侧下肢→双足绑沙袋,双手握哑铃上举。

　　也可以如图 5-137b 所示,被训练者仰卧于地板上,双手平放于身体两侧,抬起下肢,双小腿置于球上,抬起骨盆,使球在小腿的支持下保持平衡,肩、骨盆于双足呈一直线。随着训练效果增进,可以加大训练难度:单足置于球上→双足把球拉向臀部,逐步屈曲膝关节→一侧下肢抬起并保持空间位,单足置于球上,把球拉向臀部,逐步屈曲膝关节→双手举哑铃,双足绑沙袋等。

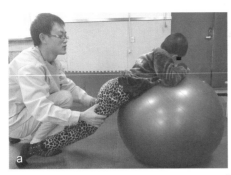 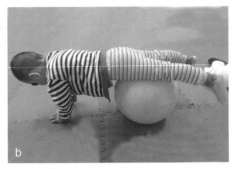

图 5-136　球上俯卧位训练

a：上肢和躯干置于球上，双足支撑；b：大腿和骨盆置于球上，上肢支撑。

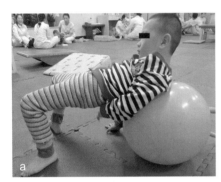 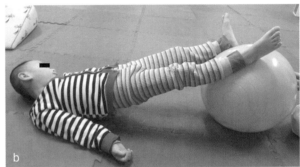

图 5-137　球上仰卧位训练

a：仰卧位上肢和躯干置于球上，双足支撑；b：小腿和足置于球上，上肢、肩和头部支撑。

（7）球上俯卧撑训练：被训练者两手打开放于球上，训练初期，可以采取肘关节屈曲放在球上（图 5-138a），然后双上肢伸展做俯卧撑动作，其向下落时胸不要触碰球，起来时注意肘关节不要过度伸展（图 5-138b）。

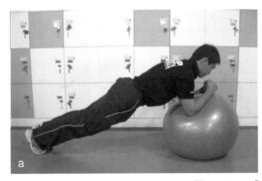 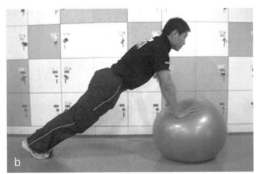

图 5-138　球上俯卧撑训练

a：双肘支撑于球上，足尖支撑于地面；b：上肢伸直进行俯卧撑训练。

（8）悬吊训练：被训练者双肘支撑放于地板的垫子上，将双足和踝部悬吊起来，尽量要保持头颈、躯干和骨盆的水平位（图 5-139）。

另外，还可以应用绳索滑轮训练、滑板训练等方法。

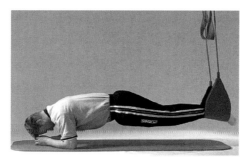

图 5-139 悬吊训练

3. **稳定状态下自由力量训练** 是指将被训练者置于稳定状态下，即固定身体的某部分，进行核心部位肌群的负重训练，达到增强其力量的目的。图 5-140 中三项均为固定双足进行的核心肌群力量训练。

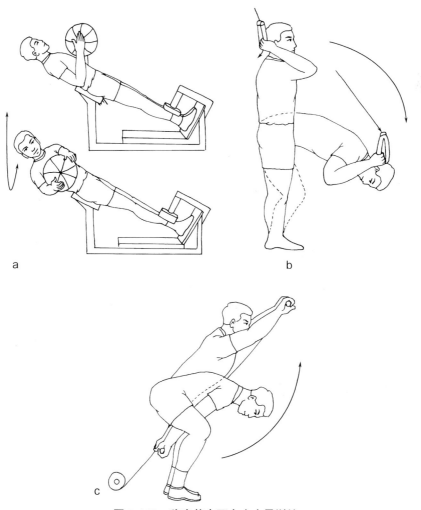

图 5-140 稳定状态下自由力量训练

a：固定双足和骨盆，进行身体扭转训练；b：固定双足，从后上方向前下方牵拉悬吊器材；
c：固定双足，从前上方向后下方牵拉悬吊器材。

4. **非稳定状态下自由力量训练** 是指将被训练者置于不稳定的状态下,如在球、平衡垫等不稳定面上进行负重训练,达到增强核心部位肌群力量的目的。图 5-141 中,a 是被训练者坐于球上将一侧足底放于地板上,另一侧下肢抬起,髋、膝关节屈曲;b 是一侧下肢髋、膝关节屈曲单足站立在球上。两种方法都是双手持哑铃进行交替的上举训练,训练核心肌群的肌力。

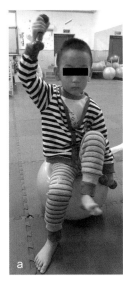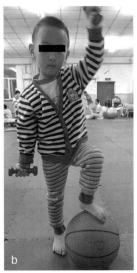

图 5-141 非稳定状态下自由力量训练
a:坐于球上,上举哑铃;b:一只足置于球上,上举哑铃。

在不同的条件下进行核心稳定性训练,对提高神经肌肉的控制能力的影响不同,越不稳定的条件影响越大,训练效果越好。

三、脑性瘫痪患儿的核心稳定性训练

脑性瘫痪患儿无论哪一型都存在核心肌群力量减弱而致不稳定的问题,因此,必须把核心稳定性训练作为治疗的重点。

(一)稳定状态下徒手训练

1. 搭桥保持训练

(1)屈膝搭桥保持训练:如图 5-127 中所示,患儿仰卧位,治疗师跪坐于其下肢处,口头指示患儿将两上肢最大限度地举向头的方向,并使其膝关节屈曲位,足底着床。让患儿抬起臀部,做"搭桥"样动作。尽可能长时间地保持这一体位,直至患儿难以坚持。如患儿自己保持有困难,治疗师可用两腋窝向下方压迫患儿的两膝,并用两手扶持患儿骨盆。

(2)伸膝搭桥保持训练:患儿仰卧于三角垫上,双上肢伸展,并沿身体长轴举向头顶方向。治疗师跪坐于其脚下方,两手握持患儿的双足部,使踝关节背屈,并使患儿的两下肢处于伸展状态放于自己的双膝上。然后,让患儿抬起臀部至空间位,尽可能长时间地保持这一体位(图 5-142)。这一操作同时也可以促进髋关节、脊柱、上下肢的伸展活动。

2. **俯卧位核心稳定训练** 治疗师跪坐于地板上,令患儿于其前方呈俯卧位,治疗师握持患儿两足,使踝关节背屈,并使双下肢外展、外旋和抬起并置于自己的下肢上。然后,令患儿两上肢伸展支撑于地面,将躯干抬起至空间位,保持这一体位至难以支持为止(图5-143a)。或者治疗师坐于大球上,握持患儿的两侧髋部,患儿两下肢放于治疗师两腿之间。令患儿两上肢伸展支撑于地面,将躯干抬起至空间位。此时患儿身体重心较图a时增高,更有力于加强核心稳定性(图5-143b)。

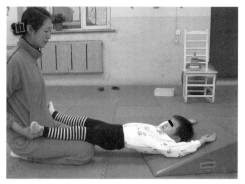

图 5-142 伸膝搭桥保持训练

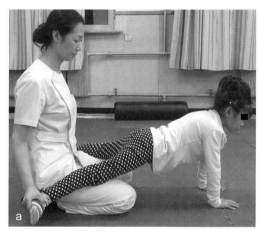 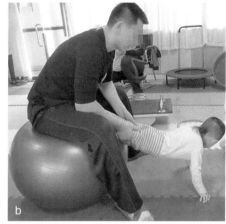

图 5-143 俯卧位核心稳定性训练

a:下肢置于治疗师膝上用上肢支撑训练;b:下肢置于球上用上肢支撑训练。

(二) 非稳定状态下徒手训练

1. 滚筒上核心稳定训练

(1)俯卧位:患儿沿滚筒横轴俯卧其上,两上肢向侧方伸展,或者将两上肢伸向前方。治疗师跪坐于患儿足的部位,握持患儿两足,保持踝关节背屈位,使患儿两下肢外展、外旋并置于自己的下肢上,使患儿躯干呈空间位(5-144a)。然后将其两下肢分开,将两上肢保持在中间位(图5-144b),仍然使躯干呈空间位。保持上述两种体位至难以支持为止。

(2)仰卧位:使患儿纵向仰卧于滚筒上,两上肢上举,治疗师坐于滚筒的一端,两手分别扶持患儿的两侧髋部(图5-145a)。然后,向两侧滚动滚筒,此时患儿的两上肢出现横向外展(图5-145b)。使患儿保持在正中位上,以及保持在滚筒向左、右旋转的位置上,至难以支持为止。

2. 球上核心稳定训练

(1)俯卧位:患儿俯卧于大球上,双上肢向前方伸展去触摸另一球。治疗师在其后扶持其上下肢,保持这一姿势至可能的最长时间(图5-146a)。有能力的患儿可以如图5-146b所示,俯卧于大球上,双大腿和骨盆放于大球上,双手在前方支撑于滚筒上,维持这一姿势至尽可能长的时间。有能力者如图5-146c,双手在前方支撑于一小球上,这样可以增加训练的难度。

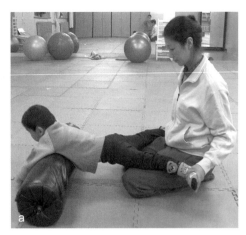
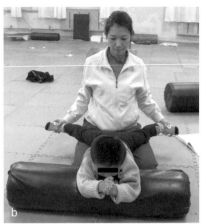

图 5-144   滚筒上核心稳定性训练 1
a:俯卧于滚筒上,两下肢外展,双上肢前伸;b:同 a 体位,两手互握。

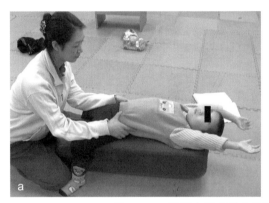
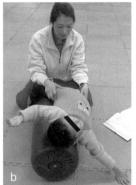

图 5-145   滚筒上核心稳定性训练 2
a:仰卧于滚筒上,两足着地,双上肢伸向头的方向;b:向一侧滚动滚筒。

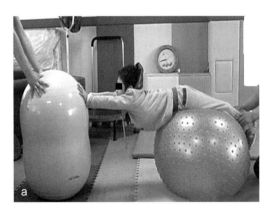
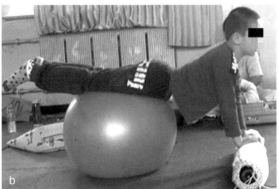

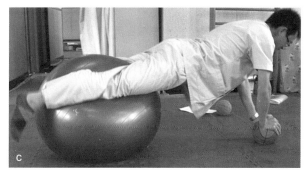

图 5-146　球上俯卧位核心稳定性训练
a：俯卧于球上，前伸双上肢；b：俯卧于球上，双手支撑于小滚筒上；
c：下肢置于球上，双手支撑于小球上。

(2)坐位

1)让患儿坐于大球上，治疗师在患儿前方控制其骨盆部位。然后向各方向滚动大球，如此操作可以增强腹部肌与背肌的收缩力量(图 5-147a)。或者治疗师与患儿分别坐于两个球上，治疗师控制患儿的大腿(图 5-147b)或骨盆部位，令患儿从仰卧位上坐起来，可起到与 a 同样的作用。

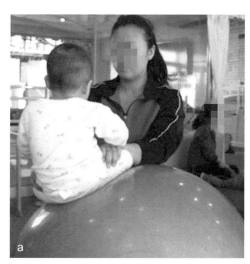
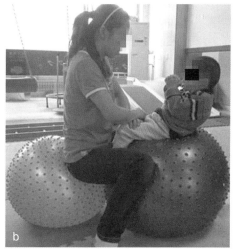

图 5-147　球上坐位核心稳定性训练 1
a：坐于球上，向各方向滚动球；b：球上进行仰卧起坐。

2)患儿坐于花生球上，两手抱一小球。双足跟离开地板，保持这一姿势至可能的最长时间(图 5-148a)。或者患儿坐于一大球上，双足(图 5-148b)或单足放在前方的小球上，尽可能长时间保持这一坐位，可以起到核心稳定的作用。

(3)立位：患儿站立于大球上，手扶前方的肋木，治疗师在其后扶持其下肢，维持站立位至最长时间(图 5-149)。

3. 滑板上俯卧位核心稳定训练　患儿俯卧于滑板上，双上肢向前方伸展向前推球，保持这一姿势至可能长的时间(图 5-150)。

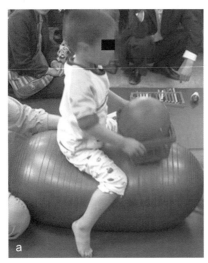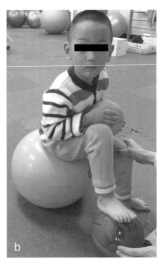

图 5-148 球上坐位核心稳定性训练 2

a:骑跨球上玩耍;b:坐于大球上,双足置于小球上,两手抱球。

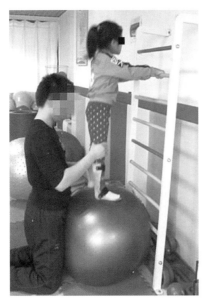

图 5-149 立位球上核心稳定性训练

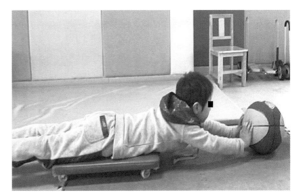

图 5-150 滑板上俯卧位核心稳定性训练

(三) 稳定状态下自由力量训练

患儿立位,治疗师坐于其后,扶持患儿的两侧骨盆或两膝部,使下肢稳定地负荷体重 (图 5-151a)。令患儿弯腰两手掌触及地面(图 5-151b),然后再站立起来(图 5-151c),如此 反复进行,可以加强腹部和腰背部肌肉的收缩力量。注意操作过程中要防止膝关节的过 伸展。

以上介绍的是核心稳定性训练的部分方法,目前,核心稳定性训练已经广泛应用到脑瘫 患儿的训练之中。

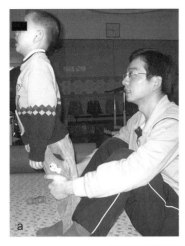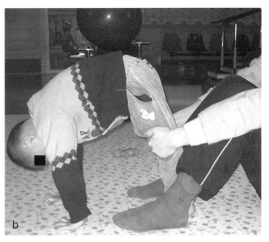

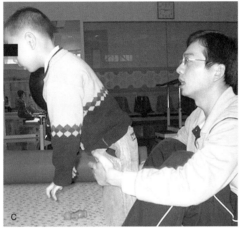

图 5-151　稳定状态下自由力量训练
a：下肢稳定的负荷体重；b：弯腰两手掌触及地面；c：站立起来。

（柴　瑛　郭岚敏）

参 考 文 献

1. 柏树令，丁文龙. 系统解剖学. 9 版. 北京：人民卫生出版社，2018.
2. 胡声宇. 运动解剖学. 北京：人民体育出版社，2009.
3. 铃木良平监訳，龟山富太郎，川口幸義訳. 脑性麻痹の评价と治疗. 东京：協同医書出版社，1986.
4. 松尾隆. 脑性麻痹と機能訓練. 2 版. 东京：南江堂，2005.
5. 杨琳，高英茂. 格氏解剖学. 38 版. 沈阳：辽宁教育出版社，1999.
6. 宋雄，邹林霞，林小苗. 核心稳定性训练在脑性瘫痪康复中的临床应用. 中国康复医学杂志，2011，
   26 (4)：377-384.
7. 李丹，刘军军，刘亚琼. 核心稳定性训练对脑性瘫痪患儿功能恢复的效果. 中国康复理论与实
   践. 2015, 21 (5)：583-585.

8. 王永峰,李小捷,吕洋,孙奇峰.核心稳定性训练对痉挛型脑瘫粗大运动功能及步行能力的影响.中国康复理论与实践,2012,18 (4): 350-353.

9. 刘建军.脑瘫儿童脊柱侧弯的诊治.中国妇幼保健,2009,24 (11): 1591-1592.

10. 孙殿荣,候梅.脑性瘫痪患儿继发脊柱侧弯的研究进展.中华物理医学与康复杂志,2014,36 (2): 3.

11. 王玉霞.脑性瘫痪儿童的骨盆运动特点.中华物理医学与康复杂志,2010,32 (12): 950-952.

第六章

肩关节运动与运动障碍的治疗

肩部关节是把臂连接到胸的一组结构,其功能是使肱骨定位并能够在空间进行运动。肩关节是人体的大关节之一,在人类的生活、生产劳动和体育运动中占有相当重要的位置。肩部是由多个关节共同组成的,并共同进行复杂的运动。

第一节　肩　部　关　节

一、构成肩部关节的骨

构成肩部关节并参与上肢运动和躯干间运动的骨性部分,包括胸骨、肋骨、锁骨、肩胛骨和肱骨。

(一) 胸骨和肋骨

已经在第五章中叙述。

(二) 锁骨

锁骨(clavicle)呈横 S 形弯曲(图 6-1),架于胸廓前上方,内端粗大,为胸骨端,以其胸骨关节面与胸骨柄的锁切迹构成胸锁关节。锁骨外端扁平,为肩峰端,有小关节面与肩胛骨肩峰相关节。中间为锁骨体。

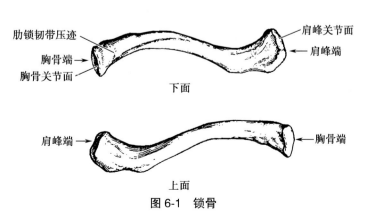

图 6-1　锁骨

（三）肩胛骨

肩胛骨（scapula）为三角形扁骨，贴于胸廓后外面，介于第 2~7 肋骨之间，解剖结构如图 6-2 所示，a 为肩胛骨前面，b 为肩胛骨后面。肩胛骨的结构包括如下 7 方面：

1. **3 个突起**　包括位于前面的喙突和位于后面的肩峰和肩胛冈。

2. **3 个缘**　包括上缘、内侧缘和外侧缘。

3. **3 个角**　包括上角、下角和外侧角。

4. **2 个结节**　包括位于前面关节盂上方的盂上结节和位于后面肩胛颈下面的盂下结节。

5. **1 个凹**　即在肩胛骨上缘的肩胛切迹。

6. **3 个窝**　包括位于后面的冈上窝、冈下窝和位于前面的肩胛下窝。

7. **2 个关节面**　包括位于前面的关节盂和肩峰关节面。

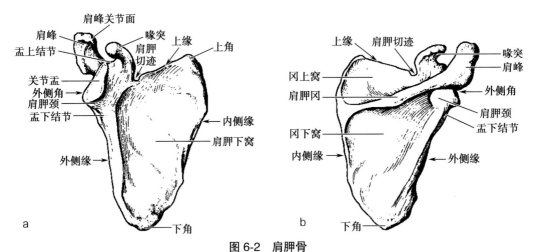

图 6-2　肩胛骨

a：肩胛骨前面；b：肩胛骨后面。

关节盂与肱骨相关节构成肩关节，肩峰关节面参与构成肩锁关节。

（四）肱骨

肱骨（humerus）为自由上肢骨，是上臂部的长骨，可区分为体和上、下两端，其结构包括肱骨头、肱骨颈（包括外科颈和解剖颈）、肱骨体和肱骨滑车；肱骨头上有大结节和小结节；解剖颈下方的大结节嵴、小结节嵴和结节间沟；肱骨体上的三角肌粗隆、桡神经沟；肱骨髁后面附近的尺神经沟；肱骨下端前面的冠突窝和后面鹰嘴窝；肱骨下端前面的内上髁和外上髁（图 6-3）。

二、肩部关节分类与功能

肩部或称肩带是由三个骨性关节，即胸锁关节、肩锁关节和肩关节，以及 3 个功能关节，即肩胸关节、第二肩关节和喙突锁骨间机制组合而成。

（一）胸锁关节

胸锁关节（sternoclavicular joint）是唯一连接上肢和胸廓的关节，由锁骨的胸骨端关节面与胸骨柄的锁切迹构成。

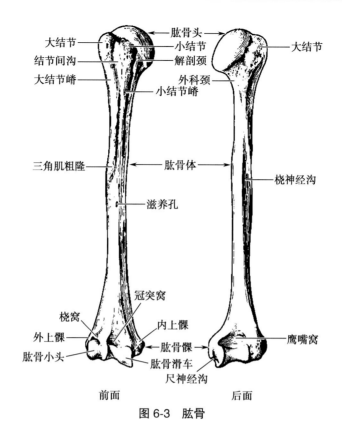

图 6-3　肱骨

此关节的作用是以此关节为支点,上肢带可作升降和前后运动,锁骨还可作轻微的旋转运动。肩带连同整个上肢依靠肌、韧带和筋膜悬于颅和脊柱颈部。这种悬挂结构的位置,一部分取决于重力作用,一部分取决于锁骨。

（二）肩锁关节

肩锁关节(acromioclavicular joint)由锁骨肩峰端关节面与肩胛骨的肩峰关节面构成。其关节囊的上、下方均有韧带加强。

肩锁关节的作用是将肩胛骨和锁骨连在一起,在进行相似运动的同时也伴有每块骨自身的运动功能。

（三）肩关节

肩关节(shoulder joint)由肱骨头和肩胛骨的关节盂连结构成(图 6-4),又称盂肱关节,是典型的球窝关节。关节稳固性差,半球状的肱骨头搁在又小又浅并带倾斜面的关节盂上,环绕在关节盂的边缘为一个软骨性关节唇。松而薄的关节囊覆盖于肩胛颈和肱骨解剖颈之间。关节下方缺乏肌肉保护,成为肩关节的薄弱点。

（四）肩胸关节

其实,肩胛骨与胸壁之间并无关节,但从功能的角度来看,可将肩胛骨与胸廓的结合视为功能关节,位置是从第 2 肋骨至第 7 肋骨。

肩胸关节(scapulothoracic joint)依靠前锯肌筋膜和胸壁筋膜发生较大的运动,由于是非骨性关节,所以将这种运动面称为假关节或功能性关节。

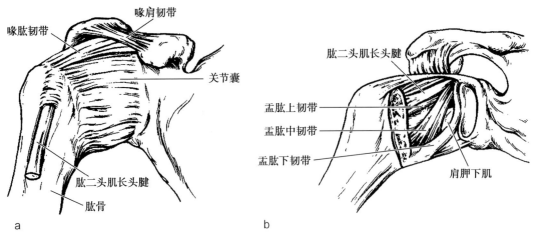

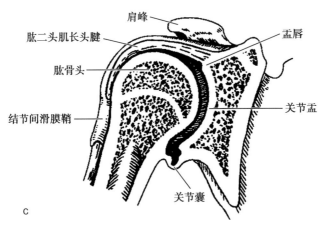

图 6-4 肩关节

a：肩关节前面；b：肩关节后面；c：肩关节冠状切面。

肩胸关节对上肢的灵活性和稳固性起着十分重要的作用，并给肱骨运动提供了一个可移动的基础，增加了臂的运动范围，可使臂上举时保持三角肌良好的长度 - 张力关系，当臂上举或用手倒立时提供了盂肱关节的稳定性。

截瘫患者用拐杖步行或从坐位上推起时，肩胸关节所起的作用是抬高身体。

（五）第二肩关节

为肩胛骨喙突肩峰弓与肩峰下滑液囊之间的功能关节。

1. 构成 肱骨大结节、腱板、肩峰下滑液囊、肩峰、喙肩韧带、喙突。

2. 喙突肩峰弓的作用 防止肱骨头向上方移动和起滑轮作用。

3. 肩峰下滑液囊的功能 缓冲压力。

（六）喙突锁骨间机制

也称为第二肩锁关节，通过喙锁韧带来保持肩锁关节，支撑肩胛骨，产生锁骨与肩胛骨间的运动传导，喙锁韧带也与肩胛骨与锁骨形成角度的变化有关。喙突锁骨间机制的作用是支持肩锁关节。

第二节 肩 部 肌 肉

肩部肌肉可分为 3 组,包括连于躯干、颈、颅和肩带之间的肌、连于肩带和肱骨间的肌和连接躯干及肱骨之间的肌,这些肌中有的与肩胛骨相连接,有的则与肩胛骨无连接。

一、连接于躯干、颈、颅与肩的肌

包括前锯肌、斜方肌、大、小菱形肌、胸小肌、肩胛提肌,此部分内容已经在第五章中叙述。

二、连接于肩带和肱骨间的肌

连接于肩带和肱骨间的肌是起自锁骨和肩胛骨,止于肱骨的肌,包括肩带肌和上臂肌。

(一) 肩带肌

1. **三角肌**(deltoid) 位于肩关节前、后和外侧方,由前、中、后 3 部分组成。

(1)起点:三个起点分别起自锁骨的肩峰端、肩胛骨的肩峰和肩胛冈,三部分纤维集中到共同止点。

(2)止点:肱骨体三角肌粗隆(图 6-5)。

(3)神经支配:腋神经($C_5 \sim C_6$)支配。

(4)解剖学作用:展盂肱关节。近固定时,前部纤维收缩能使上臂屈、水平屈和外旋。后部纤维收缩能使上臂伸、水平伸和外旋。中部纤维或整块肌肉收缩能使上臂外展。

三角肌在上臂外展 90°~180° 时,具有最大收缩力。当臂上举过头时,前、后部纤维还有使上臂内收的作用。因此,三角肌在肩关节处有使上臂屈、伸、收、展、内旋、外旋和环转的运动功能,同时对加固肩关节有一定功能。

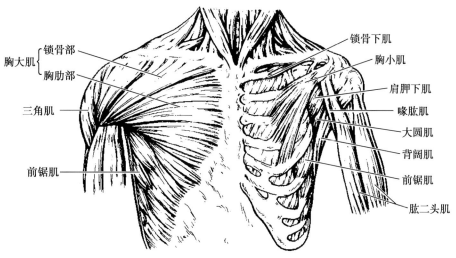

图 6-5 胸部肌

2. **冈上肌**(supraspinatus)

(1)起点:起自肩胛骨的冈上窝。

(2)止点:止于肱骨大结节的最上方(图 6-6)。

(3)神经支配:肩胛上神经(C_5~C_6)支配。

(4)解剖学作用:近固定时,使上臂外展。

3. **冈下肌**(infraspinatus)

(1)起点:起自肩胛骨冈下窝内侧 2/3。

(2)止点:止于肱骨大结节的中部(见图 6-6)。

(3)神经支配:由肩胛上神经支配。

(4)解剖学作用:近固定时,使上臂伸、内收和外旋。

4. **小圆肌**(teres minor)

(1)起点:起自肩胛骨外侧缘背面。

(2)止点:止于肱骨大结节的下部(见图 6-6)。

(3)神经支配:由腋神经(C_5~C_6)支配。

(4)解剖学作用:近固定时,使上臂伸、内收和外旋。

5. **肩胛下肌**(subscapularis)

(1)起点:起自肩胛骨肋面的肩胛下窝。

(2)止点:肌纤维向腋窝汇集成一个阔的腱,止于肱骨小结节(图 6-7)。

(3)解剖学作用:近固定时,使上臂内收和外旋。

6. **大圆肌**(teres major)

(1)起点:起自肩胛骨下角背面。

(2)止点:肌纤维向上止于肱骨小结节嵴(图 6-7)。

(3)神经支配:肩胛下神经(C_5~C_6)支配。

(4)解剖学作用:近固定时,使上臂内收和内旋,还可使上臂伸。

(二)上臂肌前群

1. **喙肱肌**(coracobrachialis)

(1)起点:起自肩胛骨喙突。

(2)止点:止于肱骨干中点以上的内侧面(图 6-7)。

(3)神经支配:肌皮神经支配。

(4)解剖学作用:近固定时,使上臂屈、内收。

2. **肱二头肌** 将在第七章中叙述。

(三)上臂肌后群

上臂后群肌有肱三头肌,将在第七章中叙述。

实际上,肱二头肌和肱三头肌并不属于肩胛肌群,但两肌均起于肩胛骨,肱二头肌的 2 个头和肱三头肌的长头均跨过肩关节,所以也作用于肩关节。肱二头肌是盂肱关节的屈肌

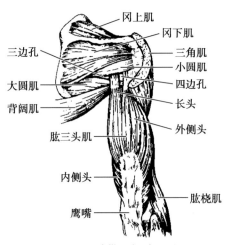

图 6-6 上肢带肌与臂肌后群

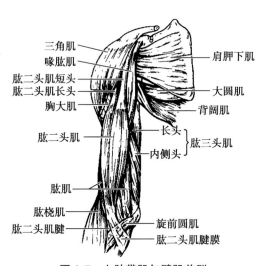

图 6-7 上肢带肌与臂肌前群

和展肌,肱三头肌是盂肱关节的伸肌和收肌。

三、连接于躯干和肱骨的肌

连接于躯干和肱骨的肌有背阔肌(latissimus dorsi)和胸大肌(pectoralis major),此部分内容已经在第五章中叙述。

第三节　肩部正常运动及代偿运动

肩部关节的运动比较复杂,包括肩关节的运动和肩胛骨的运动。肩部各关节既有各自单独的运动,又有相互间的协同运动,也可以在运动时形成一个完整的统一体。

一、上肢带的运动

上肢带的运动包括胸锁和肩锁 2 个关节的运动,主要的运动在胸锁关节。因为上肢带的运动在肩胛骨表现比较明显,故常以肩胛骨的运动来表示。在运动中很难划分清楚肩胛骨运动和肩关节运动的界限,常统称为肩的活动。为了便于阐述,在此区分开肩胛骨运动和肩关节运动。

（一）肩胛骨运动

1. **肩胛骨上提运动**

（1）概念:肩胛骨上提运动(scapula on to mention movement)是指肩胛骨在冠状面上向上移动的运动,即锁骨的肩峰端和肩峰向上朝向耳的方向运动。或者说正常情况下,在坐位或立位上,上提一侧肩部,可见到肩胛骨上提运动。

（2）活动范围:肩胛骨能上提约 60°。

（3）运动相关肌:原动肌是斜方肌上部纤维与肩胛提肌,辅助肌是菱形肌(图 6-8)。

2. **肩胛骨下降运动**

（1）概念:肩胛骨下降运动(scapula decreased movement)是指肩胛骨在冠状面上向下的移动运动,即锁骨的肩峰端和肩峰向下的运动。

（2）运动范围:静息坐位上,肩胛骨能下降 5°~10°。

（3）运动相关肌:原动肌是斜方肌下部纤维,辅助肌是背阔肌、胸大肌和胸小肌(图 6-9)。

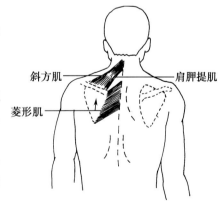

图 6-8　肩胛骨上提运动及相关肌

3. **肩胛骨前伸或前突**

（1）概念:肩胛骨前伸或前突(scapular protrusion)是指肩胛骨沿着肋骨所做的移动运动,即肩胛骨顺肋骨向前移动,其内侧缘远离脊柱,又称为肩胛骨外展。

（2）运动范围:可使肩胛骨脊柱缘离开后正中线 13~15cm,大约为 25°。

（3）运动相关肌:正常情况下肩胛骨外展运动的原动肌为前锯肌、背阔肌和胸小肌,辅助肌为斜方肌(图 6-10)。

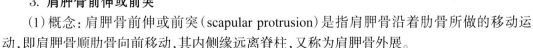

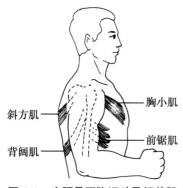

图 6-9　肩胛骨下降运动及相关肌

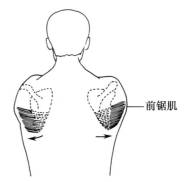

图 6-10　肩胛骨外展运动及相关肌

4. 肩胛骨后缩

（1）概念：肩胛骨后缩（scapular retraction）是指肩胛骨沿着肋骨所做的移动运动，肩胛骨顺肋骨向后移动，内侧缘靠近脊柱，又称肩胛骨内收。

（2）运动范围：肩胛骨内收约为 25°。

（3）运动相关肌：使肩胛骨内收的肌有斜方肌和菱形肌（图 6-11）。

5. 肩胛骨上回旋运动

（1）概念：肩胛骨上回旋运动（cyclotron movement on the scapula）是指肩胛骨在冠状面内绕矢状轴旋转，是肩胛骨关节盂向上，下角在胸壁上向外下的运动，在肩关节完全屈曲时，为最大上旋范围。

（2）运动范围：运动幅度约 60°。

（3）运动相关肌：使肩胛骨向上旋转运动的肌有三角肌、前锯肌下部、冈上肌和斜方肌的上部和下部（图 6-12）。

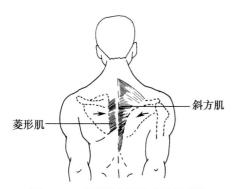

图 6-11　肩胛骨内收运动及相关肌

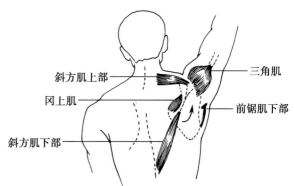

图 6-12　肩胛骨上回旋运动及相关肌

6. 肩胛骨下回旋运动

（1）概念：肩胛骨下回旋运动（under the scapula cyclotron motion）是指肩胛骨在冠状面内绕矢状轴旋转，肩胛骨关节盂向下的运动，当臂伸向后方，将前臂横置于腰部时，会发生完全的下回旋。

（2）运动范围：运动幅度约 60°。

（3）运动相关肌：斜方肌、背阔肌、胸小肌和前锯肌（图 6-13）。

(二)肩胛骨联合运动与代偿性运动

肩胛骨进行运动时,常常不是表现出单纯一种运动形式,常见一种运动中伴有其他运动形式。当这些运动的肌肉出现障碍时,可通过其他肌肉的活动来代偿相应的运动,即代偿运动(compensatory movement)。

1. 肩胛骨外展及向上旋转运动

(1)运动的产生:在肩关节屈曲90°状态下,在坐位和立位向前方推出手臂,或者在仰卧位上向上方推出手臂的活动即产生肩胛骨的外展及上方旋转运动(图6-14)。此运动的原动肌是前锯肌。

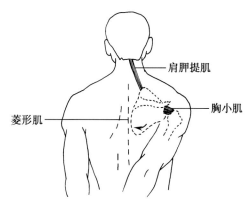

图 6-13　肩胛骨下回旋运动及相关肌

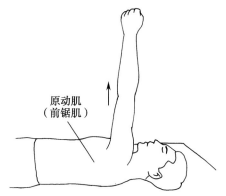

图 6-14　肩胛骨外展及向上旋转运动

(2)代偿运动:当前锯肌肌力减退时,如在仰卧位上做肩胛骨外展及上方旋转运动,则可以利用以头部为支点进行伸展颈椎、抬起胸廓的运动,用以代偿肩胛骨外展及上方旋转(图6-15)。

当前锯肌瘫痪时,由于上肢的重力及三角肌的作用,出现肩胛骨内侧缘从胸廓浮起,即翼状肩胛(图6-16)。

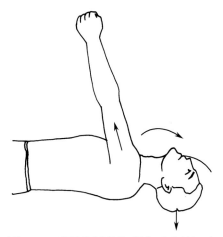

图 6-15　利用伸展颈椎、抬起胸廓的运动
　　　　　代偿肩胛骨外展运动

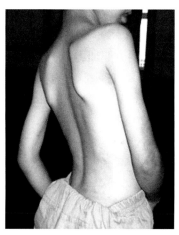

图 6-16　翼状肩胛

2. 肩胛骨下降及内收运动

（1）运动的产生：正常情况下，在俯卧位上，上肢伸出至头上方时即为肩胛骨的内收及下降运动。坐位及立位上，外展上臂 90°，屈肘向身体后方、内侧活动也可产生肩胛骨的内收及下降运动（图 6-17）。

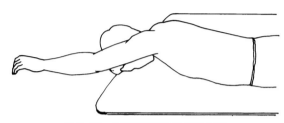

图 6-17　肩胛骨下降及内收运动

（2）运动相关肌：斜方肌下部、胸小肌、前锯肌和背阔肌。

（3）代偿运动：在斜方肌肌力减退时，难以进行肩胛骨的下降及内收运动，此时，利用辅助肌发挥作用，如由躯干伸肌的作用使躯干伸展，形成类似肩胛骨下降及内收的代偿运动（图 6-18）。若斜方肌肌力减退长期存在，会形成从颈椎到胸椎的脊柱侧弯。

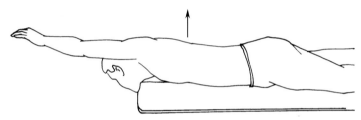

图 6-18　利用躯干伸展代偿肩胛骨下降及内收运动

3. 肩胛骨上提运动

（1）运动的产生：正常情况下，在坐位或立位上上提一侧肩部，可见到肩胛骨上提运动。

（2）运动相关肌：斜方肌上部、肩胛提肌和菱形肌。

（3）代偿运动

1）当斜方肌肌力减退时，肩胛骨难以上提，这时原本为辅助肌的菱形肌起到使肩胛骨内收的作用，产生似乎是肩胛骨上提的代偿运动，但实际上并没有出现肩胛骨上提（图 6-19）。

2）由颈及躯干的侧屈肌完成，利用对侧颈及躯干的侧屈，形成类似肩胛骨上提的代偿运动（图 6-20）。

二、肩关节的运动

肩关节为球窝关节，有 3 个自由度，是全身最灵活的关节，可在 3 个轴上进行运动。

（一）肩关节屈曲运动

1. 概念　肩关节屈曲运动（shoulder joint flexion motion）是指在坐位或立位上，上肢从体侧向前方举起（图 6-21a），或仰卧位上上肢从体侧向上方举起，进行在矢状面上绕冠状轴所做的抬起运动，也称为水平屈曲运动（图 6-21b）。

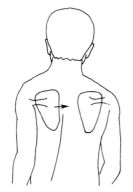

图 6-19　利用菱形肌使肩胛
骨内收代偿肩胛骨上提运动

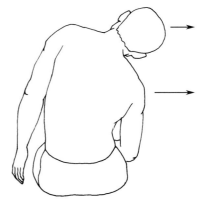

图 6-20　利用颈与躯干的侧屈代偿
肩胛骨上提运动

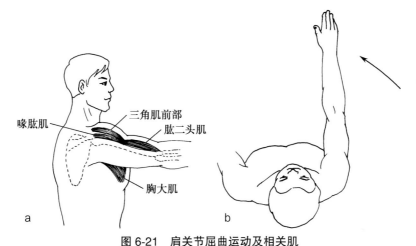

图 6-21　肩关节屈曲运动及相关肌

a：立位肩关节屈曲运动及相关肌；b：仰卧位肩关节屈曲运动。

2. **运动范围**　前屈可达 70°~90°，前屈上举可达 150°~170°（图 6-22a）；水平位前屈可达 135°（图 6-22b）。

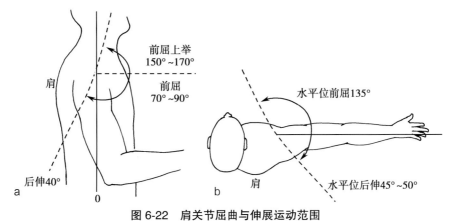

图 6-22　肩关节屈曲与伸展运动范围

a：肩关节立位前屈、前屈上举和后伸运动范围；b：肩关节水平位前屈和水平位后伸运动范围。

3. **运动相关肌**　肩关节屈曲的原动肌是三角肌的前部纤维与中部纤维、冈上肌。辅助肌是胸大肌、喙肱肌及肱二头肌(见图 6-21)。

4. **代偿运动**　当三角肌肌力减弱时,肩关节屈曲困难,可有以下几种方式的代偿运动。

(1)将肩关节取外旋位,前臂旋后,利用肱二头肌的反作用来尝试屈曲肩关节,产生如同屈曲肩关节的代偿运动(图 6-23)。

(2)可利用肩胛带周围肌群来上提肩胛骨,产生如同肩关节屈曲的代偿运动(图 6-24)。

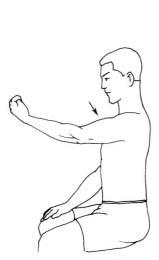

图 6-23　利用肱二头肌的反作用代偿肩关节屈曲运动

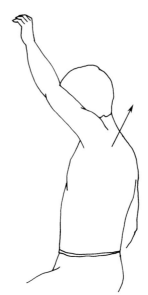

图 6-24　利用肩胛带周围肌群上提肩胛骨代偿肩关节屈曲运动

(3)利用躯干旋转肌使躯干旋转和胸大肌屈曲上肢的作用,来代偿肩关节的屈曲运动。胸大肌代偿时会产生水平内收的运动(图 6-25)。

(4)利用躯干伸肌作用来伸展躯干,产生如同肩关节屈曲的代偿运动(图 6-26)。

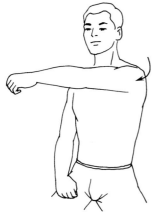

图 6-25　利用躯干旋转和胸大肌屈曲代偿肩关节屈曲运动

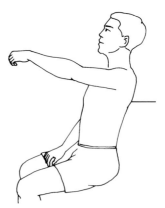

图 6-26　利用伸展躯干代偿肩关节屈曲运动

(二) 肩关节伸展运动

1. **概念**　肩关节伸展运动(shoulder stretching exercise)是指在坐位或仰卧位上,肩关节在矢状面上绕冠状轴做垂直向后离开身体的运动(图 6-27)。在仰卧位上,将上肢从体侧伸向与躯干成 90° 的位置,称为肩关节水平伸展。

2. **运动范围**　后伸可达 40°(见图 6-22a),水平伸展可达 45°~50°(见图 6-22b)。

3. **运动相关肌**　肩关节伸展的原动肌是背阔肌、大圆肌、三角肌后部纤维,辅助肌是肱三头肌(图 6-27)。坐位时伸展肩关节的原动肌为三角肌,俯卧位时伸展肩关节的原动肌为背阔肌和大圆肌。

4. **代偿运动**

(1)当三角肌和背阔肌肌力减弱时,可利用肩胛带周围肌群上提肩胛骨来代偿肩关节伸展(图 6-28)。

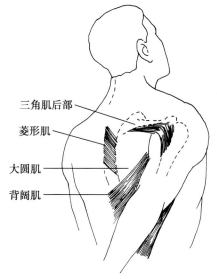

三角肌后部
菱形肌
大圆肌
背阔肌

图 6-27　肩关节伸展运动及相关肌

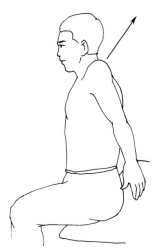

图 6-28　利用上提肩胛骨来代偿肩关节伸展运动

(2)如果同时有三角肌和背阔肌减弱,在俯卧位上伸展肩关节时可利用躯干旋转肌产生躯干旋转动作来代偿,随着躯干旋转而增强肩胛骨的上提与内收来补充肩关节伸展的不足(图 6-29)。

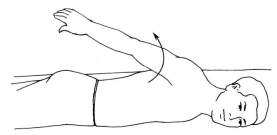

图 6-29　利用躯干旋转运动作来代偿肩关节伸展运动

(三) 肩关节外展运动

1. **概念**　肩关节外展运动(shoulder joint abduction motion)是指在正常情况下,坐位或立位上,手臂在冠状面上绕矢状轴从身体侧方向上方抬起的动作(图 6-30)。

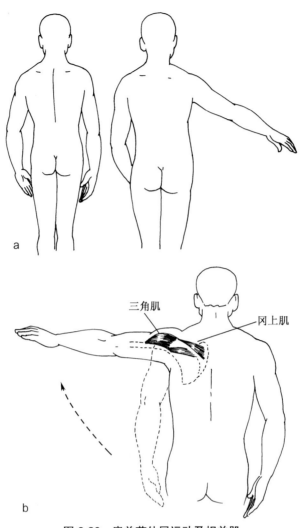

图 6-30　肩关节外展运动及相关肌

a：肩关节外展运动示意图；b：肩关节外展运动及相关肌。

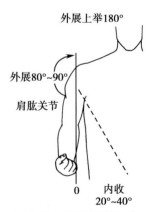

图 6-31　肩关节外展、内收和外展上举运动范围

2. **运动范围**　可外展 80°~90°，外展上举 180°（图 6-31）。

3. **运动相关肌**　肩关节外展的原动肌是三角肌的中部纤维、冈上肌，辅助肌是肱二头肌（见图 6-30b）。

4. **代偿运动**　三角肌及冈上肌肌力减弱时，可利用肱二头肌或肱三头肌的作用来代偿，也可由上提肩胛骨或旋转躯干来代偿肩关节外展运动。

（1）肱二头肌代偿：利用肱二头肌的反作用使肩处于外旋位，屈肘，虽可抬起手臂，但这不是外展肌的作用（图 6-32）。

（2）肱三头肌代偿：使肩后伸，肘伸展，产生如同肩关节外展的运动（图 6-33）。

（3）利用侧屈躯干来代偿：是利用躯干旋转肌作用于躯干，利用躯干侧屈来代偿肩关节外展运动（图 6-34）。

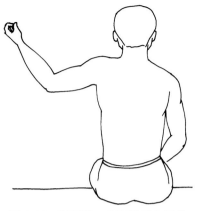

图 6-32　利用肱二头肌的反作用代偿肩关节外展运动

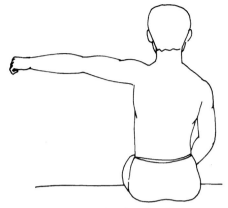

图 6-33　利用肱三头肌代偿肩关节外展运动

（4）利用抬高肩部来代偿：这是利用肩胛带周围肌群上提肩胛骨，产生如同肩关节外展的运动（图 6-35）。

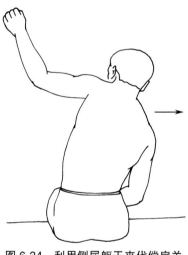

图 6-34　利用侧屈躯干来代偿肩关节外展运动

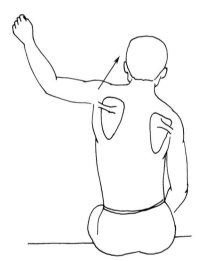

图 6-35　利用抬高肩部代偿肩关节外展运动

（四）肩关节外旋运动

1. **概念**　肩关节外旋运动（rotary movement outside shoulder）是指正常情况下，在仰卧位肩关节外展于体侧，手臂绕垂直轴做向前上方旋转的活动（图 6-36a）。坐位或立位上肩关节外展 90°，屈肘，手臂向前上运动时也是肩关节的内旋运动（图 6-36b）。

也有的书中描述肩关节外旋运动为立位上肩部向前并向外旋转，掌心向着前侧方的运动（图 6-36c）。

2. **运动相关肌**　肩关节外旋的原动肌是冈下肌、小圆肌，辅助肌是三角肌后部纤维（图 6-37）。

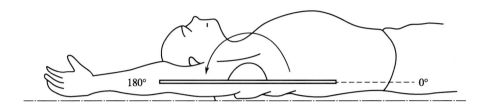

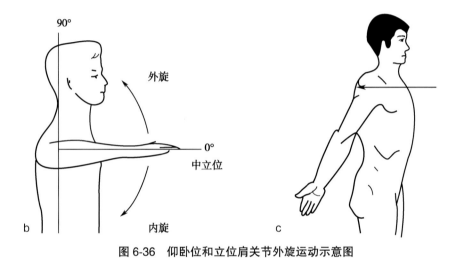

图 6-36　仰卧位和立位肩关节外旋运动示意图

a：仰卧位肩关节外旋运动；b：立位肩关节外旋运动；c：立位肩关节外旋运动。

3. **运动范围**　可外旋 45°~60°（图 6-38）。

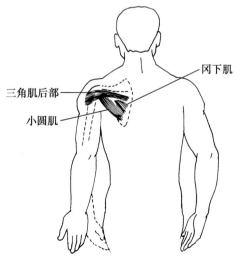

图 6-37　肩关节外旋运动及相关肌

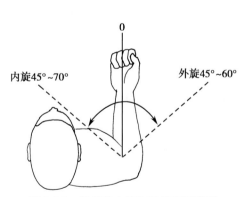

图 6-38　肩关节内旋和外旋运动范围

4. **代偿运动**　当冈下肌及小圆肌肌力减弱时,常见如下代偿运动。

(1)肩胛带周围肌代偿:产生肩胛骨外展和上方旋转、肩关节水平内收运动来代偿肩关节外旋运动。

(2)躯干旋转肌的代偿:利用躯干的旋转产生如同肩关节外旋的运动(图 6-39)。

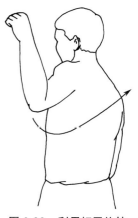

图 6-39　利用躯干旋转代偿肩关节的外旋运动

(五) 肩关节内旋运动

1. **概念**　肩关节内旋运动(shoulder internal rotation movement)是指在仰卧位肩关节外展于体侧,手臂绕垂直轴做向前下旋转的活动(图 6-40a)。坐位或立位上肩关节外展 90°,屈肘,手臂向前下运动时也是肩关节的内旋运动(见图 6-36b)。

也有的书中描述肩关节内旋运动为立位上肩部向后并向内旋转,掌心向着后侧方的运动(图 6-40b)。

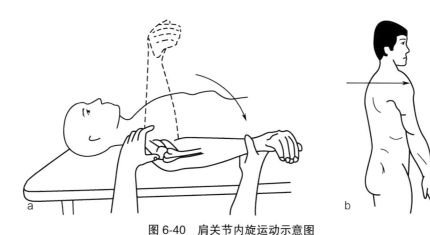

图 6-40　肩关节内旋运动示意图
a:仰卧位肩关节内旋运动;b:立位肩关节内旋运动。

2. **运动范围**　可内旋 45°~70°(见图 6-38)。

3. **运动相关肌**　肩关节内旋的原动肌是肩胛下肌、胸大肌锁骨端、背阔肌、大圆肌,辅助肌是三角肌前部纤维(图 6-41a、b)。

4. **代偿运动**　当肩胛下肌、背阔肌等肌力减弱时,肩关节内旋困难,试图内旋肩关节时,出现如下各种代偿运动。

(1)三角肌和躯干旋转肌的代偿运动:利用三角肌使肩关节的水平外展,以及躯干旋转肌的旋转运动,产生出如同肩关节内旋的代偿运动(图 6-42)。

(2)肱三头肌的反作用代偿运动:利用肱三头肌的反作用使肘关节强烈伸展而形成如同肩关节内旋的运动(图 6-43)。

(六) 肩关节水平内收运动

1. **概念**　肩关节水平内收运动(adduction movement in the shoulder level)是指在坐位或立位上,肩关节外展 90°,保持上肢伸直状态沿水平面将上肢向身体对侧运动(图 6-44)。在仰卧位上,从肩外展 90° 位开始使上肢向身体对侧运动,也是肩关节水平内收运动。

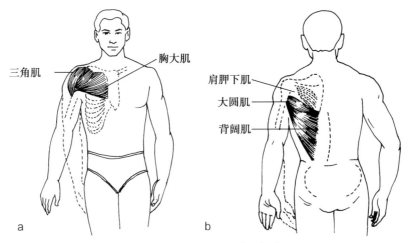

图 6-41 肩关节内旋运动及相关肌
a：正面相关肌；b：背面相关肌。

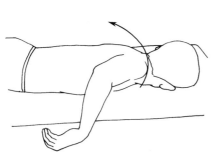

图 6-42 利用肩关节水平外展及躯干旋
转运动代偿肩关节内旋运动

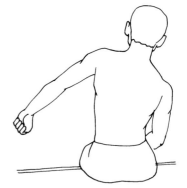

图 6-43 利用肱三头肌的反作
用代偿肩关节内旋运动

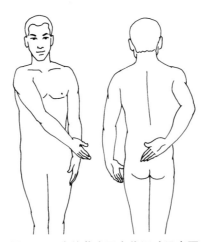

图 6-44 肩关节水平内收运动示意图

2. **运动范围**　可内收 20°~40°。其 0° 肢位是肩关节屈曲位,从最大水平外展位(肩关节外展 90° 位)开始水平内收至 0°,再到 –40° 位,运动范围为 130°。

3. **运动相关肌**　肩关节水平内收的原动肌是胸大肌,辅助肌是三角肌前部纤维(图 6-45)。

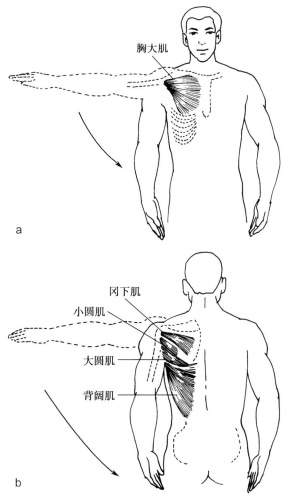

图 6-45　肩关节水平内收运动及相关肌
a:正面相关肌;b:背面相关肌。

4. **代偿运动**　当胸大肌肌力减弱时,出现如下主要的代偿运动。

(1)躯干的旋转肌代偿:利用躯干旋转肌使躯干旋转来代偿肩关节的水平内收,产生如同肩关节水平内收的运动(图 6-46)。

(2)肩胛带周围肌群代偿:利用肩胛带周围肌群上提肩胛骨,产生如同肩关节水平内收的运动(图 6-47)。

(七) 肩关节水平外展运动

1. **概念**　肩关节水平外展运动(shoulder level outreach movement)是与肩关节水平内收运动相反的运动。即仰卧位上保持上肢伸直状态沿水平面将上肢向身体外侧运动(图 6-48a)。立位上上肢从体侧上举的运动(图 6-48b)。

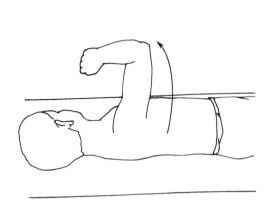

图 6-46　利用躯干旋转来代偿肩关节的
水平内收运动

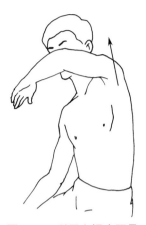

图 6-47　利用上提肩胛骨
代偿肩关节的水平内收运动

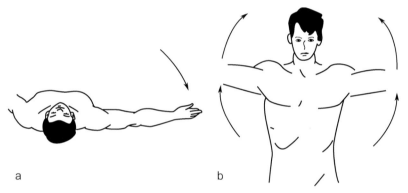

a　　　　　　　　　　　　　b

图 6-48　肩关节水平外展运动

a：仰卧位水平外展运动；b：立位水平外展运动。

2. **运动范围**　可水平外展 80°~90°。肩关节屈曲 90° 为 0 位，从最大内收位（40° 位）起，上肢沿水平面外展至肩关节外展 90° 位，活动范围为 130°。

3. **运动相关肌**　肩关节水平外展的原动肌是三角肌后部纤维。辅助肌是冈下肌、小圆肌（见图 6-45b）。

4. **代偿运动**　当三角肌肌力减弱而试图肩关节水平内收时，可出现相应的代偿运动。

（1）利用肱二头肌的反向运动来代偿：使肩外旋，并使肘关节强烈伸展而出现如同肩关节水平外展的代偿运动（图 6-49）。

（2）利用躯干旋转肌代偿：利用躯干旋转肌使躯干旋转，产生如同肩关节水平外展的代偿运动（图 6-50）。

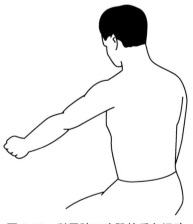

图 6-49　利用肱二头肌的反向运动
来代偿肩关节的水平外展运动

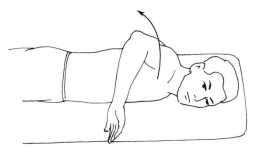

图 6-50　利用躯干旋转代偿肩关节的水平外展运动

三、肩锁关节的运动

肩锁关节有 3 个轴和 3 个自由度,肩锁关节的运动就是提、外展和旋转运动。肩胛骨与肩关节运动与肌肉见表 6-1。

表 6-1　肩胛骨、肩关节的运动与肌肉

肩胛骨的运动与肌肉	肩关节的运动与肌肉
• 上提:斜方肌上部、菱形肌、肩胛提肌 • 下降:斜方肌下部、胸小肌、锁骨下肌;(补充)背阔肌、胸大肌 • 内收:菱形肌、斜方肌、肩胛提肌 • 外展:前锯肌、胸小肌;(补充)胸大肌 • 上方旋转:前锯肌、斜方肌上部与下部 • 下方旋转:肩胛提肌;(补充)菱形肌、胸小肌	• 屈曲:三角肌前部、胸大肌锁骨部;(补充)喙肱肌、肱二头肌短头(外旋位) • 伸展:三角肌后部、背阔肌、大圆肌;(补充)肱三头肌长头 • 外展:冈上肌、三角肌中部;(补充)肱二头肌长头(外旋位)、肱三头肌长头(内旋位) • 内收:胸大肌、背阔肌、大圆肌;(补充)三角肌后部 • 外旋:冈下肌、小圆肌; • 内旋:胸大肌、肩胛下肌、大圆肌、背阔肌;(补充)三角肌前部 • 环转运动:屈伸、内收、外展及内、外旋的复合运动

第四节　脑性瘫痪的肩关节运动障碍

一、肩关节紧张性后伸、外旋、外展

1. **原因**　三角肌中部和后部以及冈下肌和小圆肌紧张或痉挛所导致。

2. **表现**　肩关节容易出现紧张性后伸并产生外旋、外展活动,当受到外界刺激时这些活动加强,尤其是在仰卧位和坐位上表现最为明显。在仰卧位上的表现宛如紧张性迷路反射,即表现为全身伸展模式,甚至角弓反张,肩部被拉向床面。

3. **对运动功能的影响**　这种障碍可导致患儿难以进行将上肢伸向前方用手去抓取物品的动作。患儿手不能摸到对侧耳、不能做向后方内收的动作、不能做屈肘摸脸动作,也不能进行上举肩的动作。因此,影响与上肢功能密切相关的精细运动功能的发育,使患儿进行

日常生活动作发生不同程度的困难。同时,也影响头、颈部的控制和翻身、坐、爬等粗大运动功能的发育。

肩关节紧张性后伸常见于不随意运动型患儿和痉挛型四肢瘫患儿。

二、肩关节紧张内收、屈曲

1. **原因**   胸大肌和三角肌紧张或痉挛可导致肩关节紧张内收、屈曲。

2. **临床表现**   肩关节紧张性屈曲内收常见于痉挛型四肢瘫患儿,当受到外界刺激时,肩关节容易出现紧张性内收和屈曲,同时伴随出现颈部前屈、躯干前屈和髋关节屈曲。有肩关节紧张性内收的患儿在俯卧位上的表现如同紧张性迷路反射,表现为颈部前屈,躯干前屈和髋关节屈曲等全身屈曲模式,上肢因内收而被压在胸部下方,所以难以用上肢支持身体。

3. **对运动功能的影响**   当患儿欲做某些动作时,肩关节出现紧张内收、屈曲,影响与上肢功能密切相关的精细运动功能的发育。致使患儿手不能摸到对侧耳,上肢不能做向后方内收的动作、不能做屈肘摸脸动作,也不能进行上举肩的动作。同时,也影响头部的控制和翻身、坐、爬等粗大运动功能的发育。

三、肩关节紧张内收、内旋

1. **原因**   由于胸大肌、三角肌前部和使肩关节内旋的肩胛下肌紧张或痉挛,而对抗内收肌和内旋肌的冈下肌、小圆肌、菱形肌功能太弱,起不到对抗的作用所导致,后者起主要作用。

2. **临床表现**   主要见于不随意运动型患儿,患侧肩关节只能做内收、内旋运动,也只能靠肩带和躯干来代偿肩关节的其他功能,使上肢功能严重受限,上肢的所有动作都伴有明显的旋前障碍。

3. **对运动功能的影响**   患侧手不能摸到对侧的耳,上肢不能做向后方内收的动作、不能做屈肘摸脸动作,也不能进行上举肩的动作。影响翻身、坐、爬等与上肢功能密切相关的精细运动发育。

四、肩关节松弛

多见于肌张力低下的患儿,表现为肩关节被动活动大于正常范围,而主动活动达不到正常范围,动作迟缓且不稳定。肩关节不能负重,爬运动发育滞后,精细运动发育障碍。

在俯卧位上肘支撑困难,或支撑时间有限,使患儿讨厌这一动作。玩耍时肩关节的活动范围非常有限,扔东西时只能用手或腕关节,见不到肩关节的活动。

五、肩胛带紧张上提

1. **原因**   由肩胛提肌、斜方肌上部紧张、痉挛导致。此时,斜方肌的下部表现过弱。

2. **临床表现**   当有肩胛带上提时往往被注意到的症状是缩颈,颈部显得很短。所谓的肩胛带上提主要是肩胛骨的上提和前倾,肩峰向外、向前移动,使肩关节的活动范围受限,同时也限制了颈部和头部的活动范围。

3. **检查方法**　通过观察患儿在坐起时肩与头的距离来看肩胛带紧张上提的程度。可用手轻轻向下压患儿的肩部,感觉是否有阻力,如果有则提示肩胛提肌紧张或痉挛。检查时使患儿头部向对侧侧屈,如果有阻力提示斜方肌紧张或痉挛。

六、肩胛带内收

1. **原因**

(1)当头颈紧张过伸的同时伴有躯干紧张过伸时会导致肩胛带内收,常见于不随意运动型和痉挛型四肢瘫患儿。主要是由多关节肌的背阔肌和肱三头肌过度紧张、痉挛所致。另外,菱形肌、斜方肌的中、下部和阔筋膜张肌过度紧张、痉挛也是其原因。

(2)胸大肌、胸小肌和前锯肌过弱,也是引起肩胛带内收的原因之一。

(3)躯干伸肌过强,腹肌过弱是致使肩胛带内收的间接原因。

2. **临床表现**　肩胛骨内收、后缩,肩关节后伸、后旋紧张,使关节活动范围受限,患儿处于侧卧位时总是翻向后方。

3. **检查方法**　患儿侧卧位,检查者一手扶持其骨盆上部,另一手放在上方的肩胛骨上并向前方推,使肩胛骨外展、前倾,如果有较大的阻力则提示有肩胛带后缩或称内收(图6-51)。

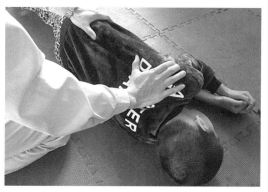

图6-51　肩胛带内收的检查方法

七、肩胛带外展

1. **原因**

(1)当头颈紧张屈曲的同时伴有躯干紧张屈曲时会导致肩胛带外展,即两侧肩胛骨远离脊柱,常见于痉挛型双瘫和四肢瘫患儿。主要是由前锯肌、胸小肌、胸大肌紧张、痉挛所致。

(2)菱形肌、斜方肌的中、下部和阔筋膜张肌过弱,也是引起肩胛带外展的原因之一。

(3)躯干伸肌过强,腹肌过弱是致使肩胛带外展的间接原因。

2. **临床表现**　肩胛骨外展、前突,肩关节前伸、前旋紧张,使关节活动范围受限,患儿处于侧卧位时总是翻向前方。

八、肩胛带松弛前伸

1. **原因**　由菱形肌和斜方肌的上、下部过弱所导致。另外,起维持躯干姿势作用的肌肉,如腹肌、腰方肌和骶棘肌过弱也是引起肩胛带松弛前伸的重要原因。

2. **临床表现**　肩胛带松弛前伸常影响进行抬头动作,使患儿抬头困难。同时伴有躯干松软,控制困难。表现为肩胛骨外展、前倾,造成肩关节不稳定,难以发挥正常功能。上肢功能发育迟缓,功能欠佳。

3. **检查方法**　首先检查有无肩胛带外展,检查者矫正肩胛带前伸和躯干前屈的姿势,然后放开对患儿的支持,这时患儿又恢复到原来的姿势,即为肩胛带松弛前伸。

第五节 脑性瘫痪肩关节运动障碍的治疗

一、上肢带牵伸技术

(一) 仰卧位牵伸技术

1. **适应证** 适用于有肩胛带紧张后缩、肩胛骨内收的患儿。

2. **操作方法**

(1)背阔肌、肱二头肌和肱三头肌牵伸：患儿仰卧位，治疗师首先使患儿两肘关节伸展，将其双上肢向头的方向牵拉(图 6-52a)，在使其背部伸展的同时促进患儿吸气。当肩上举时，背阔肌和后下方的关节囊被牵伸。之后将肘屈曲，目的是牵伸肱三头肌，分别进行双肘向上屈曲(图 6-52b)和向下屈曲(图 6-52c)。然后，再使双肘伸展(图 6-52d)，使肘前方关节囊和肱二头肌被牵伸。此时，最好是保持前臂旋后的肢位。

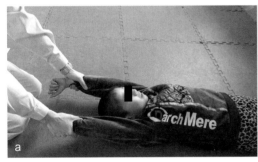
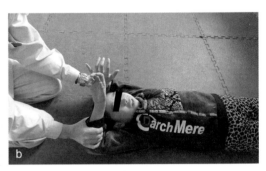
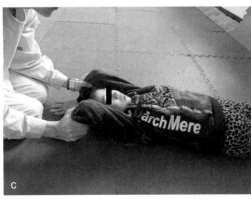
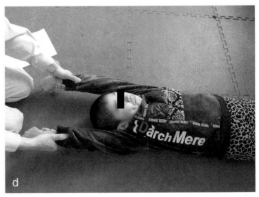

图 6-52 仰卧位上背阔肌、肱二头肌和肱三头肌牵伸

a：双上肢向头的方向牵拉；b：将双肘关节向上方屈曲。c：将双肘关节向下方屈曲；d：使双肘伸展。

(2)斜方肌牵伸：患儿仰卧位，治疗师使其一侧上臂在肩处内收，让患儿自己用另一侧上肢控制住这一内收的上臂(图 6-53a)，这样的操作可使斜方肌被牵伸，同时可提高胸大肌的活性。如果患儿不能自己控制内收的上肢，治疗师可以将患儿的上肢向内收方向牵拉(图 6-53b)，也可以两侧上肢同时进行牵拉(图 6-53c)。

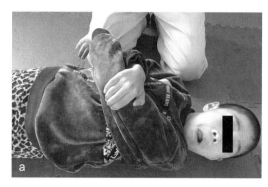
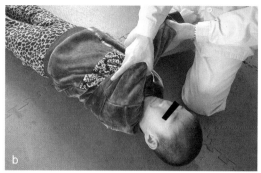
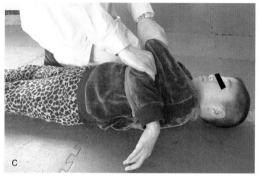

图 6-53　仰卧位上斜方肌牵伸

a:使左上臂内收,并用右上肢控制;b:将右上肢向内收方向牵拉;c:两侧上肢同时向内收牵拉。

3. 上肢牵伸与呼吸训练　通过牵伸背阔肌、肱三头肌,可以通过肩胛周围肌、前锯肌将肋骨向上方牵拉,增强了肋间外肌的活动,使胸廓扩张,吸气量增加。通过牵伸斜方肌可以使胸廓缩窄,有利于呼气。

（二）俯卧位牵伸技术

1. 背阔肌、肱三头肌和肱二头肌牵伸训练

（1）操作方法:患儿俯卧位,治疗师坐于其头部处,牵拉患儿两上肢使其伸向头的方向（图 6-54a）,这样操作可以使背阔肌、肱三头肌在肩关节处被牵伸,肱二头肌在肘关节处被牵伸,注意在牵伸过程中要保持前臂旋后位。牵拉过程中要尽量使患儿的头部和胸部抬起（图 6-54b）。

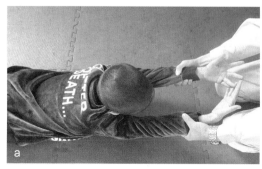
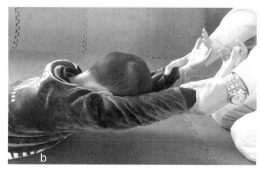

图 6-54　俯卧位背阔肌、肱二头肌和肱三头肌牵伸

a: 向头的方向牵拉患儿两上肢;b:保持前臂旋后位。

（2）作用：经过上述操作可使胸大肌和肱二、三头肌被牵伸，与此同时，前锯肌也可以被牵伸。通过这一牵伸训练可以使肋骨上举，于是肋间外肌的活动变得容易，进而使胸廓扩张，增大吸气量。

2. 缓解胸锁乳突肌紧张的牵伸训练　患儿俯卧位，治疗师在其头的位置，用两手和前臂托起患儿两上肢，并向前方牵拉，使两上肢向前方伸展，这样的操作可以解除肩胛骨内收（图 6-55a）。当通过上述手法操作抑制了肩胛带内收后，患儿上肢就容易向前方伸出，并向头的方向伸展。当上臂伸向头的方向时，锁骨上抬，使胸锁乳突肌弛缓。因为胸锁乳突肌紧张可以抑制颈部抗重力伸肌的活动，当胸锁乳突肌弛缓后，颈部的抗重力伸肌得以活动，使患儿的头部抬起（图 6-55b）。然后，治疗师将手指放在患儿的下颌处，缓慢地将头部抬起成垂直位，再保持两眼连线水平位，在这样的状态下使患儿的头部左右回旋（图 6-55c、d）。其回旋的力度以抵抗头部的重量为宜，要轻柔地使头部抬起。通过向右侧回旋使右侧胸锁乳突肌被牵伸，并活化左侧的后头下肌和多裂肌，使头部上抬。向左侧回旋时与此相反。

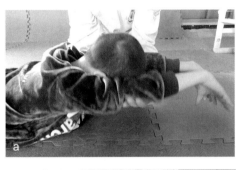
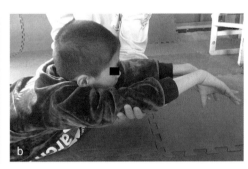
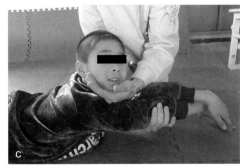
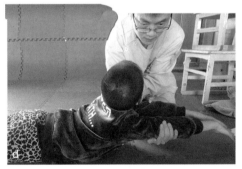

图 6-55　缓解胸锁乳突肌紧张的牵伸训练
a：抬起两上肢，并向前方伸展；b：使头部抬起；c：向右侧回旋头部；d：向左侧回旋头部。

二、肩关节松解技术

1. 促进肩关节内收的松解技术　当脑瘫患儿的肩关节有紧张性外展、外旋和屈曲时，可应用如下松解技术。患儿在 PT 床上取俯卧位，治疗师跪立于其侧方。一只手握持患儿的一侧肩的部位，另一只手手掌伸开，从患儿的身体后方推压上抬的肩关节部位，给肩内收、内旋加以阻力，保持这一肢位，逐渐到有肩关节松弛感觉为止（图 6-56），两侧交替进行操作。

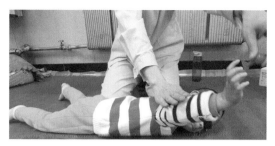

图 6-56　促进肩关节内收的松解技术

2. **促进肩关节外展的松解技术**　当患儿肩关节有紧张性内收时,可应用如下松解技术。患儿在 PT 床上取侧卧位,治疗师站立于侧方。一只手握持患儿的上方腋窝部位,另一只手手掌伸开,向患儿的身体前方推压其肩关节部位,使之外展、外旋(图 6-57a)。也可以一只手扶持患儿在上方的髋部,另一只手推压其肩部,使之向前方活动(图 6-57b)。保持这一肢位,逐渐到有肩关节松弛感觉为止,两侧交替进行操作。

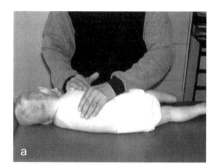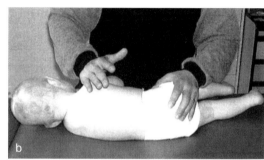

图 6-57　促进肩关节外展的松解技术
a:向前方推压肩关节;b:扶持右髋部,向前方推压肩关节。

3. **促进肩关节外展、旋后的松解技术**　患儿在 PT 床上取侧卧位或者坐位,治疗师在其身后用一只手轻轻固定其躯干,另一只手握住患儿的一侧肘部,协助患儿做肩关节外展并旋后的动作。旋后到肩关节松解的程度,再做肩关节高度外展动作(外展>90°),在治疗师的协助下,使患儿的手从头部后面接近对侧耳朵,所以也称此操作为摸耳动作(图 6-58),两侧交替进行操作。

4. **促进肩关节后伸、内收的松解技术**　患儿在 PT 床上取侧卧位或者坐位,治疗师在其身后用一只手轻轻固定其躯干,另一只手握住患儿的一侧肘部,协助患儿做使肩关节外展并在外展位上旋内的动作,旋到松解的程度,再引导患儿做肩关节后伸、内收动作,在治疗师的协助下,使患儿用手去触摸自己的脊柱,从腰椎触摸到胸椎,所以也称此操作为摸脊动作(图6-59)两侧交替进行操作。

5. **促进肩关节前屈、内收的松解技术**　患儿在 PT 床上取坐位,治疗师在其身后用一只手轻轻固定其躯干,另一只手握住患儿的一侧肘部,协助患儿做肩关节前屈、内收的动作,并协助患儿将自己的手向前胸部交叉,然后内旋向上,以肘部靠近前额部,似做擦汗动作。然后,使患儿的手再返回原位,整个动作好像以肘部在胸前画个圈(图 6-60),两侧交替进行操作。

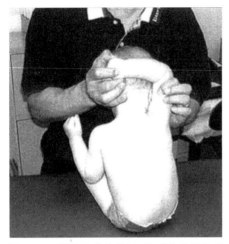

图 6-58　促进肩关节外展、旋后的松解技术

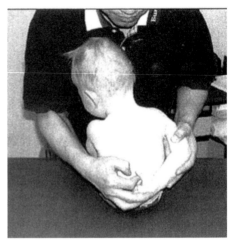

图 6-59　促进肩关节后伸、内收的松解技术

6. **促进肩关节上举的松解技术**　患儿在 PT 床上取侧卧位或者坐位,治疗师在其身后用一只手轻轻固定其躯干,另一只手握住患儿的一侧肘部,协助患儿做肩关节前屈并上举的动作,两侧交替进行操作(图 6-61)。

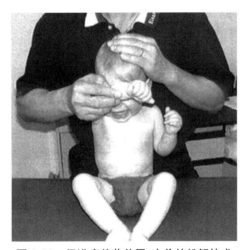

图 6-60　促进肩关节前屈、内收的松解技术

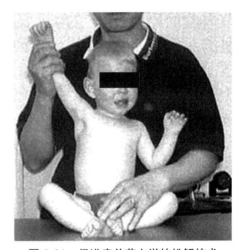

图 6-61　促进肩关节上举的松解技术

三、肩关节与肩胛带的运动治疗

(一)抑制肩胛带异常姿势的操作方法

1. **抑制肩胛带外展**　可以在多种体位上通过操作使肩胛带内收来抑制肩胛带外展,并保持其内收的位置。操作后可使全身以伸展占优势,从而抑制因头部前屈而形成的全身性屈曲模式,促进抗重力伸展活动。治疗师根据患儿情况选择操作的体位,并选择自己所在位置。用自己的双手握持患儿的双肩并将其拉向后方并保持这一姿势,根据患儿耐受情况决定保持时间的长短。

(1)俯卧位操作方法：患儿俯卧位上表现为肩关节前突、两上肢屈曲、内收，并压在胸部下方。

对于大龄患儿，因有髋关节的屈曲紧张和肩胛带外展，治疗师可以用自己的臀部压住患儿屈曲的髋关节，然后将其双侧肩部拉向内收方向，抑制其外展(图6-62)。

上述操作在达到其他目的的同时均可以起到抑制肩胛带外展的作用。

(2)治疗作用：通过操作方法不仅可抑制肩胛带前突，还可以使全身以伸展模式占优势，所以可以抑制由于头部屈曲而产生的全身性屈曲模式，同时可以促进上肢的伸展和向各方向的伸出动作以及支持能力。

2. **抑制肩胛带内收**　肩胛带内收是不随意运动型患儿常见的症状，可以在多种体位上通过操作使肩胛带外展来抑制肩胛带内收，并保持其外展的位置。操作后可使全身以屈曲模式占优势，从而抑制因头部过度伸展而形成的全身性伸展模式，促进抗屈曲伸展活动。治疗师根据患儿情况选择操作的体位，并选择自己所在位置。用自己的双手握持患儿的双肩并将其推或拉向前方并保持这一姿势，根据患儿耐受情况决定保持时间的长短。

(1)操作方法：患儿取椅子坐位，髋、膝关节屈曲90°，双足全足底着地。治疗师跪坐于其对面，双手握持其肘部，向前方牵拉患儿的两上肢，使其呈双肩胛带外展的肢位(图6-63)，可以抑制肩胛带内收。

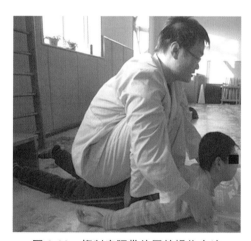

图 6-62　抑制肩胛带外展的操作方法

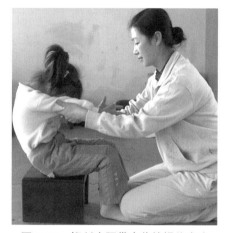

图 6-63　抑制肩胛带内收的操作方法

(2)治疗作用：通过这一操作可使患儿全身以屈曲模式占优势，所以可以抑制由于头部过度伸展而引起的全身性伸展状态，促进抗重力屈曲活动。

(3)注意事项：在操作中，为了达到抑制肩胛带内收的效果，在此项操作中最好是直接保持或操作肩胛带，如果保持和操作上肢，有时会使肩胛带的肢位发生变化，不利于操作。

(二)促进肩关节稳定性的操作方法

脑瘫患儿由于肩部肌肉的痉挛或紧张导致肩关节不稳定，肩关节不稳定表现为：在坐位上肩接近耳郭，在需要小肌肉活动的动作中，如拿筷子或握铅笔时过度用力(图6-64a)。在需要伸出上肢进行操作的活动中，如搭积木等活动时，因肩部的不稳定而难以伸出上肢，而是使双手贴近身体(图6-64b)。不能将上肢保持在某一个位置，并且动作进行得很快。

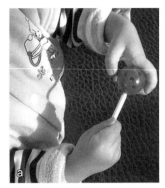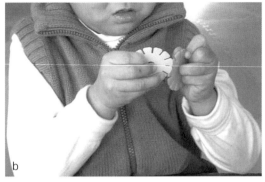

图 6-64 肩关节不稳定的表现

a：拿铅笔过度用力；b：双手贴近身体。

1. **治疗目的** 在各种体位上，通过手法操作使患儿用两上肢负荷体重，促进肩部主动肌和拮抗肌的同时收缩性，促进肩胛带的稳定性。

2. **操作方法**

（1）操作方法 1：患儿取仰卧位，治疗师坐于其足的位置，用玩具诱导患儿向上方伸出一侧上肢去抓取玩具，促进同侧肩关节动态的稳定性（图 6-65）。

（2）操作方法 2：患儿取床上俯卧位，治疗师跪坐在其侧后方，首先使患儿伸展双上肢用手掌支持体重，治疗师将患儿两下肢外展并分别放于自己的两侧大腿上，用双手掌支持患儿双肩部并向下方压迫，促进肩胛带的稳定性，同时也可促进髋关节的伸展（图 6-66a）。之后，治疗师的两手改换为扶持患儿的两侧骨盆上（图 6-66b），从远端控制肩胛带的稳定性。最后，治疗师用一只手扶持患儿的骨盆，另一只手放于一侧肩胛骨的外缘，向对侧髋关节方向推动。操作目的是促进躯干部分的体重向侧方移动及躯干向侧方

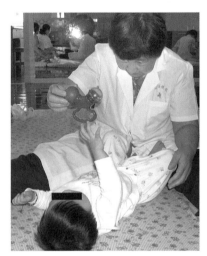

图 6-65 促进肩胛带稳定性的操作方法 1

的矫正活动，两侧交替进行操作。对于不能伸展上肢支撑的患儿可以取双肘支撑位，治疗师可以双手扶持患儿的双肩进行同样的操作（图 6-66c）。

（3）操作方法 3：让患儿取俯卧位，双上肢伸展支撑于大球上，治疗师在其后方，握持患儿双肘或双肩部并向下方加负荷，强化肩部稳定性（图 6-67a）。或者使患儿骨盆部位和双下肢置于大球上，治疗师抓住患儿的两大腿部位，使球向前方滚动，患儿身体随着球的滚动向前，当两手触及地面时诱导患儿用两手在前方支持体重（图 6-67b）。如果患儿自己支撑有困难，治疗师可以给予辅助，牵拉其两上肢，在球向前滚动的同时使其支撑身体。也可以通过球向侧方滚动促进患儿体重在两肩间的移动，促进躯干部分体重向侧方移动及躯干向侧方的矫正活动。

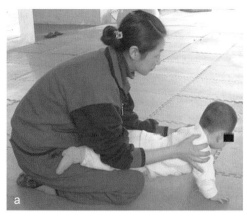
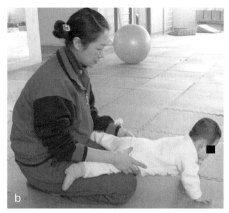
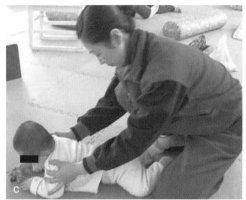

图 6-66　促进肩胛带稳定性的操作方法 2
a：向下方压迫双肩部；b：扶持骨盆部，进行远端操作；c：肘支撑俯卧位，向下方压迫双肩部。

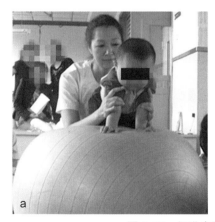
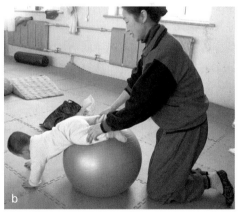

图 6-67　促进肩胛带稳定性的操作方法 3
a：球上手支撑，向下压迫双肩；b：地面上手支撑。

（4）操作方法 4：使患儿在床上取俯卧位，治疗师在其后方，用自己的双下肢控制患儿伸展的双下肢，两手分别握持患儿双前臂，使手张开，使之伸展双上肢支撑于床面，治疗师可适当通过患儿的上肢向床面加压，并向侧方推其身体（图 6-68a）。为了强化上肢的支持，可以在三角垫上进行，方法是治疗师跪坐位，使患儿两肩呈外旋状态下支撑于三角垫上，下肢屈曲支撑呈四点支持位。治疗师一只手托住患儿胸腹部,将另一只手放于患儿一侧肩上,四指放于肩的前面,抑制肩胛带向前方突出和上举。必要时需扶持患儿肘部,防止突发的肘关节屈曲。治疗师的大鱼际最好放于患儿肩胛骨外缘,抑制翼状肩胛和肩胛骨的过度外展。然后扶持肩的手向下方压迫使体重向这侧上肢移动,两手交替放于胸腹部及左右肩部,使体重交替地向两侧移动。支持在患儿胸腹部的手的活动还可以诱发躯干的屈曲、侧屈、伸展等反应(图 6-68b)。

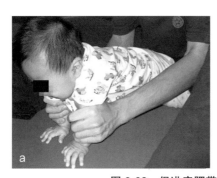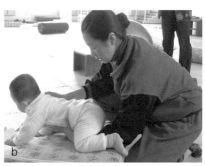

图 6-68　促进肩胛带稳定性的操作方法 4
a:床面上肢支撑,向下加压;b:三角垫上四点支持位,向一侧肩加压。

为了诱发肩胛带的稳定性也可以让患儿自己俯卧于床上两手支撑,诱导患儿一手支撑,另一手伸向各方向,也包括过中线伸向对侧。治疗师同样控制双肩使患儿产生体重移动。当肩胛带获得一定程度的稳定性,已经无需直接操作肩胛带和上肢时,治疗师的双手可改为支持患儿的上部躯干。

(5)操作方法 5:在坐位上进行,让患儿在前方和后方用手掌支撑负荷体重。在前方支持时,可让患儿手支持地面,也可在患儿面前放一矮木箱,使其两下肢外展、伸展夹住木箱,双手在前方支撑于木箱上(图 6-69a),治疗师在其肩部或肘部加负荷促进上肢负荷体重,增强肩胛带的稳定性。在后方支撑时,治疗师将患儿的双肩拉向后方,同时还可以抑制肩胛带前突(图 6-69b)。注意要抑制前臂旋前,即使前臂呈旋后位(两手指尖向后方)。治疗师也可以在患儿的前方予以辅助(图 6-69c)。待患儿的上肢完全支撑体重后,治疗师可把其一侧肩部向对侧推,促进躯干部分的体重向侧方移动。

(6)操作方法 6:治疗师取小椅子坐位,在其前方放一木箱,让患儿两下肢外展、外旋放于治疗师的两体侧,臀部放于治疗师的双膝上,治疗师两手托住患儿的腰背部。然后让患儿将两上肢移向后方,两手指尖向后支撑于后方的木箱上(图 6-70a)使患儿竖直头部(图 6-70b)。随着患儿支撑能力增强,治疗师可以改为膝立位,双手托起患儿的骨盆(图 6-70c),然后让患儿屈曲双膝关节,将足底放于木箱上,治疗师将其身体前移至木箱边,双手仍然托住患儿的骨盆,使患儿用双手和双足支撑自己的身体(图 6-70d)。就这样逐渐加大支撑难度和强度,通过强化上肢负荷能力促进肩关节稳定性。

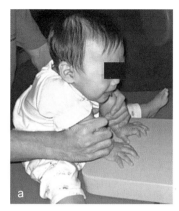
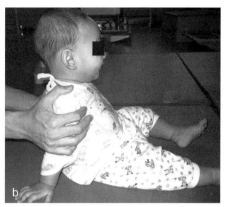
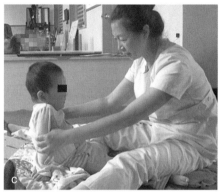

图 6-69　促进肩胛带稳定性的操作方法 5
a：前方上肢支撑，向下方加压；b：后方上肢支撑，从肩部向下方加压；
c：侧方上肢支撑，从肘部向下方加压。

（7）操作方法 7：对于偏瘫或障碍有左右差别的患儿，应强化患侧或障碍重侧上肢的支撑能力，以此促进肩关节的稳定。患儿取患侧坐位，患侧上肢支撑体重，如果有困难，治疗师可在肩部或肘部给予支持（图 6-71a）。为了加强上肢的负荷能力，可给肩部以叩击（图 6-71b）。

（8）操作方法 8：患儿取侧坐位，双上肢伸展在身体侧方支撑，治疗师在其后方，压迫叩击其双肩关节，加强负荷能力（图 6-72a）。然后，治疗师一只手扶持患儿的一侧肩部或肘部，另一只手抬起患儿的另一侧上肢，将负荷完全转移至支撑侧上肢（图 6-72b），两侧交替进行操作。

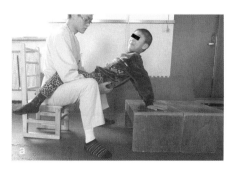
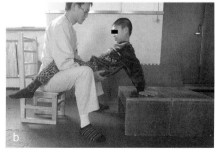

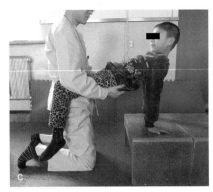
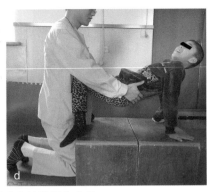

图 6-70 促进肩胛带稳定性的操作方法 6

a：双上肢后方支撑，托起其臀部；b：使头部竖直；c：向上方抬起臀部加强肩部负荷；
d：双足、双上肢支撑。

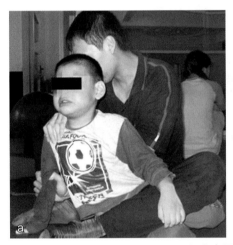
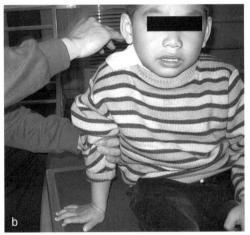

图 6-71 促进肩胛带稳定性的操作方法 7

a：偏瘫患儿患侧上肢支撑；b：叩击肩部。

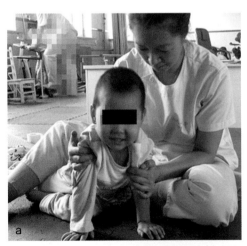
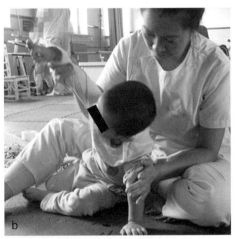

图 6-72 促进肩胛带稳定性的操作方法 8

a：身体侧方双上肢支撑；b：抬起一侧上肢，加强另一侧负荷。

(9)操作方法9：患儿取长条椅子上坐位，两上肢伸展并伸向后方，前臂旋后位支撑于椅子面上，治疗师坐于其后方，两手向下方压迫患儿的双肩关节，增加其上肢的负荷，增强肩关节的稳定性(图6-73)。

(10)操作方法10：患儿与治疗师一前一后骑坐于滚筒上，首先让患儿双上肢支撑于侧方的地板上，然后一侧手抬起去捡拾地板上的玩具(图6-74)，目的是强化一侧支撑，达到肩关节稳定的目的，同时还能训练体轴的回旋等，两侧交替进行操作。

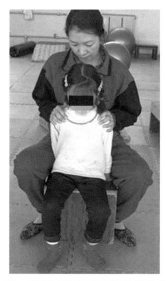

图6-73 促进肩胛带稳定性的操作方法9

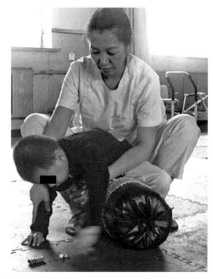

图6-74 促进肩胛带稳定性的操作方法10

(11)操作方法11：患儿取四点支持位，双上肢伸展并支撑于床面上，治疗师在其后方，压迫叩击其双肩关节，加强负荷(图6-75a)。不能独立维持四点支持位的患儿，可以让其俯卧在治疗师的双下肢之间，治疗师用一侧下肢压住患儿屈曲的双下肢，辅助维持俯卧并双上肢支撑的体位(图6-75b)。治疗师可以扶持患儿一侧肩部或肘部，使患儿抬起另一侧上肢，将负荷完全转移至一侧上肢上，两侧交替进行操作。或者治疗师坐于木箱上，使患儿两下肢外旋放于其体侧，将两上肢手指尖向后支撑于前方的木箱上，治疗师根据情况给其肩部或肘部以支持(图6-75c)。对于大龄患儿的操作可以采取治疗师跪坐位，患儿的双下肢外旋、外展分别放于治疗师的两侧大腿上，两上肢在前方支撑于地板上，治疗师可以在适当的部位给予支持，如侧胸部(图6-75d)。

(12)操作方法12：让患儿在滚筒上方呈四点支持位，治疗师在其后方用自己的下肢压住患儿屈曲的双下肢，辅助维持四点支持位(图6-76a)，待患儿的上肢支撑稳定后，治疗师可以压迫其骨盆部位，强化下肢的支撑(图6-76b)。然后，让患儿一侧上肢支撑，另一侧上肢抬起捡拾地板上的玩具，再放到前方的三角垫上，两侧交替进行操作(图6-76c、d)。此操作的作用是强化一侧上肢的支撑能力，即增强肩关节的稳定性、促进上肢的抬起功能和手的握持功能，促进体重左右移动等。

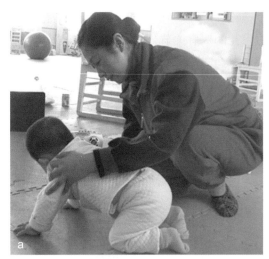
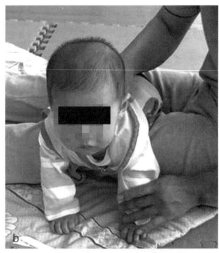
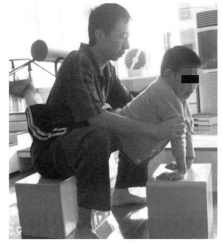
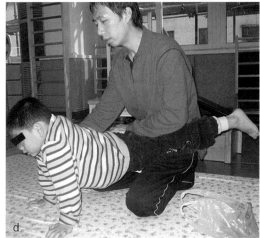

图 6-75　促进肩胛带稳定性的操作方法 11

a：地面上四点支持位；b：治疗师膝上四点支持位；c：木箱上双上肢支撑；d：治疗师膝上双上肢支撑。

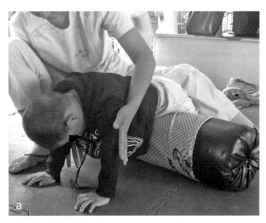
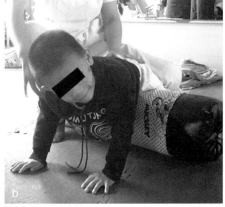

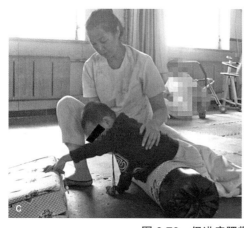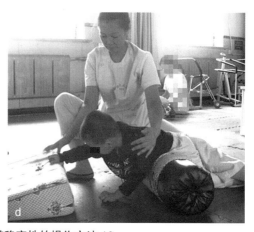

图 6-76　促进肩胛带稳定性的操作方法 12

a：滚筒上四点支持位；b：压迫骨盆部位；c：伸出左上肢；d：伸出右上肢。

（三）增加肩关节自主控制，提高上肢稳定性的操作方法

肩关节稳定和自主控制同样重要，为达此目的，训练中应设定各种操作方法。

1. **操作方法 1**　患儿取俯卧位双肘支撑体位，治疗师在其前方，给其肩部以压迫（图 6-77a），使肩关节稳定。然后，在其前方用玩具诱导使患儿抬起一侧上肢去抓取玩具，两侧交替进行操作（图 6-77b、c）。

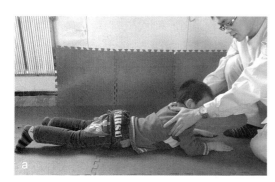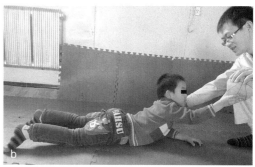

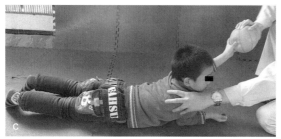

图 6-77　促进肩胛带自主控制的操作方法 1

a：肘屈曲支撑，给肩部加压；b：伸出右手；c：伸出左手。

2. **操作方法 2**　治疗师跪立位或立位，两手握持患儿两下肢放于自己身体的两侧，让患儿两上肢支撑于地面（图 6-78a），并使患儿用手和上肢进行向前方行走的活动（图 6-78b）。此操作即所谓的"推车运动"，可以达到肩关节自主控制的目的。

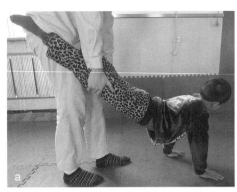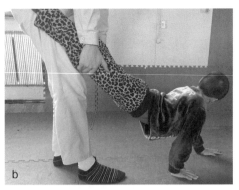

图 6-78　促进肩胛带自主控制的操作方法 2

a：推车运动出发姿势；b：左上肢伸向前方。

3. **操作方法 3**　治疗师跪坐位，使患儿横向俯卧于滚筒上，髋部置于滚筒上，双手在前方支撑于地板上。治疗师两手握持患儿两大腿根部将其两下肢分别放于自己身体的两侧（图 6-79a）。然后，通过滚筒滚动向前推和向后拉患儿的身体，使其身体前后移动（图 6-79b、c），这样的操作可以提高肩关节的自主控制能力。

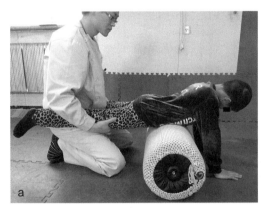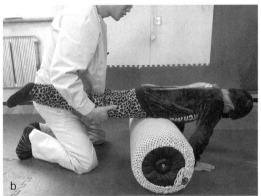

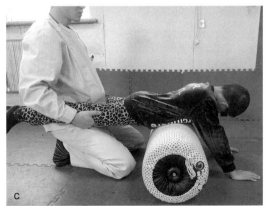

图 6-79　促进肩胛带自主控制的操作方法 3

a：滚筒前方双上肢支撑；b：向前方推；c：向后方拉。

4. **操作方法 4**　治疗师和患儿面对面分别坐于 2 个椅子上，两人用两手同时握一横置木棒(图 6-80a),首先让患儿向自己身体方向牵拉木棒(图 6-80b),然后再向前方推出木棒(图 6-80c),如此反复进行操作,治疗师根据患儿能力可给予适当的协助。

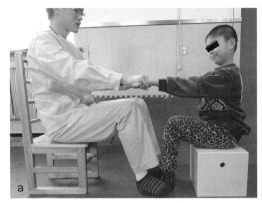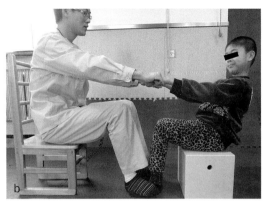

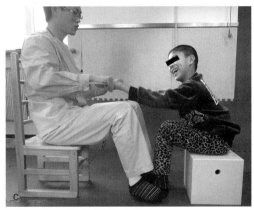

图 6-80　促进肩胛带自主控制的操作方法 4

a:患儿和治疗师同握一木棒;b:患儿向后方拉;c:患儿向前方推。

5. **操作方法** 5　适用于可站立的患儿,治疗师和患儿面对面站立,两人用两手同时握一横置木棒(图 6-81),操作方法同图 6-80。

(四) 促进手臂与肩关节运动分离的操作方法

1. **操作方法** 1　患儿俯卧位,在其前上方置一面鼓,让患儿手拿鼓槌去敲,治疗师在患儿的侧方扶持其腋窝部,使肩胛带稳定的同时进行手臂的活动,促进两者分离(图 6-82)。

2. **操作方法** 2　患儿俯卧位,双腋窝部位置于滚筒上,在肩关节固定的基础上让患儿伸出上肢去玩前方地板上的玩具,左右两侧交替进行操作(图 6-83)。

3. **操作方法** 3　将患儿双下肢放于悬吊带上,然后使其两上肢支撑在前方地板上,让患儿去拿取前方地板上的玩具(图 6-84),此操作方法同时可以增强核心稳定性。另外,也可以让患儿在爬行架上呈四点支持位,通过在爬行架上向前爬行促进手臂与肩关节的分离活动。

4. **操作方法** 4　偏瘫患儿患儿坐于小木箱上,前方置一梯背椅,给其患侧上肢绑上适当重量的沙袋,让患儿在木箱上玩玩具(图 6-85a)。然后让其将患侧上肢抬起高举,将玩具拿至梯背椅顶端(图 6-85b)。

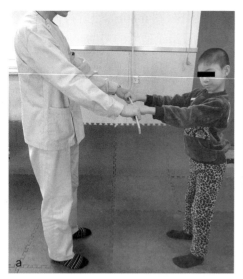
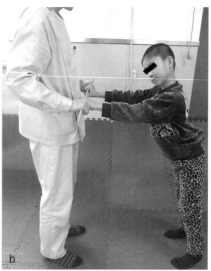
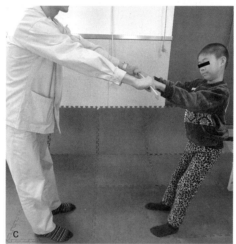

图 6-81 促进肩胛带自主控制的操作方法 5

a：患儿和治疗师同握一木棒；b：患儿向前方推；c：患儿向后方拉。

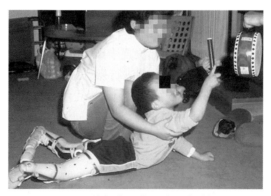

图 6-82 促进手臂与肩关节运动分离的操作方法 1

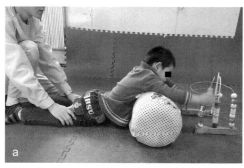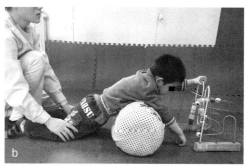

图 6-83　促进手臂与肩关节运动分离的操作方法 2

a：滚筒上俯卧位，伸出右手；b：伸出左手。

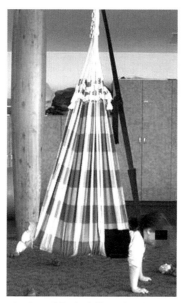

图 6-84　促进手臂与肩关节运动分离的操作方法 3

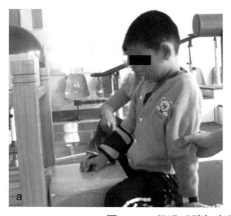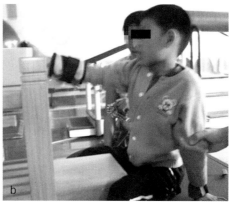

图 6-85　促进手臂与肩关节运动分离的操作方法 4

a：偏瘫患儿患侧上肢绑沙袋在椅面上玩耍；b：抬起患侧上肢。

（郭　津）

参 考 文 献

1. 柏树令, 丁文龙 . 系统解剖学 . 9 版 . 北京 : 人民卫生出版社 , 2018.
2. 胡声宇 . 运动解剖学 . 北京 : 人民体育出版社 , 2009.
3. 铃木良平監訳, 穐山富太郎, 川口幸義訳 . 脳性麻痺の評価と治療 . 东京 : 協同医書出版社 , 1986.
4. 松尾隆 . 脳性麻痺と機能訓練 . 2 版 . 东京 : 南江堂 , 2005.
5. 杨琳, 高英茂 . 格氏解剖学 . 38 版 . 沈阳 : 辽宁教育出版社 , 1999.
6. 孙洪梅, 王玉俊, 姜丽玲 . 作业疗法中—痉挛型脑瘫患儿肩带的康复训练技巧 . 中国现代医药杂志 ,
   2007, 9 (2): 59-60.
7. 范艳萍, 徐磊, 吕智海 . 强制性运动疗法对脑瘫患儿上肢功能及 ADL 能力的影响 . 中国伤残医学 ,
   2015, 23 (2): 192-193.
8. 张晓慧, 彭聪 . 作业疗法在小儿脑瘫康复中的作用 . 中国康复 , 2007, 22 (6): 3.
9. 张荣武 . 儿童脑瘫康复中作业疗法的应用研究 . 医药前沿 , 2016, 7: 225-226.
10. 梁清仙, 翟凌云 . 作业疗法在儿童脑瘫康复中的应用 . 护理研究 , 2003, 3 (2): 1.

第七章

肘、腕和指关节运动与运动障碍的治疗

第一节 肘、腕和指关节的构成

一、肘关节

肘关节(elbow joint)由肱骨远侧端以及桡骨(radius)和尺骨(ulna)近侧端关节面组成,是包括围在同一关节囊内的 3 个关节的复关节。

(一)构成肘关节的骨

与肘关节有关的骨包括上臂的肱骨下端(见图 6-3)和前臂的尺骨和桡骨。尺骨的结构包括上方的鹰嘴、冠突、滑车切迹、桡切迹、尺骨粗隆和下方的尺骨茎突、尺骨头和环状关节面,中间是尺骨体,体上有骨间缘。桡骨的结构包括上方的桡骨头、桡骨头凹、桡骨颈、桡骨粗隆、尺切迹和下方的桡骨茎突,中间是桡骨体,体上有骨间缘(图 7-1)。

(二)肘关节的构成

1. **肱尺关节** 是由肱骨滑车与尺骨滑车切迹构成的滑车关节,可沿略斜的额状轴作屈、伸运动和回旋运动。

2. **肱桡关节** 是由肱骨小头与桡骨头凹构成的球窝关节,与肱尺关节一起可绕额状轴共同作屈、伸运动。可配合桡尺近侧关节进行垂直轴的旋转运动。但因受肱尺关节的制约,不能进行外展、内收运动。

3. **桡尺近侧关节** 是由桡骨环状关节面与尺骨的桡切迹构成的圆柱关节,只能作旋前、旋后运动。此关节必须与桡尺远侧关节同时运动,司前臂的旋转运动。

上述 3 个关节包在一个共同的关节囊内,彼此可以独立运动,为典型的复关节。关节囊前后薄弱而松弛,两侧紧张,有尺侧副韧带、桡侧副韧带和桡骨环状韧带对关节进行加固(图 7-2)。

4. **前臂骨的连结** 即桡尺连结,前臂骨上端以桡尺近侧关节连结该关节参与肘关节的组成。前臂骨下端由桡尺远侧关节连结,该关节由尺骨头的环状关节面和桡骨的尺切迹及关节盘组成。

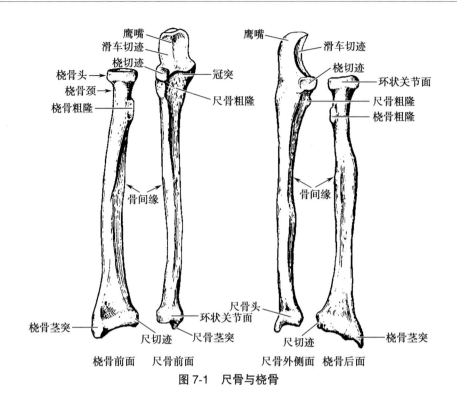

图 7-1　尺骨与桡骨

桡尺近侧关节和桡尺远侧关节均属车轴关节,在结构上是独立的关节,而在功能上是联合的,桡骨可绕垂直轴做回旋运动,即前臂的旋前和旋后运动。

(三)提携角

1.**概念**　提携角又称臂外翻角、肘角。正常情况下,当肘关节伸直,前臂处于旋后位时,上臂与前臂并不在一直线上,上臂的远端偏于肱骨的外侧,上臂轴延长线与前臂轴相交构成的向外开放的角度,为 165°~170°,其补角为 10°~15° 即提携角(图 7-3)。

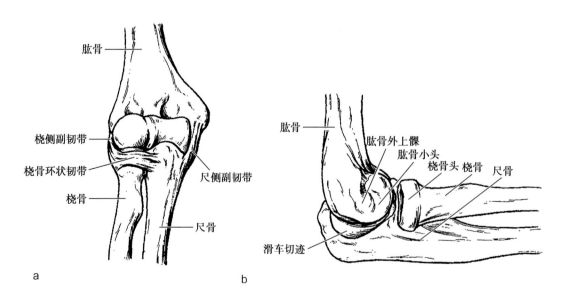

a

b

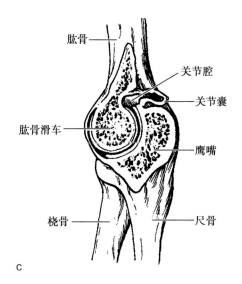

图 7-2　肘关节的构成

a:肘关节前面;b:肘关节侧面;c:肘关节矢状切面。

2. **正常角度**　在男性形成 10°~15° 角,在女性形成 20°~25° 角。

3. **肘畸形**

(1)直肘:提携角在 0°~10° 之间(图 7-4)。

(2)肘内翻:提携角小于 0°。

(3)肘外翻:提携角大于 20°。

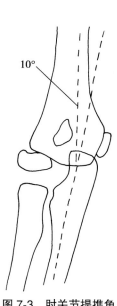

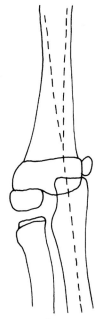

图 7-3　肘关节提携角　　　　　　图 7-4　肘畸形(直肘)

二、腕关节

(一) 构成腕关节的骨

构成腕关节(wrist joint)的骨很多,包括尺骨和桡骨远端,月骨、手舟骨、头状骨、大多角骨、小多角骨、籽骨、三角骨和钩状骨。

(二) 腕关节的构成

腕关节由桡腕关节(radiocarpal joint)、腕骨间关节(intercarpal joints)和腕掌关节(carpometacarpal joint)构成。

1. 桡腕关节

(1)组成:桡腕关节通常也称腕关节(wrist joint),由桡骨的腕关节面和尺骨头下方的关节盘组成关节窝,与近侧列腕骨的手舟骨、月骨和三角骨组成的关节头共同连结构成(图 7-5)。

(2)结构特征:桡腕关节是典型的椭圆关节。近侧列腕骨各骨间由韧带连结在一起,可看成一块骨;尺骨由于有关节盘所隔,不参与桡腕关节的构成,因此,桡腕关节是个单关节。关节囊前后松弛,前后内外均有韧带加固。有屈伸和桡尺偏 2 个自由度。

2. 腕骨间关节(腕中关节)

(1)组成:由近侧列的 3 个腕骨(手舟骨、月骨和三角骨)和远侧列的 4 个腕骨(大多角骨、小多角骨、头状骨和钩骨)组成(图 7-5)。

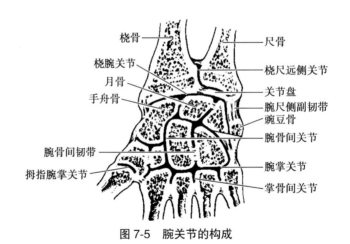

图 7-5　腕关节的构成

(2)结构特征:腕骨间关节可看成连续的椭圆关节。远侧列的 4 个腕骨间也被坚韧的韧带连结起来,可将它们看成一块骨,因此,从结构上看,腕骨间关节仍是单关节,此关节的韧带分别位于掌侧和背侧。

3. 腕掌关节　由远侧列腕骨和 5 个掌骨底组成。第一腕掌关节独立,又称拇指腕掌关节,由大多角骨和第一掌骨底构成,可绕额状轴做屈、伸运动,通常称为对掌运动,即拇指与其他四指相对运动,由此运动使手具有抓握功能。另外,绕矢状轴做内收、外展运动,还可以做环转运动。

三、指关节

(一) 手部的骨

1. **掌骨**　有 5 块,为小长骨,由拇指开始向小指依次称为第 1、2、3、4、5 掌骨。

2. **指骨**　为小型长骨,由近位开始向远位依次称为近节指骨、中节指骨和远节指骨,其中拇指只有两节指骨,所以指骨总计有 14 块(图 7-6)。

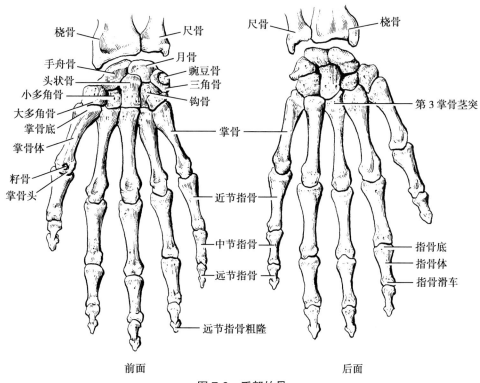

图 7-6　手部的骨

(二) 指关节的构成

指关节(interphalangeal joints of hand)共 14 个,包括 5 个掌指关节(metacarpophalangeal point,MP)、拇指的 1 个指间关节和第 2~5 指的 2 个指间关节。

1. **掌指关节**　掌指关节由 5 个掌骨头和近节指骨底构成,可做屈、伸、内收、外展和环转运动,不能做回旋活动。

2. **指间关节**　为屈戍关节,仅有 1 个自由度。

(1)近侧指间关节(proximal interphalangeal point,PIP):由 5 个近节指骨和中节指骨构成,只能做屈、伸运动。

(2)远侧指间关节(distal interphalangeal point,DIP):由 4 个中节指骨和远节指骨构成,只能做屈、伸运动(图 7-7)。

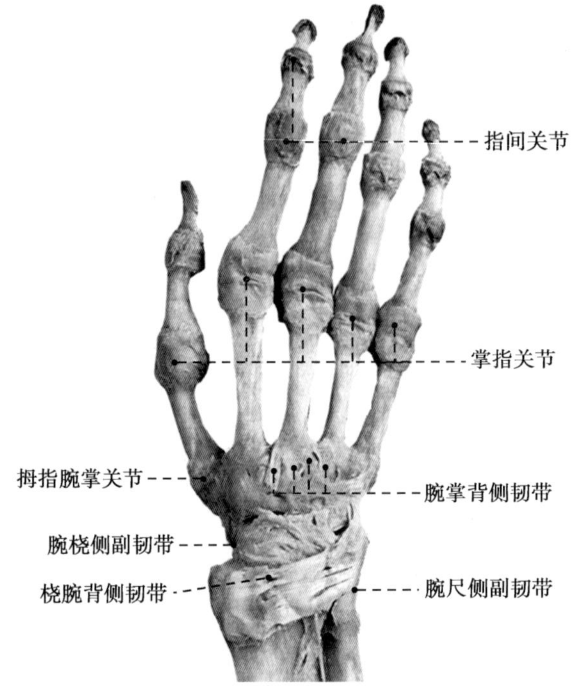
指间关节
掌指关节
拇指腕掌关节
腕掌背侧韧带
腕桡侧副韧带
桡腕背侧韧带
腕尺侧副韧带

图 7-7　手部关节的构成

第二节　臂部和手部肌肉

一、上臂肌

(一) 前群

上臂前群肌是屈肌群，包括屈肘的原动肌肱二头肌(biceps brachii)、肱肌(brachialis)和喙肱肌(coracobrachialis)。

1. 肱二头肌

(1)起点：以 2 个头附着于肩关节的近侧，长头以长腱起自肩胛骨的盂上结节，短头起自肩胛骨的喙突。

(2)止点：长头与短头分别形成 2 个肌腹，在上臂中部合成一个肌腹，经肱二头肌腱止于桡骨粗隆和前臂筋膜(见图 6-7、图 7-8)。

(3)神经支配：肌皮神经(C_5~C_6)。

(4)拮抗肌：肱三头肌。

(5)协同肌：肱肌、肱桡肌。

(6)解剖学作用：肱二头肌跨过肩关节、肘关节和桡尺近侧关节，为多关节肌。近端固定时屈肩关节，使前臂在肘关节

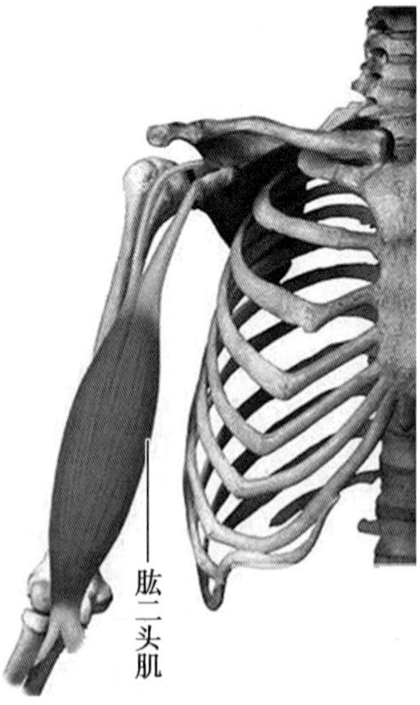
肱二头肌

图 7-8　肱二头肌

处屈,并使前臂在内旋情况下,使桡尺关节处外旋。远端固定时,使肘关节屈,即上臂向前臂靠拢,如引体向上运动。

2. **肱肌**

(1)起点:起于肱骨干前面下半部的骨面。

(2)止点:止于尺骨粗隆和冠突及其邻近的骨面(图7-9)。

(3)神经支配:肌皮神经(C_5~C_6)。

(4)拮抗肌:肱二头肌。

(5)协同肌:肱二头肌、肱桡肌。

(6)解剖学作用:近端固定时,屈肘关节(屈前臂)。远端固定时,使上臂靠拢前臂。

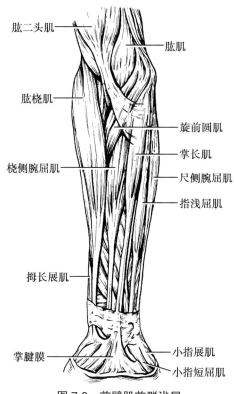

图 7-9　前臂肌前群浅层

3. **喙肱肌**

(1)起点:起自肩胛骨喙突。

(2)止点:止于肱骨中部内侧面(见图6-7)。

(3)神经支配:肌皮神经(C_5~C_6)。

(4)解剖学作用:近端固定时,使上臂屈、内收和外旋。

(二) 后群

后群肌为伸肘肌,包括肱三头肌(triceps brachii)和肘肌(brachialis)。

1. **肱三头肌**

(1)起点:有3个头,长头起自肩胛骨的盂下结节,内侧头起自肱骨体后面桡神经沟内下方的骨面上,外侧头起自肱骨体后面桡神经沟外上方的骨面上。

(2)止点:3个头的肌纤维合成一个肌腹,以其腱止于尺骨鹰嘴(见图6-7)。

(3)神经支配:桡神经($C_7\sim C_8$)。

(4)拮抗肌:肱二头肌、肱肌。

(5)解剖学作用:为主要的伸肘肌,近端固定时,伸上臂和前臂;远端固定时伸肘关节,如俯卧撑的撑起动作。

2. **肘肌**

(1)起点:起自肱骨外上髁。

(2)止点:止于尺骨背面上部(图7-10、图7-11)。

(3)解剖学作用:伸肘关节,并加固肘关节。进行卧推、俯卧撑等动作的练习可发展肘关节伸肌群的力量。

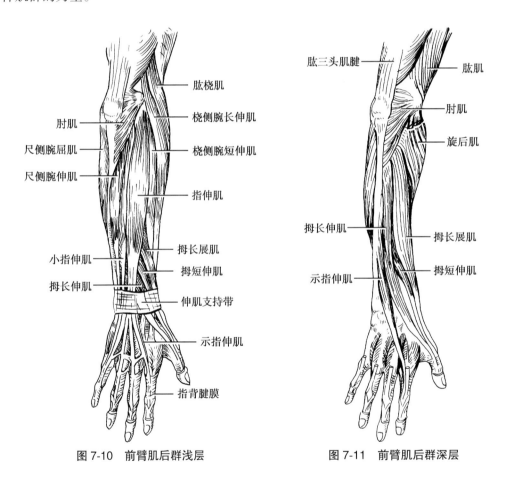

图7-10 前臂肌后群浅层　　　　　　图7-11 前臂肌后群深层

二、前臂肌

(一) 前群

前臂前群肌分为浅层和深层2层。

1. **浅层肌** 有6块,按照从桡侧向尺侧排列的顺序分别为:

（1）肱桡肌（brachioradialis）

1）起点：起于肱骨的外上髁嵴。

2）止点：止于桡骨茎突附近（见图7-9、图7-12）。

3）神经支配：桡神经（$C_5 \sim C_6$）。

4）协同肌：旋前圆肌。

5）解剖学作用：在前臂处于中立位（即不旋前也不旋后）时屈前臂，并使前臂内旋、外旋和保持正中位。在快速屈肘运动中起加速作用，这个运动不负重。

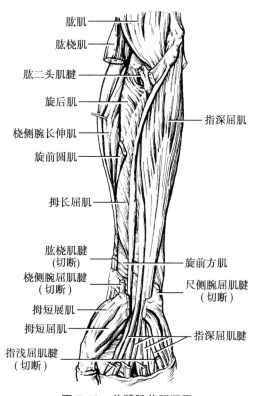

肱肌

肱桡肌

肱二头肌腱

旋后肌

桡侧腕长伸肌

旋前圆肌

拇长屈肌

肱桡肌腱（切断）

桡侧腕屈肌腱（切断）

拇短展肌

拇短屈肌

指浅屈肌腱（切断）

指深屈肌

旋前方肌

尺侧腕屈肌腱（切断）

指深屈肌腱

图7-12 前臂肌前群深层

（2）旋前圆肌（pronator teres）

1）起点：起于肱骨内上髁，小部分起于尺骨冠突。

2）止点：止于桡骨中部的前面（见图7-9、图7-12）。

3）神经支配：正中神经（$C_6 \sim C_7$）。

4）拮抗肌：旋后肌。

5）解剖学作用：屈前臂，并使前臂内旋。

（3）桡侧腕屈肌（flexor carpi radialis）

1）起点：位于旋前圆肌尺侧，起于肱骨内上髁。

2）止点：以长腱止于第二掌骨底掌侧（见图7-9、图7-10）。

3）神经支配：正中神经（$C_6 \sim C_7$）。

4）拮抗肌：桡侧腕伸肌。

5）协同肌：掌长肌。

6）解剖学作用：屈腕使手外展。

（4）掌长肌（palmaris longus）

1）起点：肱骨内上髁。

2）止点：掌腱膜（见图 7-9）。

3）神经支配：正中神经（C_6~C_7）。

4）拮抗肌：桡侧腕伸肌、尺侧腕伸肌。

5）协同肌：桡侧腕屈肌、尺侧腕屈肌。

6）解剖学作用：屈腕，紧张掌腱膜。

（5）指浅屈肌（flexor digitorum superficialis）

1）起点：肱骨内上髁和尺、桡骨前面。

2）止点：止于第 2~5 指的中节指骨体的两侧（见图 7-9）。

3）神经支配：正中神经（C_8~T_1）。

4）解剖学作用：屈第 2~5 指的近侧手指间关节，也可屈掌指关节和桡腕关节。

（6）尺侧腕屈肌（flexor carpi ulnaris）

1）起点：肱骨内上髁，前臂深筋膜。

2）止点：豌豆骨（见图 7-9）。

3）神经支配：正中神经（C_8~T_1）。

4）解剖学作用：屈桡腕关节，并使其内收。

2. **深层肌**

（1）拇长屈肌（flexor pollicis longus）：

1）起点：起自桡、尺骨上端和前臂骨间膜的掌面。

2）止点：止于拇指远节指骨底（见图 7-12）。

3）神经支配：正中神经（C_8~T_1）。

4）解剖学作用：屈拇指掌指关节和指间关节，也可屈桡腕关节。

（2）指深屈肌（flexor digitorum profundus）

1）起点：起自桡、尺骨上端和前臂骨间膜的掌面。

2）止点：止于第 2~5 指的远节指骨底（见图 7-12）。

3）神经支配：正中神经和尺神经。

4）解剖学作用：屈第 2~5 指的近侧指间关节和远侧指间关节、掌指关节和桡腕关节。

（3）旋前方肌（pronator quadratus）

1）起点：尺骨前下 1/4 处。

2）止点：桡骨前下 1/4 处（见图 7-12）。

3）神经支配：正中神经（C_8~T_1）。

4）解剖学作用：作用于桡、尺骨的远侧关节，使前臂旋前。

（二）后群

前臂后群共有 10 块肌，分浅和深 2 层排列。

1. **浅层**　有 5 块肌肉，按照从桡侧向尺侧排列的顺序分别为：

(1)桡侧腕长伸肌(extensor carpi radialis longus)

1)起点:起自肱骨外上髁。

2)止点:止于第 2 掌骨底背侧(见图 7-10)。

3)神经支配:桡神经。

4)解剖学作用:伸、外展腕关节。

(2)桡侧腕短伸肌(extensor carpi radialis brevis)

1)起点:起自肱骨外上髁(见图 7-10)。

2)止点:止于第 3 掌骨底背侧。

3)神经支配:桡神经。

4)解剖学作用:与桡侧腕长伸肌共同作用,伸桡腕关节并使其外展,也可伸肘关节。

(3)指伸肌(extensor digitorum)

1)起点:起自肱骨外上髁。

2)止点:止于第 2~5 指的指背腱膜(中、远节指骨底背侧)(见图 7-10)。

3)神经支配:桡神经。

4)解剖学作用:伸桡腕关节和手指间关节,还可以协助伸肘关节。

(4)小指伸肌(extensor digiti minimi)

1)起点:起自肱骨外上髁。

2)止点:止于小指的指背腱膜(见图 7-10)。

3)神经支配:桡神经。

4)解剖学作用:作用是伸小指。

(5)尺侧腕伸肌(extensor carpi ulnaris):

1)起点:起自肱骨外上髁(见图 7-10)。

2)止点:止于第五掌骨底背侧。

3)神经支配:桡神经。

4)解剖学作用:作用是伸桡腕关节并使其内收。

2. **深层**　有 5 块肌,按照从桡侧向尺侧排列的顺序分别为:

(1)旋后肌(supinator)

1)起点:肱骨外上髁和尺骨的旋后肌嵴。

2)止点:止于桡骨近侧 1/3 的前面(见图 7-11)。

3)神经支配:桡神经。

4)解剖学作用:使前臂旋后。

(2)拇长展肌(abductor pollicis longus)

1)起点:起于尺骨后外侧及桡骨干后面中下部。

2)止点:止于第一掌骨和大多角骨(见图 7-11)。

3)神经支配:桡神经。

4)解剖学作用:使拇指和桡腕关节外展。

(3)拇短伸肌(extensor pollicis brevis)

1)起点:起于尺骨后外侧及桡骨干后面中下部。

2)止点:止于拇指近节指骨底(见图 7-11)。

3)神经支配:桡神经。

4)解剖学作用:伸拇指,助腕外展。

(4)拇长伸肌(extensor pollicis longus)

1)起点:起于尺骨后外侧及桡骨干后面中下部。

2)止点:止于拇指远节指骨底(见图 7-11)。

3)神经支配:桡神经。

4)解剖学作用:伸拇指。

(5)示指伸肌(extensor indicis)

1)起点:起于尺骨后外侧及桡骨干后面中下部。

2)止点:止于示指的指背腱膜(见图 7-11)。

3)神经支配:桡神经。

4)解剖学作用:伸示指。

三、手肌

手肌主要位于手的掌侧面,均为短小的肌肉。

(一) 外侧群

手外侧群肌在拇指侧形成隆起,称为鱼际(thenar),主要有 4 块肌。鱼际中的肌肉能使拇指屈、内收和对掌。

1. 拇对掌肌(opponens pollicis)

(1)起点:屈肌支持带及大多角骨。

(2)止点:第一掌骨桡侧。

(3)神经支配:正中神经($C_7 \sim T_1$)。

(4)拮抗肌:拇短展肌。

(5)解剖学作用:使拇指对掌。

2. 拇收肌(adductor pollicis)

(1)起点:拇收肌的斜头起于头状骨、第二、三掌骨间、腕间韧带,横头起于第三掌骨远端2/3 的掌侧面。

(2)止点:拇指第一节指骨底(图 7-13)。

(3)神经支配:尺神经掌深支($C_7 \sim T_1$)。

(4)拮抗肌:拇短展肌。

(5)解剖学作用:内收拇指,屈拇指。

3. 拇短屈肌(flexor pollicis brevis)

(1)起点:起于屈肌支持带和大多角骨,深头起于小多角骨和头状骨。

(2)止点:止于拇指近节指骨底部(见图 7-13)。

(3)解剖学作用:屈拇指,为掌指关节屈曲的原动肌。

4. 拇短展肌(abductor pollicis brevis)

(1)起点:起于屈肌支持带和舟骨。

(2)止点:止于拇指近节指骨底部(见图 7-13)。

(3)解剖学作用:外展拇指,为指节间关节屈曲的原动肌。

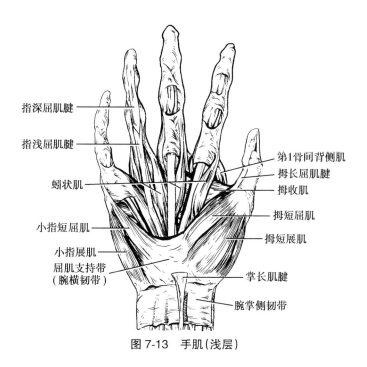

图 7-13　手肌(浅层)

(二) 中间群

中间群肌位于掌心,包括 4 块蚓状肌(lumbricales)和 7 块骨间肌。

1. 蚓状肌　为 4 条细束状小肌,位于手掌中部,掌腱膜深面。

(1)起点:各手指深屈肌腱的桡侧。

(2)止点:第 2~5 指的指背腱膜(见图 7-13)。

(3)支配神经:正中神经、尺神经。

(4)解剖学作用:屈曲第 2~5 指掌指关节和伸指间关节。

2. 骨间肌

(1)骨间掌侧肌(palmar interossei):有 3 块,位于指深屈肌腱和蚓状肌深面,第二、四、五掌骨掌侧面。

1)起点:第二掌骨的内侧面,第四和第五掌骨外侧面。

2)止点:分别经第 2、4、5 指的近节指骨底相应侧,止于指背腱膜。

3)支配神经:尺神经。

4)解剖学作用:使第 2、4、5 指向中指靠拢(内收)并屈掌指关节、伸手指间关节。

(2)骨间背侧肌(dorsal interossei):有 4 块,位于 4 个掌骨间隙的背侧。

1)起点:各掌骨间隙,以 2 个头起自掌骨的相对侧。

2)止点:分别经第 2~4 指的近节指骨底止于第 2~4 指的指背腱膜。

3)支配神经:尺神经。

4)解剖学作用:以中指的中轴为准,外展第 2、4、5 指并屈掌指关节、伸手指间关节。

(三) 内侧群

内侧群肌手掌小指侧,形成一隆起,称为小鱼际(hypothenar)。

1. 浅层　有 2 块肌。

（1）小指展肌（abductor digiti minimi）

1）起点：豌豆骨和屈肌支持带。

2）止点：小指近节指骨底（见图 7-13）。

3）支配神经：尺神经。

4）解剖学作用：外展小指和屈小指掌指关节。

（2）小指短屈肌（flexor digiti minimi brevis）

1）起点：钩骨和屈肌支持带。

2）止点：小指近节指骨底（见图 7-13）。

3）支配神经：尺神经。

4）解剖学作用：屈小指掌指关节。

2. **深层**　有 1 块肌，即小指对掌肌（opponens digiti minimi）。

1）起点：钩骨和屈肌支持带。

2）止点：第五掌骨内侧缘。

3）支配神经：尺神经。

4）解剖学作用：使小指对掌。

第三节　肘关节、前臂和手的正常运动与代偿运动

一、肘关节运动

肘关节有 2 个运动轴，可进行屈曲、伸展运动和前臂旋前与旋后运动。

（一）屈曲运动

1. **概念**　由肱尺关节和肱桡关节共同完成肘关节的屈曲运动，是绕额状轴在矢状面上进行的运动。是在手臂伸直状态下，肘关节两端互相接近的运动。

2. **运动相关肌**　肘关节屈曲的原动肌是肱二头肌、肱肌、肱桡肌。在前臂旋前状态下，屈肘的主要肌肉是肱肌。在前臂旋后状态下，屈肘的主要肌肉是肱二头肌。在前臂中立位状态下，屈肘的主要肌肉是肱桡肌。辅助肌是指浅屈肌、掌长肌、桡侧腕屈肌和尺侧腕屈肌（图 7-14）。

在不同体位上进行屈肘，由不同肌发挥作用：从旋前位开始主要由肱肌发挥作用来屈肘。由桡侧腕屈肌和桡侧腕长伸肌共同使腕关节掌屈可更有效地屈肘。

3. **运动范围**　屈、伸运动的运动轴是尺骨滑车和桡骨头中心点的连线，肘关节屈、伸幅度平均为 135°~140°（图 7-15）。

4. **肘关节屈曲的代偿运动**

（1）当肱二头肌、肱桡肌肌力减弱时：若试图屈曲肘关节，可从前臂旋前位开始主要由肱肌发挥作用来屈肘，桡侧腕屈肌和桡侧腕长伸肌共同使腕关节掌屈可更有效地屈肘。

（2）当肱二头肌、肱肌肌力减弱时：若试图屈曲肘关节，可从前臂旋前位开始边屈边旋，如果至 90° 中立位后则由肱桡肌来屈肘。

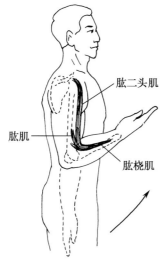

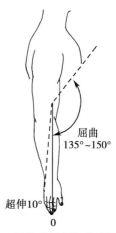

图 7-14 肘关节屈曲运动及相关肌　　　图 7-15 肘关节屈曲和伸展运动范围

（3）当肱二头肌肌力减弱时：若试图屈曲肘关节，可在坐位上将手臂以肩关节外展90°位，伸肘状态置于桌面上，由肱肌和肱桡肌来屈肘。

在前臂旋前位开始边屈边旋后，至90°中立位后由肱桡肌来屈肘。

在坐位时，肩关节外展90°位，将手臂伸肘状态置于桌面上，由肱肌、肱桡肌进行屈肘运动。

（二）伸展运动

1. **概念**　由肱尺关节和肱桡关节共同完成，是绕额状轴在矢状面上进行的运动，即从最大屈肘位伸直手臂的运动（图7-16）。

2. **运动相关肌**　肘关节伸展的原动肌是肱三头肌，辅助肌是肘肌（见图7-16）。

3. **运动范围**　肘关节伸的幅度平均为135°~140°（见图7-15）。

4. **代偿运动**　当肱三头肌肌力减弱时，若试图伸展肘关节，可在立位或坐位上，使肩关节在外展位上外旋，利用重力使前臂下落来伸展肘关节。

也可以利用将手臂放在桌面上的方法，这样可以消除重力的影响而伸展肘关节。

当肱三头肌力量不足时，可伴有肩胛骨下降与肩关节外旋。

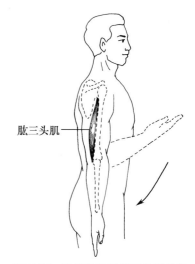

图 7-16 肘关节伸展运动及相关肌

（三）前臂旋前运动

1. **概念**　由肱桡关节和桡尺近侧关节共同完成的绕垂直轴在水平面上进行的旋内运动。前臂旋前（forearm pronation）是前臂处于中立位上，前臂向内侧旋转的运动（图7-17a）。进行旋前运动时，桡骨在尺骨前方与其交叉，手掌心朝向下（图7-18a）。

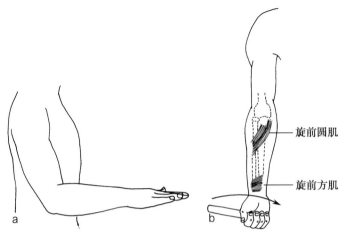

图 7-17   前臂旋前运动及相关肌
a：前臂旋前运动；b：前臂旋前运动相关肌。

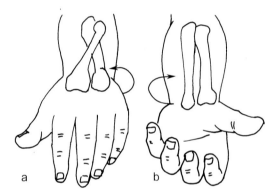

图 7-18   前臂旋前与旋后时尺、桡骨位置示意图
a：前臂旋前；b：前臂旋后。

2. **运动相关肌**   前臂旋前的原动肌是旋前圆肌、旋前方肌,辅助肌是桡侧腕屈肌(见图 7-17b)。

3. **运动范围**   前臂旋前运动幅度为 80°~90°(图 7-19)。

4. **代偿运动**   当旋前肌群肌力减弱而试图做前臂旋前运动时,可由其他有关肌群做出代偿运动。

可在肩关节外展位上由三角肌、肩胛下肌起作用而使肩关节内旋,出现如同前臂旋前的运动。

(四) 前臂旋后运动

1. **概念**   前臂旋后(translation supination)是由肱桡关节和桡尺近侧关节共同完成的绕

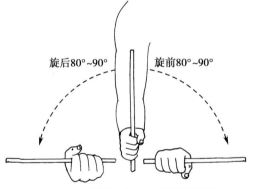

图 7-19   前臂旋前与旋后运动范围

垂直轴在水平面上进行的旋外运动。是在前臂处于中立位上,前臂向外侧旋转的运动(图 7-20a)。旋后运动时,桡骨尺骨平行,手掌心朝向上(见图 7-18b)。

2. **运动相关肌**　前臂旋后的原动肌是肱二头肌、旋后肌,辅助肌是腕桡肌、伸腕肌群、伸指肌群(图 7-20b)。

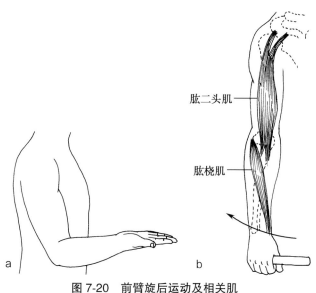

肱二头肌

肱桡肌

a　　　　　　　　　b

图 7-20　前臂旋后运动及相关肌
a:前臂旋后运动;b:前臂旋后运动相关肌。

3. **运动范围**　前臂旋后运动幅度为 80°~90°(见图 7-19)。
4. **代偿运动**　当肱二头肌和旋后肌肌力减弱时,可由其他有关肌群代偿。

(1)从肩关节外展、前臂旋前、腕关节掌屈、拇指对掌位起,利用腕背屈肌、拇伸肌的作用,由背屈腕关节、伸展拇指来代偿前臂旋后。

(2)在肩关节内收位利用胸大肌、冈下肌、小圆肌的作用,使肩关节外旋而出现如同前臂旋后的运动。

总结肘关节运动及相关肌,如表 7-1 所示。

表 7-1　肘关节运动及相关肌

运动形式	运动相关肌
屈肘	肱二头肌、肱肌、肱桡肌、旋前圆肌、腕关节屈肌群(除外指深屈肌)
伸肘	肱三头肌、肘肌、腕伸肌群
旋后	旋后肌、肱二头肌、桡腕长伸肌、拇长展肌、肱桡肌(除外桡腕短伸肌)
旋前	旋前圆肌、旋前方肌、腕屈肌(桡侧腕屈肌)、肱桡肌、肘肌

二、腕关节的运动和代偿运动

(一)腕关节正常运动

腕关节可绕 2 个运动轴做屈伸、内收、外展运动,还可做环转运动。

1. **外展运动**　是冠状面上的运动,对于中立位(图 7-21b)来说,腕关节向桡侧活动,也称为桡侧偏或桡屈运动(图7-21a)。运动相关肌有桡侧腕屈肌、桡侧腕伸长肌、桡侧腕伸短肌、拇长展肌等。外展运动范围为25°~30°(图7-22)。

2. **内收运动**　是与外展运动相反方向的运动,腕关节向尺侧活动,也称为尺侧偏或尺屈运动(图7-21c),运动相关肌有尺侧腕伸肌和尺侧腕屈肌。内收运动范围为30°~40°(见图7-22)。

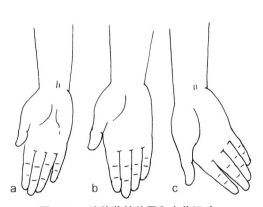

图7-21　腕关节的外展和内收运动
a:外展运动;b:中立位;c:内收运动。

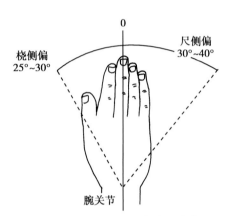

图7-22　腕关节外展和内收运动范围

3. **屈曲运动**　是在矢状面与冠状面上的运动,对于中立位(图7-23b)来说,可以在2个面上做屈曲(掌屈)运动(图7-23a),是指前臂在旋前位置上,手背向下方垂下的运动或者在前臂中间位上手掌面接近前臂的运动。腕关节屈曲运动的相关肌有桡侧腕屈肌、尺侧腕屈肌、掌长肌、指浅屈肌和指深屈肌。腕关节屈曲的运动范围为50°~60°(图7-24)。

4. **伸展运动**　与屈曲(掌屈)相反方向的运动,也称腕关节背伸(图7-23c),腕关节伸展运动的原动肌是桡侧腕长伸肌、桡侧腕短伸肌和尺侧腕伸肌,辅助肌是指伸肌、小指伸肌、示指伸肌和拇长伸肌。腕关节伸展的运动范围为35°~60°(图7-24)。

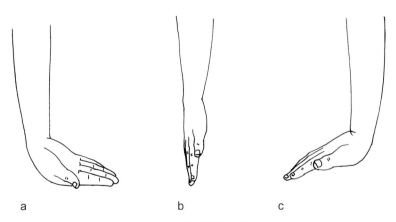

图7-23　腕关节的屈曲和伸展运动
a:屈曲运动;b:中立位;c:伸展运动。

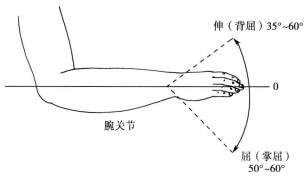

图 7-24　腕关节屈曲与伸展运动范围

（二）腕关节的代偿运动

1. **桡侧腕屈肌肌力减弱的代偿运动**　在桡侧腕屈肌肌力减弱的情况下，当进行桡侧屈的屈腕时，先由指深屈肌、指浅屈肌来代偿屈腕。掌长肌、尺侧腕屈肌发挥作用，出现伴尺侧屈的屈腕运动（图 7-25）。

2. **尺侧腕屈肌肌力减弱的代偿运动**　在尺侧腕屈肌肌力减弱的情况下，由于掌长肌、桡侧腕屈肌、指浅屈肌和指深屈肌的作用，出现伴桡侧屈的屈腕运动（图 7-26）。

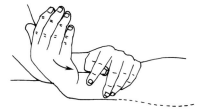

图 7-25　桡侧腕屈肌肌力减弱的代偿运动

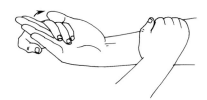

图 7-26　尺侧腕屈肌肌力减弱的代偿运动

3. **桡侧腕长、短伸肌和尺侧腕伸肌肌力减弱的代偿运动**　当桡侧腕长伸肌、桡侧腕短伸肌、尺侧腕伸肌肌力减弱时，由前臂肌群的指伸肌发挥作用来代偿，即由指伸肌使手指指节间关节处于伸展状态下伸展腕关节（图 7-27）。

（三）腕骨间关节的运动

腕骨间关节可绕 2 个运动轴做屈伸、内收、外展运动，还可做环转运动。腕骨间关节的运动幅度补充了桡腕关节，在功能上两者构成联合关节。

三、手正常运动和代偿运动

（一）掌指关节的运动

1. **屈曲运动**

（1）概念：手处于中立位时，保持手指伸展状态，以掌指节为轴，示、中、环、小指向掌侧弯曲的运动即是掌指关节的屈曲运动。

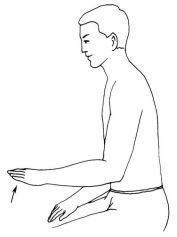

图 7-27　桡侧腕长、短伸肌和尺侧腕伸肌肌力减弱的代偿运动

（2）运动相关肌：屈曲掌拇指关节肌有拇长屈肌和拇短屈肌,屈曲第 2~5 指掌指关节的肌有指深屈肌、指浅屈肌、蚓状肌、骨间肌和小指短屈肌。

2. 伸展运动

（1）概念：在指节间关节中立位,掌指关节屈曲位上将手指伸平的运动。

（2）运动相关肌：伸展掌拇指关节的肌群有拇长伸肌和拇短伸肌,伸展第 2~5 指掌指关节肌有指总伸肌、示指固有伸肌和小指固有伸肌。

（3）运动范围：可屈曲 90°,伸展 30°（图 7-28）。

3. 外展运动

（1）概念：以中指为中心,其余四指远离中指的运动为掌指关节的外展运动（图 7-29）。

（2）运动相关肌：外展掌拇指关节的肌有拇长展肌和拇短展肌,外展第 2~5 指掌指关节的肌有指总伸肌、示指固有伸肌和小指固有伸肌。

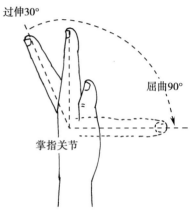

图 7-28 掌指关节的屈曲与伸展运动及范围

4. 内收运动

（1）概念：以中指为中心,其余四指靠拢中指的运动为掌指关节的内收运动（见图 7-29）。

（2）运动相关肌：内收掌拇指关节的肌为拇收肌,内收第 2~5 指掌指关节的肌为骨间掌侧肌。

（3）运动范围：可外展 30°~40°（图 7-29）。

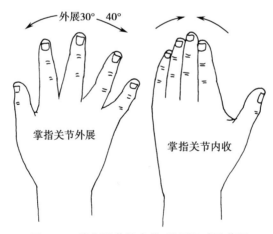

图 7-29 掌指关节的内收、外展运动及范围

（二）指间关节的运动

1. 近侧指间关节和远侧指间关节的屈曲运动

（1）概念：手指处于中立位,掌指关节固定,第 2~5 指尽可能向手心弯曲的运动。

（2）运动相关肌：指浅屈肌和指深屈肌。

（3）运动范围：近侧指间关节可屈曲、伸展 120°,远侧指间关节可屈曲、伸展 60°（图 7-30）。

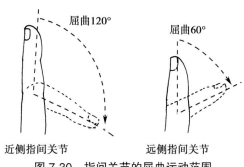

图 7-30　指间关节的屈曲运动范围

（4）屈指肌群无力的代偿运动

1）近端指间关节屈曲：①指深屈肌代偿：在近端指间关节屈曲的同时会出现远端指间关节的屈曲。②肌腱固定作用代偿：腕关节背伸而加强指屈肌紧张，出现指节间关节的被动屈曲。在近端指间关节伸展状态下，肌肉松弛后会出现相应的屈曲。

2）远端指间关节屈曲：用肌腱固定作用来代偿，腕关节背伸时会出现远端指间关节屈曲。在远端指间关节伸展状态下，肌肉松弛后会出现相应的屈曲。

2. 近侧指间关节和远侧指间关节的伸展运动

（1）概念：是指各指间关节从屈曲位开始伸平手指的运动。

（2）运动相关肌：指伸肌、小指伸肌和示指伸肌。

（3）伸指肌群无力的代偿

由掌屈腕关节利用肌腱固定作用使伸肌群被牵张，指节间关节伸展代偿。

肌腱固定作用是指在腕关节掌屈时伴有指节间关节伸展，腕关节背伸时伴有指节间关节的屈曲。

（三）拇指的运动和代偿运动

1. 拇指对掌运动

（1）概念：是指拇指指腹与小指指腹相向接触的运动。拇指对掌功能是一个多关节、多肌肉、多平面的复杂协调运动。根据运动的程序可分解为 3 部分，即开始时是拇指伸直的桡侧外展，其后是旋转至掌侧外展位，继而掌指关节与指间关节屈曲，最终是拇指指端达到小指掌指横纹与远侧掌横纹间，形成与掌心垂直的 O 形。可以说，拇指向小指的对掌运动是拇指外展、屈曲、内旋的综合运动。

（2）运动相关肌：原动肌是拇指对掌肌、小指对掌肌，辅助肌是拇短展肌。

（3）代偿运动：当拇指对掌肌肌力减弱时，可由以下肌肉进行代偿运动。

1）拇长屈肌与拇短屈肌的代偿运动：通过拇长屈肌与拇短屈肌的作用使拇指横过手掌面、对向小指，但这只能使拇指与小指的指尖相接触。

2）拇短展肌的代偿运动：也可通过拇短展肌使拇指向小指方向运动，但这种运动中没有拇指的旋转运动。

2. 拇指掌侧外展运动

（1）概念：在腕关节中立位上，手指伸展开，手掌朝上，拇指垂直于掌面向上抬起的运动。

（2）运动相关肌：原动肌是拇短展肌、拇长展肌，辅助肌是掌长肌和拇长屈肌。

（3）代偿运动：当拇长展肌与拇短展肌肌力减弱时，可由以下肌肉进行以下代偿运动。

1)由辅助肌的掌长肌、拇长屈肌来代偿掌侧外展。

2)通过使拇指指间关节及掌指关节屈曲来产生如同拇指掌侧外展的运动。

3. 拇指掌侧内收运动

(1)概念：拇指从掌侧外展位恢复到原位的运动。

(2)运动相关肌：原动肌是拇收肌，辅助肌是第 1 掌间肌。

(3)代偿运动：当拇收肌肌力减弱时，可由以下肌肉进行代偿运动。

1)由拇长屈肌、拇短屈肌来代偿，使拇指屈曲，并被横拉过掌面。

2)也可由拇长伸肌来代偿，此时出现腕掌关节的伸展。

4. 拇指掌指关节及指节间关节屈曲运动

(1)概念：在手中立位上，指节间关节伸展状态下，以拇指掌指关节为轴，拇指顺势弯向尺侧的运动。

(2)运动相关肌：原动肌是拇短屈肌和拇长屈肌。

(3)代偿运动：若拇短屈肌肌力减弱而试图屈曲拇指掌指关节时，会由拇长屈肌来代偿，使指节间关节屈曲。

5. 拇指掌指关节伸展及指节间关节伸展运动

(1)概念：在指节间关节处于屈曲位，其余关节处于中立位时，自然伸开指节间关节的运动。

(2)运动相关肌：原动肌是拇短伸肌、拇长伸肌。

(3)代偿运动：当拇短伸肌肌力减弱而试图伸展拇指掌指关节时，可由拇长伸肌来代偿，使腕掌关节处于内收位，伸展拇指指节间关节而产生如同掌指关节伸展的运动。

(四)手与腕关节的精细运动

在手臂的协调下，手和腕关节的活动是多关节的综合运动，21 个关节承担了人类最复杂的功能，是人类功能精细分化的典范，如弹钢琴，打乒乓球，打字等。

手固有肌主要完成手的精细动作，来自前臂的长肌(外部肌)完成手和手指的用力运动。长、短肌共同作用，使手能够执行一系列的重要功能，如抓、捏、握持、夹、提等精细动作。

第四节　脑性瘫痪肘、前臂、腕关节和手运动障碍

一、肘关节运动障碍

(一)肘关节紧张性屈曲

在脑瘫痉挛型四肢瘫和偏瘫患儿中，常见肘关节紧张性屈曲，尤其在年长患儿中多见。

1. 原因

(1)肌紧张：由于肱二头肌、肱肌的肌张力过高或痉挛致使肘关节屈曲。

(2)肩关节功能障碍：当肩关节紧张或松弛导致肩关节功能障碍时，肩关节的功能受到限制。这种情况下，患儿只能用肘关节和腕关节的活动来代偿肩关节的运动，如果持续时间长，就会造成肘关节的紧张屈曲。

2. 临床表现

（1）活动受限：患儿安静或睡眠时肘关节能够放松并伸展，但是，一旦要应用上肢进行活动时，肘关节就会产生痉挛屈曲，致使上肢活动受限，动作僵硬。活动时肘关节始终呈屈曲状态，致使活动范围极其有限。

（2）肘关节屈曲挛缩：由于肘关节屈肌群痉挛，使患儿肘关节长期处于屈曲状态，随着屈肌痉挛的增强，久而久之就会形成肘关节挛缩，使其伸展困难，影响其运动功能。

3. 肘关节屈曲挛缩的诊断　检查和测量肘关节屈曲活动范围时，患儿取坐位或仰卧位。如果肘关节屈曲小于其正常活动范围（145°），根据其屈曲度数即可诊断为如下不同程度的屈曲挛缩。

（1）轻度屈曲挛缩：屈曲大于90°，小于145°；

（2）中度屈曲挛缩：屈曲大于45°，小于95°；

（3）重度屈曲挛缩：屈曲小于45°。

（二）肱三头肌障碍

1. 肱三头肌紧张　由于肱三头肌紧张使肩关节后缩，屈曲发生困难，导致患儿上肢主动运动功能发育受阻，临床表现为肩胛带内收。在脑瘫痉挛型四肢瘫患儿常见到的角弓反张，其原因之一就是肱三头肌紧张。

2. 肱三头肌无力　使肘关节伸展困难，也是致使肘关节屈曲的一个原因。

（三）前臂旋前障碍

1. 概念　前臂旋前障碍即前臂经常处于旋后状态，使前臂旋前运动发生困难。

2. 原因　肱二头肌和旋后肌紧张或痉挛所致。

3. 临床表现　患儿无法做对掌的动作，进而影响手的精细运动功能发育。在康复治疗中纠正这一障碍比较困难。

4. 康复治疗中注意点　参与前臂旋后的主要是肱二头肌和旋后肌，与参与前臂旋前的旋前圆肌、旋前方肌和旋后肌互为拮抗肌。在前臂旋后障碍中，比较关键的是协同肌和稳定肌，肱二头肌协助旋后肌，胸大肌协助旋前肌。所以在前臂旋后障碍时，不能认为只要松解旋前圆肌和旋前方肌就可以解决问题，一定要注意胸大肌是否有痉挛或者无力。同样，在康复治疗时，在增强旋后肌功能的同时还要加强肱二头肌的功能。

（四）前臂旋后障碍

1. 概念　前臂旋后障碍即前臂经常处于旋前状态，使前臂旋后运动发生困难。

前臂旋后障碍常见于痉挛型和不随意运动型脑瘫患儿。据统计，有明显前臂旋后障碍的患儿占脑性瘫痪患儿总数的68%之多，有上肢功能障碍的患儿几乎都会有前臂旋后障碍。

2. 原因　由于旋前圆肌、旋前方肌紧张或痉挛所致，从运动解剖学角度来看，这2块肌相对于旋后肌和肱二头肌在分布和位置上均占绝对优势。所以，一旦旋前圆肌、旋前方肌出现紧张，就必然导致前臂旋后障碍。

3. 临床表现　从运动解剖学角度来看，旋前圆肌紧张和旋前方肌紧张所致的前臂旋前表现形态并不相同，旋前圆肌紧张导致尺桡近端产生向内绕旋，而旋前方肌紧张则导致尺桡远端产生向内绕旋。但是，在临床表现方面两者没有大的区别，都表现为前臂旋后困难，始终处于旋前状态，例如，当患儿拿起食物送入嘴中时，是手背朝向嘴而不是手掌心朝向嘴。让其鼓掌时,不能掌心相对,而是手背相对。所有这些都会严重影响手的精细运动功能发育。

二、腕关节运动障碍

(一)腕关节紧张屈曲

1. 原因

(1)腕关节屈肌紧张:由于桡侧和尺侧屈腕肌肌张力过高或痉挛,而使腕关节伸展的桡侧腕伸肌、尺侧腕伸肌过弱导致腕关节屈曲紧张。

(2)肩、肘关节运动障碍:是导致腕关节紧张屈曲的原因,例如,当肘关节有明显的紧张屈曲时,致使伸腕肌群被动地松弛,其结果是导致腕关节屈曲,随时间增长,腕关节屈曲会被固定。

2. 临床表现　腕关节紧张屈曲常见于脑瘫痉挛型四肢瘫和偏瘫患儿,主要是腕关节掌屈,致使抓握物体动作产生困难。

以右偏瘫患儿为例,可以见到前臂旋前、腕关节屈曲(掌屈)、拇指内收和手指屈曲,抓物困难(图 2-6)。

(二)腕屈肌障碍

1. 桡侧腕屈肌和尺侧腕屈肌紧张　引起屈腕、屈指,从而影响手功能的发育。实际上,在手功能正常发育过程中,占主导地位的是桡侧、尺侧腕伸肌。在脑瘫患儿早期康复治疗中,缓解桡侧、尺侧腕屈肌的肌紧张在很大程度上有助于桡侧、尺侧腕伸肌的功能发育。

2. 桡侧、尺侧腕伸肌过弱　在脑瘫患儿早期康复治疗中,绝大多数患儿是由于桡侧、尺侧腕伸肌过弱所导致的腕关节伸展和伸指困难,影响手功能的正常发育。很少见到有桡侧、尺侧腕伸肌紧张的患儿。

三、手运动障碍

(一)拇指功能障碍

1. 拇指屈曲内收　是脑瘫最为常见的问题,原因是拇指对掌肌、拇收肌的紧张挛缩。解决这一难题一定要全面地把握这个问题的实质,如果单一地松解拇指对掌肌,往往对拇收肌无效,因为这一障碍的前提是腕屈曲,掌腱膜紧张,同时桡侧、尺侧腕伸肌必然过弱,无力伸腕。所以增强桡侧、尺侧腕伸肌,松解掌腱膜,松解拇指对掌肌与拇收肌是解决拇指屈曲内收必不可少的环节。

2. 拇指紧张屈曲、内收,手指紧张屈曲　拇指紧张屈曲、内收,手指紧张屈曲在脑瘫痉挛型四肢瘫和偏瘫患儿中很常见。原因为:①屈拇肌群和拇指内收肌紧张或痉挛,而伸拇肌群和拇指外展肌过弱;②肩、肘和腕关节功能发育障碍也可以直接影响到手指功能的发育。

(二)手的精细运动功能发育障碍

手的精细运动功能发育困难也是常见的手功能障碍,脑瘫患儿多见。从解剖学的角度看,主要是由于患儿的手肌肌力差,手指功能不佳。常见表现为患儿能控制掌指关节的活动,而近、远端指间关节功能很弱,控制差。

从生长发育和生物力学的角度看,上肢的整体发育是手的精细功能发育的基础,手的精细运动功能发育障碍往往由上肢整体发育迟缓所致。

第五节　脑性瘫痪肘、前臂、腕关节和手运动障碍的治疗

一、牵伸训练

1. 对前臂旋后障碍的牵伸训练

（1）操作方法：患儿取仰卧位，治疗师坐于其体侧。对前臂旋前变形的牵伸手法分以下3个步骤。

1）治疗师一手握持患儿腕关节上方，另一手固定肱骨远端，首先使肘关节屈曲，屈曲尽可能达到135°。然后，在患儿肘关节屈曲、腕关节掌屈的状态下，使前臂旋后。在完成肘关节屈曲的同时使前臂旋后（图7-31a）。通过这样的操作，可以使尺骨和桡骨骨间膜伸展，可使桡骨头稳定地整复于环状韧带中。

2）使肘关节伸展，达0°~10°，然后在伸展状态下使前臂旋后（图7-31b），使旋前圆肌得到牵伸。

3）使患儿的腕关节背伸、肘关节伸展状态，使前臂旋后，可使桡侧腕屈肌得到牵伸。

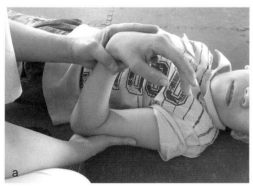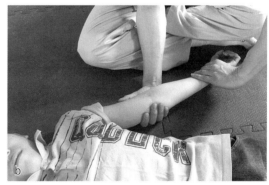

图7-31　前臂旋后障碍的牵伸训练
a：肘关节屈曲状态使前臂旋后；b：伸展肘关节并使前臂旋前。

（2）作用：可以阶段性地解除骨间膜、韧带短缩以及旋前圆肌和桡侧腕屈肌的紧张。

2. 腕关节掌屈的牵伸训练　患儿取仰卧位，治疗师坐于其体侧。对腕关节掌屈的牵伸手法分以下2个步骤。

（1）治疗师握持患儿的手掌，在患儿手指屈曲、肘关节屈曲状态下，使其腕关节背伸（图7-32a），使掌侧关节囊得到牵伸。

（2）治疗师一只手握持患儿的肘关节处，一只手握持患儿的手掌，使其肘关节伸展。在肘关节伸展状态下，再度使腕关节背伸（图7-32b），使尺侧、桡侧腕屈肌得到牵伸。

3. 手指、拇指屈曲紧张的牵伸训练　患儿仰卧位，治疗师在其体侧。一只手握持患儿前臂，一只手握持其手掌，使所有手指伸展，然后，把腕关节推向背屈方向，可使手指、拇指得到牵伸（图7-33a），此操作方法也可以在坐位上进行（图7-33b）。

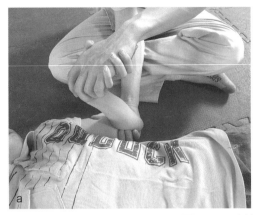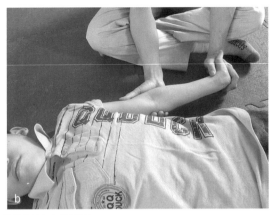

图 7-32 腕关节掌屈的牵伸训练

a:肘关节屈曲状态使腕关节背伸;b:肘关节伸展状态使腕关节背伸。

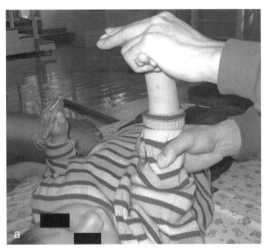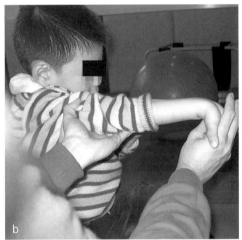

图 7-33 手指、拇指屈曲紧张的牵伸训练

a:仰卧位使腕关节背屈、手指伸展;b:坐位使腕关节背屈、手指伸展。

二、肘、腕和手关节松解技术

1. **促进肩、肘关节运动的松解技术** 患儿仰卧于治疗台上,治疗师在其体侧。一只手握持患儿的前臂,另一只手握持其上臂。使其肘关节伸展,前臂既不旋前也不旋后。然后,将整个上肢向肩的方向推送,再将肩向手的方向牵拉,如此反复进行推送与牵拉活动(图 7-34)。在进行松解技术时治疗师要感受到患儿肩关节和肘关节的活动,并要进行活动角度的变换,推送与牵拉的力量要到位。

2. **促进肘关节伸展的松解技术** 患儿仰卧于治疗台上,治疗师在其体侧。一只手握持患儿的前

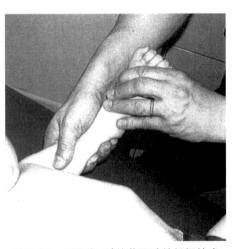

图 7-34 促进肩、肘关节运动的松解技术

臂,另一只手握持其腋窝部位。用治疗师手部的力量促进肘关节伸展(图 7-35),但不是用牵拉的手法。

3. **促进前臂旋后的松解技术** 患儿仰卧于治疗台上,治疗师在其体侧。一只手握持患儿的前臂,另一只手握持其上臂的下方。使患儿的肘关节屈曲,用治疗师手的力量促使患儿进行前臂旋后的活动(图 7-36)。此操作主要是松解旋前圆肌、旋前肌和旋前方肌,通过操作治疗师要感觉到前臂松软而有弹性,注意不要引起疼痛。

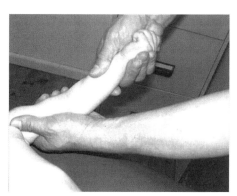

图 7-35 促进肘关节伸展的松解技术

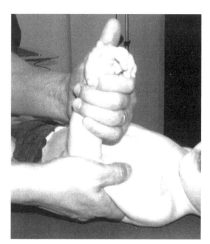

图 7-36 促进前臂旋后的松解技术

4. **促进腕关节背伸的松解技术** 患儿仰卧于治疗台上,治疗师在其体侧。一只手握持患儿的肘部,另一只手握持其手,使肘关节伸展。然后,向下方压迫腕关节,使之呈背屈状态(图 7-37)。此操作主要松解屈腕肌,对腕关节掌屈的患儿有效。

5. **促进拇指伸展的松解技术** 患儿仰卧于治疗台上,治疗师在其体侧。一只手握持患儿的拇指,另一只手握持其余 4 指。将其拇指从内收状态向外展方向压迫,并将其余 4 个手指分开(图 7-38)。此操作主要是松解屈拇指肌,对拇指内收有效。

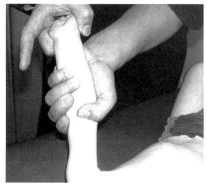

图 7-37 促进腕关节背伸的松解技术

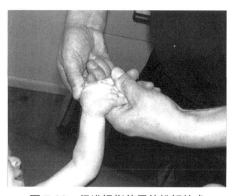

图 7-38 促进拇指伸展的松解技术

三、精细运动训练

（一）诱发肘关节伸展的训练

儿童日常生活中很多动作都需要肘关节伸展,比如在四爬移动中、去抓取前方的物体时、向上搭积木时等。但是,脑瘫患儿常见肘关节屈曲,导致很多动作不能完成,因此要诱发患儿肘关节伸展动作。可以在多种体位上,通过多种操作方法诱发患儿肘关节伸展。

1. 仰卧位和俯卧位的操作方法   患儿仰卧位,治疗师坐于体侧,让患儿将上肢伸向上方(图 7-39a),小婴儿可以用玩具诱导。对于能力稍好的患儿可以在俯卧位上让其抓取前方的玩具,诱发肘关节伸直(图 7-39b)。

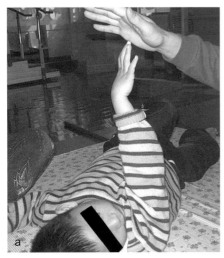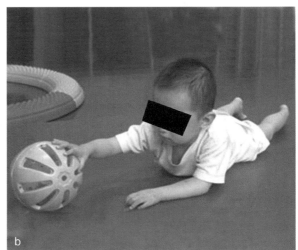

图 7-39   诱发肘关节伸展的操作方法 1
a:仰卧位诱发肘关节伸展;b:俯卧位诱发肘关节伸展。

2. 坐位的操作方法   治疗师取坐位,患儿骑坐于治疗师腿上,在前方放置一个患儿喜欢的玩具,鼓励患儿主动伸出上肢去抓取玩具,诱发肘关节伸展。对于伸手困难的患儿,治疗师可以一只手扶持患儿的肩部,使肩关节稳定,然后诱发或辅助患儿伸手(图 7-40)。如果患儿坐位稳定,可以让其自己取坐位,向前方伸手抓取玩具,或者伸向上方诱发肘关节伸直。

（二）诱发双手至中线的训练

脑瘫患儿,尤其是不随意运动型,因肩胛带内收或者非对称性紧张性颈反射(ATNR)的影响,进而影响手到口的动作,因此双手至中线的训练至关重要。

1. 仰卧位或俯卧位的操作方法   患儿仰卧位,治疗师坐于其头部方向。两手握持患儿的两腕部,引导患儿双手至口部(图 7-41a),或者让

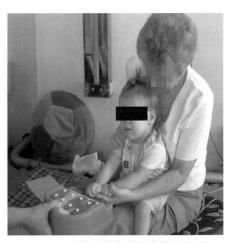

图 7-40   诱发肘关节伸展的操作方法 2

患儿双手在身体上方中间抓握玩具。对于残存 ATNR 的患儿,可以让其在侧卧位玩耍,在这一体位上有利于上肢至中线。也可以让患儿在俯卧位上,治疗师扶持其双肩,辅助患儿两手在中线上接触(图 7-41b)。

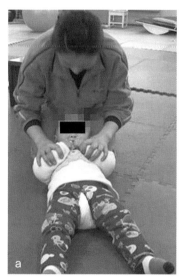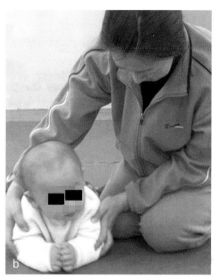

图 7-41　诱发双手至中线的操作方法 1
a:诱发双手到口;b:诱发双手至正中位。

　　2. 坐位的操作方法　在坐位上进行诱发双手至中线的训练,如让患儿坐在滚筒上,治疗师牵拉其双上肢在前臂旋后状态下使之伸向前方,在促进肘关节伸展的同时使双手至中线(图 7-42a);或者患儿和治疗师一前一后坐于地板上,治疗师辅助患儿两手握持一长木棒(图 7-42b);或者让患儿用两手握持一个物体,使两手至中线(图 7-42c),或者患儿坐于桌子前用两手在前方玩耍(图 7-42d)等。

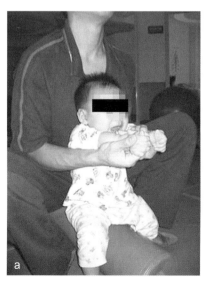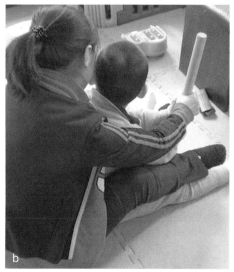

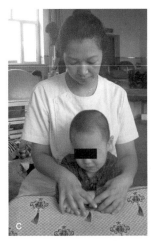 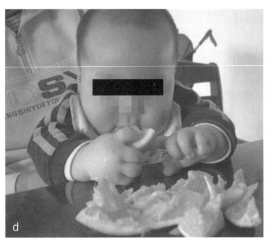

图 7-42 诱发双手至中线的操作方法 2

a、b:肘伸展,两手至中线;c、d:肘屈曲,两手至中线。

3. 立位上的操作方法 患儿取立位,治疗师在其后方取坐位,治疗师用双手拇指握持其双肩关节,使患儿的双上肢伸展并伸向前方,两手在中线上玩一玩具(图 7-43);或者让患儿在立位或扶持立位上两手在身体前方玩一个玩具;或者让患儿进行两手握住门把手开门等动作,进行诱发双手至中线的训练。

(三)腕关节的运动治疗

1. 诱发腕关节背伸运动 腕关节背伸对于日常生活中完成很多动作都很重要,比如拧毛巾、写字、投硬币等。痉挛型脑瘫患儿常见腕关节掌屈,重度者可如图 7-44 所示,影响抓握功能,因此要进行抑制,同时促进腕关节背伸,可以应用如下操作方法。

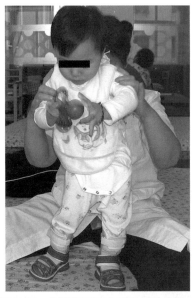 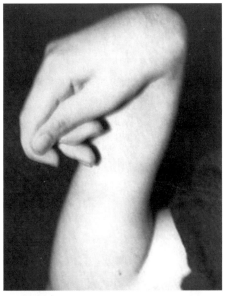

图 7-43 诱发双手至中线的操作方法 3　　　　图 7-44 重度腕关节掌屈

（1）患儿取坐位，前方放一小桌子，让患儿将一只手的手掌心向下平放在桌面上，在患儿另一只手的手指远端放上一小木块，让患儿上抬手指，使小木块滑到手背，产生主动背伸腕关节的活动（图 7-45）。

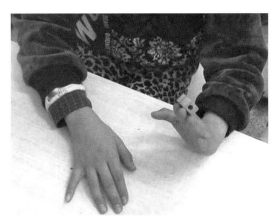

图 7-45　诱发腕关节背伸的操作方法 1

（2）患儿取坐位，让患儿一侧上肢前臂处于旋前旋后中间位，拇指向上放于桌面上。在其掌指关节处放一摞积木（积木的块数高于手掌的高度），嘱患儿设法碰倒积木，产生主动背伸腕关节的活动（图 7-46）。

（3）患儿取坐位，用双手托举一个大球，并举过头顶，此操作可以同时促进两侧腕关节的背伸运动（图 7-47）。

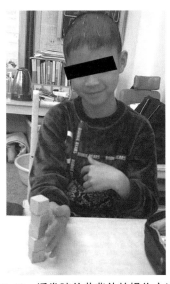
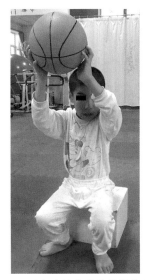

图 7-46　诱发腕关节背伸的操作方法 2　　　　图 7-47　诱发腕关节背伸的操作方法 3

（4）患儿取坐位，使前臂旋后，腕关节背伸，手掌支撑于椅子面上，尽可能长时间地维持腕关节背伸的状态（图 7-48a）。如果患儿有能力，可将手支撑于治疗师的手上，让其下压治疗师的手，治疗师可以给予向上的阻力，强化腕关节背伸（图 7-48b）。

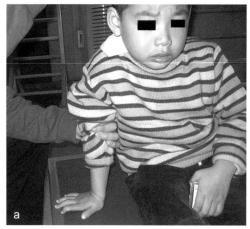
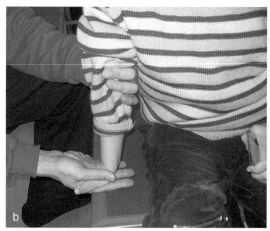

图 7-48　诱发腕关节背伸的操作方法 4
a：腕关节背伸位支撑；b：给腕关节背伸以阻力。

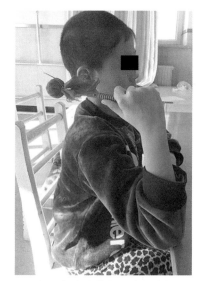

2. **诱发腕关节桡侧外展**　很多脑瘫患儿有腕关节尺侧偏的问题，因此治疗师要设计活动诱发患儿腕关节桡侧外展。

操作方法：患儿取坐位，手持重的鼓槌等物，令患儿屈曲肘关节，手握鼓槌，依靠鼓槌的重量使患儿腕关节桡侧外展（图 7-49）。

3. **诱发拇指外展活动**　拇指内收是痉挛型脑瘫患儿手功能发育异常的常见体征（图 7-50a），当患儿紧张时更容易出现。临床实践表明，矫正拇指内收比较困难，这也是一直困扰康复治疗人员的问题。在实际康复治疗中可以设计很多方法，举例说明如下。

（1）患儿取坐位，手竖直放于桌面，拇指在上，小鱼际在下，手握拳，拇指在四指内，把一硬币放在患儿拇指上，让患儿把硬币向上弹起，做拇指外展运动（图 7-50b）。

图 7-49　诱发腕关节桡侧外展的操作方法

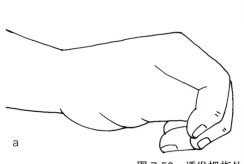
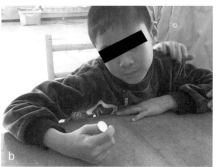

图 7-50　诱发拇指外展的操作方法 1
a：拇指内收模式；b：用拇指弹钱币诱发外展。

（2）可让患儿伸开拇指握一大球（图7-51a），也可以应用弹力带制作使拇指外展的矫正带，或者应用矫形器矫正（图7-51b）。

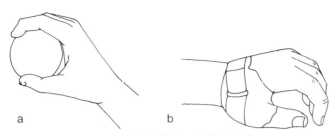

图7-51　诱发拇指外展的操作方法2
a：握球促进拇指伸展；b：拇指内收矫正带。

（四）精细运动功能训练

1. 控制上肢感觉性活动的训练　上肢和手的感觉正常是精细运动发育的基础，要设计各种方法进行上肢、手和手指的感觉性活动训练。

训练方法：让患儿俯卧于大球上，治疗师在其后方握持其两小腿，使患儿双手支撑于地面上（图7-52）。通过上肢的支撑和负重活动来提高上肢的感知能力。

2. 控制手和手指感觉性活动的训练

（1）应用黏土或橡皮泥增强手指感觉训练：如让患儿将双手插入黏土，可以用橡皮泥代替黏土，将手或手指反复插入其中。也可以让患儿用双手手指将橡皮泥搓成条（图7-53a），或者用双手手掌揉搓（图7-53b），均可以增强手的感觉性。

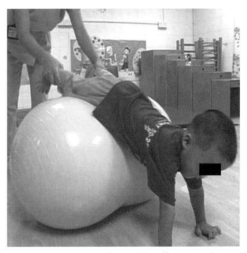

图7-52　促进上肢感觉性活动的训练方法

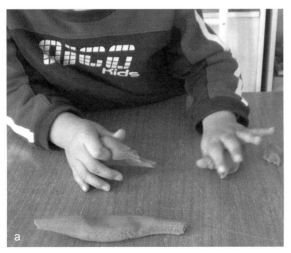
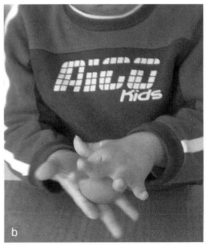

图7-53　促进手的感觉性活动训练1
a：用两手手指揉搓橡皮泥；b：用两手手掌揉搓橡皮泥。

（2）增强皮肤感觉训练：用油、布、刷子刷患儿的手、手指及手臂，可以增强其感觉功能。应采取循序渐进的方法，如刚开始时用软毛刷，逐渐增加刷毛的硬度。也可以应用毛巾摩擦，开始时用新的柔软的毛巾，逐渐用旧的较粗糙的毛巾。

（3）沙池中增强手指感觉训练：将患儿放在沙池中，治疗师在指定区域放上玩具，让患儿在沙池中找出玩具（图 7-54）。训练患儿手在沙中的触觉能力。

（4）感受质地训练：准备一个大盒子，在盒子上面开一个洞，洞的大小可以让孩子的手伸进盒中（如没有盒子可以用积木桶替代）。将质地不同的玩具和物体放进盒中（如小汽车、布娃娃等），让患儿将手伸进盒中触摸玩具，当患儿将玩具从盒子中拿出时，治疗师告诉患儿，玩具的质地是什么，如粗、细、软、硬等（图 7-55），让患儿体会并学习各种物品的质地。

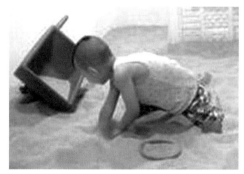

图 7-54　促进手的感觉性活动训练 2

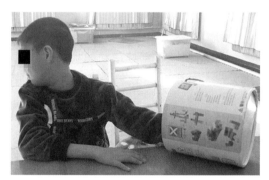

图 7-55　感受质地训练

（5）感受浮力训练：把球放在盛有水的盆中，让患儿向下压球，让其感受水的浮力（图 7-56）。

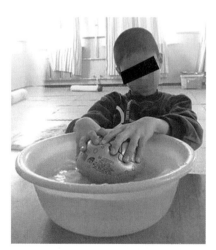

图 7-56　感受浮力训练

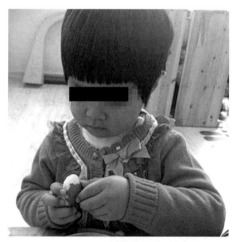

图 7-57　感受手用力大小训练

（6）感受手用力大小训练：给患儿一个煮熟的鸡蛋，让患儿给鸡蛋剥皮，在这一过程中让患儿自己体会用力的大小，要把鸡蛋皮一点一点地剥下去（图 7-57）。

3. 促进手眼协调的训练　手眼协调是指在视觉配合下手精细动作的协调性。手眼协调能力的发育随神经心理发育的成熟而逐渐发展起来,标志着发育的成熟度。通过手和眼的共同作用,患儿可以发现手中物品更多的特性,如眼睛可以看到物品的色彩、形状、大小等,而手则可以触摸物品,感受它的软硬、粗糙度、凉热等特性,通过这些,患儿可以更快更全面地了解周围环境。

随着精细运动技能的提高,手眼协调能力越来越占重要地位,贯穿于精细运动之中,精细运动技能的发育离不开手眼协调能力的发育,手眼协调能力发育是精细运动技能发育的关键。可以采用以下的方法训练。

(1)俯卧位游戏训练:患儿俯卧于滚筒上,一只手或两只手去玩耍置于前方的玩具,促进手眼协调(图7-58)。

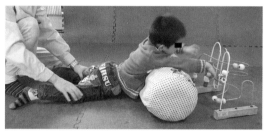

图 7-58　手眼协调训练 1

(2)插球或木钉训练:应用填充训练方法,如往小孔里插蘑菇头(图7-59a);将木钉插入木钉板的孔内(图7-59b),可以从大号木钉开始,逐渐变小;将图粘贴于拼图板中相应的孔内;将不同大小的木盖盖入镶嵌板的孔内;捏不同形状木钉插入孔内(图7-59c)等。训练时还可增加难度,如让患儿按治疗师所说的颜色去拿相同颜色的小蘑菇头放入小孔内。

(3)投币训练:在盒的盒盖中央挖一个能投入1元硬币的孔,首先使盒盖(孔)在上方,让患儿将硬币投入其中(图7-60a、b)。然后调整孔的方向,可以先水平后垂直,当盒盖位于侧面时,患儿投币时可以主动背伸腕关节(图7-60c);再改变孔的方向,由水平变为垂直(图7-60d)。训练时,患儿可以将数枚硬币放在掌心,再慢慢把硬币从掌心送到手指,进行投币。

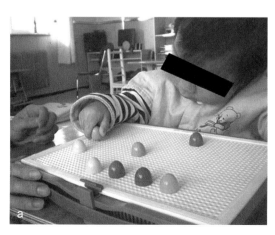

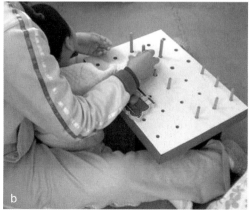

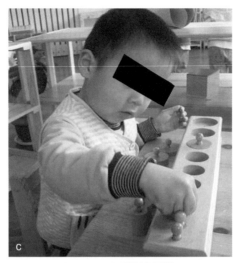

图 7-59　手眼协调训练 2

a：插蘑菇头训练；b：插细木钉训练；c：插不同形状木钉训练。

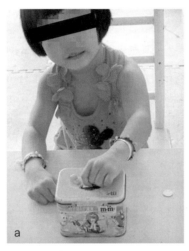
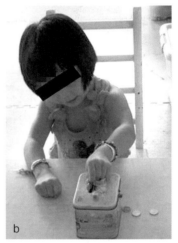

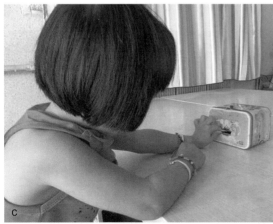
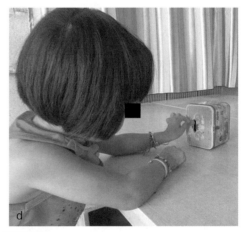

图 7-60　手眼协调训练 3

a：盒孔在上方呈横向；b：盒孔在上方呈竖向；c：盒孔在侧方呈横向；d：盒孔在侧方呈竖向。

（4）使用筷子训练：让患儿使用筷子去夹起小丸（图7-61）。

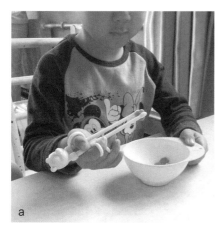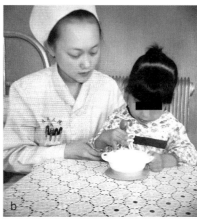

图 7-61　手眼协调训练 4
a：应用筷子夹起小丸；b：应用筷子夹物品中。

（5）撕纸训练：让患儿双手撕杂志上的人物像，越贴近人物的线条越好（图7-62）。

（6）钓鱼训练：让患儿应用钓鱼玩具去钓鱼，进行手眼协调的训练（图7-63）。

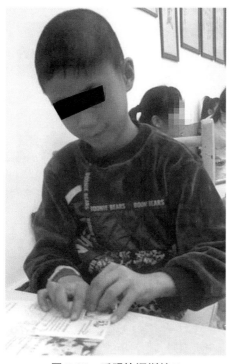

图 7-62　手眼协调训练 5

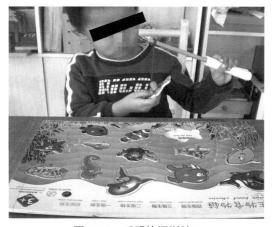

图 7-63　手眼协调训练 6

（7）相互扔球训练：治疗师和患儿取坐位，中间保持一定距离，相互扔球（图7-64），当患儿能很好地完成时，治疗师可以向侧方扔球，提高患儿的平衡能力。

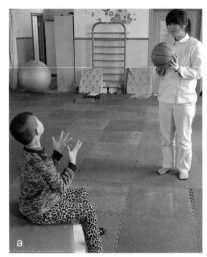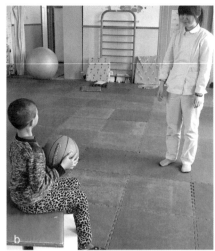

图 7-64   手眼协调训练 7
a：治疗师向患儿抛球；b：患儿向治疗师抛球。

(8)穿珠训练：根据患儿的功能状况，给其相应大小的珠子，让其用相应粗细的绳或线穿入珠子孔，训练手眼协调能力。根据患儿的能力，可以将上肢离开桌面(图 7-65a)，也可以将肘放在桌面上进行穿珠训练(图 7-65b)。

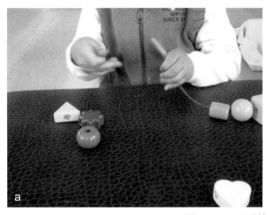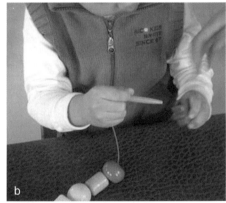

图 7-65   手眼协调训练 8
a：离开桌面穿珠；b：在桌面上穿珠。

(9)搭积木训练：让患儿进行搭积木活动，根据其功能情况设计搭的高度(图 7-66)。

4. 促进手指分离性活动训练   脑瘫患儿常因整体运动模式和手指紧握，手指的分离性活动差。

促进手指的分离性活动也有很多方法，可以让患儿用一根手指去按压玩具的按钮，应该一根一根地去按，如果有困难，治疗师可以握住患儿的其他四指(图 7-67a)，辅助患儿的动作。同样让患儿用一根手指去拨算盘珠(图 7-67b)，用拇、示指捏住蜡笔画图(图 7-67c)等。

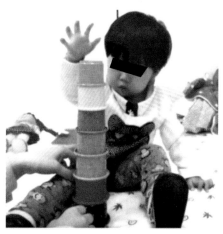

图 7-66　手眼协调训练 9

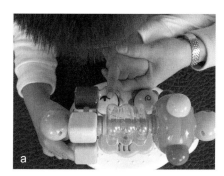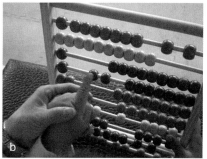

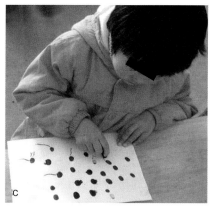

图 7-67　促进手指分离性活动的训练方法

a：用一根手指按按钮；b：用一根手指拨算盘珠；c：用拇、示指捏蜡笔。

5. **手抓握功能训练**　在以上训练的基础上进行手的各种抓握功能训练。

脑瘫患儿由于肩、肘的运动障碍影响手伸向物体，由于腕关节和手功能障碍，导致抓握物体的动作发生困难。

由于握持反射残存而使手紧握，不能随意地放开握在手中的物体，并因此影响手的精细运动功能发育，所以在进行精细运动训练时首先要从抓握物体和放开物体入手。

（1）抓住物体的训练：给患儿各种各样的玩具，诱导其抓握（图 7-68a）、玩耍，如果有困难可予以辅助（图 7-68b），如图中治疗师用手牵住患儿的衣袖等。

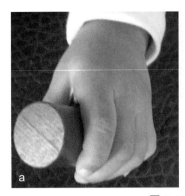
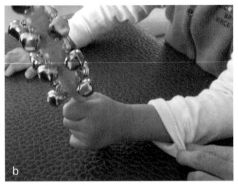

图 7-68　抓住物体的训练
a：全手指抓握；b：抓握玩具中，治疗师予以协助。

（2）放下物体的训练：应用镶嵌板、木钉板等用具训练患儿拿其并放下手中物体的能力（图 7-69）。

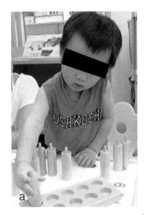
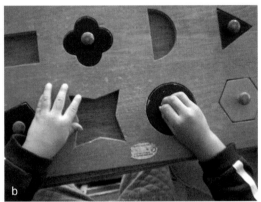

图 7-69　放下物体的训练
a：将抓握的木钉插入孔；b：将抓握的镶嵌板置入洞。

（3）抓握动作训练：抓握动作的发育规律为从尺侧抓握开始，逐渐向全手掌握发育，然后发育至桡侧抓握。训练时应遵循这一发育规律。

1）尺侧抓握训练：此期是抓握动作的过渡期，训练时治疗师伸出一手指，放于小儿手的尺侧，诱导其用尺侧抓握（图 7-70）。

2）全手掌抓握训练：当小儿能完成尺侧抓握后，取一花铃棒，放于患儿的手掌内（图 7-71），训练患儿全手掌抓握。

3）桡侧抓握训练：日常生活中很多动作都是桡侧抓握，如写字、翻书、按遥控器等。桡侧抓握为精细抓握。

①三指捏训练：应用玻璃球等玩具，大小适当，患儿需要三指捏起，通过让患儿用拇、示、中指捏起来，训练患儿三指捏的抓握动作（图 7-72）。

②指腹捏：日常生活中很多动作需要指腹捏，该动作十分重要。可通过让患儿用拇指和示指指腹捏小的玩具等方法进行训练（图 7-73）。

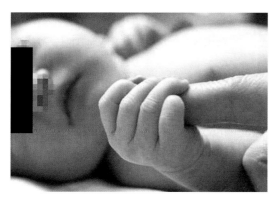

图 7-70　尺侧抓握训练

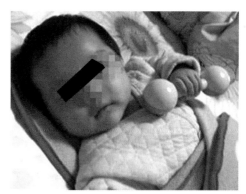

图 7-71　全手掌抓握训练

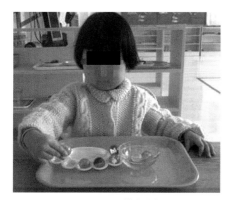

图 7-72　三指捏训练

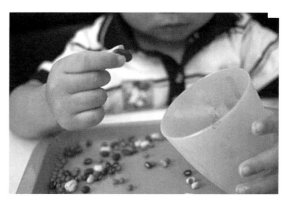

图 7-73　拇、示指指腹捏训练

③指尖捏：通过让患儿捏取一些非常细小物体的方法进行训练，如捏针、线、头发等，这时必须用指尖捏取（图 7-74）。

6. 双手协调性训练　双手协调是指同时使用双手操作物体的能力。

（1）患儿取坐位，一手拿珠子，另一手拿绳头，进行穿珠训练（图 7-75）。当患儿不能完成该动作时，先训练将珠子退出绳子的动作，之后再训练穿珠子的动作。

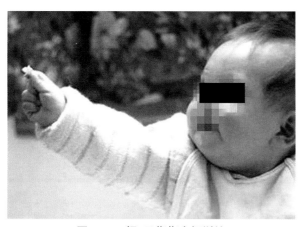

图 7-74　拇、示指指尖捏训练

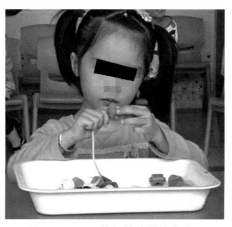

图 7-75　双手协调性的训练方法 1

（2）患儿取坐位，让其用一只手固定瓶身，用另一只手去拧瓶盖（图7-76）。

（3）患儿取坐位，用一只手固定纸张，让其另一只手用剪刀进行剪纸训练（图7-77），可以在纸上标记上不同形状，让患儿剪出该形状。

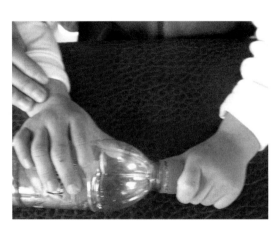
图 7-76　双手协调性的训练方法 2

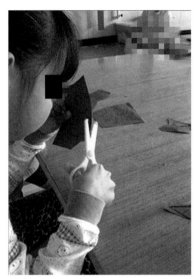
图 7-77　双手协调性的训练方法 3

7. 用笔训练　用笔训练要注意桌子和椅子的高度问题，请参照第四章第三节。尤其要注意踝关节，如果患儿的足底不能完全着地，如同一个人坐在高墙上，此时让他书写，所写的字一定没有平时工整，因为此时他的注意力都在脚上。因此，脑瘫患儿坐位时一定要双脚着地，如果患儿的脚不能着地，可以在他的脚下放一适当高度的木箱或泡沫垫。

（1）脑瘫患儿的书写障碍：由于脑瘫患儿的大肌肉和小肌肉发育不良，为了书写，不得不完全用手指的力量去握好笔；由于小肌肉发展缓慢，手眼协调功能差，运笔能力差，感知觉差，对文字、笔画感知和分辨能力差，笔顺概念模糊等不能很好地书写。此外，很多家长担心患儿在幼儿园跟不上正常孩子的写字速度，在其很小时就训练其用笔，结果好多患儿的手指因用力过度而变形，而有些患儿为了写好字，更是借用上肢的力量，严重影响患儿的身体发育。

（2）前书写：儿童在入学前的书写称为前书写，是学龄前儿童进行的一种非正式的书写活动，也是顺利进入正式书写活动前的预备性或准备性学习活动。儿童初学用笔时，时常出现2个问题：

1）握笔的距离异常：手指握笔位置过低，手距笔尖常常不足1寸，甚至握在笔尖上；手离笔尖太远，不能控制笔杆（图7-78）。

2）握笔姿势异常：①不会握笔，只会全手抓；笔杆直立或前倾（图7-79）。两种情况都

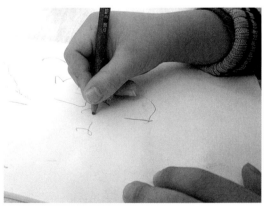
图 7-78　握笔距离异常

可导致幼儿写字时手指挡住视线,看不见笔尖移动,故而不得不歪头俯身去看,致使眼睛与书写纸,以及眼睛与笔尖的距离过近。所以,家长不能急于求成,只有当患儿上肢功能发育到一定阶段才可以开始练习用笔。科学的训练可直接或间接帮助患儿提高用笔能力。②有的患儿可以用拇指、示指和中指3指握笔,但环指和小指不能屈曲而处于伸展状态(图7-80)。

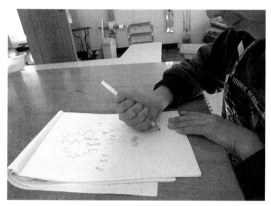

图 7-79 握笔姿势异常 1

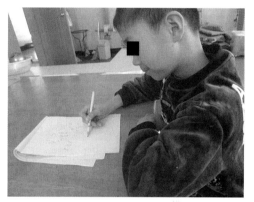

图 7-80 握笔姿势异常 2

四、视觉功能发育训练

儿童的很多动作都需在视觉的引导下进行,80%的外界信息是通过视觉获得。视觉功能从新生儿期开始不断地接受外界刺激而逐渐发育、成熟和完善。儿童视觉主要是对光的感觉和对色彩的辨别。光线和鲜明的色彩对婴儿智力发育非常重要,因此要尽早给予婴儿以适当的视觉刺激,使视觉细胞和感觉功能得到迅速发展,以加强视觉通路的成熟和大脑细胞的发育,促进智力发育。

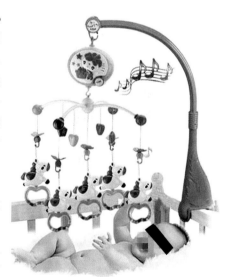

图 7-81 看挂件

一些脑瘫患儿伴有视力问题,但很多患儿家长只重视患儿的肢体训练,每天都忙于给患儿做各种肢体功能训练,而忽略了视觉功能训练。

1. **观看物体训练** 较小的患儿可以在婴儿床上方悬挂颜色鲜艳的挂件(图7-81)。当患儿大一些时可以带其去户外观看花草树木,并给予指导,让患儿看到大自然,此点很关键但易被家长忽略。还可以用各种色彩鲜明、背景对比清晰及反光良好的玩具进行视觉功能训练。

2. **追视训练**

(1)水平追视:患儿取坐位,将球放在桌面上,从患儿左侧滚到右侧,再把球从右侧滚到左侧,让患儿追踪球(图7-82),训练患儿追随水平目标的能力。

(2)垂直追视:可以把球放于儿童头部上方10cm处,嘱患儿看球,让球自由落下,训练患儿追随垂直目标的能力(图7-83)。

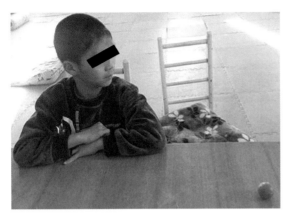

图7-82 水平追踪球

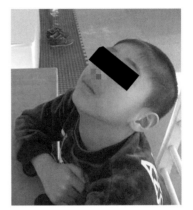

图7-83 垂直追踪球

（姜志梅 徐 磊）

参 考 文 献

1. 黄晓琳 . 人体运动学 . 北京 : 人民卫生出版社 , 2013.
2. 杨雅斐 . 作业疗法对脑瘫儿童精细运动功能恢复的作用分析 . 临床研究 , 2018, 26 (8): 3.
3. 李明芹 . 作业疗法对脑瘫患儿上肢功能及生活自理能力的疗效观察 . 中国保健营养 , 2020, 30 (7): 103.
4. 柏树令 , 丁文龙 . 系统解剖学 . 9 版 . 北京 : 人民卫生出版社 , 2018.
5. 胡声宇 . 运动解剖学 . 北京 : 人民体育出版社 , 2009.
6. 铃木良平监訳 , 穐山富太郎 , 川口幸義訳 . 脑性麻痹の評価と治療 . 东京 : 協同医書出版社 , 1986.
7. 松尾隆 . 脑性麻痹と機能訓練 . 2 版 . 东京 : 南江堂 , 2005.
8. 陈康 . 训练幼儿手眼协调接物的动作 . 基础教育研究 , 2002, S2: 1.
9. 张春梅 . 作业训练治疗脑瘫患儿精细运动功能的疗效观察 . 中国社区医师 , 2019, 35 (11): 2.
10. 王晓凤 . 浅议我校痉挛型脑瘫儿童手眼协调能力的训练 . 学周刊 , 2017, 36: 2.
11. 杨晓芬 . 痉挛型脑瘫儿童手眼协调能力的训练探析 . 教育革新 , 2018, 2: 1.
12. 刘合增 . 作业治疗对不随意运动型脑瘫手眼协调能力的影响 . 按摩与康复医学 , 2020, 11 (6): 3.

第八章

髋关节运动与运动障碍的治疗

髋关节（hip joint）是连接躯干和下肢的重要关节，是人体最稳定但又具有很大活动度的关节，也是全身负荷体重最大、受力最重的关节。髋关节具有精确的对合装置和控制系统，在完成站立和负荷体重的同时，还在走、跑、坐、蹲等大范围的运动中起着关键作用。

髋关节具有将上身的重量传达给下肢的作用，并能够使下肢做前伸、后屈、外展、内旋等各种运动。当人在做各种剧烈运动时，髋关节不但具有吸收和减轻震荡的功效，而且还能够适应由骨发生的杠杆作用所产生的巨大力量。

第一节　髋关节和骨盆的构成

一、构成髋关节的骨

（一）下肢带骨

下肢带骨包括髂骨（ilium）、坐骨（ischium）和耻骨（pubis），3 块骨在幼年时通过软骨连结，成年后通过骨性结合成为一块骨即髋骨（hip bone）。

在髋骨外侧面，在髂前上棘与坐骨结节连线的中点处有一深窝即髋臼，髋臼由髂骨体、坐骨体和耻骨体构成，3 个骨体分别构成髋臼的上部、后下部和前下部。髋臼朝向人体的外下前方，臼窝较深，其下部有一宽而深的缺口，称为髋臼切迹，切迹上有髋臼横韧带附于其间，恰好弥补此切迹。韧带深面与切迹底之间有一小孔，称髋臼孔，有髋臼血管通过。在髋臼周边部还围有一圈坚韧的软骨，称软骨盂缘。如果软骨盂缘和韧带受损，会影响到髋关节的稳定性。髋臼底有一马蹄形的骨面，称月状面，髋臼中间无软骨遮盖，为股骨头韧带起始部（图 8-1a）。

髋臼上半部属于髂骨，在髂骨上方有髂嵴、髂结节；髂骨下方前面有髂前上棘（anterior superior iliac spine）和髂前下棘（anterior inferior iliac spine），内侧面有髂后上棘（posterior superior iliac spine）和髂后下棘（图 8-1b）。

髋臼的前下 1/4 及其相连部分为耻骨，后下 1/4 及其相连部分为坐骨。

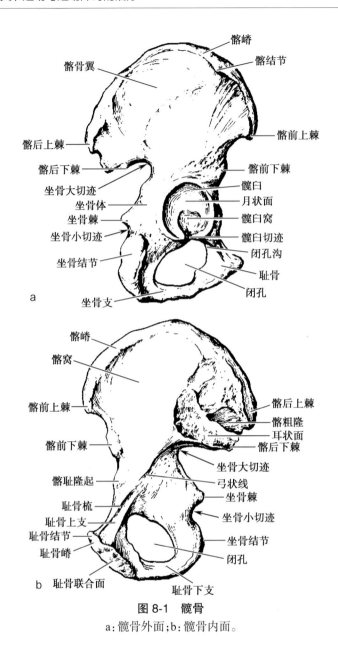

图 8-1 髋骨

a：髋骨外面；b：髋骨内面。

(二) 股骨

股骨上端的主要结构有股骨头、股骨颈和大、小转子。股骨头顶部略偏后有股骨头凹，为股骨头韧带附着处(图 8-2)。

二、髋关节的构成

(一) 特征

髋关节由髋骨的髋臼和股骨的股骨头构成，是典型的球窝关节。股骨头大，关节窝深，关节窝包绕关节头将近 2/3，股骨颈的绝大部分被包在关节囊内。髋臼周缘的髋臼唇加深，使股骨头与髋臼更为适应。由于韧带的连接，股骨头和髋臼的关节面连接非常牢固，增加了关节的稳定性，但限制了活动范围。

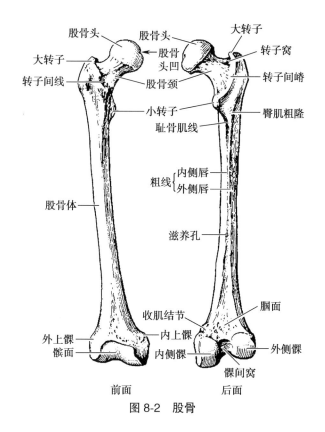

图 8-2　股骨

关节囊坚韧,其前部和上部很厚,后部和下部较薄弱。关节囊近端附着于髋臼缘,远端的前面附着于转子间线,后面附着于股骨颈中外 1/3 交界处。故股骨颈前面和后内部分位于关节囊内,而其后外侧的一部分则位于关节囊外,髋关节的构成见图 8-3,图中为髋关节的冠状切面。

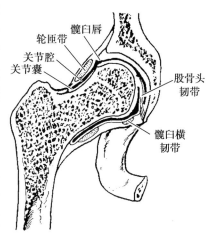

图 8-3　髋关节的构成

(二) 韧带

髋关节的关节囊周围有多条韧带加强。

1. 髂股韧带　髂股韧带(iliofemoral ligament)起于髂前下棘,呈扇形止于股骨转子间线。位于关节囊前方的髂股韧带具有限制髋关节过度后伸,维持髋关节稳定的作用,对维持人体直立姿势有很大作用,是重要的韧带。髂股韧带是人体强有力的韧带之一。

2. 耻股韧带　耻股韧带(pubofemoral ligament)位于髋关节内侧,具有限制大腿外展和外旋的作用。

3. 坐股韧带　坐股韧带(ischiofemoral ligament)位于髋关节后面,起自坐骨体,斜向外上与关节囊融合,附着于大转子根部,具有限制大腿内收和内旋的作用。

4. 髋臼横韧带　髋臼横韧带(acetabular transverse ligament)位于髋臼切迹上,封闭髋臼切迹,从而使髋臼内的半月形月状面扩大为球形的关节面,增大了髋臼与股骨头的接触面。

5. **股骨头韧带**　股骨头韧带(ligament of the head of the femur)起于髋臼横韧带,止于股骨头凹,营养股骨头的血管从此韧带中通过。当大腿半屈并内收时,此韧带紧张,外展时松弛。

6. **轮匝带**　是关节囊的深层纤维围绕股骨颈的环形增厚,可约束股骨头向外脱出。

三、骨盆

(一) 骨盆的构成

骨盆(pelvis)是由骶骨、尾骨和两侧髋骨以及连接它们的关节、韧带构成的穹窿结构(图8-4)。人体直立时,骨盆向前倾斜。骨盆形似拱形结构,具有承受较大载荷和缓冲震动的功能。

(二) 骨盆的运动

骨盆上借骶髂关节与脊柱相连,下借髋臼与下肢相连,骨盆本身以这些关节为轴可进行各种运动。

1. **体前屈和后伸运动**　绕两侧髋关节共同的额状轴,可做向前、向后的转动,如体前屈和体后伸运动。

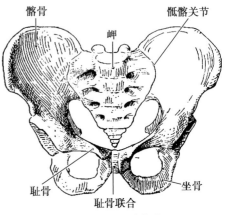

图 8-4　骨盆的构成

2. **侧向转动**　绕一侧髋关节垂直轴,可做侧向转动,如跑步时增大步幅的动作。

3. **上、下转动**　绕一侧髋关节矢状轴,可做向上和向下的转动,如上、下台阶的动作。

4. **骨盆与下肢一起对脊柱的运动**　绕额状轴可做前屈运动,如收腹举腿和后伸运动,如向后背腿。绕矢状轴可做侧屈运动如单腿摆越;绕垂直轴可做回旋运动如前摆转体180°。

第二节　髋关节的肌肉

与髋关节运动相关的肌肉有盆带肌和大腿肌两群。

一、盆带肌

(一) 前群肌(内侧群)

前群肌有髂腰肌(iliopsoas)和梨状肌(piriformis)2块。

1. **髂腰肌**　由髂肌(iliacus)和腰大肌(psoas major)2部分组成。

(1)起点:髂肌起自髂窝和髂前上、下棘的内侧面;腰大肌起自 $T_{12}\sim L_5$ 的椎体、椎间盘和横突。

(2)止点:两肌向下会合,经腹股沟韧带深面、髋关节前内侧止于股骨小转子(图8-5)。

(3)神经支配:髂肌由股神经的分支($L_1\sim L_4$)支配,腰大肌由腰丛的分支($L_1\sim L_4$)支配。

(4)解剖学作用:髂腰肌是一块强有力的肌,近固定时屈和外旋髋关节。远固定时,单腿站立,一侧收缩使脊柱向同侧前屈和旋转,两侧收缩使脊柱前屈和骨盆前倾(如做直腿体前屈和仰卧起坐动作)。

髂腰肌是人体直立和行走必不可少的一块姿势肌,在保持躯干和髋带稳定性中起着至关重要、不可替代的作用。

2. **梨状肌**　梨状肌(piriformis)呈梨形,位于骶骨前面,臀中肌的下方,经坐骨大孔穿出,将坐骨大孔分为上、下两部分。

(1)起点:起自第 2~5 骶椎的前侧面。

(2)止点:止于股骨大转子尖端(图 8-6)。

(3)神经支配:由第 1、2 骶神经直接发出的分支支配。

(4)拮抗肌:臀小肌。

(5)协同肌:股方肌,闭孔内肌、闭孔外肌。

(6)解剖学作用:近固定时,使髋关节外展和外旋。远固定时,一侧收缩使骨盆转向对侧,两侧收缩使骨盆后倾。在不负重并且髋关节屈曲状态下,梨状肌使髋关节外旋,当髋关节屈曲至 90° 时,它能使髋关节外展;在负重的情况下,梨状肌具有防止髋关节过度内旋的作用。

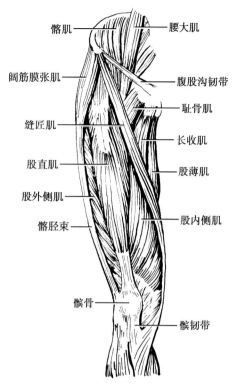

图 8-5　髋肌、大腿肌前群及内侧群浅层

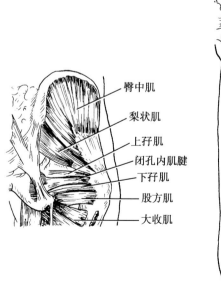

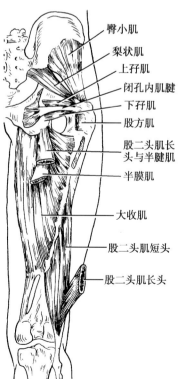

图 8-6　髋肌、大腿肌后群深层

(二)后群肌(外侧群)

包括臀大肌、臀中肌和臀小肌,以及5块外旋肌。

1. 臀大肌　臀大肌(gluteus maximus)是一块大而浅表的肌,呈宽厚的四方形,形成臀部的圆形。

(1)起点:髂骨翼外面、骶骨和尾骨的背面和骶结节韧带。

(2)止点:髂胫束和股骨干后面的臀肌粗隆(图8-7)。

(3)神经支配:臀上神经($L_5 \sim S_2$)。

(4)拮抗肌:髂腰肌、股直肌、腹直肌。

(5)协同肌:半腱肌、半膜肌。

(6)解剖学作用:近固定时伸和外旋髋关节,上部肌纤维使大腿外展,下部肌纤维使大腿内收。远固定时一侧肌肉收缩使骨盆转向对侧,两侧同时收缩使骨盆后倾。

臀大肌的主要作用是伸展髋关节和稳定脊柱,步行中足触地时控制身体重力中心向前。

2. 臀中肌　臀中肌(gluteus medius)是髋外侧肌群中最大的一块。它大部分被臀大肌和阔

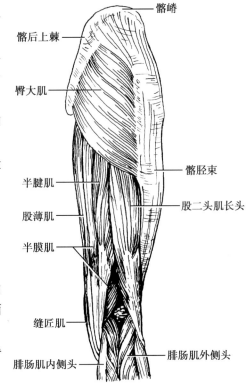

图8-7　髋肌、大腿肌后群浅层

筋膜张肌覆盖,而中上部浅表部分则被厚的筋膜所覆盖。臀中肌像三角肌一样有前、中、后3部分,但这3部分并不能清楚地分开。该肌的后部比较小,但有梨状肌补充。

臀中肌的后半部被臀大肌覆盖,而它的后半部又覆盖了臀小肌。它比臀大肌小一半,又比臀小肌大一倍多。

(1)起点:位于臀大肌深层,呈扇形起自髂嵴和髂骨外侧面的广大区域,直到臀前线。

(2)止点:止于股骨大转子的尖端及其邻近骨面(见图8-6)。

(3)神经支配:臀上神经($L_4 \sim S_1$)。

(4)解剖学作用:除了下述与臀小肌同样的作用外,臀中肌提供骨盆的侧向稳定,防止骨盆向对侧倾斜,这是臀中肌最重要的作用。

3. 臀小肌　臀小肌(gluteus minimus)是臀区最深层的肌,它紧邻髋关节的关节囊,并被臀中肌所覆盖。

(1)起点:起自髂骨在臀前线和臀下线之间的骨面和在臀小肌与臀中肌之间的肌间隔。

(2)止点:止于股骨大转子前缘(见图8-6)。

(3)神经支配:臀上神经支配($L_4 \sim S_1$)。

(4)拮抗肌:内收肌,耻骨肌。

(5)协同肌:臀中肌。

(6)臀中肌和臀小肌的解剖学作用：近固定时外展髋关节，肌前部使大腿屈和内旋，后部使大腿伸和外旋。远固定时，一侧肌肉收缩使骨盆向同侧倾，两侧前部纤维使骨盆前倾，后部纤维使骨盆后倾。

4. **外旋肌**　共有 6 块，包括前述的梨状肌，还有在骨盆带后方的股方肌（quadratus femoris）、上孖肌（upper muscle）、下孖肌（lower muscle）、闭孔内肌（obturator internus）和闭孔外肌（obturator externus）。6 块肌均被臀大肌所覆盖，起自骨盆的内面或外面，止于股骨的大转子。这 6 块肌肉的解剖学作用为外旋髋关节（见图 8-6、图 8-8）。

二、大腿肌

大腿肌可分为 3 群，即前群、后群和内侧群。

（一）前外侧群

包括股直肌、缝匠肌和阔筋膜张肌。

1. **股直肌**　股直肌（quadriceps femoris）是股四头肌中的一块，位于大腿前面，是人体最大的肌（见图 8-5）。

(1)起点：前腱（或直腱）起自髂前下棘，后腱（或反转腱）起自髋臼边缘的紧上方。

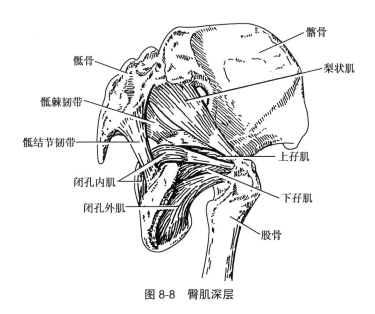

图 8-8　臀肌深层

(2)止点：股直肌、股内侧肌、股外侧肌和股中间肌 4 个头相合，向下构成一个强有力的腱即髌腱，由前面和两侧包绕髌骨，并在髌骨下方形成髌韧带，借此止于胫骨粗隆。

(3)神经支配：股神经（$L_2 \sim L_4$）。

(4)拮抗肌：臀大肌，半腱肌，半膜肌，股二头肌。

(5)协同肌：阔筋膜张肌，髂腰肌。

(6)解剖学作用：股直肌是越过髋关节的双关节肌，所以既是伸膝肌，也是屈髋肌，当在运动早期伸髋，该肌运动作为伸膝肌被激活，并随伸髋增加其最大力矩输出。这种效应在下列情况中可以观察到，处于坐位的人很难做抗阻伸膝，但在俯卧位屈膝使股直肌先被拉长，就能增加其收缩力。

2. **缝匠肌**   缝匠肌(sartorius)位于大腿前面及内侧面浅层,为浅表的带状肌,是跨过髋关节和膝关节的双关节肌,是人体中最长的一块肌。

(1)起点:起自髂前上棘内下方。

(2)止点:止于靠近胫骨粗隆的内侧面(见图 8-5)。

(3)神经支配:股神经(L_2~L_3)。

(4)解剖学作用:近固定时,屈、外旋和外展髋关节,以及屈和内旋膝关节。远固定时,两侧收缩,使骨盆前倾(图 8-9)。

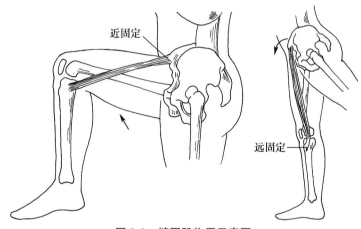

图 8-9   缝匠肌作用示意图

3. **阔筋膜张肌**   阔筋膜张肌(tensor fasciae latae)位于大腿前外侧。

(1)起点:起自缝匠肌外侧的髂前上棘及其邻近结构。

(2)止点:移行于髂胫束,止于胫骨外侧髁(见图 8-5)。

(3)神经支配:臀上神经分支(L_4、L_5)。

(4)拮抗肌:臀大肌,半腱肌,半膜肌。

(5)协同肌:股直肌,缝匠肌,髂腰肌。

(6)解剖学作用:近固定时,使大腿屈、外展和内旋。

(二)后群

有股二头肌、半腱肌和半膜肌 3 块肌。

1. **股二头肌**   股二头肌(biceps femoris)位于大腿后外侧浅层,为梭形肌,也称为外侧腘绳肌,有长、短 2 个头。

(1)起点:长头起自坐骨结节,与半腱肌形成总腱;短头起自股骨粗线外侧唇下半部。

(2)止点:2 个头合起来止于腓骨头(见图 8-6、图 8-7)。

(3)神经支配:坐骨神经的分支(L_4~L_5、S_1)。

(4)拮抗肌:股四头肌。

(5)协同肌:腓肠肌。

(6)解剖学作用:伸和外展髋关节以及屈、外旋膝关节。近固定时,该肌长头使大腿伸,能够使小腿屈和外旋(图8-10a)。远固定时,使大腿在膝关节处屈(如下蹲动作)。当小腿伸直时,则使骨盆向后倾(图8-10b)。

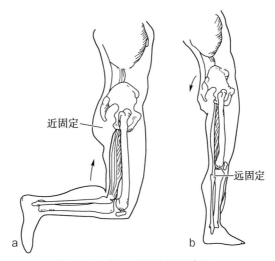

图8-10　股二头肌作用示意图

2. **半腱肌**　半腱肌(semitendinosus)也称为内侧腘绳肌,位于大腿后内侧,股二头肌长头的内侧。

(1)起点:起自坐骨结节,与股二头肌长头形成总腱。

(2)止点:止于胫骨粗隆内侧面(见图8-6、图8-7)。

(3)神经支配:坐骨神经的分支(L_5、S_1~S_5)。

(4)解剖学作用:近固定时,伸和内旋髋关节以及屈和内旋膝关节。远固定时,使大腿在膝关节处屈,如下蹲动作。

3. **半膜肌**　半膜肌(semimembranosus)也称为外侧腘绳肌。

(1)起点:坐骨结节。

(2)止点:胫骨内侧髁内侧面(见图8-6、图8-7)。

(3)神经支配:坐骨神经的分支(L_5、S_1~S_2)。

(4)解剖学作用:与半腱肌相同。

股二头肌、半腱肌和半膜肌3块肌合称为股后肌群,或称腘绳肌、三弦肌,是主要的伸髋肌,当俯卧伸躯干时,它们强烈收缩来固定骨盆;在坐位和直立时弯腰去触摸足时,它们也以收缩来保持骨盆在股骨上。

(三)内侧群

位于大腿内侧前缘的肌肉有股内侧肌和缝匠肌,后缘是半腱肌和半膜肌之间的肌群,它们包括大收肌、长收肌、股薄肌、短收肌和耻骨肌。

当屈髋时这些肌的作用线与其相关的轴发生改变,因此每块肌的作用决定于髋关节所处的特殊位置。主要作用为收髋关节,在一定的位置上,不同的内收肌还可能有屈、伸和旋转髋关节的作用。

1. **大收肌**　大收肌(adductor magnus)位于其他内侧群肌的深面。

（1）起点：起自坐骨结节、坐骨支和耻骨下支。

（2）止点：股骨粗线内侧唇上 2/3 和股骨内上髁（图 8-11、图 8-6）。

（3）神经支配：主要由闭孔神经支配，还有一支来自坐骨神经分支支配。

（4）解剖学作用：近固定时，使大腿内收、伸和外旋。远固定时，使骨盆后倾。

2. **耻骨肌**　耻骨肌（pectineus）的肌纤维方向几乎与大收肌的肌纤维方向平行。

（1）起点：耻骨上支及其邻近骨面。

（2）止点：止于股骨的耻骨肌线，此线在股骨的后上内部，小转子的下方（见图 8-11）。

（3）神经支配：股神经（L_2~L_4）。

（4）解剖学作用：近固定时，使髋关节屈、内收和外旋。远固定时，使骨盆前倾。

3. **长收肌**　长收肌（adductor longus）位于耻骨肌内侧。

（1）起点：耻骨上支及其邻近骨面。

（2）止点：止于股骨粗线内侧唇中部（见图 8-11）。

（3）解剖学作用：同耻骨肌。

4. **短收肌**　短收肌（adductor brevis）位于耻骨肌和长收肌深层。

（1）起点：耻骨下支外面。

（2）止点：止于股骨粗线上部（见图 8-11）。

（3）解剖学作用：同耻骨肌。

5. **股薄肌**　股薄肌（gracilis）位于大腿内侧浅层，为长扁形肌。

（1）起点：起于耻骨下支。

（2）止点：止于胫骨粗隆内侧面（见图 8-11）。

（3）解剖学作用：近固定时，使大腿内收，还使小腿屈和内旋。远固定时，可使骨盆前倾。

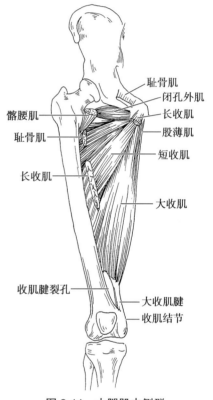

图 8-11　大腿肌内侧群

此外，闭孔外肌、股方肌和臀大肌下部也有内收大腿的作用，但不属于大腿内收肌群。

三、髋关节肌的作用

1. **双关节肌的作用**　根据肌长度 - 张力关系的原理，双关节肌的效能受被跨越的两关节的位置所影响，如股直肌在屈膝状态下屈髋时，其屈髋作用大为增强，因为这时股直肌处于最佳的收缩范围内。同样，股直肌在伸髋时伸膝则更为有效。腘绳肌则在伸膝的同时伸髋能发挥更大的效能，同样在屈髋的同时屈膝，成为有效的屈肌群。

2. **屈髋肌的作用**

（1）直立位屈髋：在直立位上当一侧下肢屈髋即膝部向胸壁靠拢时，可以触到髂腰肌、股直肌、缝匠肌和阔筋膜张肌发生收缩，此时阔筋膜张肌的内旋作用被缝匠肌的外旋作用所补偿。而股直肌的伸膝作用被重力还可能同时被其他屈肌所阻止。髂腰肌虽然被认为具有内旋和外旋的功能,但从所有实践效果来看,它只是一块单纯的屈肌。单纯的屈髋运动是髂腰肌、股直肌、缝匠肌和阔筋膜张肌以一定的比例发生共同作用而产生的。

(2)坐位屈髋:因为在坐位上髋关节已经屈曲90°,因此屈髋肌是在缩短情况下再产生屈曲的动作。但髋关节屈成锐角时,虽然缝匠肌和阔筋膜张肌强力收缩,但在这一位置上这2块肌肉已经丧失了许多增加张力的能力,如果没有髂腰肌的协助就不能产生进一步的髋关节屈曲。

(3)仰卧位坐起与直腿抬高:这一动作中,腹肌协同屈髋肌完成固定骨盆和脊柱的作用。在起坐的过程中,颈屈肌和腹肌进行向心收缩制止躯干出现屈曲,随后它们保持等长收缩。此时髂腰肌是产生从固定的股骨上抬高躯干和骨盆(即进一步坐起)作用的肌肉。如果腹肌没有足够的强度来保持腰的屈曲位,腰大肌的力就会拉腰椎形成过伸位(脊柱前凸)。

仰卧位直腿抬高,特别是两侧同时抬高,产生与坐起相似的力作用于腰椎。假如腹肌不能稳定屈髋肌的近侧起点,骨盆就会向后倾斜,而腰椎被拉成过伸位。

3. **伸髋肌的作用**　臀大肌、股二头肌的长头、半膜肌、半腱肌和内收肌(在屈髋位)5块肌肉在髋关节屈伸轴的后面,髋关节在任何位置它们都是伸髋肌。

4. **展髋肌的作用**　臀中肌、臀小肌、阔筋膜张肌和臀大肌上部纤维能外展髋关节。在单腿站立时,其作用是保持骨盆水平。

5. **内收髋肌的作用**　腿在伸、屈或旋转位做抗阻的内收髋关节动作时,耻骨肌、长收肌、股薄肌、短收肌和大收肌5块肌肉同时收缩。内收肌同时有旋转作用。

髋关节运动与肌肉的关系总结见表8-1。

表 8-1　髋关节运动及运动相关肌

运动形式	运动相关肌
屈曲	髂腰肌、股直肌、缝匠肌、耻骨肌、臀中肌前部及阔筋膜张肌; 当髋关节由完全伸展位开始屈曲时长收肌也参与
伸展	臀大肌、股二头肌长头、半腱肌、梨状肌
外展	主要为臀中、小肌,辅以缝匠肌和阔筋膜张肌
内收	长、短、大收肌,辅以耻骨肌和股薄肌
内旋	臀小肌、阔筋膜张肌及臀中肌的前侧纤维
外旋	臀大肌、闭孔肌、上孖肌、下孖肌、股方肌、梨状肌

第三节　髋关节的正常运动与代偿运动

一、髋关节屈曲运动

1. **概念**　是在矢状面上绕额状轴的运动。在仰卧位与坐位上,进行膝部向上抬起的活动,或者是立位向前踢腿的活动即髋关节屈曲运动(图8-12)。

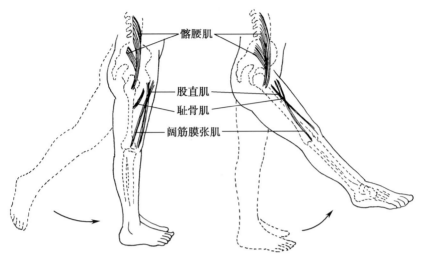

图 8-12　髋关节屈曲运动及相关肌

2. **运动相关肌**　髋关节屈曲的原动肌是髂腰肌，辅助肌是股直肌、耻骨肌、缝匠肌、大收肌、长收肌、短收肌和阔筋膜张肌。

3. **运动范围**　以在仰卧位上膝上抬后大腿与床面形成的角度，或者以立位向前踢的腿与身体垂直轴形成的角度来表示髋关节屈曲运动范围，正常为 130°~140°（图 8-13）。

4. **代偿运动**　当髂腰肌肌力减弱而试图屈髋时，会出现代偿运动。

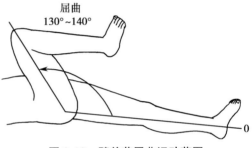

图 8-13　髋关节屈曲运动范围

（1）缝匠肌的代偿运动：髋关节处于外展位一边屈髋一边外旋髋关节，会导致腰椎后弯和脊椎侧弯（图 8-14）。

（2）阔筋膜张肌的代偿运动：髋关节屈曲中会出现内旋、外展（图 8-15）。

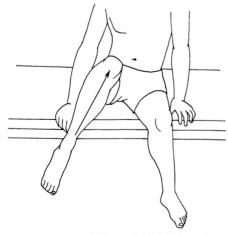

图 8-14　通过缝匠肌代偿髂腰肌无力

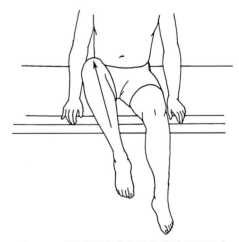

图 8-15　通过阔筋膜张肌代偿髂腰肌无力

二、髋关节伸展运动

1. **概念**　是在矢状面上绕额状轴的运动。俯卧位上,下肢处伸展状态向上抬起的活动,或者是立位上后踢腿活动即是髋关节伸展运动(图 8-16)。

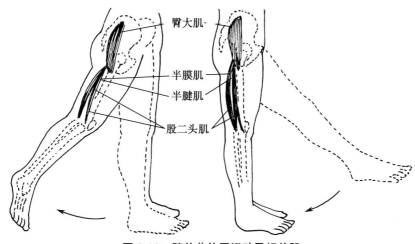

图 8-16　髋关节伸展运动及相关肌

2. **运动相关肌**　髋关节伸展的原动肌是臀大肌、半腱肌、半膜肌和股二头肌。

3. **运动范围**　以在俯卧位上,下肢上抬后大腿与床面形成的角度,或者以立位向后踢出的腿与身体垂直轴形成的角度来表示髋关节伸展运动范围,为 10°~15°(图 8-17)。

4. **代偿运动**　当臀大肌肌力减弱而试图伸髋时,会出现代偿运动。可由腰方肌和背阔肌来抬起大腿。此时并未出现髋关节伸展,而是在屈髋状态下向上抬起骨盆,由腘绳肌支持下肢,产生如同髋关节伸展样代偿运动(图 8-18)。

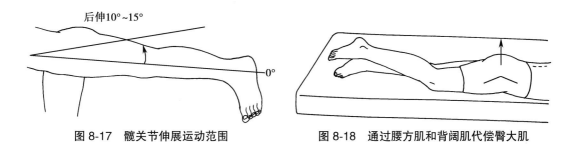

图 8-17　髋关节伸展运动范围

图 8-18　通过腰方肌和背阔肌代偿臀大肌

三、髋关节内收运动

1. **概念**　在额状面上绕矢状轴的运动。仰卧位(图 8-19)或立位(图 8-20)上,使分开的两下肢向中央靠拢的活动即是髋关节内收运动。

2. **运动相关肌**　髋关节内收运动的原动肌是大收肌、短收肌、长收肌、耻骨肌、股薄肌(图 8-20)。

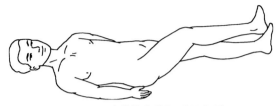

图 8-19   髋关节内收运动示意图

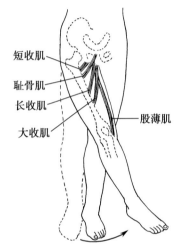

图 8-20   髋关节内收运动及相关肌

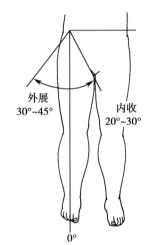

图 8-21   髋关节内收与外展运动范围

3. **运动范围**   以下肢长轴运动前后所形成的角度表示,为 20°~30°(图 8-21)。

4. **代偿运动**   当髋关节内收肌的肌力减弱而试图做髋关节内收运动时,会出现由屈髋肌或屈膝肌进行的代偿运动。

(1)髋关节屈肌群的代偿运动:躯干一边向后倒,骨盆后倾,使髋关节内旋并屈曲髋关节,而使下方的下肢往上靠,而产生如同髋关节内收样的代偿运动,似乎从侧卧位成为仰卧位一样(图 8-22)。

(2)膝关节屈肌群的代偿运动:躯体前倾,骨盆前倾,使髋关节外旋而由屈膝肌群来代偿内收肌,似乎从侧卧位成为仰卧位一样(图 8-23)。

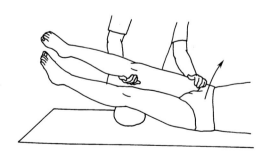

图 8-22   通过髋关节屈肌群代偿髋内收肌

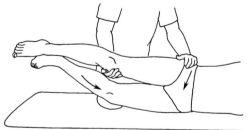

图 8-23   通过膝关节屈肌群代偿髋内收肌

四、髋关节外展运动

1. **概念** 在额状面上绕矢状轴的运动。在仰卧位或立位上,双下肢并拢状态上,一侧下肢向外分开的活动即是髋关节外展运动(图 8-24)。

2. **运动相关肌** 髋关节外展的原动肌是臀中肌、臀小肌,辅助肌是阔筋膜张肌、臀大肌上部纤维。

3. **运动范围** 以下肢长轴运动前后形成的角度表示,为 30°~45°(见图 8-21)。

4. **代偿运动** 当髋关节外展肌肌力减弱而试图做髋关节外展时,可出现代偿动作。

(1)躯干侧屈肌的代偿运动:利用躯干侧屈肌将骨盆拉向胸廓,而形成髋上提,由此代偿髋关节一部分外展运动(图 8-25)。

(2)髋关节屈肌的代偿运动:利用髋关节屈肌的斜方向作用,使髋关节一边外旋一边外展,多伴有躯干向后倾,骨盆后倾(图 8-26)。

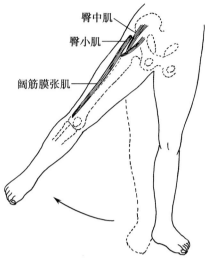

图 8-24 髋关节外展运动及相关肌

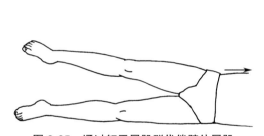

图 8-25 通过躯干屈肌群代偿髋外展肌

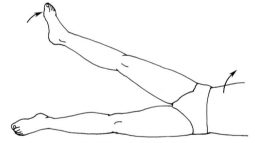

图 8-26 通过髋关节屈肌代偿髋外展肌

(3)阔筋膜张肌的代偿运动:在屈髋位上外展髋关节时,阔筋膜张肌会起到髋外展的作用。

五、髋关节内旋运动

1. **概念** 在额状面上绕垂直轴的运动。自然坐位、立位(图 8-27a)或仰卧位上(图 8-27b),大腿转向内侧的活动即是髋关节的内旋运动。

2. **运动相关肌** 髋关节内旋的原动肌是臀小肌、阔筋膜张肌、臀中肌前部纤维,辅助肌是半腱肌、半膜肌。

3. **运动范围** 以小腿长轴旋转运动前后形成的角度表示,为 40°~50°(图 8-28)。

4. **代偿运动** 当髋关节内旋肌肌力减弱而试图做髋关节内旋时,可由上提同侧骨盆、侧屈同侧躯干来代偿,主要是利用躯干肌来代偿(图 8-29)。

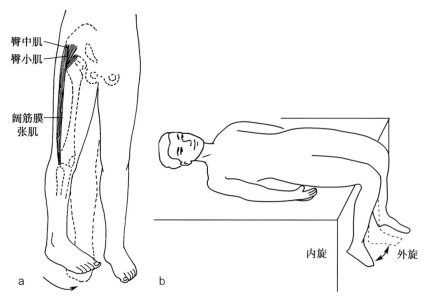

图 8-27   髋关节内旋运动及相关肌
a：立位内旋运动及相关肌；b：仰卧位内、外旋运动。

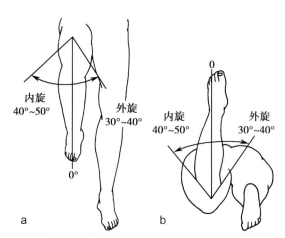

图 8-28   髋关节内旋与外旋运动范围
a：立位运动范围；b：俯卧位运动范围。

六、髋关节外旋运动

1. **概念**   在额状面上绕垂直轴的运动。自然坐位、仰卧位或立位上，大腿转向外侧的活动即是髋关节的外旋运动（见图 8-27b、图 8-30）。

2. **运动相关肌**   髋关节外旋的原动肌是闭孔外肌、闭孔内肌、股方肌、梨状肌、上孖肌、下孖肌和臀大肌，辅助肌是缝匠肌和股二头肌（见图 8-30）。

3. **运动范围**   以小腿长轴旋转运动前后形成的角度表示，为 30°~40°（见图 8-28）。

4. **代偿运动**   当髋关节外旋肌肌力减弱而试图做髋关节外旋运动时，可出现代偿运动。

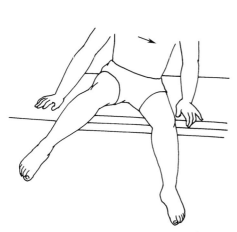

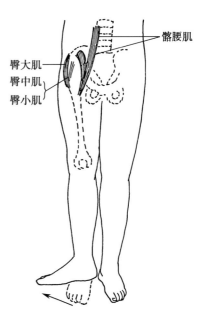

图 8-29　通过上提同侧骨盆代偿髋内旋肌

图 8-30　髋关节外旋运动及相关肌

（1）可通过上提对侧骨盆，使躯干向同侧侧屈，形成如同髋关节外旋样的代偿运动（图 8-31）。

（2）由同侧髋关节外展，形成如同髋关节外旋样的代偿运动（图 8-32）。

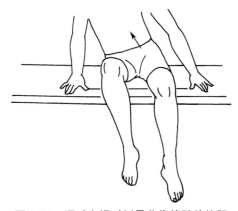

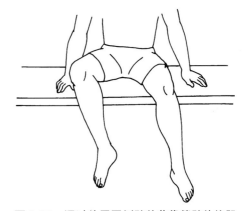

图 8-31　通过上提对侧骨盆代偿髋外旋肌

图 8-32　通过外展同侧髋关节代偿髋外旋肌

第四节　脑性瘫痪的髋关节运动障碍

一、绪论

在脑瘫中，髋关节变形是第二位高发的矫形外科问题，除了痉挛很轻的脑瘫，偏瘫乃至各种各样的脑瘫患者中 95% 有髋关节变形。其中，在痉挛型四肢瘫和双瘫表现最为明显。其变形通常是内收变形，有变形的患者中功能障碍表现并非都为重度，也有不需要手术的患者。但是,痉挛或痉挛和不随意运动混合的四肢瘫、双瘫患儿 72% 在小儿期需要进行一侧或两侧的手术。

在脑瘫患儿下肢发生的更重要的变形是髋关节脱位,在脱位发生之前可以见到髋关节的外展和伸展受限。为此,为了在脑瘫患儿的下肢发现髋关节脱位,尽可能不断地、在短时间间隔内定期地观察其下肢。脱位的发生时间从数月至一年余不等,所以多数情况下,可以预测和预防这一重度合并症。尽管如此,仍然会有急速发生者,或者没有在早期接受矫形外科医生的建议,而成为需要矫形外科治疗的髋关节脱位。原始反射例如 Galant 反射持续存在,可以促进髋关节脱位的发生。

二、脑性瘫痪的髋关节评定

脑瘫的髋关节功能需要根据步行、立位、姿势、被动运动、肌力和 X 线像所见等进行评定。脑瘫患儿由于脑功能障碍和特殊的家庭状况及环境影响,容易导致多种障碍,为了确立初诊时见到的症状,必须进行 2 或 3 次的检查与诊断。对幼小患儿的髋关节进行检查时,尽量不让患儿和家长分离,与其在诊察台上进行检查,不如让患儿坐或卧在母亲的膝上进行。

(一) 髋关节的临床检查

当需要了解脑瘫患儿髋关节运动功能和决定手术适应证时,至关重要的是需要检查髋关节的被动运动范围。检查目的不只是发现髋关节活动范围的受限程度,而且要知道髋关节周围肌群或者单独肌的痉挛和确实的短缩程度。

通常需要评定的是髋关节的外展、内收、屈曲、伸展、内旋和外旋的功能状况。

1. **髋关节屈曲运动与相关肌的检查**　髋关节屈曲挛缩是由于原发的髂腰肌、阔筋膜张肌、股直肌的短缩,或者三者合并出现而导致的,要对每块肌肉进行评定。

(1) Thomas 检查法:评定髋关节有无屈曲挛缩,对于脑瘫患者来说,Thomas 检查是特别好的检查方法。Thomas 检查法又称髋关节屈曲挛缩试验。检查方法是:患儿取仰卧位,非检查侧髋、膝关节极度屈曲,大腿紧贴腹壁,使腰部紧贴床面,注意骨盆要固定于床面上,不能抬起,以消除腰椎前弯增加的代偿作用。让被检查者伸直被检查侧下肢,如果该侧下肢随之翘起,不能伸直平放于床面上为阳性体征,表示该侧髋关节有屈曲挛缩。为了明确地决定屈肌短缩的程度,还需要有 1 个助手从对侧将患儿的大腿前面压向下方。图 8-33 中右下肢明显屈曲说明有髋关节屈曲挛缩。

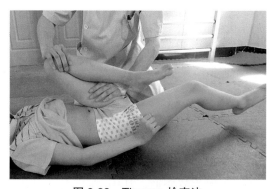

图 8-33　Thomas 检查法

（2）Thomas 检查中的髋关节屈曲挛缩程度评定：通过 Thomas 检查测量其股骨与床面形成的角度，正常为 0°。大于 0°，小于 30° 为轻度屈曲挛缩；大于 30° 为重度屈曲挛缩。

（3）髋关节屈曲肌的检查

1）髂腰肌：在对其长度评定时，可使髋关节内旋、外旋，观察髋关节的伸展受限。

2）阔筋膜张肌：使髋关节内收、外展，观察髋关节的伸展受限程度。

3）股直肌：对其长度的评定，可在膝关节屈曲或伸展状态下观察。

4）腘绳肌：非常普通型的髋关节屈曲受限是由腘绳肌短缩而致，这一点可以通过使膝处于伸展位检查时，下肢的伸展、上举范围受限来显示。

通常，髋关节的屈曲受限很少是由臀大肌短缩而导致的，是由于在膝屈曲位上的髋关节屈曲受限而被显示。

2. 髋关节内收肌的检查

（1）检查髋关节内收肌挛缩的体位：必须在以下 3 种体位上进行。

1）使两髋关节和两膝关节屈曲。

2）使两髋关节伸展，两膝关节大约屈曲 90°。

3）使两髋关节和两膝关节均为伸展位。

当髋关节屈曲时，会使最前方部位的内收肌弛缓，但它也是髋关节的屈曲肌。股薄肌附着于膝关节的下方，在膝关节屈曲时弛缓。因为内收肌被持续地伸张，所以 3 种检查方法都非常必要。

（2）评定内收肌群的痉挛程度：3 岁以下的正常儿中的多数髋关节伸展位上的外展呈 80°。从 3 岁至 10 岁则为 60°~70°，到生长期末则为 50°~60°。评定内收肌群的痉挛程度时，可以通过握持两膝部，将髋关节尽可能、急速地外展直至外展运动止点的活动来进行评定。如果外展止于 20° 为重度痉挛，35°~40° 为中度痉挛，40° 以上为轻度痉挛。常见痉挛和短缩在长收肌和股薄肌更为明显，其肌腱在鼠蹊部容易被触摸到。

3. 髋关节外展肌的检查　测定外展肌肌力最好的方法是，让患者尽可能地伸展髋关节仰卧于检查台上。如果有髋关节的挛缩，则必须使小腿从检查台下垂，因为膝关节的挛缩可以引起髋关节屈曲，在膝关节屈曲位上能够发现隐藏的股薄肌和内侧腘绳肌是如何地外展受限，为此要求患者将大腿伸开。通过对髋关节和膝关节屈曲的外展与髋关节和膝关节伸展位的外展之间的比较，可以明确股薄肌和内侧腘绳肌短缩的程度。检查者在患者髋关节最大外展位上给予抵抗，其助手一定要防止患者出现骨盆倾斜。当患者努力地外展髋关节时，有使髋关节轻度屈曲的倾向，通常是阔筋膜张肌的作用，若检查者助手轻轻压迫大腿的前面，能够消除其屈曲。即使有很轻度的髋关节屈曲挛缩，若存在内收肌挛缩，则在侧卧位上进行外展肌的检查毫无意义，因为在这一体位上，所见到的外表上的髋关节外展，有由于躯干肌群活动、骨盆倾斜而引起的倾向。

也可以被动、缓慢地使髋关节外展，来进行同样的测试。其目的是为了得知外展受限的程度，了解发生痉挛的情况。对于幼小的患儿，如果尝试着越过已经短缩的内收肌群的活动范围进行髋关节外展，会引起疼痛，而且勉强地越过活动范围的话，患儿要么会躲避检查，要么会情绪变坏。进行外展的测定时，当一侧髋关节的外展明显受限而另一侧外展良好的情况下，在测量两侧正确的髋关节外展范围时，可以以两侧的髂骨嵴为标记。

小儿期正常髋关节被动伸展的范围不大，伸展受限或固定的屈曲常常在早期被发现，有代偿性腰椎前弯者更明显。

　　4. 髋关节伸展肌的检查　对于髋关节伸展肌群的检查,与检查关节活动范围相比,更重要的是检查其收缩的质量,因为关节活动范围会因屈曲挛缩而受限。

　　检查时患者俯卧于检查台上,使髋关节屈曲,大腿下垂于检查台的一端。然后,使两下肢同时上举,可以观察臀肌的收缩并能够进行触诊。

　　如果检查者要求去掉腘绳肌的影响,也可以使膝关节呈屈曲状态,于是由于股直肌的紧张使髋关节屈曲增强。将大腿放在检查台上,在俯卧位上检查髋关节伸展的方法,适用于只能被动地使髋关节取伸展位的患者。表面上的髋关节过度伸展,是由于骨盆上举或者倾斜,或者是躯干伸展肌的作用。对于正常人来说,有时也难以使髋关节过度伸展。

　　被认为有髋关节伸展受限、没有固定的屈曲变形时,可以让患儿俯卧位,并且使腰椎、骨盆呈伸展状态,通过在表面上观察没有发生髋关节伸展的情况,再一次确认伸展受限的有无和程度。

　　5. 测定髋关节的回旋受限　特别是髋关节外旋受限,还通常伴有屈曲、内收变形,这一变形的形成机制很复杂,是由于复合的原因所导致。髂腰肌短缩导致内旋受限,另一方面,阔筋膜张肌的紧张会导致外旋受限,而且当髋关节屈曲时,内收肌群的短缩同样使外旋受限。决定回旋范围的方法是,使髋关节尽可能地伸展,如果没有明显、固定的内收变形,最好使髋关节处内收、外展中间位上检查。进行回旋受限的检查之后,当膝向着正面时,可以通过记录髋关节的正面和大转子的外侧面呈相对的方向,这是临床上决定前倾角的有用目标。当髋关节有内旋或外旋痉挛时,运动范围同时受限,所有这些常常都是共存的。

　　(二) 步行时对髋关节的检查

　　1. 特伦德伦堡试验　对具备步行功能的患儿进行步行检查,必须记载当体重负荷在髋关节上时出现的身体倾斜,或者有向一个方向走的倾向。倾斜步行可能是由髋关节外展肌肌力低下所致,这需要通过特伦德伦堡试验(Trendelenburg test)为阳性来确定。特伦德伦堡试验又称单足站立试验,在正常情况下,用单足站立时,臀中、小肌收缩,需要将对侧骨盆抬起才能保持身体的平衡(图 8-34a),如果站立侧患有先天性髋关节脱位,因臀中、小肌松弛,对侧骨盆不但不能抬起,反而下降(图 8-34b),即为单足站立试验阳性。

　　2. 步行中步幅改变　如果有髋关节伸展肌的痉挛或短缩可以显示出步幅变小或步幅加宽,所以显示骨盆有回旋的倾向(步幅变小可能是由于腘绳肌紧张或在步行摆动相上髋关节屈肌伸张反射的活动性所致)。髋关节伸展肌肌力低下或者髋关节固定的屈曲变形,表现在步行时髋关节和膝关节的屈曲和腰椎前弯的增强。

　　(三) 立位时对髋关节的检查

　　对于不具备步行能力或者可能立位,或者是在检查时尚未能学习到立位的患儿,只要设法让患儿垂直地站立,就可以在垂直位上观察其立位姿势。有一些患儿在垂直姿势中,伴有髋关节的伸展和内收,具有夸张的伸展反应的倾向。与此相反,有些患儿则有髋关节屈曲、内收的倾向。也有的患儿由于有两侧臀肌肌力低下和髋关节屈曲内收痉挛,在短时间内可以竖直站立,随着髋关节逐渐地屈曲、内收和膝关节的屈曲,则使身体下降(图 8-35)。有的患儿障碍程度为不对称性,例如有两侧髋关节屈肌群、内收肌群不对称性痉挛的患儿则可以用一侧下肢站立,另一侧下肢呈屈曲、内收状态(图 8-36)。

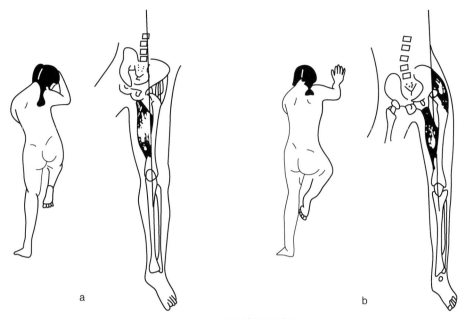

图 8-34　特伦德伦堡试验
a:正常;b:髋关节脱位。

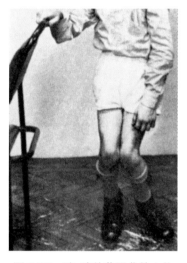

图 8-35　髋、膝关节屈曲的立位
姿势

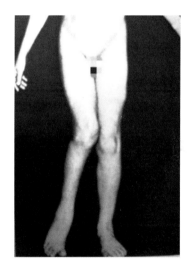

图 8-36　用左足站立右下肢屈曲
内收的立位姿势

（四）髋关节肢位对身体姿势的影响

无论是有可能取立位还是不可能取立位的脑瘫患儿,其特征都是在静止时下肢呈整体模式的姿势。正常的髋关节处外展 20°,回旋中间位。若内收肌过度紧张或短缩,使这一正常肢位发生变化,为此,出现双膝相向的状况。髋关节无论是内旋还是外旋的病例都很少见。在观察髋关节时应同时观察躯干的姿势,特别要通过髂骨嵴两侧的高度来观察和注意骨盆是否有倾斜。在临床上,当有两侧下肢的长度差异时,要对确实或明显的下肢短缩进行测量,了解两下肢长度差异的程度。

必须考虑到髋关节的肢位常常与骨盆和腰椎的姿势相互关联,尤其是存在腰椎前弯或侧弯时应特别注意。如果有骨盆倾斜或腰椎前弯时,对髋关节的检查必须包含躯干的骨骼肌和反射的检查。

(五) 肌力

当小儿达到可以充分、独立地活动和充分的智力发育年龄时,对于髋关节的屈曲伸展、内收、外展、回旋运动范围的肌力就可以使用公认的从 0 至 5 的等级来记录。但是,对于脑瘫患儿已经变形的髋关节,则难以应用此方法来评定肌力。

临床上很少能够决定脑瘫患儿各个肌的活动性,但能够以较高的可信度来进行肌群活动性和动作能力的评定。当拮抗肌存在明显的痉挛,即内收肌存在明显痉挛时,检查者可以根据外展肌群最初的被动伸张情况很好地观察患儿的自动外展力量。患儿可以对抗重力在相反侧取侧卧位或取除去重力的仰卧位上对应维持外展的髋关节。

幼小儿或不能传达自己意思、对动作无反应的小儿的评定比较困难,但是,能够尝试着进行有髋关节肌活动障碍的暂定评定。例如,评定小儿髋关节外展肌的活动性时,让小儿侧卧位,尽可能地使髋关节外展,然后任其下落,如果髋关节外展肌肌力充分,则要防止外展侧下肢落向对侧下肢时发生碰撞。如果外展的下肢很容易地落下,或者撞上对侧下肢,则外展肌的肌力在 3 以下。

决定髋关节伸展肌的肌力比较困难,但是可以尝试着将小儿置于检查台台面的一端使其髋关节屈曲,在检查台面上呈俯卧位。然后,使其两下肢在伸展位上上举,力求在小儿膝关节伸展或屈曲位上维持髋关节的伸展。为了评定幼小患儿的臀大肌或腘绳肌是否有活动性,可以任凭其大腿下落。对于回旋肌肌力的评定非常困难,对于脑瘫患儿也没有特别的价值。

(六) X 线像所见

在矫形外科的检查中,作为最初的辅助诊断方法应该是髋关节的 X 线摄影检查,特别是当髋外翻或前倾角增大时,应该反复地每隔 6 个月进行 1 次 X 线摄影。通常是在自然的仰卧位上,摄取前后位 X 线像。但是,当有明确的髋外翻时,尽可能在内旋位上摄取 X 线像。有确切情况,例如需要进行回旋骨骨切术时,为了观察股骨颈部的前方扭转则要追加特别的 X 线摄影。当然,让患儿取这一位置是比较困难的,所以有的学者不主张应用此方法。如果疑似髋关节半脱位,对于幼小患儿可进行特别的髋关节造影,比较有价值。

对于有必要评定的症状,可以根据诸如髋臼内股骨头的位置、Shenton 线的连续性、股骨颈存在外翻或前方扭转、髋臼的倾斜、股骨上位端的成长阶段、股骨轴和骨盆的位置关系、观察小转子等就知道髋关节回旋的位置。如果 X 线像再包含腰椎,则更有价值。如果有骨盆倾斜的临床证据,可能是由于腰椎前弯导致。

三、髋关节变形的机制

脑性瘫痪的髋关节变形的原因是髋关节周围肌群的肌力不均衡、日常生活中取错误的姿势以及随着患儿体格的生长发育使病态的髋关节不能适应。由于肌力的不均衡和日常长期持续取错误的姿势,不仅是髋关节周围的软组织,骨组织也会继发地产生适应性的变化。股骨颈前倾角就是股骨颈轴线与股骨髁额状面(即人体冠状面)所成的夹角(图 8-37),正常大约为 10°~20°,一般为 15°。正常情况下,股骨前倾角从出生后开始就自然地逐渐减小,而在脑瘫患儿此角反而增大。股骨颈部的外翻变形（图 8-38）由于肌力的不均衡和负荷体重的延迟而逐渐明显。脑瘫患儿出现髋关节异常的病例约为正常儿的 1/5。

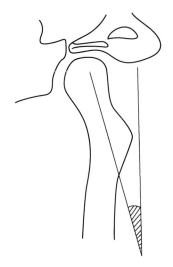

图 8-37　股骨颈前倾角

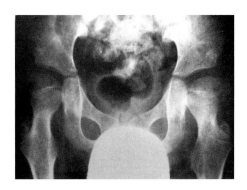

图 8-38　髋外翻变形的 X 线像

图中为痉挛型四肢瘫患儿未负荷体重的髋关节，有髋外翻。

脑瘫的髋关节最常见的变形是内收、屈曲和内旋变形，而外展、伸展、外旋变形则少见。内收变形和内旋变形常常同时发生，其原因是阔筋膜张肌的痉挛。屈曲变形单独发生者比较少，实际上屈曲、内收、内旋 3 个变形合并存在的类型比较多见。通常痉挛存在于髋关节内收肌群、屈肌群和腘绳肌，这些肌群的痉挛越在进行过剩的活动时越增强。常常认为屈曲、内收变形是单纯地由那些肌群的痉挛所导致，但是却不能说明为什么有 20% 的痉挛型四肢瘫不发生屈曲、内收变形。而且也不能说明对于具有同等程度的内收痉挛，虽然是应用相同的治疗方法，其中有的患者急速地进展为变形，而有的患者的变形则是缓慢地进展。

变形发展的关键不是在痉挛肌群中，而是在其相反的肌群中。在痉挛型四肢瘫或痉挛型双瘫中，不仅是内收肌群痉挛，同时臀部的外展肌群常常很弱。如果在所有变形发生之前测定髋关节外展肌的肌力，大多数情况下，肌力大约限定在 3（抗重力）。在很多几乎是完全外展的功能性瘫痪的病例，显示肌力相当低下，这些肌力低下初期起因于脑。但不包括与下位运动神经元脱神经相关的外展肌的变化，而是在外展明显减弱时发生神经的破坏。变形的程度和进行的速度与主动肌和拮抗肌活动性不均衡密切相关。即使持续地进行应用外展矫形器等的保守疗法，与具有明显痉挛的内收肌肌力相比，如果臀部外展肌有明显的肌力低下，仍然会导致内收变形进展。

变形的第一要素，通常是看肌肉和肌腱，特别是具有宽大肌腱部分的肌，这在长收肌、股薄肌、髂腰肌、半腱肌、半膜肌上表现很明显。在变形之后，会发生韧带和骨性的变化，而且由于肌的不均衡引起股骨颈部前方扭转和外翻的骨性变化。首先明确的是，变形时由于肌的短缩使活动受限。之所以有肌肉短缩的存在，部分是痉挛肌形成明显的优位姿势的结果，除此以外，缺失从弱的拮抗肌传来的刺激，使强力的肌发育受限。一旦强力的肌相对短缩，就会使弱的拮抗肌相对延长，则破坏了有效的肌的平衡。其强力短缩的肌肉成为机械有利的状态,产生增强的活动。与此同时,比较弱的瘫痪肌出现减弱、不利的活动,特别是在需要进行在其可动范围的外侧端活动的场合更会出现不利的活动。

痉挛型脑瘫的麻痹性变形,还在另一个因素下进行,即由于从短的肌肉中的肌纺锤传来的知觉输入增加,逐渐地与正常活动被伸张的状态相类似。增强的知觉冲动使痉挛肌的反射活动明显增强,不只是有继发地使下肢的其他部分痉挛增强的可能,而且对上肢的功能也有影响。临床上针对这一因素,常常在进行了内收肌和腘绳肌的肌腱松解术后,上肢的功能也得到改善。

四、髋关节功能障碍

(一) 内收变形

内收变形是在髋关节出现的最普通的变形,如果患儿神经学的模式是对称的,则变形在两侧同时以同等程度发生。而在不对称的瘫痪,常表现为一侧的髋关节在数年间保持适当的外展范围,而另一侧表现为进行性的外展范围受限。

1. 内收变形的产生原因 产生内收变形的痉挛肌主要是长收肌和股薄肌,除此以外,也包括短收肌、耻骨肌和大收肌的前部,也有的病例中可见到耻骨肌肥大。长收肌是产生内收变形的髋关节肌中最早出现的肌,股薄肌即使是单独的发挥作用,也是导致髋关节脱位的双关节肌。另外,髋关节的内收变形多数伴有内侧腘绳肌的变形。一般发现内收肌痉挛或变形是比较容易的,所以有必要于早期的检查中在髋关节屈曲位上进行迅速、被动地分开两腿的动作,通过这一动作了解内收肌痉挛的情况。对在髋关节伸展位上的外展动作的抵抗中,包含着内侧腘绳肌的抵抗。

2. 检查肌痉挛的方法 辨认股薄肌挛缩的检查方法是,让患者俯卧于检查台上,膝关节屈曲 90°,下肢尽可能地外展之后,使膝关节徐缓地伸展。如果股薄肌没有痉挛(spastic)或紧张(tight),则髋关节就完全没有随着膝关节伸展而内收的倾向。但是,即使有很少的紧张或挛缩(flexion contracture)也会发生髋关节内收。

检查内侧腘绳肌时让患者仰卧位,一边使髋关节屈曲 90°并保持在最大的外展位上,一边被动地使膝关节伸展。如果膝关节在髋关节屈曲、外展位上能够伸展,说明内侧腘绳肌有痉挛,是消极(negative)的因素,如果膝关节伸展不充分,则说明内侧腘绳肌没有痉挛或者是轻度的痉挛,是积极(positive)的因素。

3. 危害 髋关节内收变形可以使其外展的可动范围减小,强度的变形甚至可使外展活动范围成负数,这是由髋关节的外展力受损所致。存在髋外翻或有效的外翻(effective valgus)时容易使髋关节失去向心性而导致脱位,这一倾向会因内侧腘绳肌的挛缩而被强化。

(二) 屈曲变形

1. 原因 具有使髋关节屈曲作用的肌有髂腰肌、股直肌、阔筋膜张肌、缝匠肌、臀中肌前部、臀小肌前部和耻骨肌等。在这些肌中最具有使髋关节屈曲力的肌是髂腰肌,该肌与髋关节脱位等相关程度很高。在屈曲变形的最初阶段,作为最重要的髋关节屈肌的髂腰肌往往是唯一的短缩肌。而作为这些肌肉拮抗肌的腹直肌、腹外斜肌和腘绳肌、颈屈肌的肌力过弱,从而造成髋关节屈曲紧张,最终导致屈曲变形。

这种现象在患儿的幼儿期表现不太明显,但到了年长儿,出现高度内收变形失去髋关节的向心性时,髂腰肌确实是应该首先被怀疑的肌。不管患儿是否能取起立姿势,髋关节的屈曲变形都会影响到脊柱,特别是可以合并腰椎前弯,另外还可以产生膝关节的屈曲变形和膝的过伸展姿势。

髋关节屈曲变形常常伴有内收变形,通常屈曲变形或者单独存在,也或者是由于在早期进行了内收肌松解术,内收变形被矫正之后反而发生了屈曲变形。

2. 对患儿运动功能的影响　髋关节屈曲紧张对患儿翻身、膝立位、站立和行走等功能都有很大的影响,但对坐位影响较小。

其影响在不同的体位上有不同的表现:

(1)仰卧位:髋关节和膝关节呈屈曲状态,所以很难保持下肢伸直。由于骨盆的屈曲紧张而致下腰部抬起,使躯干成为所谓的"桥"形。

(2)翻身运动:因为髋关节的屈肌紧张,使其伸展发生困难,所以患儿只能以屈曲髋关节的方式进行翻身运动,使从仰卧位向俯卧位的翻身活动发生困难。同时,由于腹直肌、腹外斜肌和臀大肌过弱,使抬起臀部的活动发生困难,也是影响翻身运动的原因。

(3)坐位:由于髋关节屈曲导致坐位的基底面积窄小,影响坐位功能的发育。

(4)膝立位:患儿不能维持竖直的膝立位,如果在扶持下使其成为膝立位时,表现出明显的髋关节屈曲和臀部向后方凸出。此时患儿常常由于难以维持膝立位而将臀部坐于下肢上。

(5)立位:患儿由于髋关节屈曲而将身体重心放在其身体的前方,表现出踝关节跖屈和膝关节过度伸展。

(6)步行:由于上述身体重心和踝关节等问题,患儿不能充分地抬起下肢,使步行发生困难,出现尖足或外翻尖足,步态异常,步行运动不协调等症状。

3. 髋关节屈曲挛缩　髋关节屈肌重症痉挛可以出现挛缩。正常的髋关节屈曲可动范围为125°,如果小于125°,即可判定为挛缩,根据其屈曲度数可诊断为不同程度的挛缩。

髋关节屈曲挛缩程度判定:

(1)轻度:屈曲程度90°以上,小于125°。

(2)中度:屈曲程度45°以上,小于90°。

(3)重度:屈曲程度小于45°。

(三) 内旋变形

由于阔筋膜张肌的痉挛可导致髋关节屈曲和内旋变形。此外,引起髋关节内旋和屈曲的肌还有臀中肌前部和臀小肌前部,Bleck 发现在切断髂腰肌后常常在髋关节见到其外旋范围扩大,所以认为髂腰肌的作用除了屈曲还有内旋作用。还观察到即使是髋关节在伸展位上也不可能出现的被动外旋,而如果在髋关节90°屈曲位上,则外旋可以增大15°~20°,此现象适应于所谓的髂腰肌的衰退(recession)。内收肌和内侧腘绳肌也是强力的髋关节内旋肌,特别是在膝屈曲位上后者的作用更显著,是内旋变形的原因肌。内旋在外展肌弱的时候也出现,在骨性前倾角增大的时候也发生内旋变形。

脑瘫的髋关节内旋变形常常与屈曲变形和内收变形相伴,内旋变形的进展不是髂腰肌的作用,莫如说髂腰肌通常是具有外旋作用。最确切的髋关节内旋肌是臀中肌的前方纤维和阔筋膜张肌。但是,在脑瘫这2个肌都表现为痉挛或肌的强度不是很强。通过对内收肌群和内侧腘绳肌作用的研究,明确了当髋关节屈曲时,这些肌有非常强的使髋关节内旋的作用。为此,考虑当髋关节有固定的屈曲、内收变形时,内收肌群和内侧腘绳肌与髋关节的内旋变形有很大关系。如此说来,对屈曲和内收变形的矫正也就是对内旋变形的矫正。实际上,对于伴有上述3个变形要素的大多数患者,这一矫正方法正在被应用。

在其他的病例中发现,即使是矫正了屈曲、内收变形,内旋变形仍然持续存在。这些患者在临床的X线像上几乎都显示出由于股骨颈部前倾角增大,并因此导致内旋变形,这样的病例,由于患者伴有脚趾(in-toeing)的内旋而致步行困难。

(四)伸展紧张与伸展变形

1. 原因　髋关节伸展紧张多见于痉挛型四肢瘫和重症痉挛型双瘫患儿,临床表现为髋关节处伸展紧张状态,不能充分屈曲。其原因是腹直肌、腹外斜肌和腘绳肌和屈颈肌群全部或部分紧张、痉挛,而作为这些肌肉拮抗肌的髂腰肌、股直肌、阔筋膜张肌、腰方肌和伸颈肌群过弱,从而造成髋关节屈曲紧张。

在脑瘫病例中髋关节伸展变形非常少见,有时在髋关节屈曲受限,引起腘绳肌短缩时发生。腘绳肌中的几个肌发生短缩,在四肢瘫及双瘫患者是非常普通的,其结果是引起膝关节屈曲变形。但是,如果是重症的四肢瘫,腘绳肌短缩主要导致髋关节的屈曲范围受限,可以通过直腿抬高试验(straight leg raising test)进行检查(图8-39),直腿抬高试验的测验方法是让患者平卧于检查床上,检查者握住患者的踝关节,将整个下肢抬起,查看下肢与床面之间夹角度数的大小,此时患者出现相应的临床体征,是判断疾病的查体方法。正常人此角度可以到90°,如果在70°以下就出现下肢麻木、疼痛、放射性胀痛等症状,说明直腿抬高试验是阳性。进行直腿抬高试验时,30°以下则为重症障碍。这样的患者不能取长坐位,不能大步走,呈现伴有骨盆回旋的特有步态。

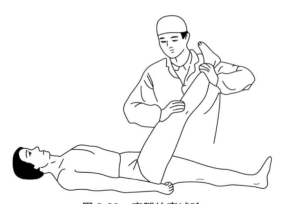

图8-39　直腿抬高试验

2. 对患儿运动功能的影响　如果髋关节伸展紧张伴有内收、内旋容易导致双下肢交叉,同时对患儿翻身、坐位、四爬运动和行走等功能都有很大的影响。

其影响在不同的体位上有不同的表现:

(1)俯卧位:髋关节和膝关节呈伸展交叉模式,下肢屈曲困难。如果骨盆有伸展紧张则使下肢屈曲于腹部下方。

(2)翻身运动:因为髋关节的伸肌紧张,其屈曲发生困难。所以患儿只能以伸展髋关节的方式进行翻身运动,使从俯卧位向仰卧位的翻身活动发生困难。同时,由于髂腰肌和股直肌等过弱,使抬起下肢的活动产生困难,也是影响翻身运动的原因。

(3)坐位：由于髋关节伸展紧张导致坐位不稳定，严重影响坐位功能的发育。

(4)立位：患儿由于髋关节伸展紧张，使身体以伸展模式占优势，重心向后，影响立位稳定性。

(5)步行：由于上述身体重心以及髂腰肌和股直肌等过弱等问题，患儿不能充分地抬起下肢，步行发生困难，出现步态异常，步行运动不协调等症状。

(五)髋关节脱位

脑瘫的髋关节脱位，事实上常常是麻痹性脱位。如果在早期，例如6~9个月时发现，应首先考虑是先天性髋关节脱位，X线所见是髋臼变浅，骨核缩小，完全与先天性髋关节脱位的所见相同。脑瘫的髋关节脱位与此完全不同，髋关节由于内收肌和屈肌短缩而出现内收、屈曲，逐渐进展而导致脱位。

人在进行几乎所有的活动时，没有必要让髋关节最大地外展，在坐位、爬、步行之时，髋关节外展范围为40°或者稍大一些就可以了。但当髋关节的外展范围缩小在20°~30°以下时，特别是伴有固定的屈曲时，会在早期进展为髋关节半脱位，更有可能进展为脱位，这常常是数月以内发生的问题。

即使髋关节被动伸展受限，也可以进行很多的活动。但是，固定在15°~20°以上的屈曲变形则导致难以保持平衡，这样的患儿在步行时，会出现腰椎前弯或膝关节屈曲或者是两方面都存在。有40°以上的固定屈曲变形的患儿会面临很多非常不便利的问题，不仅导致步行异常，也容易导致膝关节的继发性屈曲变形。如果同时合并髋关节内收变形，则可能导致髋关节脱位。

1. **发生率**　脑瘫的髋关节脱位的发生率，不同的报告大不相同，为2.6%~28%。之所以不同，是因为评定时患者的年龄不同、脑瘫的类型不同、评定的人员不同、处理和治疗方法不同等原因。另外，髋关节脱位的发生受后天因素的影响。PollockS 和 harrard 曾报道，脑瘫患儿有23%有半脱位或脱位，在重度的脑瘫患者见到28%有半脱位或脱位。

2. **髋关节稳定的基础**　在动物进化过程中，四足动物的髋臼窝较深，股骨头被骨性髋臼窝覆盖，不容易脱位，但也因此活动范围较窄。而人类的骨性髋臼窝浅，有较大的活动范围，可进行动物不能完成的内、外旋活动。并因髋关节周围短的单关节肌发达，使髋关节通过这些关节周围肌肉保持着稳定的位置。

正常情况下，髋关节稳定的基础是依靠髂腰肌、髋内收肌的屈曲、内收力和臀大肌、臀中肌的伸展、外展力之间的均衡。在正常情况下，两群肌肉力量均衡使股骨头稳定于髋臼内。

3. **原因和病理**

(1)髋关节周围肌肉力学不均衡：关于髋关节痉挛性脱位的机制，如图8-40所示，由于弱的髋关节外展肌和伸肌致髂腰肌和内收肌的短缩和活动过剩，并由此使髋关节的活动中心从股骨头移动至小转子。向前外方的力量作用于髋关节的关节囊，使之拉长，导致髋关节脱位。

脑瘫患儿的髋关节脱位与先天性髋关节脱位不同，后者是在出生时即出现，而脑瘫患儿往往出生时髋关节正常，1~2岁之前在X线片上髋关节几乎在正常范围(图8-41)。随着年龄的增长，由于长时间的髋关节周围肌肉的不均衡(muscle imbalance)而导致髋关节脱位。

主要表现出不均衡的是内收肌和髂腰肌，两肌由于痉挛、挛缩而发生短缩，而作为拮抗肌的臀大肌和臀中肌力量减弱，于是就形成了很强的屈曲、内收力量和很弱小的伸展、外展力量，两者明显地不均衡，再加上腰大肌和股直肌紧张，导致股骨向外上方活动，而使股骨头从髋臼窝脱出。

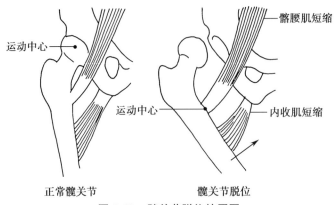

图 8-40 髋关节脱位的原因

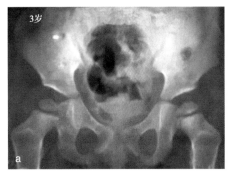 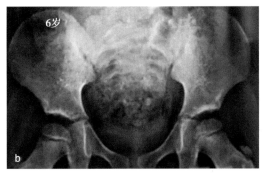

图 8-41 正常儿童髋关节 X 线像

这种情况常见于有明显肌肉痉挛,在神经学上呈现未成熟的整体运动模式的重症患儿。因为髋关节会随着痉挛加重而发生变形,痉挛越重,髋关节的内收、内旋变形就越重,而且在以后运动发育也就越不成熟。另外,障碍程度越重股骨颈部的前倾角和髋臼角(图 8-42)就越大,于是逐渐地出现髋臼形成不全,随着髋臼形成不全程度的加重,会引起股骨头向侧方移动。并因此而增强了髋关节的屈曲变形,至学龄期前后,进展为髋关节脱位或半脱位,其中多数为一侧性。重症患儿多表现为神经学方面的不成熟,即由于原始反射残存,导致身体姿势的左右不对称,髋关节周围肌肉之间的紧张性不均衡,并因此引起不良肢位,这些都是发生髋关节脱位和半脱位的重要原因。

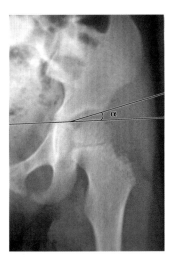

图 8-42 髋臼角的测量

髋臼角的测量方法:在骨盆正位片,自髋臼髂部斜面所引的斜形线,与"Y"形软骨连线所形成的夹角。正常时,新生儿为 30°,1 岁以后不应超过 25°,2 岁 20°,成人 10°。如果此角度增大表示髋臼变浅,结合其他重要特征(例如髋臼浅、髋臼角增大、Shenton 线、帕氏方格等)的相应改变提示髋臼发育不良等疾病。

(2)不稳定的负荷体重构造:由于患者不能站立或站立时间短,下肢负荷体重的量低下,导致股骨颈干角(图 8-43)增大和髋臼形成不全,形成一个不稳定的负重构造。

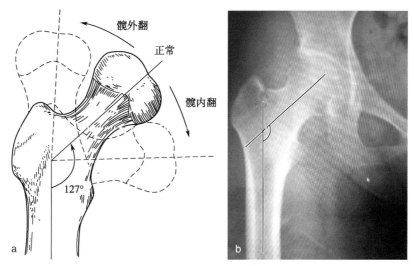

图 8-43　股骨颈干角

a:实际测量方法 b:X 线片上测量

　　股骨颈与股骨干形成一个向内的角度称为颈干角,此角度在小儿出生时为 135°~145°,随年龄增长逐渐减小,到成年男性平均 132°,女性平均 127°。大于此角者,为髋外翻。小于此角者,为髋内翻(见图 8-43a)。

　　正常的颈干角与前倾角可以使体重更广泛地分布在髋臼与股骨干上,同时可增加下肢的活动范围。

　　起初,有的学者认为,麻痹性脱位是由于髋关节屈肌和内收肌明显短缩,而臀肌弱或有瘫痪而导致。所有学者都认为,脑瘫的髋关节作为肌的不均衡,特别是相对于强大的髋关节内收肌,弱的外展肌引起髋关节半脱位和脱位是持续的要素。

　　几乎所有有半脱位和脱位的髋关节,都有股骨颈部的外翻和前倾角的增大,这 2 个因素通常是一起发生,其中前倾角增大是最重要的特征。前倾角增大和股骨颈部的外翻变形独立存在或两者共存,这两者在伴有髋关节肌肌力低下的瘫痪状态中发生是极普通的。Samilson 等报告,脑瘫半脱位和脱位者髋关节的前倾角平均为 69°(正常为 10°~15°),有外翻变形者的颈干角,半脱位平均是 154°,脱位平均是 160°(正常为 130°)。

　　有的学者认为,在脱位的成因中,股骨颈部的前倾角增大和外翻与肌的不均衡相比,是最为重要的因素。而股骨颈部的变形,也确实有助长脱位的倾向。当下肢处自然外展位时,对于髋臼不是向心位,而且大转子处于外侧,几乎就在正下方,如果臀中肌的止点就在此位置,则使作为外展肌的臀中肌的有效力量被限制。股骨颈部的外翻和前倾角的增大本身并不能引起髋关节脱位,很多病例证明,虽然由于股骨颈部的外翻和前倾角增大的进展而引起髋关节肌的肌力低下,但如果屈肌和内收肌对于臀肌没有不均衡的作用,髋关节也不能脱位(图 8-44)。

　　图 8-44a 中是在两侧髋关节的股骨颈部有明显的外翻和前方扭转增强变形,右侧髋关节脱位,左髋关节未脱位。临床检查左侧臀肌肌力正常,右侧有明显瘫痪。b 中是对 a 的患儿右侧外翻骨进行了骨切术和脱位整复术后 2 年,未进行内收肌松解术和肌的平衡化手术,所以很快就再度发生了脱位。

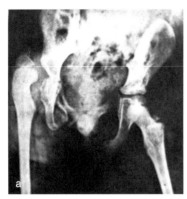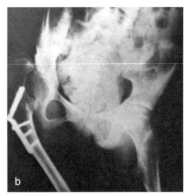

图 8-44　脑瘫患者的髋关节脱位 X 线像

a：右侧髋关节脱位；b：手术治疗后 2 年。

　　事实证明，只是进行股骨颈部外翻和前倾增大的骨切术，不能矫正肌的不均衡，即使是得到了充分的骨性矫正，也难以预防再度发生髋关节脱位。另一方面，如果没有过度的前倾增大和髋外翻，即使不进行骨切术，仅通过矫正内收、外展的不均衡，也可以成功地预防髋关节半脱位。但是，对于放置不管的病例或已经重度脱位的髋关节，不矫正股骨颈部的外翻和前倾的增大，单纯依靠软组织的手术也不能保证脱位的充分复位。

　　股骨颈扭转角就是股骨颈冠状面与股骨髁冠状面（即人体冠体面）所成的夹角。即在透视下内旋股骨，股骨颈最长时髋内旋的角度。

　　Sharrand 讨论的关于髋关节脱位的机制，认为在麻痹性脱位的进展过程中，通过使髋关节在伸展位上的内收、外展，可以使髋关节脱位，得以复位。而在髋关节屈曲时，即使是内收、外展，脱位也难以整复。通过应用影像和电影录像技术的 X 线分析，麻痹性脱位进展期间，髋关节的运动轴由股骨颈的中心移向末梢，移向小转子部位。由于内收、外展使股骨头向外上方移动，导致髋关节囊被拉长，终至脱位。一旦内收被固定成为重度，则将成为永久性脱位。

　　脱位进行过程中，通过切断髂腰肌的手术可以使正常、近的运动轴得以归位。如果也将内收肌在其起点部位切断，运动轴可以返回股骨头的中心。由此看来，原发麻痹性脱位的机制是由于髋关节屈肌和内收肌相对短缩，将其作为瘫痪的现象，是由髋关节屈肌和内收肌强大，臀肌弱小而引起的。股骨颈部外翻和前方扭转增大使上述倾向更为增强，会导致与将大腿向中枢侧移动相关的所有骨盆和大腿的肌发生短缩。

　　脑瘫的髋关节脱位越是神经学发育未成熟者发展越迅速，并成为重症，不随意运动和痉挛混合型者表现更明显。如果有脊柱侧弯，髋关节脱位的倾向更加增强。在有固定的骨盆倾斜，特别是非对称性的侧方躯干肌过剩地活动，以及伴有由于 Galant 反射残存而致胸腰椎 C 弯曲时，则使髋关节成为一侧呈内收位，另一侧呈外展位。处于这样的体位，即使是内收肌和外展肌中等度的不均衡，仅因存在股骨颈部的外翻，就可以导致脱位。神经学未发育状态，以及原始反射残存，也助长脱位的倾向。

　　4. 发生年龄　脑瘫发生髋关节脱位的平均年龄是 7 岁，最小的在 6 个月发现，最年长的在 12 岁时发生。除了不满 1 岁时发生脱位的患儿，髋臼变浅不是脑瘫髋关节脱位的确实特征，在先天性髋关节脱位中见到的髋臼缘发达的倾向或关节囊进入髋臼内的倾向也不强。之所以脑瘫患儿的髋关节脱位症状一般发生在 7 岁前后，是因为在这一时期，由于身体的成长速度加快、运动性增强，以及因入学而减少训练等因素使病情加重，所以在这一时期必须对患儿进行适应新环境的训练。过了这一时期很少有从半脱位进展至完全脱位的病例，因为这时虽然仍有肌肉的不均衡，但是与髋关节本身的稳定性相关的关节囊、韧带等软组织和骨骼的性能都已经明显增高，故可阻止髋关节脱位的发生。

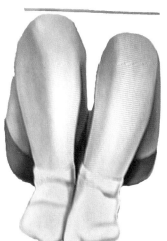

5. 髋关节脱位的症状和体征

（1）症状：髋关节脱位临床表现为脱位侧下肢短缩、活动范围受限、内收变形等特有症状。

（2）体征：适用于脑瘫患儿髋关节脱位的检查方法如下。

1）髋关节屈曲外展试验：患儿仰卧位，使其双膝关节和双髋关节均屈曲90°，然后检查者外展患儿的髋关节。如果外展受限，其范围在70°以内，可疑有髋关节脱位。

2）Galeazzi征或Allis征：患儿仰卧位，双髋关节屈曲90°，将其双腿并拢，双侧内踝对齐，观察两膝关节平面的高低，如果有髋关节脱位则患侧的膝关节平面低于健侧（图8-45）。

图8-45 Galeazzi征

（3）辅助诊断：应用髋关节X线正位像来判断是否有髋关节脱位，应用头臼指数（acetabular head index，AHI）评价髋关节的状态，如图8-46所示。

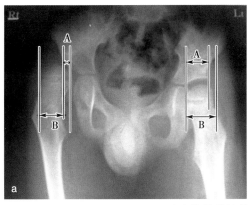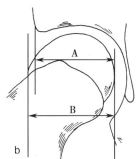

图8-46 头臼指数的计算方法
a：X线像测量方法；b：测量方法模式图。

图中A：为从股骨头内侧缘至髋臼外缘的距离；B：为股骨头横径

AHI的计算方法：$AHI = A/B \times 100（\%）$

AHI值表示股骨头的大小与髋臼深度相称的状态，正常情况下其特点是头臼指数随着年龄的增长而下降，一般正常值在84~85。

图8-46a是脑瘫痉挛型四肢瘫患儿的髋关节正位像，片中见左髋关节脱位，经测量，A为4，B为22，AHI值为18.1，右侧髋关节半脱位A为16，B为22，AHI值为72.7。

图8-47是脑瘫痉挛型四肢瘫患儿的髋关节正位像，显示右侧髋关节脱位。

图8-48是一名12岁的痉挛型双瘫患儿的髋关节正位像，显示两侧均有髋关节半脱位，髋臼发育不良，该患儿可以拄拐独立步行。

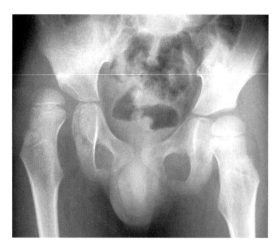

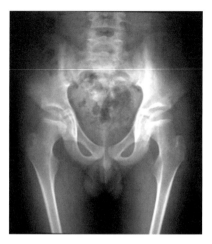

图 8-47   右侧髋关节脱位的 X 线片   图 8-48   双侧髋关节半脱位的 X 线片

脑瘫患者中相当的比率在髋关节有股骨颈部的前倾角增大,也有相当多的病例有某种程度的股骨颈部确实的外翻。仅有这一症状并非半脱位的症状,半脱位最初的症状是 Shenton 线的紊乱(图 8-49)。有 Shenton 线紊乱时,为了不放过任何异常的活动模式,要在髋关节内收位和外展位上分别摄取 X 线像。伴随着半脱位的进展,相对于髋臼,股骨头向近位侧、外侧移动,这一所见在髋关节屈曲内收时更加明显。最终,股骨干强力地内收、屈曲,髋关节脱位。在婴儿髋臼窝浅,骨核也小,这与先天性髋关节脱位的 X 线所见相同。对幼儿进行髋关节造影,可以发现在脱位的早期见到比较轻的髋臼障碍,通过对脱位的整复,骨性的髋臼可以自然地发生髋臼的再形成。3 岁以上患儿发生髋关节脱位时,髋臼已经形成,所以髋臼的损伤通常比较少。

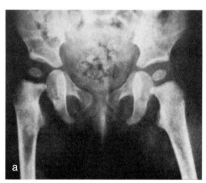
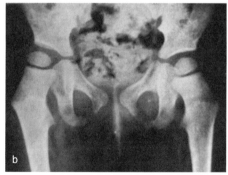

图 8-49   脑性瘫痪髋关节 X 线像的变化
a:Shenton 线紊乱和股骨头稍向上外方移动;b:右髋关节半脱位。

图 8-49 中,有左侧 30°、右侧 70° 的外展受限,其中 a 所示的是髋关节半脱位的最初症状,表现为 Shenton 线的紊乱和股骨头稍向上外方移动,两侧有前方扭转增大和外翻。b 所示的是与 a 同一患者 9 个月后右侧髋关节成为半脱位,右侧适应于内收肌松解术。

6. **髋关节脱位的预防**   在 X 线上证明出现了 Shenton 线的紊乱,就有髋关节半脱位的可能。半脱位一旦开始出现,无论进行怎样的保守治疗,半脱位都会缓慢、在不留意中进展着。脑瘫的半脱位和脱位是否能预防尚无定论,2、3 年后就会完全脱位。通过应用伸展或外展位的矫形器维持髋关节被动外展位,可以某种程度上防止半脱位的进展,但是,这种治疗方法本身并不完美,常需要通过手术治疗来补充治疗效果。

　　临床和 X 线上髋关节半脱位的证据,通常是中度或重度的髋关节外展受限,以及常见的伸展受限,同时在临床上见到伴有臀部外展肌肌力的明显低下。对于半脱位的治疗,牵引是无效的,而且患者无法忍受,而且常使腰肌和内收肌的伸张反射增强。

　　7. 髋关节脱位的监测

　　(1)股骨头偏移百分比的计算方法:为了预防痉挛型患者髋关节脱位的发生,需要定期监测髋关节的发育情况,股骨头偏移百分比(migration percentage,MP)是评价髋关节发育不良的主要指标。

　　MP 值的测量方法:如图 8-50 所示,通过两侧髋臼内下缘顶点做一连线 H,并以髋臼外上缘做一垂直线,即 P 线(Perkin 线)。图中 a 为股骨头在 P 线外侧的部分,b 为股骨头横径。MP=a/b×100%。图中 a 示在 X 线片上的测量。

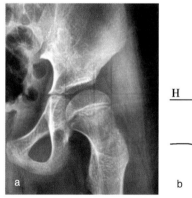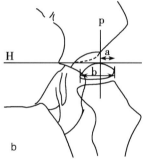

图 8-50　股骨头偏移百分比的测量方法
a:X 线片上测量;b:测量方法模式图。

　　(2)应用股骨头偏移百分比评价髋关节脱位:MP 值小于 33% 为正常,33%~50% 之间为髋关节半脱位,大于 50% 为全脱位。

　　(3)拍摄髋关节 X 线片的最佳体位:患者平卧,双下肢取内旋中立位,髌骨垂直向上,骨盆无倾斜和旋转。如果患者有一侧或双侧变形难以取上述体位时,需要确保两侧对称(图 8-51a)。如果有髋关节屈曲或脊柱前凸时,可以使用软垫垫于屈曲的双大腿之下(图 8-51b),以确保骨盆相对正常位置。总之,是要确保髋部的中立位。

　　8. 髋关节脱位的影响

　　(1)髋关节的支持功能低下:脱位侧下肢负荷体重时会引起不良肢位,并因此引起立位和步行的障碍。

　　(2)髋关节活动范围受限:患侧髋关节呈内收屈曲位,致使身体成为非对称的肢位。在坐位上骨盆后退,使坐位平衡不佳,如果不予以处理可导致脊柱侧弯。

　　(3)疼痛:从青春期至青年期,半脱位或脱位的髋关节会出现疼痛,是由于软组织被牵拉以及软骨损伤而引起疼痛,这种疼痛又会加重肌肉痉挛,从而形成恶性循环。另外,疼痛还可引起患儿情绪不佳、睡眠障碍、摄食障碍等,以致全身状态不佳。

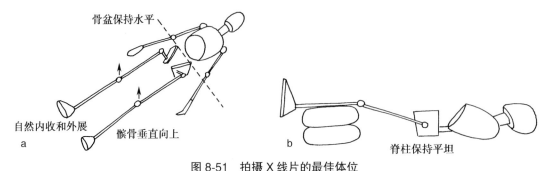

图 8-51　拍摄 X 线片的最佳体位

a:拍摄最佳体位;b:小腿加垫保持脊柱平坦。

　　需要注意的是,并不是所有患有髋关节脱位的患儿都存在上述 3 项症状,临床上也见到患两侧髋关节脱位的患儿股骨部位活动良好而无疼痛者。

　　髋关节脱位不仅导致步行障碍,也引起坐位、卧位的不良姿势,同时,还会引起翻身、腹爬、四爬、坐位、立位等多方面运动障碍。因为髋关节处于身体中心部位,对整体运动影响明显,甚至影响全身的状态,所以应引起高度重视。

　　(4)对护理的影响:脑瘫患者的髋关节一旦脱位,由于大腿外展受限,使对会阴部的护理,以及穿、脱裤子发生困难。另外,因为会使患者失去坐位平衡,有时出现股骨转子处的褥疮。由于运动发育缓慢,即使是有步行可能的患儿,也会因为脱位而完全不能步行。屈肌和内收肌开始强度的反射性痉挛,股骨头摩擦骨盆的侧方。因为股骨头韧带或髋关节囊使股骨头出现凹痕,其结果是关节软骨被侵蚀,也出现凹痕,股骨头明显变形。

　　9. 髋关节明显半脱位和脱位的治疗　为了降低髋关节变形的危险,最重要的是对各个肌肉进行必要、特别的测量。应该致力于保持容易短缩的肌肉长度,特别是髋关节屈肌和内收肌的长度。理论上持续地应用外展矫形器使髋关节最大限度地外展,可以防止屈曲变形和内收变形。但是,这样会剥夺了小儿学习爬、站和步行能力的可能性。不利之处是,漫不经心、持续地应用外展矫形器,会导致髋关节外展肌群的失用性萎缩,且导致肌力明显低下。从保持痉挛肌最大伸张位这一点来看,由于向脊髓的知觉输入增强,会常常伴有非常明显的疼痛。但是,在夜间使用矫形器,如果只限定于幼小儿童,也可能使患儿逐渐地适应外展矫形器。

　　在物理治疗师和专门的康复医师指导下,由患儿的双亲每日进行被动运动,能够保持髋关节外展和伸展的可动范围,与应用矫形器保持被动可动范围有相同的效果。制止变形最小限度地进展的其他方法,是刺激弱的外展肌和伸展肌,这样能够抑制强的痉挛肌。这一方法是物理治疗技术的范畴,有很多技术可以将相应的姿势适用于抑制反射活动,促进髋关节外展、伸展的活动性。

　　当患儿能够起立时,要特别注意髋关节变形的进展,因为直立位会增高髋关节内收的活动性,而使外展的活动性减弱。

　　当确定髋关节已经半脱位、脱位之后,矫形外科医生进行检查比进行矫形外科治疗要困难。但是,经常可以尝试着进行脱位的整复或矫正最终发生的变形。对于完全脱位,只要没有经过 2 年或 3 年以上,即使是 10 岁以上的患儿,进行充分整复的成功率也很高。这是因为髋臼障碍程度较轻,特别适合于在年长儿时发生脱位的病例。

脱位即使是不能手法整复的场合,通常也几乎都有手术适应证,内收肌松解术后股骨的位置恢复正常,更容易对阴部进行护理,同时也能改善坐位平衡并能止痛。理想的是,对于有痉挛的小儿的髋关节脱位必须尝试进行整复,因为经过 4 年以上会发生再脱位,所以为了预防再脱位整复很有必要。

一旦髋关节完全向后方脱位,就可以见到重度的内收变形和中度的屈曲变形。臀部外展肌被拉长而失去作用,髋关节的关节囊也被拉长而容积增大。通常有明显的股骨颈部的前方扭转增大和外翻髋,有时有髋臼浅而与股骨头不相称。

治疗目的是矫正所有的变形和防止再度发生脱位,对肌肉的不均衡进行矫正。与软组织有关,已经紧张的组织是髋关节的内收肌群和屈肌群,与此相反,被拉长的是臀肌和髋关节的关节囊,于是明显弱的臀部外展肌群和伸展肌群与强的屈肌群和内收肌群形成肌的不均衡。髋关节脱位后经过不久,可以与髂骨其他面在较高的位置上,形成新的关节。

对于很长时间持续取立位的病例,最初 2~3 周期间,牵引是有帮助的,但是在 2~3 周以上长期地牵引则无意义。

不能整复、经过长时间的髋关节半脱位或脱位,常常有很明显的疼痛感。即使是只能取坐位的患者,常常疼痛很难缓解。在极少数情况下,为了矫正变形,即使是半脱位或脱位也有必要考虑进行髋关节固定术。取代的方法是,为了矫正变形,在股骨上端进行外展骨骨切术。单纯进行这一手术,就能缓解疼痛。对于长时间脱位伴有明显变形只能坐轮椅的患者,最后的手段是进行股骨头切除术,但并不能说这个手术能获得真正满意的手术,因为在股骨颈部的断端或者皮下,可能会引起疼痛或褥疮。

五、髋带功能障碍

髋带由骨盆与髋关节组成,髋带肌群是身体核心肌群的一部分。髋带处于人体中心部位,虽然只能做有限的前倾、后仰、左右旋和侧转活动,但是这些细微运动对人体重心的控制和整体运动的协调性和身体核心稳定起着重要的作用。

脑性瘫痪患儿在发育过程中,常由于骨盆肌群的问题而使髋带发育滞后,也因此限制了上、下肢功能的发育。由于髋带与髋关节的功能密不可分,两者不能截然区分开,所以常在运动治疗中被忽略,常常只将注意力集中于髋关节上。关于髋带功能训练,请参照第五章第七节核心稳定性训练。

以下叙述髋带肌和大腿肌异常及其表现。

(一)内收肌群紧张、挛缩

1. **原因** 内收肌紧张、痉挛和挛缩是痉挛型脑性瘫痪患儿最常见的障碍之一,其发生原因如下:

(1)脑损伤本身导致:因脑损伤本身致内肌收群紧张或痉挛,在临床上表现出一系列症状。如果长时间持续地维持着紧张或痉挛状态,至年长儿时会导致内收挛缩。

(2)骨盆不稳定:由于骨盆不稳定会间接影响髋关节的运动,使其在运动时表现出过度紧张,特别是使内收肌群明显紧张。

2. **对患儿运动功能的影响** 两下肢紧张内收,外展困难。在移动运动中两下肢表现交叉,如腹爬时的两下肢交叉(见图 1-28)。最典型的表现是步行中的交叉步态(见图 1-32、

图 2-7）。剪刀步态又称交叉步态,是痉挛型脑性瘫痪的典型步态。因髋关节内收肌痉挛,步行时两髋内收,两下肢交叉,双膝内侧常相互摩擦碰撞,足尖着地,呈剪刀步态或交叉步态,严重时步行困难。与此异常步态相关的肌有髋内收肌群、髋外展肌群、髂腰肌、耻骨肌、缝匠肌、内侧腘绳肌和臀大肌。

(二) 臀大肌异常

1. 臀大肌过度紧张　在各体位的表现是,仰卧位上髋关节呈现紧张性外展、外旋;四点支持位上髋关节无法形成屈曲姿势;站立位上腹部前凸。

2. 臀大肌过弱

(1)原因:髂腰肌紧张、痉挛,导致作为拮抗肌的臀大肌肌力减弱。

(2)临床表现

1)仰卧位:髋关节呈内收、内旋、屈曲位。

2)膝立位:髋关节容易屈曲,导致难以保持躯干直立位。

3)步行:表现出臀大肌无力步态,即当臀大肌肌力下降时,由韧带支持及棘旁肌来代偿臀大肌的作用,导致在支撑相早期臀部突然后退,支撑相中期腰部前凸,以保持重力线在髋关节之后,形成所谓的臀大肌步态(图 8-52)。腘绳肌可以部分代偿臀大肌,但是在外周神经损伤时,腘绳肌与臀大肌的神经支配往往同时受损害。

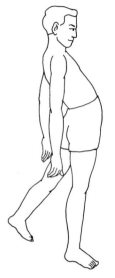

图 8-52　臀大肌
无力步态

(三) 臀中肌、臀小肌异常

1. 原因　由于痉挛型脑性瘫痪患儿内收肌、髂腰肌和耻骨肌紧张痉挛,导致作为这些肌的拮抗肌的中、小肌过弱。

2. 临床表现　髋关节伸展和外展发生困难,导致如下障碍:

(1)交叉步态:由于髋关节紧张内收,步行中双下肢难以外展,出现交叉步态。

(2)难以维持膝立位:由于髋关节伸展困难,使患儿呈膝立位时发生困难,更难维持这一体位。

(3)步行中重心转移困难:因为这样的患儿在步行过程中难以维持占步行周期60%的支撑相,即难以维持单足站立。于是就形成了一种不充分的重心转移步态,即在行走时,重心维持在两脚之间。

(4)单脚站立:呈现髋关节内收,内旋,屈曲的姿势。

(5)臀中肌步态:臀中肌和臀小肌是走步和站立时保持良好姿势的重要肌肉。正常人走路时,躯干基本保持直立,髋相对固定,提腿跨步侧的髋由于臀中、小肌收缩而抬高。在这两块肌肉无力时,髋不能固定也无力抬起、外展和旋转该侧大腿,所以走路时,是通过使身体向对侧(如左)侧屈的代偿方式来使该侧(如右)髋升高,借以搬动该侧(如右)下肢提步跨腿,形成鸭步样步态,称为鸭步式臀肌失效步态。

步行时呈臀中肌无力步态,即在支撑相早期和中期,骨盆向患侧下移超过5°,髋关节向患侧凸,患者肩和腰出现代偿性侧弯,以增加骨盆稳定度(图 8-53)。患侧下肢功能性相对过长,所以在摆动相膝关节和踝关节屈曲增加,以保证地面廓清动作完成。

(四) 臀中肌和梨状肌紧张或痉挛

1. 临床表现　髋关节紧张外展、外旋,主要见于痉挛型四肢瘫、痉挛型双瘫和肌张力低下型患儿,另外缝匠肌肌张力过高也是原因之一。临床上,髋关节紧张外展、外旋常同时有躯干紧张性背伸或肩胛带紧张后缩。

2. **对患儿运动功能的影响**　影响翻身运动的进行,患儿不能从仰卧位翻转为俯卧位。在仰卧位上表现为两下肢分开、屈膝,双膝向外,似蛙状肢位。其实,髋关节紧张外展、外旋有利于坐位,但如果有躯干紧张性背伸或肩胛带紧张后缩则不能维持坐位稳定。

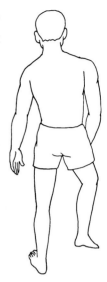

(五)缝匠肌异常

脑瘫患儿因缝匠肌紧张造成的典型症状是当患儿仰卧时,髋关节呈屈曲,外展,外旋,膝关节屈曲状态,而让患儿站立时,却呈现膝过伸,小腿略内旋状态。

(六)阔筋膜张肌过弱

脑瘫患儿由于阔筋膜张肌过弱可造成髋带不稳,患儿在膝立位上难以控制髂骨,所以不能稳定地维持在直立的膝立位上,呈现一种腰椎前凸的姿势。

(七)梨状肌异常

(1)紧张或痉挛:导致髋关节外旋、外展并屈曲。

(2)无力:表现为站立时髋内旋,而在仰卧位上髋内旋则减弱或者消失。

图 8-53　臀中肌无力步态

第五节　脑性瘫痪髋关节运动障碍的治疗

一、下肢带牵伸训练

(一)下肢带屈曲牵伸

1. **适应证**　应用于有下肢伸展性紧张体位的患儿,主要见于痉挛型四肢瘫和重度痉挛型双瘫。

2. **屈曲牵伸操作方法**　患儿仰卧位,治疗师坐于患儿的下肢侧,握持患儿两小腿中间部位,使患儿两髋关节、两膝关节充分屈曲(图 8-54a),其屈曲范围是不使患儿感到两髋关节疼痛为限,直至大腿贴于腹壁,使骨盆、胸椎下部充分屈曲,使背部伸肌群得以牵伸(图8-54b)。这样操作可以使腘绳肌、大收肌、髂腰肌、最长肌得以牵伸。同时,可以活化髂腰肌、腹内斜肌、腹横肌,为自发地翻身训练做准备。当大腿接触胸壁后,慢慢地将髋关节外展、外旋,膝关节屈曲的程度要使膝部接近腋下,使髋关节成为向心的位置(图 8-54c)。一定要在无疼痛的范围内进行牵伸训练。

(二)腘绳肌牵伸

腘绳肌紧张和痉挛是痉挛型患儿最常见的症状,并因此而影响髋关节和膝关节的伸展。为了降低其张力,可以应用牵伸的方法。

1. **操作方法 1**　患儿仰卧位,治疗师坐于其足的位置。使一侧下肢伸展,治疗师一只手握持患儿的足,使踝关节背屈,另一只手握持其膝部,向上抬起伸展状态的下肢,抬至尽可能高的位置,但是一定以不引起患儿疼痛为限(图 8-55)。对于年长和重度腘绳肌痉挛的患儿,治疗师取跪坐位,同样一手握患儿足部,另一手扶持膝部,可以用自己的身体辅助下肢抬起,加强牵伸力度。

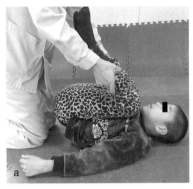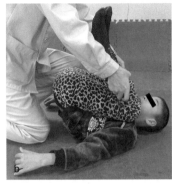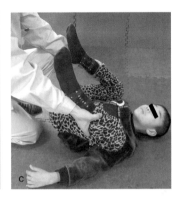

图 8-54　下肢带屈曲牵伸训练

a:两髋、膝关节充分屈曲;b:大腿贴于腹壁,牵伸背部伸肌群;c:双髋关节外展、外旋,膝关节屈曲。

2. **操作方法**2　患儿立位或扶持立位,治疗师在其身后坐于木箱上,一手从患儿的一侧腋下伸出并扶持之,另一手扶持同侧膝部,将对侧下肢抬起放于前面的椅子上,使腘绳肌得到充分伸展并维持这一体位(图 8-56)。可以由另一人扶持伸展的下肢,为了避免足部疼痛,可在患儿足下放一垫子。

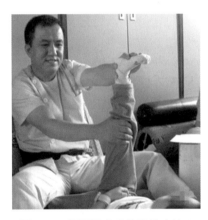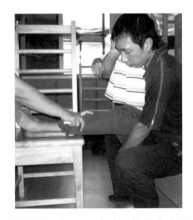

图 8-55　腘绳肌牵伸的操作方法 1　　　　图 8-56　腘绳肌牵伸的操作方法 2

（三）内收肌牵伸

1. **操作方法**1　患儿仰卧位,治疗师坐于其足的位置,两手握持患儿的两小腿或膝部或两足,使其髋关节外展至尽可能大的范围,并维持外展位(图 8-57a)。治疗师可以跪坐于患儿的两下肢之间,将患儿两下肢外展至其可承受的程度,并用治疗师身体保持外展位(图 8-57b)。对于年长和重症患儿,治疗师将患儿两下肢外展后,可以用自己的下肢压住其两下肢,两手分别握持两足并使其背屈(图 8-57c)。也可以单侧分别进行牵伸,治疗师坐于患者足部,用右下肢压住患儿的左下肢,然后用左手的 4 个指握持患儿的右足跟部,拇指推压踇趾球部,使踝关节背屈,右手握住患儿右膝关节,两手使下肢外展,使内收肌得到牵伸(图 8-57d)。

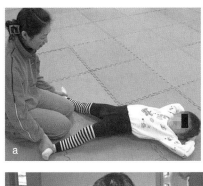
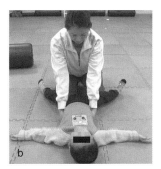
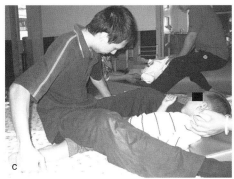
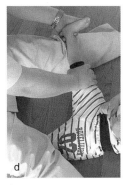

图 8-57 内收肌牵伸训练操作方法 1

a：双髋关节最大限度外展；b：维持双髋关节外展；c：双下肢外展并使
双足背屈；d：右侧髋关节最大外展。

2. 操作方法 2 患儿俯卧位，胸部放于前方的滚筒上，双上肢置于前方。治疗师伸腿坐于其足的位置。分别握住患儿的两足部，使两下肢尽可能地外展，使内收肌得以牵伸(图 8-58)。

治疗髋关节内收紧张应注意的问题是，在运动治疗中，应该从患儿整体来看待内收肌的问题，如上所述，只有骨盆稳定，才能缓解内收肌的痉挛，并支持髋关节的活动。臀大肌、臀中肌、臀小肌、腘绳肌、腹直肌、髂腰肌和腰方肌都在维持骨盆稳定中起着作用，只有这些肌肉都具有正常功能，才能保证骨盆的稳定。

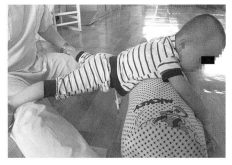

图 8-58 内收肌牵伸训练操作方法 2

在康复训练中需要注意的是，不能只将注重力集中于牵伸和松解内收肌，更重要的是要注意作为内收肌拮抗肌的臀中肌、臀小肌、阔筋膜张肌的肌力和肌张力是否正常。如果这些肌有异常却不进行针对性的运动治疗，只是每日牵伸、松解内收肌，或者是做内收肌松解手术，只能有限地改善髋关节的内收、外展功能，肯定解决不了根本问题。

（四）下肢屈曲牵伸

1. 操作方法 患儿取仰卧位，两上肢屈曲，治疗师位于患儿足的位置，使其两下肢取稍外旋、屈曲的肢位。

（1）一侧下肢屈曲牵伸的操作方法：以右侧为例说明，将患儿右侧下肢的髋关节屈曲至

120°~140°,膝关节屈曲为90°,此时左侧下肢最好是伸展位(图8-59a)。治疗师用手缓慢地
将屈曲的膝关节压向床面,形成髋关节外展位,保持1~2分钟(图8-59b)。然后,再使右侧髋
关节伸展并外展20°~30°,稍内旋,再将髋关节压向床面,即治疗师用右手压迫患儿的右侧膝
关节,左手压握持其右足部,使右侧髋关节伸展(图8-59c),解除其伸展紧张。

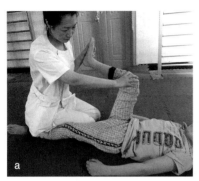
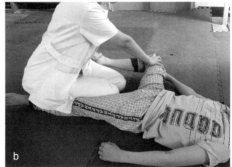
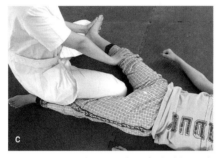

图 8-59　一侧下肢屈曲、伸展牵伸的操作方法
a:屈曲右侧髋、膝关节;b:右侧髋关节外展,压向床面;c:伸展右侧下肢。

　　(2)两侧下肢屈曲牵伸的操作方法:进行两侧下肢的牵伸训练,使两下肢同时屈曲,缓解
两髋关节和两膝关节的伸展紧张。使患儿的两侧髋关节屈曲140°以上(图8-60a),然后从
上方将两侧股骨大转子向床面压迫,并使双髋关节外展(图8-60b),逐渐加大外展范围(图
8-60c)。两上肢可以屈曲,也可以伸向上方。

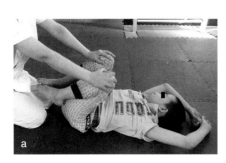
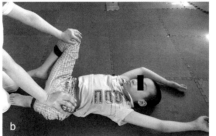

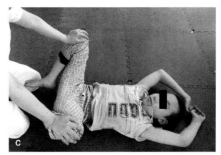

图 8-60 两侧下肢屈曲、伸展牵伸的操作方法
a：屈曲两侧髋、膝关节；b：双侧髋关节外展；c：维持外展位。

值得注意的是，如果髋关节屈曲 90°，会使长收肌处于过度紧张状态，这时急剧地压迫股骨头会引起疼痛。所以，一定要注意屈曲的角度在 140° 以上，在患儿没有疼痛的情况下进行外展、外旋训练，同时要缓慢的用力压迫。另外，可以逐渐扩大牵伸的幅度。

2. **屈曲牵伸训练的作用** 正常情况下，耻股韧带被覆在股骨头的前上方，可以防止由于髋关节过伸展而导致的股骨头向前上方脱出。髂股韧带被覆在股骨头的前内侧，可以防止由于髋关节过度外展而导致的股骨头向前内方脱出（图 8-61a）。当股骨头向外上方脱出时，这两条韧带会短缩（图 8-61b）。在训练中为了防止耻股韧带短缩，必须使髋关节在过度屈曲状态下外展，即通过髋关节屈曲、外展、外旋来牵伸耻股韧带（图 8-61c）。为了防止髂股韧带短缩，必须使髋关节伸展、内旋和外展，即通过髋关节伸展、内旋和外展来牵伸髂股韧带（图 8-61d）。通过屈曲体位的训练可使腘绳肌、关节囊的内下方（耻股韧带）被牵伸，使髋关节容易形成向心位（图 8-61c）。另外，髋臼唇、横韧带被拉长，使股骨头容易进入髋臼窝。通过伸展位上的训练，关节囊的内上方（髂股韧带）伸展，使腰大肌、股直肌被牵伸（图 8-61d）。进行一侧下肢训练后，再用同样的方法训练另一侧下肢。

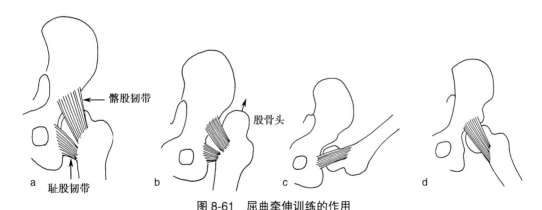

图 8-61 屈曲牵伸训练的作用
a：髋关节的韧带；b：股骨头向外上方脱出，两条韧带短缩；c：通过髋关节伸展、内旋和外展牵伸髂股韧带；d：通过髂股韧带伸展使腰大肌、股直肌被牵伸。

二、髋关节松解技术

1. **髋关节外旋松解技术** 患儿仰卧位，治疗师在其体侧。一只手放在患儿的一侧大腿侧面,另一只手放在对侧的膝和小腿部位。使膝关节和髋关节均屈曲 90°,然后将患儿的下肢推向身体对侧,使其小腿横放在自己的下腹部,使髋关节外旋(图 8-62),维持这一体位,直至感觉到患儿的髋关节变得松软而有弹性,注意操作不要引起疼痛。

2. **髋关节内旋松解技术** 患儿仰卧位,治疗师在其体侧。一只手放在患儿的一侧大腿前面,另一只手放小腿的对侧面。使膝关节和髋关节均屈曲 90°,然后将患儿的小腿扭向身体外侧,使髋关节内旋(图 8-63),维持这一体位,直至感觉到患儿的髋关节变得松软而有弹性,注意操作不要引起疼痛。

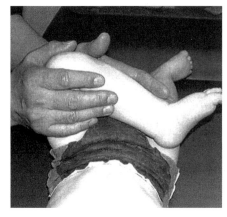

图 8-62 髋关节外旋松解技术

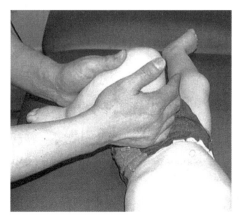

图 8-63 髋关节内旋松解技术

3. **腘绳肌松解技术** 患儿仰卧位,治疗师在其体侧。一只手握持患儿的一侧小腿和足跟部,使踝关节背屈,髋、膝关节伸展,并使该侧下肢尽可能地抬高(图 8-64),使腘绳肌得以松解。另一只手压住对侧的膝部,使其固定于床面。此操作也称为直腿抬高。

4. **髋关节内收肌松解技术** 患儿仰卧位,治疗师在其体侧。使患儿一侧髋关节稍屈曲,膝关节屈曲 90°。用一只手向床面压迫下肢,使髋关节呈外展位,可以松解内收肌。另一只手压住患儿对侧骨盆,使骨盆不抬起(图 8-65a)。也可以两侧下肢进行同样的操作(图 8-65b)。或者在两侧下肢伸展状态下,进行使之同时外展的操作(图 8-65c)。或者治疗师用一只手压住患儿的一侧膝部,另一只手握持患儿的另一侧膝部,使其髋、膝关节最大屈曲,大腿贴近腹部,然后使髋关节外展(图 8-65d)。以上操作均可以达到同样效果。

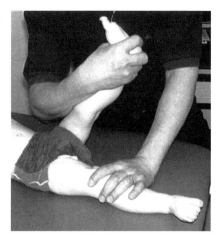

图 8-64 腘绳肌松解技术

5. **髋关节外展肌松解技术** 患儿侧卧位,治疗师在其身后。用一只手握持其上方的骨盆处,大拇指抵于其臀部。另一只手握持其膝部,向患儿身体前方推送这侧下肢,使该侧髋关节呈内收位,可以松解外展肌(图 8-66)。

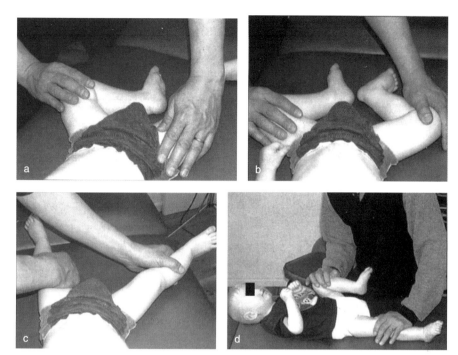

图 8-65　髋关节内收肌松解技术

a：左髋关节屈曲并外展，压迫右侧骨盆；b：两侧髋关节屈曲并外展；c：两侧髋关节伸展并外展；d：左侧髋、膝关节最大屈曲后外展。

6. **髋关节紧张松解技术**　患儿仰卧位，治疗师在其下方。一只手握住一侧小腿和足部，另一只手握持其膝部。然后往复地向上推送和向下牵拉下肢（图 8-67）。此操作可以松解髋关节的紧张，同时使患儿感受到髋关节的运动，也可以诱发髋关节的运动。注意要对直髋关节，力量要到位但不能过度。操作后应该感到髋关节有松软的变化。

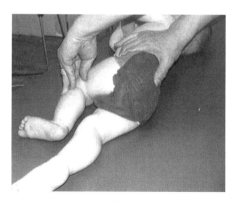

图 8-66　髋关节外展肌松解技术

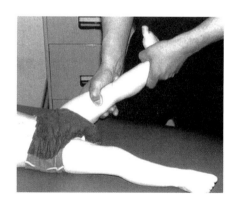

图 8-67　髋关节紧张的松解技术

7. **与髋关节有关的纵向肌松解技术**　患儿仰卧位，治疗师在其下方。用两只手共同握住患儿的一侧膝部，固定住髌骨，向下牵拉其下肢，要多拉少牵，感觉到松弛后逐渐加力。其时，另一名治疗师用两只手分别握持住患儿的两侧骨盆（图 8-68a）。也可以由一名治疗师进行操作,左手张开压住患儿的下腹部即骨盆部位,另一只手进行上述的操作(图 8-68b)。

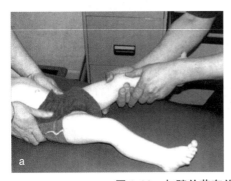
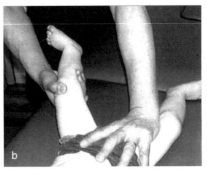

图 8-68 与髋关节有关的纵向肌松解技术

a:固定左髌骨和双侧骨盆,向下牵拉左下肢;b:压住骨盆和腹部,向下牵拉左下肢。

三、髋关节屈曲紧张的运动治疗

痉挛型患者常因髂腰肌、股直肌、缝匠肌、耻骨肌等屈髋肌的紧张或痉挛导致髋关节紧张屈曲,至年长儿时会出现屈髋屈膝的蹲踞体位,使身体力线不能呈直线,影响步态等。所以,对痉挛型患儿要进行促进髋关节伸展的运动治疗,操作方法如下:

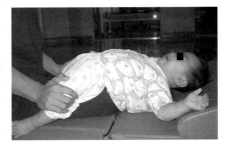

1. **操作方法 1** 患儿仰卧于跪坐位治疗师的膝上,臀部置于治疗师膝部边缘,头部置于三角垫上,治疗师将患儿的两下肢外展、外旋。使其身体成为"桥"状,这样的操作可以使髋关节得以充分伸展,维持这一体位 5 分钟左右(图 8-69)。

图 8-69 促进髋关节伸展的操作方法 1

2. **操作方法 2** 患儿顺滚筒长轴仰卧其上,臀部置于滚筒边沿上,头部放于床上,利用滚筒使髋关节充分伸展,要注意患儿的头部和肩部不能从床上抬起,要使颈部充分伸展,必要时要予以纠正(图 8-70a)。然后治疗师握持其两足使患儿两下肢外展、外旋,足背屈(图 8-70b),维持这一体位。也可以在这体位上进行增强腹部肌肉力量的训练,让患儿两手抱头,自行抬起身体(图 8-70c),直至坐位(图 8-70d)。

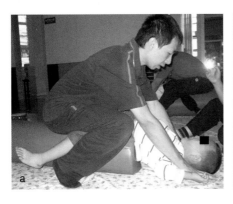
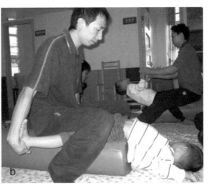

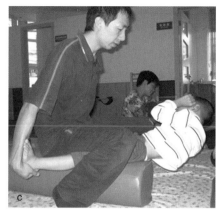
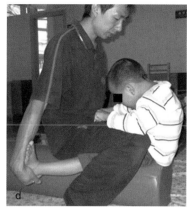

图 8-70　促进髋关节伸展的操作方法 2
a：患儿仰卧滚筒上，促髋关节伸展；b：两下肢外展，足背屈；c：患儿自行抬起身体；d：至坐位。

3. **操作方法** 3　患儿沿滚筒横轴俯卧于其上，两腋窝和上肢放于滚筒上，两下肢放于跪坐于其后的治疗师的双膝上，治疗师扶持其两足，使其踝关节呈背屈位，同时使髋关节和脊柱充分伸展。鼓励患儿维持骨盆的空间位，尽可能维持长时间，达到使腰腹肌产生同时收缩的效果，促使髋关节伸展的同时促进躯干的伸展（图 8-71a）。也可以让患儿将双下肢放于床上，治疗师用膝部压住患儿的骨盆带处，强化髋关节的伸展（图 8-71b）。

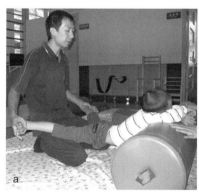
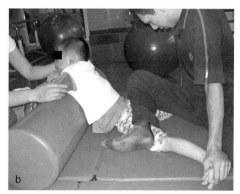

图 8-71　促进髋关节伸展的操作方法 3
a：患儿俯卧滚筒上，使髋关节和脊柱伸展；b：患儿两下肢放于床上，治疗师按压其骨盆。

4. **操作方法** 4　治疗师坐于木箱上，使患儿俯卧于前方的大球上，使其双下肢外展、外旋置于治疗师身体的两侧。治疗师用肘部压迫患儿的骨盆部位，使髋关节充分伸展，同时使躯干呈伸展模式，可以抑制屈曲模式（图 8-72）。

5. **操作方法** 5　患儿双膝立位，治疗师在其后方，扶持患儿的两侧骨盆，指示患儿挺直身体诱发髋关节的充分伸展（图 8-73a），如果患儿不能自己独立维持膝立位，可以让患儿扶持其前方的大球（图 8-73b）或者扶

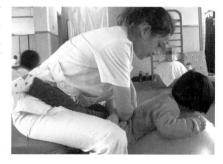

图 8-72　促进髋关节伸展的操作方法 4

持肋木的横木(图 8-73c),治疗师控制其骨盆部位,进行维持髋关节伸展的膝立位训练。如果患儿自己伸展髋关节有困难,可以如图 8-73d 所示,治疗师用一只手从左侧腋窝部穿过绕至胸前扶持在左腋窝处,用右下肢压住患儿的右小腿,另一手向前方推其骨盆,使髋关节伸展,辅助维持膝立位。

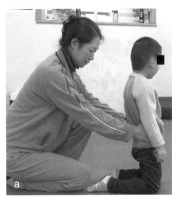
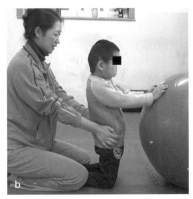
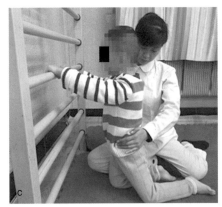
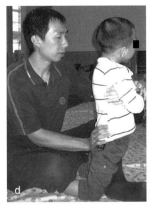

图 8-73　促进髋关节伸展的操作方法 5

a:患儿膝立位,挺直身体;b:扶持前方的球呈膝立位;
c:扶持肋木呈膝立位;d:向前推患儿骨盆。

6. **操作方法 6**　治疗师坐于滚筒上,使患儿双下肢外展骑跨于滚筒一端并将双上肢和胸部置于前方的大球上(图 8-74a)。一名治疗师用两只手扶持患儿的小腿部位,另一名治疗师用一只手压迫患儿的骨盆部位,使其髋关节、躯干伸展,抑制屈曲模式。治疗师要随时调整自己对患儿的辅助部位,确保维持髋关节和躯干的充分伸展,同时要令患儿抬起头部(图 8-74b)。

7. **操作方法 7**　患儿双手扶持大椅子的横木,上肢伸展,使身体各部位呈良好的对线,治疗师扶持其双踝部,确保足跟着地(图 8-75a)。让患儿自己将骨盆部位向前方活动,使髋关节过度伸展(图 8-75b),然后再回到图 8-75a 的体位。如此反复地进行,让患儿主动、动态地使髋关节伸展。

8. **操作方法 8**　用上肢伸展促进躯干和髋关节的伸展,对大龄患儿可让其站立在肋木前,患儿表现出髋关节、膝关节和躯干为屈曲模式时,可以通过让患儿双上肢伸展并伸向前方握住肋木,可以成功地促进全身的伸展模式。或者让患儿站立位,两上肢向侧方伸展也可以促进髋关节的伸展(图 8-76)。

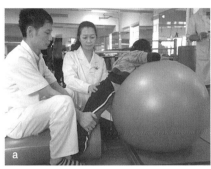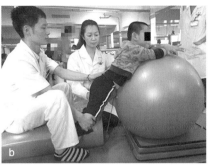

图 8-74　促进髋关节伸展的操作方法 6
a：患儿胸部和上肢置于球上,按压其骨盆;b：患儿抬起头部。

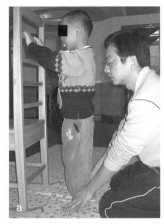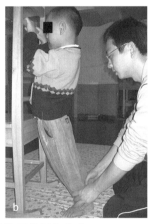

图 8-75　促进髋关节伸展的操作方法 7
a：患儿扶持椅子站立,保持良好对线;b：髋关节部位向前方活动。

9.**操作方法**9　是抑制髋关节周围肌群痉挛,诱发髋关节伸展、外旋、外展运动、获得骨盆的运动性和对称性的方法。操作方法是患儿仰卧于床上,治疗师跪坐于其脚的下方处。首先治疗师用两膝夹住患儿的一侧下肢,如果夹住左下肢,则治疗师的右手握持患儿的右大腿处,左手扶持患儿的右侧骨盆外侧,并向左侧推动骨盆使患儿进行向左侧翻身的运动(图 8-77a)。也可以在患儿头的侧方放一玩具,诱导患儿去取,使患儿自动地进行翻身运动(图 8-77b)。两侧交替进行,如果患儿骨盆的姿势和运动模式有左右差异,则对有骨盆和髋关节后退、屈曲、内收的一侧操作次数和时间要多于另一侧。

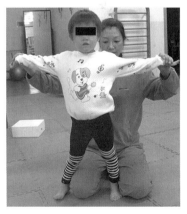

**图 8-76　促进髋关节伸展的
操作方法 8**

10.**操作方法**10　促进髋关节伸展和腰、腹部肌肉同时收缩的方法,患儿仰卧位,治疗师跪坐于其下肢处,口头指示患儿将两上肢最大限度地举向头的方向,膝屈曲位,足底着床。治疗师用两腋窝向下方压迫患儿的两膝,使踝关节保持背屈位。用两手保持患儿骨盆让患儿抬起臀部,做搭桥样动作(图 8-78)。在进行搭桥样动作时要观察腰、腹部肌肉的收缩情况,一定要使两部位的肌肉

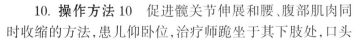

产生同时收缩。

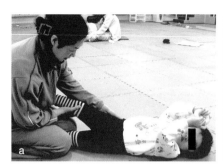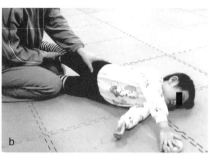

图 8-77 诱发髋关节的伸展、外旋、外展运动的操作方法
a：推动患儿左侧骨盆，诱发向侧卧位翻身运动；b：用玩具诱导患儿自己翻向侧卧位。

11. **操作方法 11** 患儿滚筒前立位，把滚筒稍稍斜位地立于墙壁上，患儿两腿分开分别放在滚筒两旁，背靠滚筒站立。治疗师与患儿面对面呈单膝立位。用两手扶持患儿的两骨盆部位，促使患儿的脊柱、髋关节、膝关节伸展，诱导患儿学习向上方伸展的活动，注意不是向后方伸展（图 8-79）。

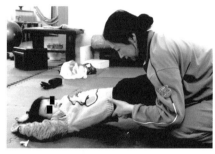

图 8-78 促进髋关节伸展和腰、腹部肌肉同时收缩的操作方法

四、增强髋带肌和大腿肌力量的运动治疗

（一）增强臀大肌力量的运动治疗

1. **操作方法 1** 患儿俯卧位，两下肢伸展，治疗师在其身体一侧，一只手压迫患儿的骨盆，另一手在患儿一侧膝部的下方，抬起伸展状态的一侧下肢，使该侧髋关节伸展，臀大肌收缩（图 8-80a）。治疗师可以根据患儿臀大肌力量适当地给予抗阻，增强其收缩力。也可以让患儿俯卧于三角垫上，膝关节屈曲。治疗师在其身体一侧，一手压迫骨盆，另一手从患儿膝部抬起其下肢，放于治疗师的膝上，使髋关节伸展，臀大肌收缩（图 8-80b），此方法适用于自己不能抬起下肢的患儿，两侧交替进行操作。或者让患儿俯卧于 PT 床上，一侧下肢（图中右下肢）伸展放在床的边沿上，另一侧下肢（图中左下肢）悬空并在伸展状态下向上方抬起，使臀大肌收缩，髋关节伸展（图 8-80c）。治疗师可以给下肢抬起的力以阻力。

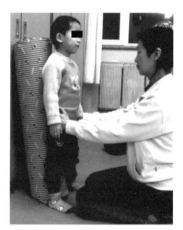

图 8-79 促进脊柱、髋关节、膝关节伸展的操作方法

注意点：避免因臀大肌无力而由腰方肌和背阔肌代偿来抬起大腿，所以要用另一只手压迫患儿的骨盆，避免在屈髋状态下向上抬起骨盆。

2. **操作方法 2** 患儿俯卧位，治疗师坐于其体侧方。一只手按压住患儿的臀部，确保髋关节伸展。另一只手握持患儿的足部，向上方抬起（图 8-81a），直至抬至膝关节屈曲 90°（图 8-81b），促使臀大肌收缩。

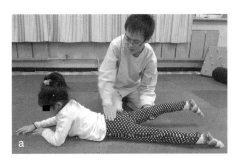
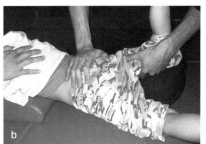
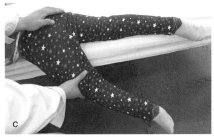

图 8-80 增强臀大肌力量的操作方法 1

a：按压骨盆同时抬起右下肢；b：患儿俯卧于三角垫上，抬起右下肢；c：俯卧于 PT
床上，左下肢悬空并向上方抬起。

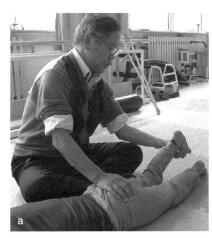
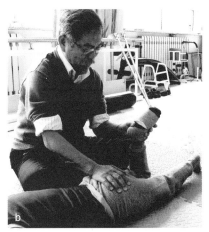

图 8-81 增强臀大肌力量的操作方法 2

a：一手按压臀部，一手抬起右侧下肢；b：抬至膝关节屈曲 90°。

3. **操作方法** 3　患儿侧卧位，治疗师在其后方，一手扶持其身体上方的骨盆，另一手握持托起患儿上方侧小腿部，令患儿将下肢伸展并向后方活动，使髋关节伸展（图 8-82a）。如果患儿有能力，可以让其自己抬起身体上方侧下肢并做髋关节伸展活动，使臀大肌收缩，治疗师给予很小的辅助（图 8-82b）。两侧交替进行操作。

4. **操作方法** 4　患儿膝立位，治疗师在其前方，让患儿向后退行，这样的退行比立位退行更需要臀大肌的力量，如果患儿退行困难，治疗师可以两手牵患儿的双手，辅助其退行（图 8-83）。

5. **操作方法** 5　让患儿膝立于大球前，随着治疗师向前方推动大球而使患儿向后方退行（图 8-84），与操作方法 4 起同样的作用。

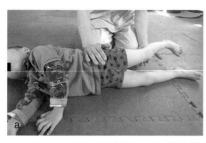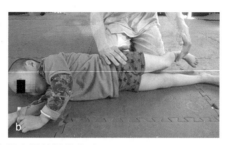

图 8-82　增强臀大肌力量的操作方法 3
a：一手按压左骨盆部，一手托起左下肢；b：仅以手指给予小的辅助。

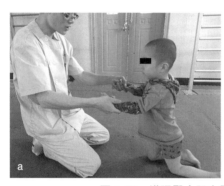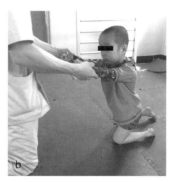

图 8-83　增强臀大肌力量的操作方法 4
a：牵患儿两手，使其在膝立位上退行，向后迈左腿；b：继续退行，向后迈右腿。

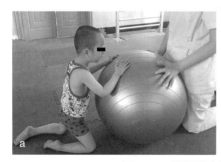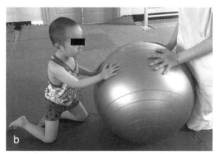

图 8-84　增强臀大肌力量的操作方法 5
a：向前方推动球，使患儿退行，向后迈左腿；b：继续退行，向后迈右腿。

6. **操作方法 6**　患儿扶持肋木或梯背椅等取立位，治疗师在其后方。让患儿进行反复的向后方踢腿的活动，即进行髋关节的伸展活动（图 8-85），治疗师可根据患儿的能力对其进行适当的辅助。

为使踢腿活动更方便，也可让患儿站在木箱上，一手扶持肋木，治疗师可以扶持患儿骨盆部位。让患儿一足站在木箱边缘，另一下肢进行向后踢腿的活动，两侧交替进行。

（二）增强臀中、小肌力量的运动治疗

1. **操作方法 1**　患儿侧卧位，治疗师坐于其身后，一只手扶持患儿上方侧的骨盆，另一只手托起患儿上方侧膝部，向上方抬起伸展的下肢，使髋关节外展，促使臀中、小肌收缩（图 8-86），尽可能使上抬的下肢维持在空中，可能的情况下让患儿自行上抬上侧下肢，治疗师可以给予必要的辅助。

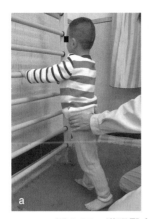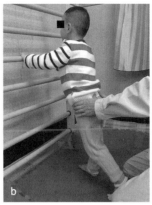

图 8-85　增强臀大肌力量的操作方法 6

a：患儿扶持肋木向后方踢腿；b：加大踢腿力度。

2. **操作方法 2**　患儿膝立位，双手握持前方肋木，治疗师跪坐于其后方，一只手扶持患儿的一侧骨盆，另一只手握持患儿的另一侧小腿，令患儿向侧方迈出下肢（髋关节外展），如果患儿不能自己迈出，治疗师可以辅助下肢的外展（图 8-87a）。也可以在立位上进行同样的操作（图 8-87b）。

3. **操作方法 3**　患儿取立位，双手上举扶在墙壁上，治疗师跪坐于其后方，两只手分别扶持患儿两侧膝部，令患儿向侧方迈出两下肢（髋关节外展），如果患儿自己不能迈出，治疗师可以辅助其下肢的外展（图 8-88）。

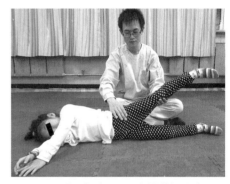

图 8-86　增强臀中、小肌力量的操作方法 1

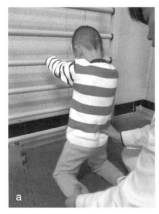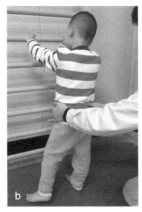

图 8-87　增强臀中、小肌力量的操作方法 2

a：扶持肋木呈膝立位的患儿向左侧迈出左下肢；b：在立位上向左侧迈出左下肢。

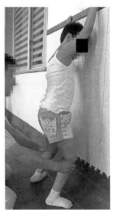

图 8-88　增强臀中、小肌力量的操作方法 3

（三）增强股四头肌力量的运动治疗

1. **操作方法 1**　患儿俯卧位，治疗师坐于其体侧，一只手压迫患儿的骨盆，另一只手握持其一侧足踝部,使该侧膝关节屈曲(图8-89a)。然后令患儿抬起大腿,抬至尽可能的高度(图8-89b)。如果自己抬起有困难,治疗师可以给予辅助。

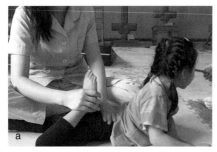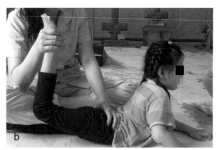

图8-89　增强股四头肌力量的操作方法1
a:按压俯卧位患儿的骨盆,使右膝关节屈曲;b:患儿自行抬起右大腿。

2. **操作方法**2　患儿坐于椅子上,治疗师跪坐于其侧方,一只手压在患儿的一侧膝部,令患儿用自己的力量抬起这一侧小腿,治疗师的另一只手握住其同侧足踝部,给患儿自行抬腿的活动以阻力,增强股四头肌的收缩力量(图8-90)。

3. **操作方法**3　患儿坐于椅子上,治疗师跪坐于其前方,用两只手的3个手指分别握持患儿两侧膝部后方,拇指与示指分别置于其大腿的前方和侧方。令患儿从坐位站起至立位,可以增强股四头肌的收缩力量(图8-91)。

4. **操作方法**4　将滚筒一头垫高,患儿骑坐于其上,治疗师在患儿后方坐于木箱上,两只手分别握持患儿两侧骨盆,令患儿从坐位站起至立位,可以增强股四头肌的收缩力量(图8-92)。

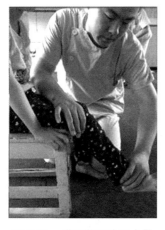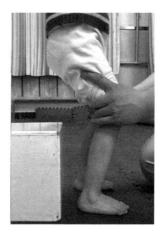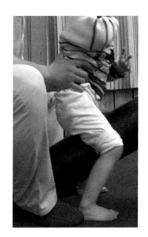

图8-90　增强股四头肌力量的操作方法2　　**图8-91　增强股四头肌力量的操作方法3**　　**图8-92　增强股四头肌力量的操作方法4**

(四)增强腘绳肌力量的运动治疗

1. **操作方法**1　患儿俯卧位,治疗师坐于其体侧,令患儿屈曲一侧膝关节,治疗师握持其足底部,给抬起的小腿以阻力,可以增强腘绳肌收缩的力量(图8-93)。

2. **操作方法**2　患儿立位,双手扶持前方的肋木或梯背椅,治疗师在其侧方,令患儿向后方屈曲一侧膝关节并抬起小腿,治疗师握持其足部,给抬起的小腿以阻力,可以增强腘绳肌收缩力量(图 8-94)。

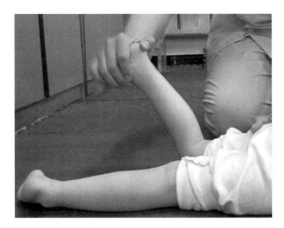

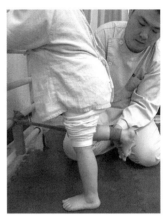

图 8-93　增强腘绳肌力量的操作方法 1

图 8-94　增强腘绳肌力量的操作方法 2

3. **操作方法** 3　患儿仰卧位,治疗师握持患儿双足部,使两下肢呈髋外展、外旋状态,然后诱导患儿反复地进行两下肢交替的屈、伸运动(图 8-95)。在这一反复的运动中,可以缓解腘绳肌的痉挛。

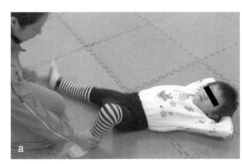

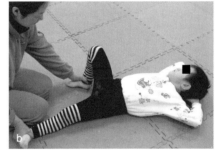

图 8-95　缓解腘绳肌痉挛的操作方法
a:两髋关节外展、外旋,患儿自行屈伸左下肢;b:患儿自行屈伸右下肢。

五、促进骨盆带稳定的运动治疗

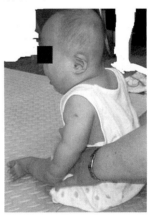

1. **操作方法** 1　适用于坐位不稳定的小龄患儿,治疗师在其后方,两手分别握持患儿的骨盆两侧,用自己手的力量控制患儿成竖直坐位(图 8-96),可以通过手的控制使患儿向各个方向活动,促进骨盆带的稳定性和坐位的稳定。

2. **操作方法** 2　适用于因骨盆带不稳定而影响步行的患儿,让其取立位,治疗师在其后方,两手分别握持患儿的骨盆两侧,促进其稳定(图 8-97a),让患儿向前迈步,治疗师用自己的两只手分别促进体重在患儿支持侧下肢的负荷,同时也可以促进患儿身体重心在两侧下肢的移动(图 8-97b),从而改善步态。

图 8-96　促进骨盆带稳定的操作方法 1

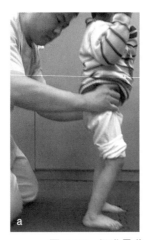
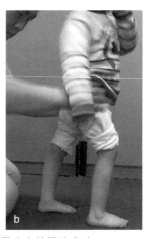

图 8-97　促进骨盆带稳定的操作方法 2
a：握持立位患儿两侧骨盆，使其稳定；b：令患儿向前方迈出右下肢。

3. **操作方法** 3　治疗师坐于 PT 凳上，让患儿两腿骑跨坐于其膝上，两上肢上举。通过治疗师交替地抬起自己一侧膝部的活动使患儿的骨盆向侧方活动，增加骨盆的活动性，同时，也可以提高躯干特别是腹部肌肉和臀部肌肉的同时收缩性（图 8-98）。

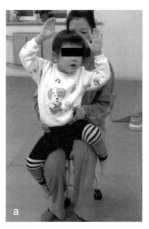
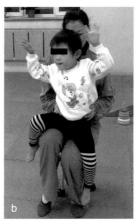

图 8-98　增加腹部肌肉和臀部肌肉的同时收缩性的操作方法
a：患儿两上肢上举，治疗师抬起左下肢；b：治疗师抬起右下肢。

六、矫正异常步态的运动治疗

在本章中已经分别叙述了异常步态的表现和训练方法，在此进行总结叙述。

1. **剪刀步态**

（1）手法牵伸内收肌。

（2）强化拮抗肌，即臀中肌的肌力训练。

（3）采用神经生理学治疗技术的抑制手法抑制内收肌痉挛，易化臀中肌，促进两者协同运动。

（4）训练患儿在两条平行线内步行，步行训练时要有足够的步宽。

(5)对于中、重度痉挛,手法牵伸效果不理想的年长患者,可考虑手术治疗;如果全身性肌张力增高,可给予口服中枢性解痉药。

2. 臀大肌步态　臀大肌肌力训练的方法如伸膝后踢腿、抗阻后踢腿;俯卧背飞;靠墙伸髋踏步;倒退步行,随患儿能力的提高,可在活动平板上训练退步走,并可逐步增加坡度和速度等。

3. 臀中肌步态　加强臀中肌肌力训练方法,如侧踢腿、抗阻侧踢腿等;侧方上下楼梯训练,如果一侧肌无力,训练时采用患侧腿先上楼梯,健侧腿先下楼梯的方法;提高骨盆稳定性训练等;站立位姿势调整训练,应在矫正镜前训练调整姿势;侧方迈步训练。

4. 股四头肌步态　增强股四头肌肌力训练:如坐在小椅子上伸膝、抗阻伸膝等;在滚筒上蹲起做伸膝等;靠墙蹲马步训练;上下木箱训练等。

（庞　伟　柴　瑛）

参 考 文 献

1. 铃木良平监訳, 穐山富太郎, 川口幸義訳. 脑性麻痺の評価と治療. 東京: 協同医書出版社, 1986.
2. 杨琳, 高英茂. 格氏解剖学. 38 版. 沈阳: 辽宁教育出版社, 1999.
3. 桑琳, 孙若鹏, 张伟, 等. 脑瘫患儿髋关节发育敏感指标及痉挛型双瘫患儿髋关节发育情况分析. 中华物理医学与康复杂志, 2009, 31 (4): 256-259.
4. 廖元贵, 吴毅, 史惟. 痉挛型脑瘫患儿髋关节脱位的风险预测. 中国康复理论与实践, 2009, 15 (9): 2.
5. 颜华, 张惠佳, 高雅君, 等. 痉挛型脑瘫患儿发生髋关节脱位风险的观察研究. 中国儿童保健杂志, 2010, 18 (9): 3.
6. 黄晓琳. 人体运动学. 北京: 人民卫生出版社, 2013.
7. 柏树令, 丁文龙. 系统解剖学. 9 版. 北京: 人民卫生出版社, 2018.
8. 周颖, 孙祥水, 楼跃. 脑性瘫痪儿童的髋关节发育异常. 中华实用儿科临床杂志, 2015, 30 (11): 4.
9. 胡声宇. 运动解剖学. 北京: 人民体育出版社, 2009.
10. 松尾隆. 脑性麻痺と機能訓練. 2 版. 東京: 南江堂, 2005.
11. 董仲陵, 王凌. 脑性瘫痪髋部畸形的矫治. 中国康复理论与实践, 2006, 12 (2): 1.
12. 黄晶晶, 周云, 吴建贤. 脑瘫患儿髋关节脱位康复治疗的研究进展. 中华临床医师杂志: 电子版, 2014, 8 (19): 5.
13. 李杜娟, 周云, 黄晶晶, 等. X 线测量在脑瘫患儿继发髋关节发育不良中的临床应用价值初步分析. 安徽医科大学学报, 2019, 54 (1): 4.

第九章

膝、踝和足部关节运动与运动障碍的治疗

第一节　膝、踝和足部关节的构成

一、膝关节

膝关节起着对人体承重,传递地面支撑反作用力的作用,同时允许股骨和胫骨间比较大的运动幅度。在伸展状态下,由于膝关节的垂直排列结构和关节表面的一致性以及重力的作用,膝关节是稳定的。在任何弯曲的情况下,膝关节是可动的,但是要求有特殊的稳定性。这种稳定性来自关节周围强有力的滑囊、韧带和肌。因此,膝关节的运动比较复杂。

（一）构成膝关节的骨

膝关节(knee joint)由股骨下端和胫骨上端及髌骨构成,是人体最大且构造最复杂,损伤机会亦较多的关节。

1. **股骨下端**　股骨下端前面有内、外侧髁、髌面和髁间隆起。后面有内侧髁、外侧髁和髁间窝,其上方为股骨粗线。内、外侧髁上各有关节面,参与膝关节的组成(见图 8-2)。

2. **胫骨上端**　胫骨(tibia)位于小腿内侧,是呈三棱状的粗大长骨,分为体和两端。上端膨大,形成内侧髁和外侧髁,两髁的上面各有一个上关节面,与股骨内、外侧髁上的关节面构成关节。两上关节面之间的骨面粗糙,有向上的隆起,称髁间隆起。其下方为胫骨粗隆(图9-1)。外侧髁后下方有腓关节面,与腓骨头相关节。

3. **髌骨**　髌骨(patella)是人体内最大的籽骨,位于股骨下端前面,股四头肌腱内。前面粗糙,后面是光滑的关节面,与股骨髌骨面相关节,参与膝关节的构成。髌骨具有保护膝关节,避免股四头肌腱对股骨髁软骨面的摩擦,增加膝关节稳定性的功能。

（二）膝关节辅助结构

1. **半月板**　半月板(menisci)为纤维软骨组织组成,位于胫骨内、外侧髁上,区分为内侧半月板和外侧半月板,借助 9 条韧带与骨性部分相连。

半月板的功能是,使股骨髁和胫骨髁关节面相吻合;传递负荷;吸收震荡,保护相连关节面。

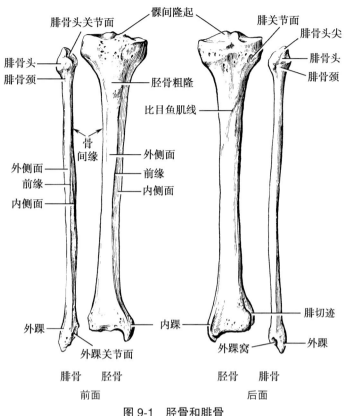

图 9-1　胫骨和腓骨

2. **膝关节的韧带**　膝关节的关节囊薄而松弛,附着于各关节面的周缘,周围有韧带加固,包括关节内韧带和关节外韧带。主要的韧带有髌韧带、腓侧副韧带、胫侧副韧带、腘斜韧带和膝交叉韧带,膝交叉韧带又分为前交叉韧带和后交叉韧带。

3. **髌下滑膜襞**　位于关节腔内,俗称脂肪垫。

4. **滑膜囊**　位于关节周围肌腱附着处与骨面和肌腱与皮下组织之间(图 9-2)。

二、足部骨

足部的骨共有 26 块,分别为:

1. **跗骨**　跗骨(tarsal bones)共 7 块,属短骨,分前、中、后 3 列。后列包括上方的距骨和下方的跟骨;中列为位于距骨前方的足舟骨;前列为内侧楔骨、中间楔骨和外侧楔骨及跟骨前方的骰骨。

跗骨几乎占全足的一半,与下肢的支持和负重功能相适应,距骨上面有前宽后窄的关节面,称为距骨滑车,与内、外髁和胫骨的下关节面相关节。距骨下方与跟骨相关节。跟骨后端隆突为跟骨结节。距骨前接足舟骨,其内下方隆起为舟骨粗隆。足舟骨前方与三块楔骨相关节,外侧的骰骨与跟骨相接。

2. **跖骨**　跖骨(metatarsal bones)共 5 块,由内侧向外侧分别为第一~五跖骨,形状与排列大致与掌骨相当,但比掌骨粗大。每一跖骨近端为底,中间为体,远端为头,与近节趾骨底相接。第五跖骨底向后突出,称第五跖骨粗隆。

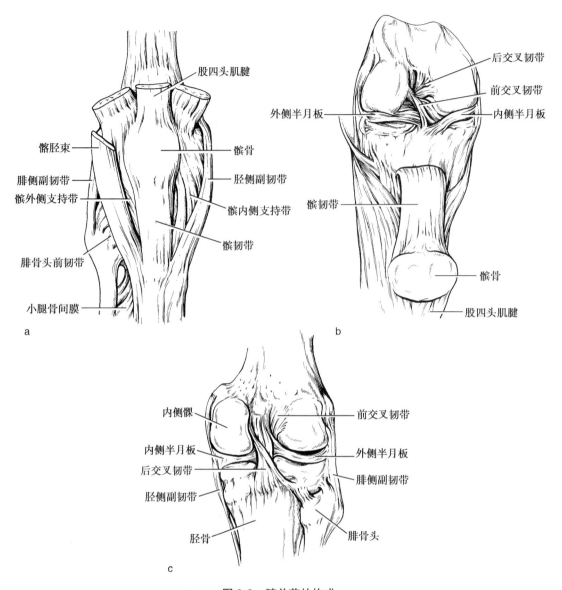

图 9-2　膝关节的构成

a:膝关节前面；　b:膝关节前面,髌韧带后方;c:膝关节后面。

3. **趾骨**　趾骨(phalanges of toe)共 14 块,踇趾为 2 节,其余各趾为 3 节。包括从近位侧向末梢方向排列的近节趾骨 5 块、中节趾骨 5 块和远节趾骨 4 块。趾骨的形态和命名与指骨相同(图 9-3)。

以不同的骨为界,将足分为前、中、后 3 部。前部为跖骨基底以前的部分;中部为楔部、跗跖关节部分;后部为跟骨部分。

三、足关节

足关节(joints of foot)包括踝关节(距小腿关节)、跗骨间关节、跗跖关节、跖骨间关节、跖趾关节和趾骨间关节 6 种,总计由 34 个关节组成足部。

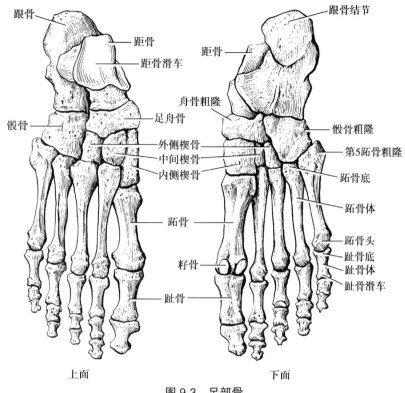

图 9-3　足部骨

上面　　　　　　下面

（一）踝关节

踝关节（ankle joint）又称为距小腿关节（talocrural joint）、距上关节或胫距关节，是由胫、腓骨的远端和距骨构成。

1. 构成踝关节的骨

（1）胫骨与腓骨：胫骨下端内侧向下突起形成内踝，其内侧有内踝关节面，下端外侧有与腓骨相连结的腓切迹，下端底部有下关节面，与内踝关节面连成一体，共同与距骨相连结，构成踝关节的主要部分。腓骨下端为外踝，有外踝关节面（见图 9-1）。

由胫骨下关节面、内踝关节面和腓骨外踝关节面共同围成叉状的关节窝，其在加强踝关节稳定性上起着十分重要的作用。

（2）距骨：位于小腿下方，其上面与两侧共同形成距骨滑车关节面。

2. 踝关节的构成

（1）踝关节由胫骨的下关节面、内踝关节面和腓骨的外踝关节面共同形成的叉状关节窝，以及距骨滑车的关节头构成（图 9-4）。

（2）关节囊与韧带：踝关节的关节囊前后松弛，有利于屈伸运动，两侧有韧带加固。主要的

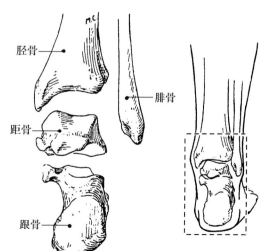

图 9-4　踝关节的构成

韧带有：内侧的三角韧带，外侧前方的腓前韧带，中部的跟腓韧带和后方的距腓后韧带。

3. **踝关节的功能** 踝关节是下肢运动链中最远端的关节，在站立、行走、跑、跳动作中，其稳定性和灵活性起着重要作用。踝、足有比手更精巧的结构，因而能完成很多较为复杂的功能。如踝、足的内在结构和复杂动力学组织能吸收各种振动、提供机体运动时的稳定性，并在直立和步行情况下推动身体前进。为了完成正常的运动功能，足和踝还能在不同时刻和不同位置上承受身体速度、运动方向和路面条件等复杂变化引起的较高负荷的作用。踝和足通过骨性结构、韧带附着和肌的收缩，从一个适应不规则地面的柔软性结构转变为刚性的负重结构。

4. **踝关节的生物力学特性** 正常步态时，踝关节的反作用力等于或大于髋关节、膝关节，但因踝关节的负重面积大，经踝关节传导的单位面积上的应力却低于髋或膝关节。踝关节在跳跃活动中的起跳和蹬地阶段起主要作用。踝关节力量的强弱直接决定完成动作时支撑整个身体的稳定性，包括决定上位环节作用的效率，以及它参加工作的早晚。

跑步的蹬伸和缓冲时，踝关节的活动是由小腿三头肌肌腱的弹性形变与复原进行的。它可在腾空之前的制动阶段，通过肌腱的形变而储备能量。

(二) 跗骨间关节

跗骨间关节（intertarsal joint）是跗骨诸骨之间的关节，其中以距跟关节、距跟舟关节和跟骰关节较为重要（图 9-5）。

1. **距跟关节**（talocalcaneal joint） 也称距下关节（subtalar joint）由距骨凹陷的后跟关节面与跟骨凸隆的后距关节面构成，距下关节被一系列韧带加固。跟骨与足舟骨连同其余的足骨一起对距骨做内翻或外翻运动。

2. **距跟舟关节**（talocalcaneonavicular joint） 也称距舟关节，介于距骨头与跟骨和舟骨之间。对足的内外翻起很大作用，但因为受周围骨骼及韧带的限制，活动不如一般球窝关节那样灵活。

距跟关节和距跟舟关节是联合关节，在运动时，跟骨和舟骨连同其余的骨一起对距骨作内翻或外翻运动。足的内缘提起，足底转向内侧称为内翻。足的外缘提起，足底转向外侧称为外翻。内、外翻常与踝关节协同运动，即内翻常伴有足的跖屈，外翻常伴有足的背屈。

3. **跟骰关节**（calcaneocuboid joint） 跟骰关节和距跟舟关节联合构成跗横关节（transverse tarsal joint），又称跗中关节、Chopart 关节，呈横位的 S 形，实际上这 2 个关节在解剖学上是独立的关节。

跗骨间有许多坚强的韧带相连，主要有跟舟足底韧带和分歧韧带。

(三) 跗跖关节

跗跖关节（tarsometatarsal joint）又称 Lisfranc 关节，是由 3 块楔骨和骰骨的前端与 5 块跖骨的底构成的关节，属平面关节，可作轻微滑动。在内侧楔骨和第一跖骨之间可有轻微的屈、伸运动。

(四) 跖骨间关节

跖骨间关节（intermetatarsal joint）由第二～五跖骨底的毗邻面借韧带连结构成，属平面关节，活动甚微。而第一、二跖骨底之间并未相连。

(五) 跖趾关节

跖趾关节（metatarsophalangeal joint）由跖骨头与近节趾骨底构成，可做轻微的屈、伸、收、展运动。

（六）趾骨间关节

趾骨间关节（interphalangeal joint）由各趾相邻的两节趾骨底与滑车构成，可做屈、伸运动。

四、足弓

由 7 块跗骨、5 块跖骨及其关节、韧带和肌腱组成的向足背突出的弓形骨骼结构构成，称为足弓。

1. 足弓的种类与构成

（1）内侧纵弓：由跟骨、距骨、足舟骨、3 块楔骨和第一～三跖骨连结构成，弓的最高点在距骨头，此弓后端的承重点是跟骨和跟骨结节，前端的承重点在第一跖骨头。特点是较长较高，活动性大，富于弹性，为足弓的主要运动部分，使足可以适应不同的路面，并把来自胫骨的负荷传至足的前、中、后部，有缓冲作用，又称弹性足弓（图 9-6）。

内侧纵弓比外侧纵弓高，活动性大，更具有弹性。

（2）外侧纵弓：由跟骨、骰骨和第四、五 2 块跖骨构成，其前端的承重点是第五跖骨头，后支点为跟骨内侧结节，弓的最高点在骰骨。特点是较低较短，站立时几乎近地平面，弹性差，活动度小，比较稳定，主要作用是承载重力，又称支撑足弓（图 9-7）。

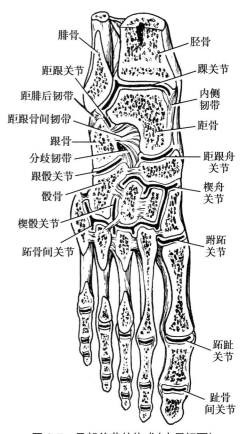

图 9-5 足部关节的构成（水平切面）

距腓骨
胫骨
距跟关节
踝关节
距腓后韧带
内侧韧带
距跟骨间韧带
距骨
跟骨
距跟舟关节
分歧韧带
楔舟关节
跟骰关节
骰骨
楔骰关节
跗跖关节
距骨间关节
跖趾关节
趾骨间关节

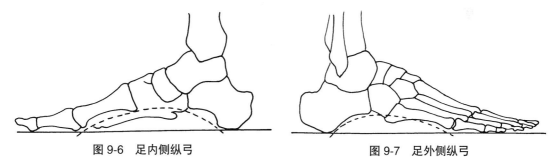

图 9-6 足内侧纵弓　　　　**图 9-7 足外侧纵弓**

（3）横弓：在前足的横截面上，由骰骨、3 块楔骨和跖骨连结构成，向前足背隆起成弓形，其最高点在中间楔骨。各骨均做拱桥形排列，它们的背侧面一般较跖侧面大，上宽下窄，形成跖面的深凹。每只足的横弓呈半穹窿形，其足底的凹陷朝内，当两足紧紧并拢时，则形成一个完整的穹窿，即形成全弓。各跖骨头站立时完全着地，其上下有背侧韧带和跖侧韧带连接。横弓通常由跖骨头传递力，腓骨长肌腱是维持横弓的强大力量（图 9-8）。

2. 足弓的作用

（1）足弓具有从弹性结构变为刚性结构的能力，这种能力取决于

图 9-8 足的横弓

3 个足弓的骨性结构、静力性韧带 - 筋膜的支持,以及动力性肌收缩。

在闭链运动中如站立时,来自上方的体重通过距骨向后分布到跟结节,向前到距骨头和足趾,人体的体重通过 3 个足弓分布到这些点(图 9-9)。

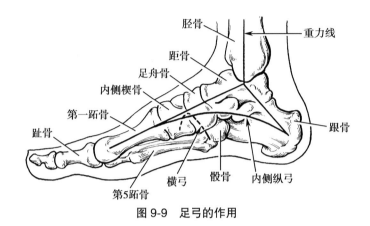

图 9-9　足弓的作用

(2)足弓富有弹性,具有负重支撑、缓冲震荡和保护足底血管、神经,使之免受压迫等作用。

(3)足弓的主要功能是使重力从踝关节经距骨向前分散到跖骨小头,向后传向跟骨,以保证直立时足底支撑的稳固性。

(4)当身体跳跃或从高处落下着地时,足弓弹性起着重要的缓冲震荡的作用。

(5)在行走,尤其是长途跋涉时,足弓的弹性对身体重力下传和地面反弹力间的节奏有着缓冲作用。当足着地负重时,足弓就适度地降低,使动力传递到足部韧带,足的肌肉收缩以辅助足部韧带维持足弓于一定高度,使地面产生的震荡力被缓冲而减少。同时还有保护足底的血管和神经免受压迫等作用。

3. 足弓的维持

(1)楔形骨保证了拱形的砌合。

(2)韧带的弹性和肌肉收缩,使肌腱紧张,是维持足弓的能动因素。

如韧带或肌肉(腱)损伤,先天性软组织发育不良或足骨骨折等,均可导致足弓塌陷,形成扁平足。

第二节　膝、踝关节和足部的肌

一、膝关节肌

膝关节肌主要是大腿和小腿的肌肉,包括前群、后群和外侧群。

(一)前群(伸膝肌)

股四头肌(quadriceps femoris)由股直肌、股内侧肌、股外侧肌和股中间肌共同组成。位于大腿前面,是人体中最大的肌,是主要的伸膝肌。在第八章中已经叙述股四头肌中的股直肌,本章叙述其他 3 块肌肉。

1. 股内侧肌 股内侧肌(vastus medialis)位于股直肌内侧,是 4 块中最大的一块。

(1)起点:起自股骨粗线内侧唇。

(2)止点:止于髌骨的外侧缘及髌外侧支持带,并借髌韧带附于胫骨粗隆(见图 8-5)。

(3)神经支配:股神经($L_2 \sim L_4$)。

(4)解剖学作用:伸展膝关节。

2. 股外侧肌 股外侧肌(vastus lateralis)位于股直肌外侧。

(1)起点:股骨粗线外侧唇。

(2)止点:止于髌骨上缘的内侧部,并借髌韧带附于胫骨粗隆(见图 8-5)。

(3)神经支配:股神经的分支($L_2 \sim L_4$)。

(4)解剖学作用:伸展膝关节。

3. 股中间肌 股中间肌(vastus intermedius)位于股直肌的深层,部分与股内侧肌和外侧肌融合。

(1)起点:起自股骨体的前面。

(2)止点:肌纤维与股骨长轴平行,止于髌骨上缘。并与股内、外侧肌的腱融合,直接进入膝关节囊。

(3)神经支配:股神经的分支($L_2 \sim L_4$)。

(4)解剖学作用:伸展膝关节。

股四头肌的共同作用:近固定时,使小腿伸(图 9-10a),股直肌还能使大腿屈(图 9-10b)。远固定时,可使大腿在膝关节处伸(图 9-10c)。一般认为此肌是维持人体直立的重要肌。因髌骨的存在,增大了股四头肌的力矩和旋转力矩。

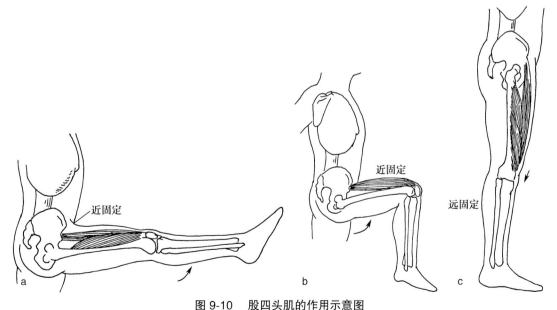

图 9-10 股四头肌的作用示意图
a:近固定伸膝;b:近固定屈膝;c:远固定。

股四头肌是一块大而有力的肌肉,能产生 450kg 的内力,在闭链运动中可抬高或下降身体,如从椅子上站起来、攀登、跳跃等。在步行、跑步或从跳跃着地时准备需要如此大的力,以防止膝部打软。

4. **膝关节肌** 膝关节肌(subcrureus)为小而扁平的肌肉,附于股骨干的前下部分和膝关节囊或髌骨上缘,位于股中间肌的深层。其解剖学作用为在伸膝时拉关节囊(和滑膜)向上,防止这些结构在膝关节内被碰撞或挤压。

(二) 后群(屈膝肌)

1. **大腿肌** 主要是腘绳肌,已经在第八章中叙述。

2. **小腿肌**

(1)腓肠肌:腓肠肌(gastrocnemius)位于小腿后部浅层。

1)起点:有内、外侧 2 个头,分别起自股骨内、外侧髁的后面。

2)止点:2 个头于小腿中部互相融合成一个肌腹,向下移行于一个强厚的肌腱,即跟腱,止于跟结节(图 9-11)。

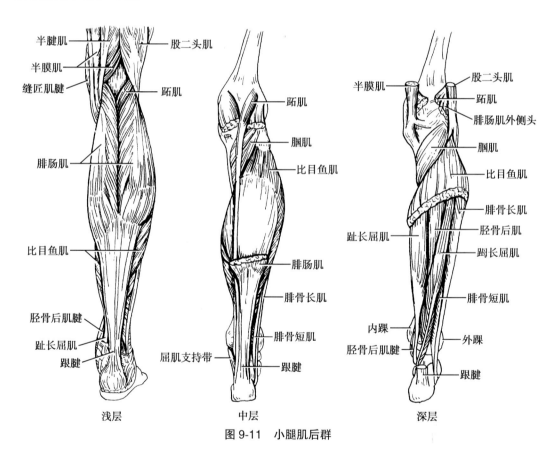

图 9-11　小腿肌后群

3)神经支配:胫神经(S$_1$~S$_2$)。

4)解剖学作用:近固定时,使足跖屈,还能在膝关节处屈小腿。远固定时,在膝关节处拉大腿向后,协助伸膝,有维持人体直立的功能(图 9-12)。

腓肠肌是形成小腿肌的主要部分,在抗阻屈膝、足跖起、走路、跑步、跳跃时均可见腓肠肌收缩。

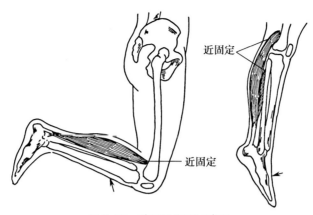

图 9-12　腓肠肌作用示意图

（2）比目鱼肌：比目鱼肌（soleus）与腓肠肌合称为小腿三头肌。

1）起点：起自胫骨的比目鱼线和腓骨后面的上 1/3 处。

2）止点：肌束向下移行于肌腱，与腓肠肌的腱形成跟腱，附着于跟骨结节（见图 9-11、图 9-13）。

3）神经支配：胫神经（S_1~S_2）。

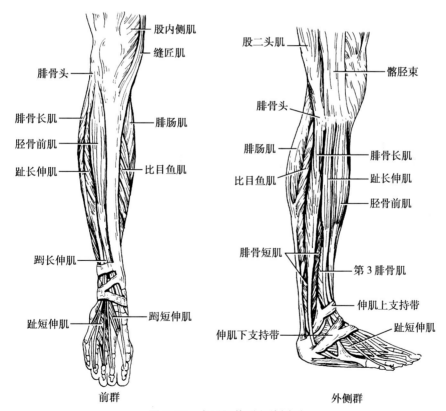

图 9-13　小腿肌前群和外侧群

小腿三头肌的解剖学作用：近固定时，使足跖屈，还能在膝关节处屈小腿。远固定时，在膝关节处拉大腿向后,协助伸膝,有维持人体直立的功能。

比目鱼肌的主要作用是屈(跖屈)距小腿关节和膝关节,对于行走、跑、跳和维持站立姿势都有十分重要的作用。当足踮起时,腓肠肌与比目鱼肌均强力收缩。在俯卧位上抵抗较小的阻力屈膝和跖屈踝关节时,可看到单独的比目鱼肌收缩。

(3)跖肌:跖肌(metatarsal muscle)是在膝区后面的一块小肌,起自股骨外侧髁上方,在腓肠肌外侧头和腘肌之间,紧靠膝关节囊并与其交织,然后沿比目鱼肌的内侧缘下行参与形成跟腱并止于跟骨(见图9-11)。跖肌的肌腹有时很大但有时萎缩,作用不明。

(4)腘肌:腘肌(popliteus)在膝关节的背侧,位置最深。它紧贴关节囊,被跖肌和腓肠肌的外侧头覆盖。以强厚的腱起自股骨上外侧髁,肌纤维向内下止于胫骨干近侧部的后面(见图9-11)。它的止点纵向分布较广,使该肌呈三角形。其解剖学作用为内旋和屈膝关节。

腘肌在伸直膝关节时产生解锁的旋转动作。当屈膝时,体重驱使股骨髁在胫骨平台上向前滑动,虽然后交叉韧带具有阻止这种半脱位的作用,但事实上是腘肌的主动收缩来稳定膝关节的位置。当屈膝负重时在防止股骨髁向前滑动中,腘肌具有对后交叉韧带重要的补足作用。

(三)外侧群(小腿内旋、外旋肌群)

1. 使胫骨在股骨上内旋的肌 主要有半腱肌、半膜肌、腘肌、股薄肌和缝匠肌。

2. 使胫骨在股骨上外旋的肌 主要有股二头肌,阔筋膜张肌可能有协助作用。

3. 在坐位抗阻外旋小腿时的外旋肌 股二头肌是一块强有力的外旋肌,当俯卧屈膝稍超过90°外旋膝时,股二头肌将单独收缩。

缝匠肌、股薄肌和半腱肌肌腱的止点是胫骨内侧髁稍下方的前内侧面上(见图9-11、图9-13),其腱纤维与小腿深筋膜互相交织形成鹅足(pes anserinus)。一般认为这3块肌对膝关节的内侧稳定很重要。

(四)作用于膝关节的单关节肌和双关节肌

1. 作用于膝关节的单关节肌 有股外侧肌、股中间肌、股内侧肌、腘肌和股二头肌短头5块肌肉。

2. 作用于膝关节的双关节肌

(1)跨越髋关节和膝关节的肌肉:股直肌、缝匠肌、股薄肌、半腱肌、半膜肌、股二头肌长头和阔筋膜张肌的髂胫束。

(2)跨越膝关节和踝关节的肌肉:腓肠肌。

双关节肌很少用来同时运动两个关节,通常的作用是克服一个关节来自重力或全体肌肉收缩的阻力。膝关节运动与参与肌见表9-1。

表9-1 膝关节运动及相关肌

运动的形式	运动相关肌
屈曲	股二头肌、半腱肌、半膜肌(三者总称为腘绳肌)、腓肠肌、跖肌、腘肌、股薄肌和缝匠肌
伸展	股四头肌
内旋	缝匠肌、半腱肌、半膜肌、股薄肌、腓肠肌的内侧头
外旋	股二头肌、腓肠肌的外侧头

二、踝关节的肌

(一) 小腿后群肌

1. 腓肠肌、比目鱼肌　比目鱼肌在稳定和控制踝关节方面比腓肠肌具有更大的作用,当进行跑、跳运动时,腓肠肌具有快速增加张力的性能。

当小腿三头肌麻痹时,患者不能用足趾站立,严重影响步态,登楼梯的作用减弱变慢,也无法完成跑、跳的活动。

2. 胫骨后肌　胫骨后肌(tibialis posterior)位于小腿三头肌深层,蹑长屈肌和趾长屈肌之间。

(1)起点:起自胫、腓骨后面及小腿的骨间膜。

(2)止点:止于舟骨粗隆、楔骨和跖骨底(见图 9-11)。

(3)神经支配:胫神经($L_5\sim S_1$)。

(4)解剖学作用:近固定时,为足内翻的原动肌,并可协助踝关节跖屈。

徒手负重后蹬跑、上坡跑、立定跳远、蛙跳、多级跨跳、负重提踵、跳绳、纵跳摸高等辅助练习,均可发展小腿三头肌、趾长屈肌和胫骨后肌的力量。

3. 趾长屈肌　趾长屈肌(flexor digitorum longus)位于小腿三头肌深层内侧。

(1)起点:起自胫骨体后面中部,腘肌止点下方的胫骨骨面以及腘肌与胫骨后肌之间的骨间膜上。

(2)止点:4 条腱分别止于第二～五远节趾骨的基底部(见图 9-11)。

(3)神经支配:胫神经($L_5\sim S_1$)。

(4)解剖学作用:近固定时,屈第二～五跖趾关节和趾骨间关节,并协助踝关节的跖屈和内翻。

4. 蹑长屈肌　蹑长屈肌(extensor digitorum longus)位于小腿三头肌深层外侧。

(1)起点:其自腓骨后下 1/3 处和肌间隔的后面。

(2)止点:止于蹑趾远节趾骨的基底部(见图 9-11)。

(3)神经支配:胫神经($L_4\sim S_1$)。

(4)解剖学作用:近固定时,是屈第一跖趾关节和趾骨间关节的原动肌,并跖屈踝关节。

总结小腿后群深层肌的功能:

在踝关节背屈或跖屈时,胫骨后肌为距下关节的内翻或旋后肌。胫骨后肌能稳定后足、中足和前足关节,在足弓的动力性支持中起重要作用。

胫骨后肌使足舟骨稳定在距骨上,防止小腿三头肌巨大的力矩所产生的在距跟舟关节和跗间关节的运动。胫骨后肌麻痹时,距骨向下的力拉长了内侧足底韧带,使足弓下降而产生平足畸形,此时体重是经足舟骨落到地面上。

趾长屈肌和蹑长屈肌的主要功能是在行走、跑步和足趾站立时的闭链运动中。在这些运动中,屈肌收缩来维持足纵弓,并在行走的离地相时将产生的力作用于地面。

(二) 小腿外侧群肌

1. 腓骨长肌　腓骨长肌(peroneus longus)位于小腿外侧。

(1)起点:起自腓骨外侧上 2/3,股二头肌止点邻近的腓骨头处。

(2)止点:止于第一楔骨和第一跖骨基底的跖侧面(见图 9-11、图 9-13)。

（3）神经支配：腓浅神经（L_4~S_1）。

（4）解剖学作用：近固定时，是足外翻的原动肌，协助跖屈踝关节，并能压低第一跖骨头，有维持足弓的功能。

2. 腓骨短肌 腓骨短肌（peroneus brevis）位于腓骨长肌深层。

（1）起点：起自腓骨外侧下 1/3，在腓骨长肌起点稍下方的腓骨和肌间隔。

（2）止点：止于第五跖骨底（见图 9-11、图 9-13）。

（3）神经支配：腓浅神经（L_4~S_1）。

（4）解剖学作用：同腓骨长肌。

总结小腿外侧群肌功能：在闭链的单腿站立、行走、跑步和跳跃等运动中，腓骨肌提供足弓的主要支持，调节足对地面的适应性和控制足对小腿的位置。

腓骨肌麻痹时，踝关节就不稳定，并可能发生踝内翻的损伤。虽然腓骨肌属于跖屈肌，但此运动的杠杆作用极差。

正常的跖屈力矩需要腓骨肌强有力的收缩来稳定跗骨，使小腿三头肌的力有效地经足传到地面。

（三）小腿前侧群肌

1. 胫骨前肌 胫骨前肌（tibialis anterior）位于小腿前外侧浅层。

（1）起点：起自胫骨外侧髁、胫骨体侧上 2/3、骨间膜和小腿筋膜。

（2）止点：止于内侧第一楔骨和第一跖骨基底部（见图 9-13）。

（3）神经支配：腓深神经的一分支（L_4~S_4）。

（4）解剖学作用：背屈踝关节，与腓骨长肌在止点形成肌腱祥维持足弓。

2. 踇长伸肌 踇长伸肌（extensor hallucis longus）位于胫骨前肌外侧与趾长伸肌之间。

（1）起点：起自腓骨干的中部和邻近的骨间膜。

（2）止点：止于踇趾远节趾骨的基底部（见图 9-13）。

（3）神经支配：腓深神经的分支。

（4）解剖学作用：近固定时，伸踇趾的跖趾关节和踇趾趾骨间关节和背屈踝关节，并可使足伸和内翻。

3. 趾长伸肌 趾长伸肌（extensor digitorum longus）位于胫骨前肌外侧。

（1）起点：起自胫骨外侧髁、腓骨前面上 3/4 和相邻骨间膜。

（2）止点：此肌共有 5 条腱，其中 4 条止于第二～五远节趾骨，另一条止于第五跖骨基底的背面（见图 9-13）。

（3）神经支配：腓深神经的一分支（L_4~S_1）。

（4）解剖学作用：近固定时，伸第二到第五趾中节和趾骨间关节以及背屈踝关节和外翻足。

总结胫前肌群的功能：胫骨前肌有良好的杠杆作用，趾长伸肌和踇长伸肌主要功能是伸趾，但在踝关节背屈时则丧失伸趾功能。

前群肌麻痹可导致步行摆动相时足下垂，因而需要过度地屈髋、屈膝来防止足趾接触地面。

当胫前肌麻痹而伸趾肌完好时，伸趾肌仅能产生有限的背屈功能。单独的趾长伸肌作用能产生踝部的强力外翻。

　　在许多重要的开链运动中,胫前肌群可以运动足和足趾,如在驾驶车辆时足的安放,持续敲击音乐节拍,穿鞋时足趾的运动等。

　　在单腿站立的闭链运动中,可看到和摸到这些肌较强有力的收缩。可以看到在所有足肌之间恒定相互作用来保持重心落在一个小小的支持基础上。

三、足部的肌

(一)足内肌

　　1. **足背肌**　较弱小,只有 2 块,即伸蹬趾的蹬短伸肌和伸第二~四趾的趾短伸肌。

　　2. **足底肌**　足底肌分为内侧群、外侧群和中间群 3 群。

　　(1)内侧群:包括蹬展肌、蹬短屈肌、蹬收肌。

　　(2)中间群:由浅入深排列有趾短屈肌、足底方肌、4 条蚓状肌、3 块骨间足底肌和 4 块骨间背侧肌。各肌的作用同其名,主要作用在于维持足弓。

　　(3)外侧群:包括小趾展肌和小趾短屈肌(图 9-14)。

(二)足外肌

　　分别来自小腿的前、后及外侧间隔,如腓骨长肌及胫骨前肌肌腱经足底协同支持足弓;胫骨后肌、腓骨长短肌、伸蹬趾、足趾肌和屈蹬趾、足趾肌,协同完成足站立、起立等活动。

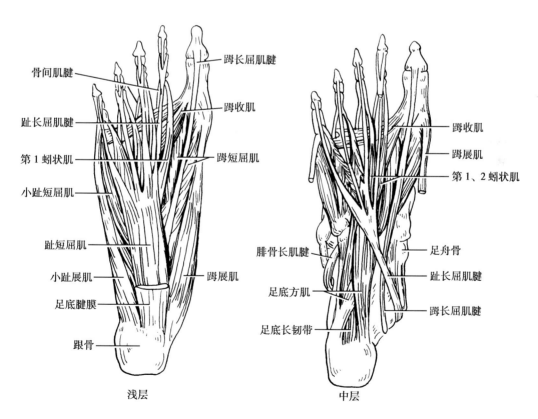

浅层　　　　　　　　　　　中层

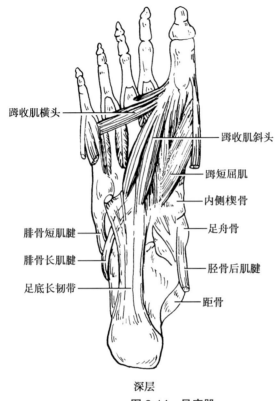

内收肌横头

蹈收肌斜头

蹈短屈肌

内侧楔骨

足舟骨

腓骨短肌腱

腓骨长肌腱

足底长韧带

胫骨后肌腱

距骨

深层
图 9-14   足底肌

（三）足部固有肌的作用

1. 足活动的肌   足的活动除足内肌外,主要还借助许多足外肌的协同作用来完成。如腓骨长肌及胫骨前肌肌腱经过足底协同支持足弓;胫骨后肌、腓骨长、短肌、伸蹈趾和屈蹈趾肌等,均协同完成站立、起步、行走、跑跳等功能。

2. 足底固有肌的作用   足底固有肌与跖腱膜、足的韧带和腱之间有广泛的连结。这些组织形成了动、静力结构的强力复合体。虽然足底固有肌可以做外展、内收和屈趾动作,但它们主要的作用是在行走和跑跳时支持足弓,补充趾长屈肌的力和在摆动相中对抗屈肌来保持趾伸直。若足趾不能保持伸直位,走动时不能发挥力的作用。

3. 足趾在技巧活动中的用途   人类手所行使的动作都可能潜在被足行使,但蹈趾与其他趾无对趾动作。在先天性无上肢特别是丧失整个上肢功能的儿童,能锻炼足抓握物体和行使技巧性的运动,并用足做正常儿童手做的所有事。

第三节   膝、踝和足部关节的正常运动与代偿运动

一、膝关节的正常运动和代偿运动

膝关节在胫骨关节面的 3 个平面内均可发生运动,其中在矢状面上屈伸运动的运动幅

度最大。

(一) 膝关节屈曲运动

1. **概念** 是在矢状面上绕额状轴的活动。下肢处于中立位,膝关节向后屈起的活动即是膝关节屈曲运动(图 9-15)。

2. **运动相关肌** 膝关节屈曲的原动肌是股二头肌的长短头、半膜肌、半腱肌,辅助肌是腘肌和腓肠肌。

3. **膝关节屈曲运动范围** 膝关节屈曲运动范围因髋关节处不同的位置而异,同时也因被动运动和主动的屈曲而异。

(1) 在髋关节屈曲位上,膝关节主动屈曲可以达到 120°~150°。

(2) 在髋关节伸展位上只能屈 120°,被动屈曲可以达到 160°(图 9-16)。

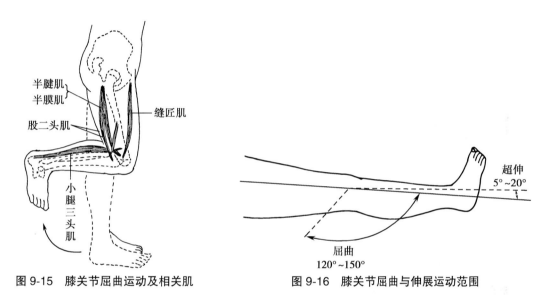

图 9-15　膝关节屈曲运动及相关肌　　　　　图 9-16　膝关节屈曲与伸展运动范围

4. **代偿运动** 当膝关节的屈肌群肌力减弱而试图屈曲膝关节时,会出现代偿运动。

(1) 由屈曲髋关节来代偿:在俯卧位上利用屈曲髋关节来代偿屈膝。此时臀部会抬起,同时可以见到躯干有轻度扭转。这是利用同侧屈髋肌群来抬起骨盆,引出屈膝,使腘绳肌处于牵张状态而加强收缩(图 9-17)。

(2) 缝匠肌的代偿运动:在腘绳肌肌力极小而不能进行抗重力屈膝时,在俯卧位上由缝匠肌代偿来协助屈膝,此时由于缝匠肌的作用会出现髋关节的屈曲和外旋,在外旋位上屈膝时不需要抗重力就能较容易地完成小腿的垂直上抬(图 9-18)。

(3) 腓肠肌的代偿运动:由辅助肌的腓肠肌来代偿膝关节屈曲时,伴有较强的踝关节跖屈,仅有一定的屈膝作用。这也是以髌骨为支点,腓肠肌形成使小腿向大腿靠拢的肌腱的作用(图 9-19)。

(4) 股薄肌的代偿运动:利用股薄肌的作用使髋关节内收,可以以髌骨为支点产生一定的膝关节屈曲(图 9-20)。

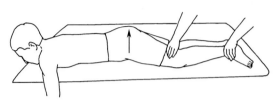

图 9-17 由屈曲髋关节代偿屈膝肌群无力

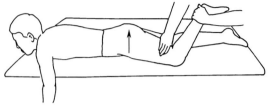

图 9-18 由缝匠肌代偿屈膝肌群无力

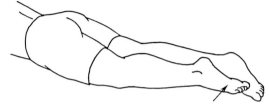

图 9-19 由腓肠肌代偿屈膝肌群无力

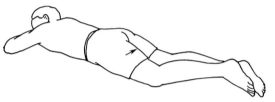

图 9-20 由股薄肌代偿屈膝肌群无力

(二) 膝关节伸展运动

1. **概念** 是在矢状面上绕额状轴的活动,自然立位时小腿伸直的活动即膝关节伸展运动(图 9-21)。

膝关节的扣锁活动:膝关节伸直约 30° 时扣锁活动开始,伴随着胫骨外旋。膝关节至完全伸直时,胫骨髁间隆起与股骨髁间窝锁紧,侧副韧带紧张,除屈伸运动外,股胫关节不能完成其他运动。当膝关节屈曲时,股骨两侧髁后部进入关节窝,扣锁因素解除,从伸展到屈曲运动的初期为开锁状态,此时,侧副韧带松弛,股胫关节才能绕垂直轴做轻度的旋转运动。

膝关节在屈伸运动中开始以滚动为主,后以滑动为主,是一个复杂的运动。

2. **运动相关肌** 膝关节伸展的原动肌是股四头肌,辅助肌是阔筋膜张肌。

3. **膝关节伸展运动范围** 膝关节并没有绝对的伸展,有时可获得被动伸展 5°~10°(见图 9-16)。

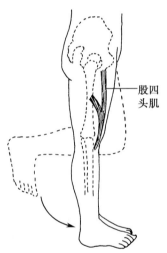

股四头肌

图 9-21 膝关节伸展运动及相关肌

4. **代偿运动** 当膝关节伸肌群肌力减弱而试图伸展膝关节时,会出现代偿运动。

(1)髋关节内旋肌群的代偿运动:人体在侧卧位上没有重力的影响,此时当膝关节伸展肌群力量减弱时,可通过髋关节内旋肌群的作用使髋关节内旋,这是利用重力而使小腿下坠,形成如同膝关节伸展的活动(图 9-22)。

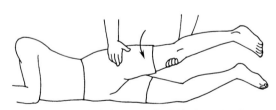

图 9-22 由髋内旋肌群代偿伸膝肌群无力

(2)阔筋膜张肌的代偿运动：当股四头肌肌力减弱时，可由辅助肌的阔筋膜张肌起代偿腹直肌的作用，产生髋关节屈曲，同时出现如同膝关节伸展的运动（图9-23）。

(三) 膝关节旋转运动

1. **概念**　膝关节的旋转运动是在垂直轴上的活动，在其伸直时不能进行旋转运动，只有在膝屈曲状态下，小腿才能沿纵轴做旋转运动，可以进行旋内和旋外运动（图9-24、图9-25）。

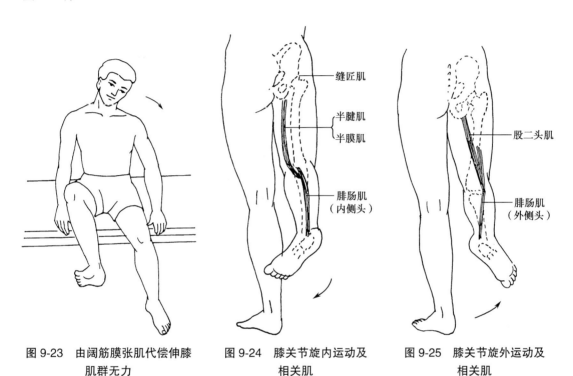

图9-23　由阔筋膜张肌代偿伸膝　　图9-24　膝关节旋内运动及　　图9-25　膝关节旋外运动及
　　　　　肌群无力　　　　　　　　　　　　相关肌　　　　　　　　　　相关肌

2. **运动范围**　只有在屈曲90°时约有正、负30°的活动范围。

测量主动旋转的方法：测量时必须将膝关节屈曲90°，要求被检查者俯卧位，检查者握住被检查者双足并搬动之，使足趾向外、向内活动，即为外旋与内旋。被动旋转范围可稍大于主动运动旋转范围。

3. **运动相关肌**　膝关节旋内运动的相关肌有缝匠肌、半膜肌、半腱肌和腓肠肌内侧头。旋外运动相关肌有股二头肌和腓肠肌外侧头。

(四) 内收、外展运动

1. **概念**　膝关节的内收、外展运动是在矢状轴上的活动，膝关节的内收、外展活动范围极小，随着屈曲、外展与内收活动有所增加。

2. **运动范围**　在充分伸直时约2°，充分屈曲时可达8°。

(五) 前后位水平移动

屈膝时股骨在胫骨上向后滑动，伸膝时股骨髁向前滑动为前后水平移动。

(六) 膝部双关节肌的运动组合

1. **结合伸髋的屈膝**　当一个人在俯卧位或直立位伸髋再屈膝时，腘绳肌必须在这2个关节同时缩短,也许有的人会认为这是腘绳肌痉挛。在这种情况下,腘绳肌将很快丧失其强度,致使几乎耗尽要缩短的长度,限制了腘绳肌的缩短。限制腘绳肌缩短的另一个因素是股直肌,此时股直肌在髋、膝两处同时被延伸,导致其挛缩,使骨盆前倾,臀部不自然地抬高。

2. **结合屈髋的伸膝**　在仰卧和坐位进行直腿抬高时(屈髋,膝保持伸直状态)(图9-26),在动作进行的一定范围内并无困难。随后主要的困难来自腘绳肌不能进一步延伸,部分来自股直肌的肌力减弱,因为它在髋、膝两处同时缩短。如果腘绳肌的收缩或痉挛限制了直腿抬高(如30°),那么在步行时每步的距离将变小,当伸髋时一侧膝关节可以完全伸直,但对侧的小腿不可能向前移动到像正常时那么远(屈髋伸膝),此时将缩短步伐并常用屈膝状态行走。

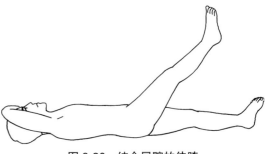

图 9-26　结合屈髋的伸膝

3. **结合屈髋的屈膝**　当屈膝时再屈髋可使腘绳肌在髋部延长,得到较好的长度 - 张力关系。当屈膝和屈髋时,屈髋肌和腘绳肌的协同收缩产生功能性有用的动作。

4. **结合伸髋的伸膝**　这是最有用的组合,它发生在从座位上站起来,爬楼梯、跑步和跳跃等动作中。当股四头肌伸膝时,腘绳肌做伸髋动作使腘绳肌在膝部伸长。在这一运动中运用了长度 - 张力曲线的一个有效部分。

在闭链运动中,股四头肌和腘绳肌协同收缩来提高躯干(伸膝、伸髋)或降低躯干(屈膝、屈髋)。当一个人从座位上站起来时,股四头肌利用向心收缩来伸膝,腘绳肌利用向心收缩来伸髋。当人坐下去时,这两肌群提高离心收缩来控制屈膝(股四头肌)和屈髋(大腿后侧肌群)的比率。

5. **结合踝关节跖屈的屈膝**　腓肠肌能同时做这 2 个动作,若在这 2 个关节做全部的动作,那么该肌必须缩短很长的距离,肌力将迅速下降。这不是一个十分有用的动作。

6. **结合踝关节跖屈的伸膝**　股四头肌伸膝而腓肠肌和比目鱼肌跖屈踝关节。当股四头肌伸膝时,腓肠肌在膝部延长,这对踝关节跖屈非常有利。这种功能结合常见于抬高脚趾尖、跑步和跳跃等动作。

二、踝关节正常运动和代偿运动

踝关节的运动轴为如下几种,踝关节的实际转动轴并不是水平方向的,而是横穿距骨体自内上向外下倾斜,基本与内外踝尖连线一致。在冠状面上平均向外倾斜约 10°,水平面上平均向外旋转约 6°,由于踝关节轴倾斜,踝关节绕此轴即足部背屈和跖屈时,在水平面上足兼有绕小腿纵轴旋转的内收、外展活动,以及在冠状面的足内、外翻活动。

踝关节属滑车关节,可沿通过横贯距骨体的冠状轴做背屈及跖屈运动。

(一)踝关节跖屈

1. **概念**　在踝关节中立位上,沿踝关节向正下方屈足背的运动即踝关节跖屈运动(图9-27)。是绕额状轴在矢状面上的运动。即足尖向下,足与小腿间的角度大于直角叫做跖屈。是距骨在横轴上的旋转,距骨头体在矢状面上的活动。在跖屈时,足可做一定范围的侧方运动。

2. 运动范围　踝关节跖屈运动范围为 40°~50°（图 9-28）。

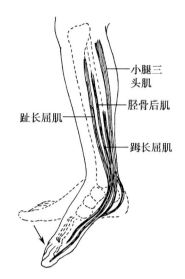

图 9-27　踝关节跖屈运动及相关肌

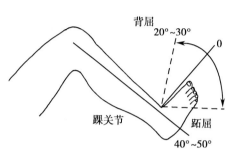

图 9-28　踝关节背屈与跖屈运动范围

3. 运动相关肌　踝关节跖屈的原动肌是腓肠肌、比目鱼肌,辅助肌是腓骨长肌、腓骨短肌、胫后肌、趾长屈肌、踇长屈肌。

4. 代偿运动　当踝关节跖屈肌群肌力减弱而试图做踝关节跖屈时,会出现如下代偿运动。

(1)趾长屈肌、踇长屈肌的代偿运动:在腓肠肌和比目鱼肌不能发挥作用时,由屈趾肌群来代偿,此时会伴有足前部的跖屈,但足跟的运动不充分,形成如同踝关节跖屈样的运动(图 9-29)。

(2)胫骨后肌的代偿运动:由胫后肌代偿腓肠肌和比目鱼肌的作用时,可产生足内翻,看似产生如同踝关节跖屈样的运动(图 9-30)。

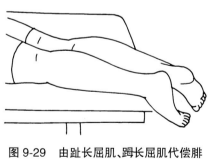

图 9-29　由趾长屈肌、踇长屈肌代偿腓肠肌和比目鱼肌

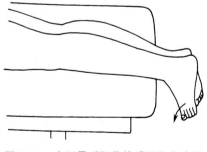

图 9-30　由胫骨后肌代偿腓肠肌和比目鱼肌

(3)腓骨长肌和腓骨短肌的代偿运动:由腓骨长肌和腓骨短肌来代偿踝关节跖屈时,可产生足外翻,形成如同踝关节跖屈样的运动。

(4)腓骨长肌、腓骨短肌和胫后肌的代偿运动:由腓骨长肌、腓骨短肌和胫骨后肌一起来代偿踝关节跖屈运动时,仅产生足前部的跖屈,看起来如同踝关节的跖屈运动。此时足前部的跖屈仅由趾长屈肌、踇长屈肌代偿时,足前部跖屈的范围大(图 9-31)。

（5）站立位上腰方肌的代偿运动：站立位上由同侧腰方肌提起骨盆，由同侧臀中肌外展髋关节形成足跟上抬，形成如同踝关节跖屈的运动（图 9-32）。

（二）踝关节背屈

1. **概念**　坐位上踝关节处中立位，以踝关节为轴，足向前上方抬起的运动即踝关节的背屈运动（图 9-33）。足尖向上，足与小腿间的角度小于 90° 称为背屈，是距骨在横轴上的旋转，距骨头体在矢状面上的活动。

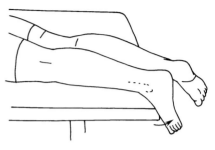

图 9-31　由腓骨长肌、腓骨短肌和胫后肌代偿踝关节跖屈

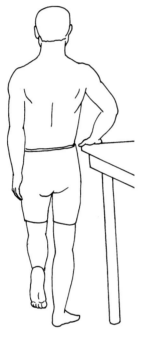

图 9-32　站立位由腰方肌代偿踝关节跖屈

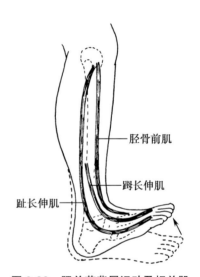

胫骨前肌

𧿹长伸肌

趾长伸肌

图 9-33　踝关节背屈运动及相关肌

2. **运动范围**　踝关节背屈运动范围为 20°~30°（见图 9-28）。

3. **运动相关肌**　踝关节背屈的原动肌是胫骨前肌，辅助肌是𧿹长伸肌、趾长伸肌及第三腓骨肌。

4. **代偿运动**　在胫骨前肌肌力减弱，无法进行踝关节背屈，患儿试图做踝关节背屈时，会出现𧿹长伸肌、趾长伸肌的代偿运动。其代偿运动只能产生足趾的伸展，形成如同踝关节背屈样运动（图 9-34）。

（三）内收与外展运动

是距骨在其纵轴上进行的额状面的旋转，内收时距骨上关节面转向外，下关节面转向内，即胫侧屈。外展时与内收相反，距骨上关节面转向内，下关节面转向外，即腓侧屈。

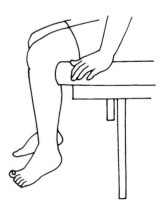

图 9-34　由𧿹长伸肌和趾长伸肌代偿踝关节背屈

（四）旋前与旋后运动

是足与踝的复合运动,旋后运动时,前足按足纵轴活动,第一跖骨向背侧移动,第五跖骨移向跖面,距下关节内翻,前足内收。旋前运动与旋后运动正相反。

（五）内旋与外旋运动

即距骨在胫骨纵轴上水平面活动,距骨头向内为内旋,向外为外旋。

二、足部正常运动和代偿运动

（一）跖屈、背伸运动

足的跖屈和背伸运动实际上发生在踝关节,前面已经叙述（见图 9-27、图 9-33）。

（二）足内翻

1. **概念**　是发生在距下关节的运动,当距骨和足部的其他所有跗骨、跖骨等一起作为一个整体,可绕足的矢状轴在水平面上做向外的运动,即踝关节的内翻。具体来说是足内侧缘从足中立位上向外上方翻转、足内侧缘抬起的运动（图 9-35）。

2. **运动范围**　足内翻的运动范围为 30°（图 9-36）。

3. **运动相关肌**　腓肠肌、比目鱼肌、胫骨后肌、胫骨前肌、踇长屈肌。

4. **代偿运动**　胫骨后肌无力由踇长屈肌和趾长屈肌来代偿。

（三）足外翻

是发生在足后部的运动,足外翻与内翻均为开链运动。

1. **概念**　也是发生在距下关节的运动,当距骨和足部其他所有跗骨、跖骨等一起作为一个整体,可绕足的矢状轴在水平面上做向内的运动,即踝关节的外翻。即足外侧缘从足中立位上向内上方翻转、足外侧缘抬起的运动。运动发生在距下关节（图 9-37）。

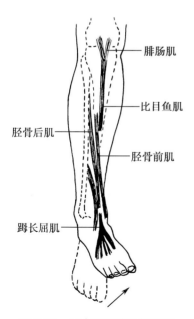

图 9-35　足内翻运动及相关肌

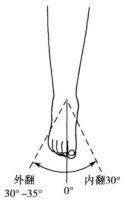

图 9-36　足内翻与外翻
运动范围

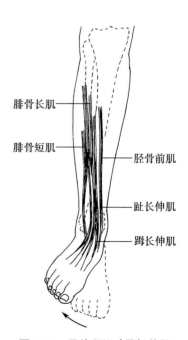

图 9-37　足外翻运动及相关肌

2. **运动范围**   足外翻的运动范围为 30°~35°（见图 9-36）。

3. **运动相关肌**   有腓骨长肌、腓骨短肌、胫骨前肌、趾长伸肌、跛长伸肌（见图 9-37）。

另外，足还有内收、外展运动和旋内、旋外运动等。

总之，踝关节的屈伸运动与距下关节和足的运动是联合的，当踝跖屈时足内翻、内旋，踝背屈时足外翻、外旋。踝跖屈时足内侧缘抬高，外侧缘降低，足尖朝内称为旋后。踝背屈时足外侧缘抬高，内侧缘降低，足尖朝外称为旋前。

第四节　脑性瘫痪膝、踝和足部关节运动障碍

一、腘绳肌与膝关节功能障碍

（一）腘绳肌的解剖

因为膝关节屈曲变形常与腘绳肌相关，所以要了解其解剖和功能等知识。已经在第六章中叙述，腘绳肌起自坐骨结节，止于胫骨，由 3 个肌组成，即股二头肌、半膜肌和半腱肌，由同一神经支配，并具有相同的解剖学位置。大收肌最长的纤维包含在腘绳肌内，一般股薄肌也包含在内。

股二头肌有明显的 2 个肌腹，其坐骨部分较厚，是平坦的肌。其肌纤维起自与半腱肌分享的短腱，这一肌纤维终于股骨下 1/3 水平，止于腱膜的内面。因此，那些肌纤维能与大腿部的纤维置换。起自股骨的纤维止于腱膜，延续 2.5~5cm，止于腓骨头。2 个肌腹大体上等长，长度为各个肌全长的 2/3。

半腱肌分享股二头肌和起点的腱，圆形肉色的部分从坐骨结节的附近开始，延续肌全长的 2/3。半腱肌除了末端，其位置都在半膜肌的后面。在其末端，半腱肌越过半膜肌的末端，潜入股薄肌、缝匠肌的下面，止于胫骨内侧的表面上部。止点的腱在近侧端较宽，在肌全长大半肌腹中有腱的中隔。

半膜肌的近位端是宽而平坦的腱膜，处于半腱肌的深部，宽幅、双翼状斜行的纤维起自这里。由清楚分离的 2 个部分组成，其纤维大体上是平行走行。近侧端的大半走行于半腱肌的内侧和深部，远侧端的大半在半腱肌的深部走行于外侧。肌的止点是胫骨后面的内侧髁，正是膝关节的远侧端。来自肌强大的结合组织纤维在膝关节的后面扇形展开，二次止于关节囊。

（二）腘绳肌的功能

股二头肌、半膜肌和半腱肌 3 个肌的作用是膝关节的屈肌群，是髋关节的伸展、内收肌群。特殊情况下，腘绳肌也有作为膝关节伸展肌的功能。

由于坐骨部分纤维的作用，股二头肌有作为轻度髋关节外旋肌的功能，这一外旋作用，因股骨部位的纤维而在内部被抹杀。膝关节屈曲，下肢没有被固定时，股二头肌是下肢第一位的外旋肌。这时如果足部和下肢被固定，与股二头肌相同的力量，股骨相对于小腿，最终会导致躯干的内旋。后者的 2 个作用，即外旋、内旋都与股骨部位的纤维有关。

在膝关节屈曲时,半腱肌是髋关节和小腿的内旋肌,半膜肌共有这2个作用。

大收肌和股薄肌两者都是髋关节的内收肌,股薄肌还有作为膝关节屈曲肌的功能。大收肌通过止于最远侧端的纤维起髋关节伸展肌和内旋肌的作用。

(三) 作为双关节肌的功能

由于腘绳肌的双关节肌特性,与下肢前面唯一的双关节肌即股直肌在功能上密切相关。由于足跟接近臀部而引起下肢缩回这一现象,说明腘绳肌在远侧端能使膝关节屈曲,股直肌在近位侧有作为髋关节屈肌的功能,但是由于腘绳肌的作用而不能使膝关节伸展。2个肌的作用如此变换,即股直肌向下方,腘绳肌向上方这样的变化,但肌本身的长度没有变化。同样的变换也有时引起下蹲动作。

腘绳肌过短则导致在髋关节完全屈曲的同时,膝关节不能完全伸展,这是众所周知的被动功能不全(passive insufficiency)。一方面,腘绳肌不能长久地在膝关节完全屈曲的同时使髋关节完全伸展,将这种现象称为肌运动功能不全(active insufficiency),是指肌肉的附着点与其起源点异常接近,在此是指腘绳肌。

为此,股直肌的这一变换本质,建立在发挥最大肌力,保持肌最适当长度的基础上。

(四) 腘绳肌的伸缩性

肌的振幅程度与平行走行的肌纤维的长度成比例,直的肌纤维能够短缩到最长时的大约50%。肌力则与平均横断面的面积成比例。为此,半腱肌因为是由直的纤维构成的肌,所以比半膜肌的伸缩性大。但是,由于半膜肌横断面积宽,所以肌力强大。股二头肌虽然也是由直的纤维构成,但因为附着于股骨使伸缩性受限。但是,股二头肌的2个头一起组成部分的横断面,比腘绳肌的其他2个肌的横断面要大。

(五) 异常姿势和腘绳肌的关系: 蹲踞姿势(squat position)

痉挛型脑瘫最常见的姿势就是蹲踞姿势,这一姿势中髋关节和膝关节均呈屈曲状态,踝关节跖屈或者背屈。通常可见到大腿的内收和内旋。

以蹲踞姿势站立的患者,躺下时在仰卧位上可以伸直身体或者接近伸直。这是由于重力的影响、与床接触的刺激而使身体伸直。蹲踞姿势的形成是为了保持平衡而做努力的结果。如果讨论除去重力而形成蹲踞姿势的原因,是踝关节明显的尖足,或膝关节和髋关节的屈曲挛缩,或两者组合等。伴随的大腿内收、内旋,继发地使踝关节跖屈增强,髋关节和膝关节的屈曲挛缩也增强,蹲踞姿势渐渐地被固定。

即使在这样复杂的情况下,也能够明确地确认腘绳肌的独立作用,当髋关节屈曲时腘绳肌被伸展,并由此引起膝关节屈曲,上述现象通过观察股直肌和腘绳肌如何关联就可以明确。有痉挛的状态下,来源于挛缩或反射亢进的抵抗导致腘绳肌的功能低下,并由此使这一系列的反应被扩大。实际上,腘绳肌短缩并不能使膝关节伸展的同时髋关节屈曲。同样,股直肌的短缩也不能在使膝关节屈曲时而使髋关节伸展。

在蹲踞姿势中,任何的内收力都可以产生髋关节的内旋力,因此髋关节的内收肌都成为内旋肌。如果与地板的接触面只有跗趾球部,内旋力会更加增强。但是,腘绳肌加上内收力与患者的姿势没有关系,本来就具有内旋力,且由于大收肌最内侧纤维的作用而被增强。腘绳肌的内旋作用在成为蹲踞姿势时显著地出现。这一内旋作用的主因是半腱肌附着在胫骨上端内侧面,带来很大的杠杆力。半膜肌不具有那样的杠杆力,但肌力比半腱肌强。因此,就明确了半腱肌切断或移行之后出现内旋变形的原因。

股二头肌有由于膝关节的屈曲而使胫骨外旋的作用,当足部被固定时,股二头肌可以固定胫骨或者使股骨相对于小腿内旋,并由此增强髋关节的内旋作用。

蹲踞位步行的大部分患者,其股直肌和腘绳肌大体肌力相同,有时也可见到股直肌相对肌力低下的患者。这样的患者由于股直肌的肌力低下而使蹲踞增强,躯干也稍微直立。膝关节屈曲、髋关节伸展这样组合的结果,是引起腘绳肌完全地挛缩。这样的情况,当患者在仰卧位上,已经不能被动地使膝关节伸展至180°。

(六) 后天性髋关节脱位

在蹲踞姿势中,腘绳肌通过内收、内旋,把力量施加到髋关节的外侧和后方。由于这一垂直方向力量的组合,容易形成股骨头脱位。因此,腘绳肌也和股薄肌或其他内收肌群共同成为脑瘫髋关节半脱位和脱位的病因。

(七) 异常姿势和腘绳肌的关系:伸展立位(the extension stance)

痉挛型脑瘫的另一个常见姿势是足部尖足、膝伸展位上髋关节各种程度的屈曲,另外常常有明显的内收肌群挛缩。这些患者在开始步行时需要应用拐杖。当足接触地面时是先足趾后足跟,因此小腿三头肌、股直肌和腘绳肌形成的组合使膝关节伸展。小腿三头肌痉挛或者固定的尖足,首先将足向前方推出,腘绳肌在最后带来内旋的作用。如果足跟不能着地,则更进一步助长内旋。有腘绳肌挛缩的多数患者在进行了尖足矫正手术后出现蹲踞姿势。

在尖足比较轻的病例中的唯一问题时,步行时足着地是足趾至足跟,腘绳肌有助于膝的伸展同时使之内旋。这时腘绳肌的伸展作用与踝关节的尖足和足趾着地,以及骨盆上方水平的抵抗有依赖关系,另外,还取决于对侧下肢的支撑期长度。

有跟腱挛缩的偏瘫患者,如果膝关节不过度伸展,足跟就不能着地,这时腘绳肌再次作为伸展肌发挥功能。如果明显的腘绳肌挛缩和跟腱的挛缩组合,则膝关节不能伸展,足跟不能着地。两侧障碍有差异时,运动模式与偏瘫大体相似,但是,障碍轻的一侧,或许能呈现恰似对侧那样受障碍的肢位。这种状态中所见到的左右对称的活动反应是假象,是障碍轻的一侧顺应了肢体的障碍。

(八) 股直肌和膝关节的功能

股直肌与腘绳肌功能的相关关系已经在腘绳肌解剖一节叙述。腘绳肌挛缩则步行时步幅缩窄,另外,腘绳肌挛缩限制膝关节的屈曲和膝向前方伸出。Duncan曾发现,有的患者在髋关节不屈曲时膝关节就不能屈曲。所以,针对这一问题可以进行将股直肌在其起点切断的手术。如果进行了腘绳肌手术的患者步行时不能自由地将膝向前方伸出,可能是这一患者因为股直肌切断术而带来不良结果,松解术后一般没有功能的缺欠。

二、膝关节运动障碍

膝关节是人类最复杂的关节,功能障碍也多。临床上多见膝关节的屈曲挛缩、膝反张、膝外翻和膝回旋异常等变形,导致膝关节功能不全。所有这些不只是在保持姿势和移动动作中,在日常生活活动(ADL)的各种局面上也都是必须改善障碍的主要原因。

在脑瘫患者中,膝关节有2个很大的问题:一是膝关节不能充分伸展,或者是伸得太直,另一个是屈曲变形和膝反张。第1个是比较常见的问题。膝关节伸展力量低下,特别是有明显的肌紧张,在想要被动地活动时可以见到抵抗增加的运动障碍,这在痉挛型脑瘫和混合型具有明显痉挛的类型中最为常见。与胫骨或股骨的扭转同样,在脑瘫患者发生膝关节面向内侧的倾斜,这将给膝关节带来恶劣的影响。与膝外翻作为单独的现象相比,更多的是与屈曲变形同时发生。

(一)膝关节紧张性屈曲与屈曲变形

1. 膝关节紧张性屈曲的原因　膝关节紧张性屈曲常见于痉挛型四肢瘫和双瘫。

(1)从解剖学角度认识原因:膝关节紧张性屈曲是由半腱肌、半膜肌和股二头肌肌张力过高所致。

(2)从生长发育和生物力学角度认识原因:与髋关节的紧张屈曲有密切关系。

髋关节紧张屈曲使膝关节屈肌的起点部分被动伸展,它的止点部分被迫以收缩来代偿,在没有外力的情况下,它无法维持伸展状态,这样就使膝关节产生屈曲。同时,由于髋关节的紧张屈曲使股直肌收缩,是由止点向起点的收缩,这样就抑制或限制了膝关节伸肌的功能,进而又使股直肌进行由起点向止点的收缩,更加重了膝关节的屈曲(见图 1-23)。

2. 膝关节屈曲变形的病因　在脑瘫起因于膝关节本身,即膝关节的原发障碍非常稀少,大多数都是由于躯干、髋关节和踝关节等的功能障碍集合而导致的继发障碍。可以说,膝关节的所有变形本来就是继发的变形,是为了适应于躯干、髋关节、踝关节的障碍而自然发生的。例如,脑瘫患儿被高高地抱在空中时,必然出现髋关节内收,膝关节过度伸展和足趾伸展,而在站立时当负荷在足上的体重增加,为了保持直立的姿势,必然出现膝关节屈曲或者过度伸展。由于髋关节、踝关节的变形,其障碍何种程度地波及到膝关节,应该由对脑瘫患儿从婴幼儿期就开始进行检查的医生们来决定。同样,更应该知道如何防止这些患儿的膝关节变形。除了肌力的强度、肌的长度和痉挛以外,还有关于引起膝关节变形的其他因素,但至少应该对这些肌力的强度、肌的长度进行适当地评定和计测。

维持立位或抗重力的姿势与所有的下肢肌有关,临床上是从以下项目的其中 1 个或者几个组合在一起来看膝关节的屈曲变形。

(1)腹肌的肌力低下。

(2)髋关节伸展肌的肌力低下。

(3)髋关节屈曲挛缩或痉挛。

(4)髋关节内收挛缩或痉挛。

(5)阔筋膜张肌的挛缩或痉挛。

(6)股四头肌的肌力低下。

(7)腘绳肌的挛缩或痉挛。

(8)小腿三头肌的挛缩或痉挛。

(9)小腿三头肌的肌力低下。

3. 膝关节屈曲挛缩的原因　从脑瘫患儿的姿势的观点来看,膝关节屈曲挛缩的原因如下。

(1)髋关节屈肌群的单独挛缩。

(2)膝关节屈肌群的单独挛缩。

(3)小腿三头肌的单独挛缩。

(4)髋关节和膝关节屈肌群挛缩的协同作用。

(5)膝关节屈肌群和小腿三头肌挛缩的协同作用。

(6)髋关节屈肌群、膝关节屈肌群和小腿三头肌挛缩的协同作用。

所以,在考虑膝关节的问题时,如果只是单独举出哪一项是不明智的做法。人为了保持稳定的立位,必须将身体的重心线放在髋关节的稍后方、膝关节的稍前方,以及连接舟状骨附近的直线上,将微妙地调节细微变化着的功能给予了膝关节,可以说这就是下肢的中央位置,膝关节应该成为保持姿势和调节的中心,所以说是最大的关节。

在膝关节屈曲挛缩中,腘绳肌的痉挛和短缩是原发原因,继发的原因是由尖足的代偿、髋关节屈曲的代偿所引起,在功能方面,为了保持身体的平衡,要通过将重心下降这样的活动来增强膝关节的功能。

4. 膝关节相关肌的临床检查　为了决定膝关节屈曲变形的特征、原因和程度,以下检查是有效的方法。在对所有肌肉的检查中,检查者可以得到对肌力、肌长度的一些印象。应该考虑的第三因素是,命令脑性瘫痪患儿做动作,其动作开始时是准备状态,反应迟钝是预后不佳的指标。

在此叙述的检查方法,是作为所有术前评定的最基本方法。但是,有经验的检查者,从对患者的步行或其他功能动作的观察,可与在床上检查得到相同的资料,可以掌握比较多的患者情况。所以,根据观察的预测通常是非常正确的。

(1)股四头肌的检查:检查股四头肌的强度时,比较好的方法是让患儿在床上仰卧位,使其小腿在床的一端下垂。如果检查者需要,也可以让患儿躯干稍稍支起,使之出现轻度的腰椎前弯。如果让脑瘫患儿取坐位,如果有腘绳肌的挛缩和痉挛是因为股直肌弛缓等,因此不利于对股四头肌的测定。另一方面,与仅使一侧下肢伸展相比,让两下肢同时伸展对小儿来说更容易。检查者分别对两下肢加以抵抗并观察,要在两下肢同时伸展时进行检查。通过对脑瘫儿能否上楼梯、在起立中屈曲的膝关节能否伸直等的观察,可以得到股四头肌伸展功能的信息。

(2)股直肌的检查:检查股直肌的肌力,通常是在患儿膝伸展的俯卧位上进行,这时的膝关节至少能被动地屈曲90°。股直肌伸展反射会成为导火线,使髋关节突然屈曲,臀部翘起。因此,要让髋关节最大限度地伸展。如果髋关节屈曲的程度比检查前增大,考虑是由股直肌挛缩所致。但是,最初的髋关节屈曲,是由其他髋关节屈肌群引起,特别是阔筋膜张肌影响膝关节的活动。但是,在膝关节屈曲位上,髋关节不能被伸展。检查者不仅要单纯地观察在伴有髋关节屈曲时,引起膝关节什么程度的被动屈曲,还需要知道关于股直肌的抵抗和挛缩方面的情况。

(3)腘绳肌的检查:可以通过以下3个方法评定腘绳肌的伸展性。①让患者取俯卧位或仰卧位,使髋关节处于充分的伸展状态,被动地使膝关节完全伸展,如果残留膝关节屈曲,就是所谓的绝对腘绳肌挛缩。②在患者仰卧位上确实地保持一侧髋关节的伸展位,使另一侧髋关节屈曲90°,在此体位上使膝关节伸展到产生抵抗为止,残留的屈曲角度是表面上的挛缩。③与②同样的体位,使一侧髋关节屈曲,直至出现腰椎前弯,在对侧髋关节屈曲90°的状态下使膝关节伸展。通过这样的操作方法,由于矫正髋关节的屈曲挛缩,产生骨盆倾斜。因此,与方法②相比,残存的膝关节角度更正确。

腘绳肌肌力检查时,让患者在检查台的一端坐直,两侧膝关节屈曲。对每个小腿分别加以抵抗。由于股四头肌的紧张和自然的肌活动不完全,俯卧位上的腘绳肌肌力检查不太方便。

(4)小腿三头肌的检查:如果膝关节屈曲时踝关节出现被动的背屈,而在膝关节伸展位上踝关节则不能背屈的话,考虑是小腿三头肌的2个主要部分之中的腓肠肌的原因。如果即使是膝关节屈曲,小腿三头肌的紧张也不能完全消失,则挛缩与比目鱼肌和腓肠肌两者相关。

这是检查小腿三头肌伸展性的标准方法,但不能得到有关肌力的线索,检查者可以得到一些有关肌弹力的认识。为了适当地控制,应该握持患者的足部,使足跟处中间位或轻度内翻位,当施加力量出现足背屈时,用手指抓住足跟并将其拉向下方。使踝关节背屈的力要加在检查者的手根部,只有这样的固定,检查者才能确认发生背屈的部位是在足的中间位置。通过确实地固定踝关节在背屈位上,观察在被动地伸展膝关节时是否出现抵抗及抵抗的大小。

评定小腿三头肌的肌力很困难,具有挛缩和痉挛的多数患儿,不能用脚尖走和站。徒手肌力检查只能得知大致的肌力,如果有挛缩,不要认为是小腿三头肌强大,其结果常常是与之相反。检查中,触摸小腿三头肌的肌腹可以作为辅助的方法。小腿三头肌收缩的时候,如果抵抗的质几乎没有变化,应考虑是肌无力或肌力低下。对于这样的病例,用肌延长的方法能引起足跟骨变形,为此必须引起注意。

(5)腹肌的检查:患者仰卧位上使髋关节屈曲,固定其足部,检查者首先让患者抬起头部,然后将肩部上举,最后让其将伸出的手放到膝上。对腹肌进行触摸,观察其收缩的质量和左右有无差异。对有些患者,为了促进腹肌开始收缩,有必要轻轻地举起其头部和肩部,或者支撑其头部和肩部。

5. 膝关节痉挛和挛缩的评定

(1)仰卧位的评定

1)膝关节挛缩的评定:患儿仰卧位,髋关节中间位,使膝关节伸展,在膝关节部位从髌骨上用手掌向下方加以强力的压迫(图9-38),观察膝关节的屈曲,如果强力压迫下仍然屈曲则为膝关节挛缩。这时膝关节的屈曲度与腘绳肌的关系很小。

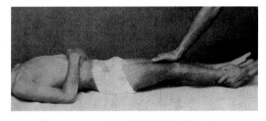

图9-38　膝关节屈曲挛缩的评定

2)腘绳肌的痉挛与短缩:在这一检查中,通常应用直腿抬高试验(见图8-39)或测量腘窝角(popliteal angle)。可以采用使髋关节保持直角位,同时在除去腰椎前弯的基础上测量腘窝角的方法,这样可以比较正确地显示腘绳肌痉挛和短缩的程度(图9-39)。

不仅要测量腘窝角,还要用目测和手指触诊的方法确认缝匠肌、股薄肌、半腱肌和股二头肌有无紧张。

(2)坐位的评定:如果腘绳肌的痉挛和短缩很明显,则在长坐位上,越使膝关节伸展骨盆的后倾越明显,这时只能用代偿性弯曲脊柱的方式来保持姿势(图9-40)。长坐位姿势的稳定性和椅子坐位姿势的稳定性密切相关,都是ADL方面的重要因素。

(3)立位的评定:蹲踞姿势是脑瘫患儿最多见的姿势之一(图9-41),在这一姿势中,髋关节和膝关节共同屈曲,是由于髋关节内旋肌群和股薄肌的作用,也伴有大腿的内收、内旋。这时股骨和躯干的内旋,是由相对被固定于地面的小腿的外旋引起的。当膝关节的屈曲度在15°以上时,固定膝所需的力是加在股骨头上力的75%,为了防止变形、支持体重、保证良好对线的目的,需要应用矫形器。如果膝屈曲度超过20°,由于股骨髁的形状,膝的运动从动摇

(rocking)变化为滑动(gliding),这样更容易引起外旋。此时,为了姿势的稳定,股四头肌的紧张必须急剧增加。屈曲继续进展,膝屈曲度成为 30°时,同样加在膝上的力是加在股骨头上力的 210%,使加在关节面上的影响急剧增强。除了矫正良好的对线目的之外,还要使加在膝关节面上的力减小,为了防止由于股四头肌的持续紧张而引起髌骨的高位,同时为了预防变形性关节症,绝对需要手术。而且,此时加之腘窝部的神经血管束的短缩,增加了手术的难度。

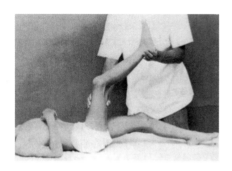

图 9-39　测量腘窝角的方法

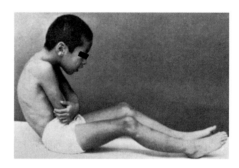

图 9-40　坐位的评定

　　Foster 针对蹲踞姿势做了如下推断:①如果需要应用长下肢石膏站立,是由于腘绳肌的短缩或痉挛引起的蹲踞位。②如果需要应用短下肢石膏站立,则跟腱的短缩或痉挛是主要原因。③应用长下肢石膏或短下肢石膏时,如果有身体前倾增强,则归结为髂腰肌的原因。同样的尝试,用矫形器也是可能的,是更简便的方法,尝试一下未尝不可。另外,即使是在步行时,步行周期的紊乱也是由从摇摆的肢体(swing limb)到站姿肢体(stance limb)的样态所决定的,所以必须正确地评定保持立位时膝关节屈曲的原因和程度。

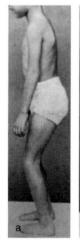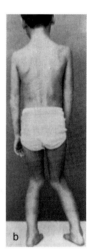

图 9-41　立位的蹲踞姿势
a:立位侧面;b:立位背面。

　　(4)俯卧位的评定:作为腘绳肌拮抗肌的股四头肌,特别是股直肌有无短缩和痉挛,对其随意肌力的评定是不可缺少的。对股直肌的评定通常使用 Ely 测验,此方法用于评定紧张的股直肌,检查时患者俯卧位,使膝关节被动屈曲,如果有股直肌紧张收缩,那么同侧的髋关节会自发抬起。正常情况下,髋关节会平靠在检查床上(图 9-42),如果这个角度在 90°以下,则判定股直肌有痉挛。但是,实际上常用的是缓慢伸展(slow stretch)和快速伸展(fast stretch)2 个操作方法来判断这一测验的结果,用缓慢伸展判断股直肌短缩的程度,用快速伸展判断股直肌痉挛的程度,若前者 30°以下,后者 20°以下,要考虑进行手术。特别是股四头肌,为了保持直立位,需要有中等(fair)以上的肌力,为了预测术后的运动能力以及可否随意运动,必须进行肌力的评定。

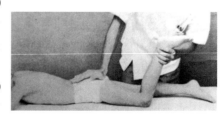

图 9-42　俯卧位的评定(Ely 测验)

　　(5)膝关节屈曲挛缩程度:膝关节屈曲的可动范围为 130°,如果小于 130°,根据其屈曲度数即可诊断为不同程度的屈曲挛缩。检查和测量时患儿取仰卧位。

(1)轻度屈曲挛缩:大于90°,小于130°。

(2)中度屈曲挛缩:大于45°,小于90°。

(3)重度屈曲挛缩:小于45°。

6. 对膝关节屈曲变形的保守治疗　对于膝关节屈曲变形的保守治疗,是以短缩的膝关节屈肌群为中心,对表现有挛缩和痉挛的周围肌群进行主动(active)或被动(passive)用手牵伸的方法、石膏固定法等进行阶段性的矫正,也可以应用矫形器防止变形加重,上述方法可单独使用,也可以组合应用。但是,这些方法的适应性和效果是有一定限度的,在明确这些保守疗法的治疗效果不理想,或者整体治疗时间有限的话,手术治疗比较有用。

当然,如果膝关节屈曲变形是继发的现象,应该能够预防,即不是重症的病例通过保守治疗方法可以充分矫正。具体预防的方法如下。

(1)应用被动或者主动的手法维持膝关节的伸展能力。

(2)避免让患儿长时间取像坐位那样的静态姿势,因为这样能够助长肌挛缩。

(3)在起立位上,没有必要使膝关节屈曲,要达到充分的平衡功能和稳定性。

但是,想要达到上述目标并非易事。

对于有中度挛缩的年长患儿,可以进行主动伸展、平衡反应和步行训练等组合在一起的训练,这样能够在不需要外科手术的情况下使挛缩减轻。但是,常常是在膝关节挛缩的同时,髋关节、踝关节也有挛缩,这些都会导致膝关节的挛缩永久残留。

(二) 膝关节过伸展

1. **概念**　正常时膝关节的反张范围是5°~10°,当其过度伸展超过了这个范围,称膝关节过伸展也称为膝反张(genu recurvatum)(见图1-31a)。

2. **原因**　在痉挛型脑瘫、痉挛型双瘫和有肌张力低下的患儿中,膝过伸很常见,一般是代偿性改变,多见于支撑相早期。常见的原因有:

(1)从解剖学角度来看,是由于膝关节的屈肌过弱,伸肌张力过高而造成膝关节过伸。

(2)一侧膝关节无力导致另一侧膝关节过伸展。

(3)跖屈肌痉挛或挛缩导致膝关节过伸展。

(4)出现膝塌陷步态时采用膝关节过伸展来代偿。

(5)在支撑相时伸膝肌痉挛。

(6)躯干前屈时重力线落在膝关节重心前方,促使膝关节后伸以保持平衡。

(7)当股四头肌无力时,在步行中为了取得膝关节的稳定性,可出现轻度膝反张。此时,如果臀大肌的肌力正常,则可借其有力的收缩来控制膝关节。若臀大肌无力,则膝关节失去控制而导致膝反张。

(8)腘绳肌无力:正常情况下膝关节以伸肌群占优势,如果发生膝关节的屈肌,如腘绳肌无力就会出现膝反张。

(9)尖足(equinus foot):用跖骨头走路,足跟不着地而导致膝反张。

(10)胫骨的膝关节面出现前倾:正常儿在幼儿期胫骨上面是前倾的,以后随着生长发育逐渐趋向水平面,如果前倾残留下来,则成为日后膝反张的原因。

(11)因为体重的作用力线是在足的近端趾间关节(MP 关节)部位,由于步行时需要负荷体重,所以膝关节的运动中心经常是在体重作用线的后方,体重对膝关节的伸展起作用,也成为膝反张的主要原因之一。

(12)髋关节伸肌活跃导致膝关节伸肌活跃而致膝关节过伸。

3. 不同原因的膝反张

(1)表面上的膝反张：有些患者，当其膝关节和髋关节伸展时下肢内旋。在这一姿势上，股骨内侧髁非常突出，看起来像膝关节过度伸展。在矫正了下肢内旋位后，膝关节伸展的程度变为正常。

(2)机械性的膝反张：机械性的膝反张(mechanical back-knee)实际上是个错误的称呼，因为强调了机械的力，实际上应该考虑肌的不均衡。跟腱明显紧张、股四头肌强大的患者中，在一步一步地行走和立位时膝关节被过度伸展，腘绳肌也与这一伸展姿势有关。

因为有固定的尖足，患者必须身体前倾以取得平衡，通常也有髋关节的屈曲挛缩。通过对髋关节和踝关节慎重的手术和术后矫形器的保护，通常能够矫正膝反张。对于这样的患者，如果轻率地对挛缩的腘绳肌(tight hamstrings)实施手术，则会变为蹲踞姿势。

(3)由于低紧张导致的膝反张：无论是不随意运动型还是失调型、痉挛型，有低紧张的患者，为了起立、步行的稳定，必须要以某种程度的膝反张来保证。对于这样的患者，可以应用防止膝反张的矫形器，并指导其行走，但是，恐怕还是让其保持原来的状态更好些。

(4)医源性膝反张：在曾经接受过腘绳肌肌力低下手术的患者，常见到膝反张。如果跟腱紧张(tight)，或者是足底推力(plantar thrust)没有被矫正仍然残留时，膝反张成为特别的问题。有髋关节屈曲挛缩时，膝反张分外醒目，通过减轻髋关节、踝关节的挛缩，可以解决膝反张的问题。

对于重症病例，不管是否进行了腘绳肌再度附着的手术，有必要给予无期限的矫形器，使用夜间矫形器必须使膝关节处屈曲位。实际上，有很多患者能够保持比较柔软的膝关节，所以可以除去矫形器。

在腘绳肌手术后常见到严重的被过度伸展的膝关节，直至能够通过新的姿势随意、比较好地调节膝关节，都应该应用将膝关节调整到170°的矫形器。

4. 姿势和功能特点

(1)仰卧位：屈髋困难，被要求做屈髋时，往往以伸膝来回应。从膝关节的形态来看，过度伸展明显。

(2)膝立位：十分困难，即使能取此体位也极不稳定。

(3)站立位：呈现跟足、膝过伸，髋关节后移且不稳定，躯干前倾。

5. 膝关节伸展和全身功能　膝关节完全伸展，从表面上看是好事，但对具有痉挛肌的患者来说，并不一定是功能性的伸展。因此，矫形外科医生必须知道的是，对于有些患者来说，比起膝关节完全伸展，使其轻度屈曲更好。在膝关节屈曲位上，能够取得稳定的平衡并能够独立步行的患者在膝关节伸展手术后则需要应用拐杖，如果上肢无力则需要轮椅。中度障碍的患者，常常通过训练膝关节可以某种程度地伸展，随着自己的步行，能够取得或屈曲或伸展的平衡。一般情况下，膝关节轻度伸展比膝关节过度伸展的功能要好。

(三)膝内方倾斜(膝外翻)

脑瘫患者常见膝外翻变形，而内翻变形则很少见到。膝外翻(图 9-43)变形俗称 X 形腿，是指双膝关节并拢并伸直的情况下，两脚踝内侧不能靠拢的状态(图 9-43b)。两脚踝内侧之间的距离大小反映膝外翻的严重程度，由于内收肌紧张，把大腿拉向内侧，髋向内侧旋转，患者取两膝相对的肢位。在这样的病例中，膝关节屈曲，髋关节也与之对应的屈曲、内旋。实际上,不只是外表上的外翻变形,还有胫骨轻度向外侧扭转的可能性。之所以如此,可能是阔筋膜张肌和髂胫束紧张的原因。

在一些患者特别是有肌力低下者,两膝相对的姿势是为了取得稳定性。膝关节不能充分伸展的患者,常通过明显的内收来谋求稳定性。通过进行肌不均衡的手术矫正和矫形器固定,大体上可以使膝外翻消失。但是,如果仍然残留扭转障碍,则必须通过骨切术来矫正。

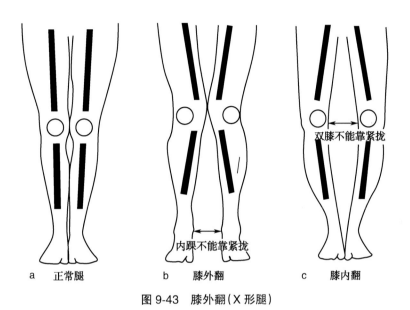

图 9-43　膝外翻（X 形腿）

（四）膝塌陷步态

1. **原因**　小腿三头肌无力时,胫骨在支撑相中期和后期表现前向行进过分,导致膝塌陷步态。

2. **临床表现**　患者在步行时出现膝关节过早屈曲,同时伴有对侧步长缩短,同侧足推进延迟,如果患者采用增加股四头肌收缩的方式避免膝关节过早屈曲,并稳定膝关节,将导致同侧膝关节在支撑相末期屈曲延迟,最终导致伸膝肌过用综合征（图 9-44）。在不能维持膝关节稳定时,必须使用上肢支持膝关节进行代偿,最终会导致膝关节过度伸展。

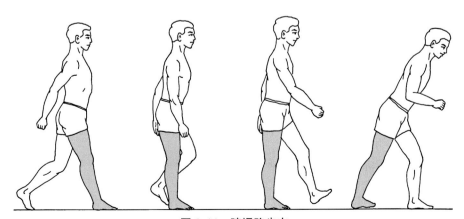

图 9-44　膝塌陷步态

(五) 双膝不对称的问题

在痉挛型脑瘫,很少有两下肢的障碍是完全对称的。最明显的非对称模式,表现在偏瘫患儿,多数双瘫两下肢间的障碍也有差异。无论左右差是轻度还是重度,在制订手术治疗计划时确认左右差非常重要。因为障碍轻者常与障碍重者类似,看起来与膝关节的屈曲变形是相同的。手术必须适当地进行,否则术后的结果是增强了非对称。对偏瘫的判断比较简单,而对双瘫等非对称难以理解,做决定也难。

三、踝、足关节运动障碍

踝、足关节的运动密不可分,所以一并叙述。

(一) 踝关节紧张性跖屈

踝关节紧张性跖屈是脑瘫常见的障碍之一,也是痉挛型患者的主要临床症状,也称为尖足变形(cusp deformity of foot)。

1. 踝关节紧张性跖屈临床表现

(1)仰卧位:在被动地进行伸膝位和屈膝位的踝关节背屈时有明显的阻力。

(2)站立和行走:呈现出尖足和尖足步态,步行时用跖骨头走路,呈现足跟不能着地的状态(图 9-45、图 9-46)。

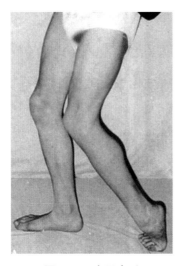

图 9-45   尖足变形

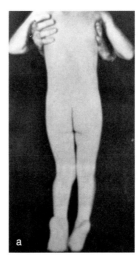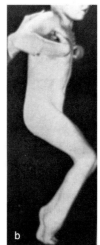

图 9-46   患儿 5 岁,重度尖足与髋、膝关节的
屈曲变形
a:背面观;b:侧面观。

应注意的是,不同的患儿临床表现不同,有的患儿在仰卧位做被动踝关节背屈时阻力不明显,但在站立时可见尖足。也有的患儿在站立时踝关节跖屈不明显,而在行走时却见到明显的尖足。

2. 踝关节紧张性跖屈的原因

(1)由于小腿三头肌肌张力增高、痉挛所致。

1)单纯腓肠肌痉挛所导致的尖足:临床表现为伸膝时出现尖足或尖足明显加重,屈膝时尖足减轻或消失。

2)腓肠肌和比目鱼肌 2 条肌同时痉挛所导致的尖足:临床表现为无论屈膝还是伸膝都出现尖足(图 9-47)。

(2)踝背屈肌肌力减弱:由于胫骨前肌及其他踝背屈肌肌力减弱,不能对抗腓肠肌、比目鱼肌的力量而导致尖足。此时尖足常同时伴有内翻,形成内翻尖足(图 9-48)。

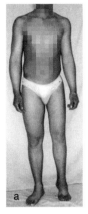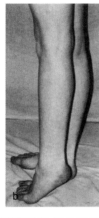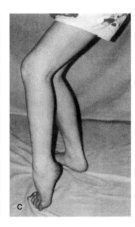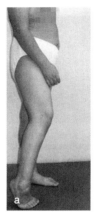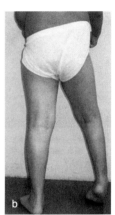

图 9-47　腓肠肌和比目鱼肌同时痉挛所导致的尖足
a:正面观,左足尖足;b:侧面观,伸膝时中度尖足;c:侧面观,
屈膝时尖足加重。

图 9-48　内翻尖足
a:侧面观;b:背面观。

(3)骨盆紧张前倾:致使身体中心前移而落在足前部和足趾上,从而造成踝关节跖屈肌群紧张。临床上常见的跟腱粗硬,就是这种在步行时过度使用足前部和足趾的结果。

(4)髋关节紧张屈曲:使股直肌向上方收缩而导致无力伸膝,致使膝关节屈曲,使腘绳肌、腓肠肌缩短,导致踝关节跖屈。或许还有胫骨后肌、趾长屈肌肌张力过高产生的后果,导致踝关节紧张跖屈。

(5)足弓发育不良:也是一种常见的引起踝关节紧张跖屈的因素。

(6)跟腱痉挛性尖足:有时跟腱只有痉挛,并无挛缩,临床表现为患儿紧张或行走时出现尖足变形,而在静止站立时足跟可落地,一般见于幼儿或儿童患者。随着患儿年龄增长,跟腱逐渐出现挛缩,此时尖足表现明显,无论行走还是静止站立时都呈现尖足,尤其是偏瘫患儿表现更为突出(图 9-49)。

造成踝关节紧张跖屈的原因很复杂,特别是当患儿开始直立,下肢和足开始负重以后,踝关节的功能受到髋、膝、躯干的影响,变得十分微妙。

3. 踝关节紧张性跖屈的危害

(1)由于不能用全足底着地,导致支持身体的面积减小,致使步态不稳,身体重心前倾等。

(2)长期处于踝关节跖屈状态,会导致踝关节变形和挛缩。

4. 踝关节变形和挛缩的判断　根据足背屈角大小来判定踝关节变形和挛缩,可以应用 DKF 法测定,方法是让患儿在椅子上取坐位,使髋、膝关节被动地充分屈曲,测量踝关节自动背屈的角度,正常的全可动范围为 20°,如果小于 20°,说明有挛缩。根据踝关节背屈的程度判断跖屈挛缩的程度。

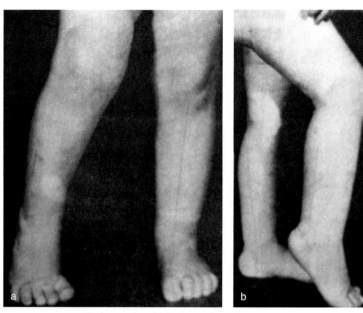

图9-49   右侧偏瘫患儿,右跟腱明显挛缩

a:正面观;b:侧面观。

(1)轻度跖屈挛缩:大于 0°,小于 20°。

(2)中度跖屈挛缩:大于 –20°,小于 0°。

(3)重度跖屈挛缩:小于 –20°。

(二)足外翻变形

1. **概念**   足外翻变形(valgus deformity)是指足不同程度的旋前、外翻,体重压在内侧纵弓和横弓上,并使足弓向下塌陷,即足外侧缘从足中立位上向内上方翻转、足外侧缘抬起,最严重者成为平足或结构性刚性平足(图 9-50)。

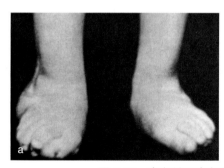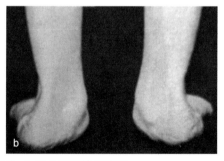

图 9-50   痉挛型四肢瘫患儿,立位上明显的足外翻

a:正面观 b:背面观

2. **足外翻原因**   足外翻是脑瘫患儿常见的障碍之一,有资料显示在痉挛型四肢瘫和双瘫患儿中,有足外翻障碍者占 64%。其原因从解剖学角度考虑是由于腓骨长肌、腓骨短肌张力过高,而使足内翻的胫骨前、后肌过弱所致。从生长发育和生物力学角度看,原因则比较复杂,特别是当患儿开始直立、负重,踝关节和足的功能发育受到髋、膝关节和躯干的影响

时,往往会迫使或加重足外翻的形成。

(1)髋关节紧张内收,带动膝关节内移,而使身体重量移到距骨内侧,导致跟骨向内倾斜,形成足外翻。

(2)髋关节内旋使股骨内旋,而膝关节则旋内和内移,胫骨和腓骨略为外旋。身体的重量则落在距骨的内侧,距骨和跟骨也略为内旋,导致形成足外翻。

(3)由胫骨前后肌瘫痪引起,与内翻足形状相反,仅能以足内侧着地和负重,内侧足弓往往下陷,导致形成足外翻。

(三)足内翻变形

1. **概念** 足内翻变形(varus deformity)是指足不同程度旋后、内翻,体重传至足的外侧缘而内侧缘离开地面,即足内侧缘从足中立位上向外上方翻转、足内侧缘抬起(图 9-51~图 9-53)。

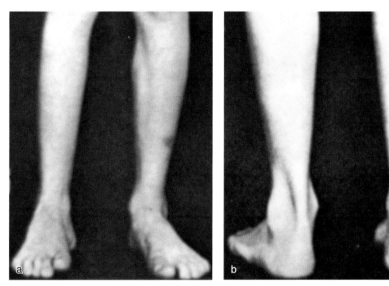

图 9-51 8 岁患儿,立位上明显的足内翻,前足部内转和尖足

a:正面观;b:背面观。

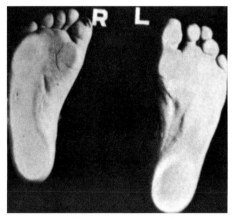

图 9-52 8 岁患儿,负重时见明显的足内翻和前足部内转

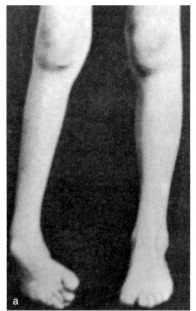
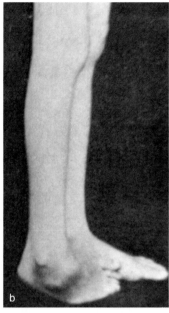

图 9-53   7 岁右侧偏瘫患儿,右足内翻尖足和前足部明显的内转
a:正面观;b:侧面观。

2. 足内翻原因

(1)在脑瘫患儿中,因腓骨长、短肌肌力弱,不能对抗其拮抗肌而导致的后天性足内翻变形。

(2)由于腓骨长、短肌瘫痪引起行走和站立时仅能以足外侧负重和着地,足向内侧翻倾,跟腱也向内侧偏斜。

(3)足内翻多数为先天变形。

(四)足弓变形

足弓变形包括扁平足和高弓足,临床上扁平足明显比高弓足多见。

1. 扁平足

(1)原因:扁平足(flat foot)是由于支持足弓的蚓状肌、跖方肌、蹈短屈肌、骨间肌和屈趾短肌过弱,加上跟骨软骨骨化滞后,没有机会得到适时的发育。随患儿年龄增大,体重增长,使过重的体重压在过弱的足弓上,导致足弓的塌陷,伴有外翻者称其为扁平外翻足(图 9-54)。

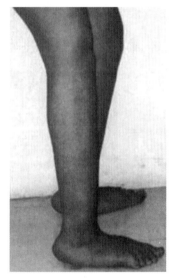

图 9-54   扁平外翻足

(2)临床检查:在不负重的情况下触摸足弓,可感到足弓松软;屈趾功能很弱或无,站立时可见足弓扁平、外翻或踝关节跖屈。

(3)治疗注意点:要在患儿还没有发育至站立位之前进行足弓的锻炼,使其足弓的发育和体重增加相适应。

2. 高弓足

(1)原因:高弓足(pes cavus)是由于支持足弓的蚓状肌、跖方肌、蹈短屈肌、屈趾短肌、

屈趾长肌和蹈长屈肌紧张或痉挛,造成趾骨与跟骨间的距离缩短,使足弓拱起,即高弓足
(图 9-55)。

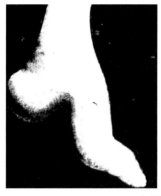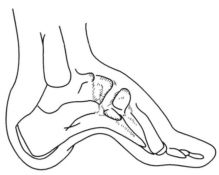

图 9-55　高弓足

(2)分类

1)单纯性高弓足:主要是前足部有固定的跖屈变形,第一和第五跖骨均匀负重。足内、外侧纵弓呈一致性增高,足跟仍然保持中立位或者有轻度外翻。

2)内翻型高弓足:只有前足部内侧列即第一、二跖骨有跖屈变形,使足内侧纵弓增高,而外侧纵弓正常。在不负重时,第五跖骨容易被抬高至中立位。

第一跖骨因有固定性跖屈而不能被动背伸至中立位,并有 20°~30° 的内旋变形。多有爪状趾,第一跖骨头向足底突出,足底负重区软组织增厚,胼胝体形成和出现疼痛(图 9-56)。

3)跖屈型高弓足:多继发于先天性内翻尖足手术治疗之后。此型除前足部呈固定性跖屈变形外,其后足部、踝关节也有明显的跖屈变形(图 9-57)。

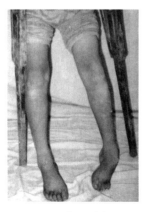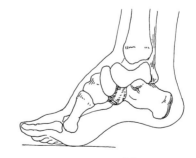

图 9-56　内翻型高弓足　　　　图 9-57　跖屈型高弓足

4)跟行型高弓足:也称仰趾足,因腓肠肌、比目鱼肌肌力减弱,相比之下拮抗肌作用增强,跟骨处于背伸状态,前足部固定于跖屈位。表现为走路时只用足跟,足的前部不与地面接触(图 9-58)。伴外翻时成为外翻跟行足。多见于末梢神经麻痹,如脊髓灰质炎等。

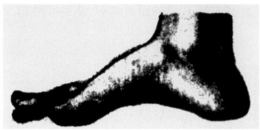

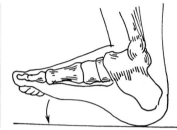

图 9-58　跟行型高弓足

对于脑瘫患儿，在临床上更多见于因实施不当的跟腱延长手术，使其过度延长；或者是在胫神经肌支切除过度后，减少了对抗伸踝肌痉挛的力量而发生仰趾变形。

仰趾足明显减弱踝关节和膝关节的稳定，严重影响站立行走功能。各型高弓足前足均有固定性跖屈变形。在早期足趾多正常，随着病情发展，逐渐出现足趾向后退缩，趾间关节跖屈，跖趾关节过度背伸，出现爪状趾变形。

(3)危害：使足弓失去弹性，当患儿站立时，足部僵硬，与地面的接触面积小，因而采用足内、外翻来代偿。

(4)临床检查：在不负重的情况下触摸足弓，可感到足弓紧张；站立时可见踝关节跖屈。

(五) 痉挛性踇外翻变形

痉挛性踇外翻变形，除了踇长伸肌与踇内收肌的痉挛原因外，通常继发于尖足内翻、跟骨外翻或胫骨向外扭转。当足旋前时，踇趾被动外展，形成踇外翻。踇长伸肌的肌腱半脱位到第一、二跖骨之间，在此位置成为踇趾的一个主动的内收肌。当足外翻时，源于腓骨肌腱鞘的踇内收肌起点移向外侧远端，因此更加重了对踇趾畸形的影响(图 9-59)。

图 9-59　患儿 14 岁，重症踇外翻

第五节　脑性瘫痪膝、踝、足运动障碍的治疗

一、膝关节运动障碍的运动治疗

(一) 膝关节屈曲

1. 牵伸技术

(1)操作方法 1：让患儿仰卧位于 PT 床上，治疗师用一侧下肢压住患儿一侧伸展的下肢。一只手托住患儿另一侧足底部，另一只手控制其股骨下端，维持这一肢位对腘绳肌进行持续地牵拉，这样操作可以有效降低腘绳肌肌张力，从而改善膝关节屈曲(图 9-60)。

(2)操作方法 2：患儿取立位，一侧下肢迈上木箱，保持弓步，治疗师控制另一侧下肢的

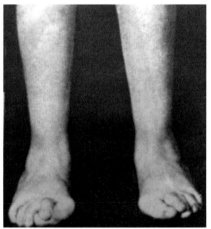

膝部,进行重心在此侧下肢上前后移动的训练,对腘绳肌进行牵拉,这样的操作可使腘绳肌、比目鱼肌、腓肠肌被伸张(图 9-61)。

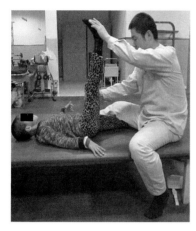
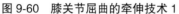
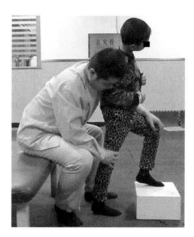

图 9-60　膝关节屈曲的牵伸技术 1　　　图 9-61　膝关节屈曲的牵伸技术 2

(3)操作方法 3:患儿站在前高、后低的楔形板上,背部靠墙站立,双足与肩同宽,治疗师控制患儿的双膝关节,让其反复进行弯腰拾物再站起的动作,可有效牵拉腘绳肌,缓解膝关节屈曲(图 9-62)。

2. 促通膝关节伸展的操作方法

(1)操作方法 1:把滚筒稍稍倾斜位地立于墙壁上,患儿两腿分开分别放在滚筒两旁,背靠滚筒站立。治疗师与患儿面对面呈单膝立位。用两手扶持患儿的两侧骨盆部位,促使患儿的脊柱、髋关节、膝关节伸展,诱导患儿学习向上方的伸展活动,注意不是进行向后方的伸展活动(图 9-63)。

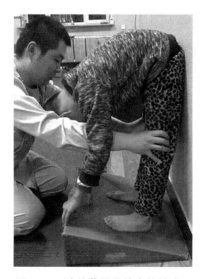
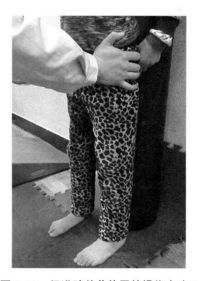

图 9-62　膝关节屈曲的牵伸技术 3　　　图 9-63　促进膝关节伸展的操作方法 1

(2)操作方法 2:适用于小龄患儿,让患儿站立于大球前,治疗师在其后方控制患儿的两肩胛带,让患儿两手放于球上(球的高度要使患儿在支撑时上肢呈伸展状态)。通过上肢伸展促进患儿脊柱、髋关节、膝关节伸展(图 9-64)。

(3)操作方法 3:对于大龄、膝关节屈曲明显的患儿,患儿取站立位,治疗师在其身后坐于木箱上,将两手从患儿两下肢之间插入,分别握住患儿两膝关节前方,使膝关节伸展(图 9-65)。操作同时,提示患儿自行伸展下肢。

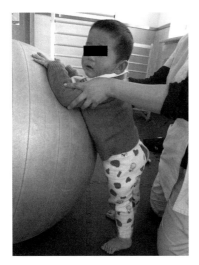

图 9-64   促进膝关节伸展的操作
方法 2

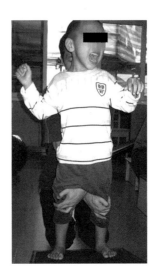

图 9-65   促进膝关节伸展
的操作方法 3

3. 膝关节松解技术

(1)操作方法 1:患儿仰卧位,治疗师在其下方。一只手握持患儿的一侧大腿并予以固定,另一只手握持其小腿和足根部。向患儿身体下方牵拉其小腿,略带小腿内旋。可以松解膝关节,促进其伸展(图 9-66)。

(2)操作方法 2:患儿取仰卧位,治疗师在其下方。一只手握持一侧膝部上方,一只手握持小腿下部和足跟。向下方牵拉其小腿,并作内旋和外旋动作(图 9-67)。此操作主要针对膝关节屈曲和小腿扭转的患儿,操作中在前伸膝关节的同时要着力于踝关节。

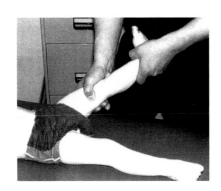

图 9-66   膝关节松解技术 1

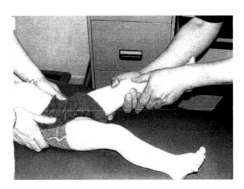

图 9-67   膝关节松解技术 2

4. **本体感觉刺激技术**　治疗师应用拇指、示指、中指3指的指尖和指腹对附着于髌骨各部位的股四头肌肌腹轻轻叩击,给予本体感觉刺激,增强膝关节伸展主动肌的肌力。

(二) 膝关节过伸展

1. **牵伸技术**　让患儿背靠墙面站立,双足分开与肩同宽,足与墙面保持一定的距离,大约为患儿足的长度。治疗师可以给予辅助,使患儿膝关节保持稍屈曲状态,随着患儿控制膝关节屈曲能力的增加,逐渐减少对患儿的辅助和增大训练强度(图9-68)。

2. **促通技术**

(1)增强股四头肌肌力训练:患儿仰卧位,双下肢屈髋、屈膝均为90°,治疗师一只手扶持患儿的一侧膝部。让患儿另一侧膝关节进行0°~15°的屈曲、伸展活动,治疗师将手放于患儿的小腿前面,给屈伸活动以抗阻,增强股四头肌肌力,加强膝关节的控制能力(图9-69)。

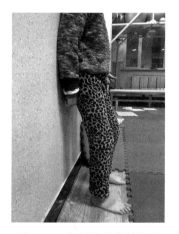

图9-68　抑制膝关节过伸展
的牵伸方法

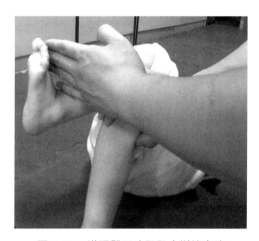

图9-69　增强股四头肌肌力训练方法

(2)增强胫骨前肌肌力训练:让患儿坐于木箱上,做主动地背屈踝关节的活动或者治疗师给予阻力进行抗阻的足背屈活动,可以增强胫前肌的肌力(图9-70)。

(3)增强腘绳肌肌力的训练:患儿俯卧位,治疗师在其体侧,一只手扶持患儿骨盆,使骨盆稳定的同时促进髋关节伸展。将患儿一侧膝关节屈曲30°,令患儿自己维持这一肢位,然后,再使膝关节进一步屈曲,再慢慢伸开,如此反复地进行,注意期间要保持髋关节的伸展(图9-71)。

3. **本体感觉器刺激技术**　患儿仰卧位于三角垫上,两下肢伸展,治疗师用自己的一侧下肢压住其一侧下肢。一只手控制患儿另一侧下肢的腘窝处,另一只手放在其足跟部,沿小腿长轴向膝关节方向加压,对膝关节进行关节压缩刺激,增强膝关节的稳定性(图9-72)。

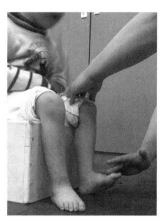

图9-70　增强胫骨前肌肌力
训练方法

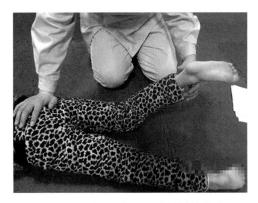

图 9-71　增强腘绳肌肌力的训练方法

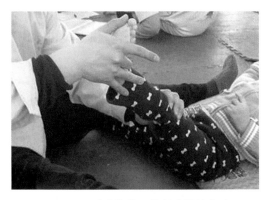

图 9-72　对膝关节压缩刺激训练方法

二、踝、足关节运动障碍的运动治疗

(一)足外翻变形的运动治疗

1. 牵伸技术

操作方法：患儿取仰卧位,治疗师一只手托起患儿足跟部,另一只手握持其足的内侧缘,使踝关节向内翻方向活动,进行反复牵拉,通过这样的操作刺激胫骨前肌、胫骨后肌,使其产生兴奋性收缩,以促进足内翻,抑制足外翻(图 9-73)。

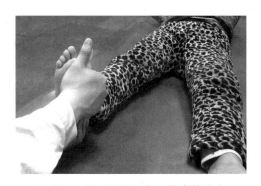

图 9-73　针对足外翻变形的牵伸技术

2. **抑制技术**　将 2 块斜形长三角板高的一面对齐,让患儿在其上方行走,促通足外侧缘着地并参与负荷体重,可起到抑制足外翻的作用(图 9-74)。为了安全可以将三角板放于平行杠内。

3. **经皮易化技术**　患儿仰卧位,治疗师握持住其一侧足跟部,另一手用手掌对患儿足内侧皮肤进行快速刷擦的刺激,促进踝关节内翻,抑制足外翻(图 9-75)。

(二)足内翻变形的运动治疗

1. 牵伸技术

(1)操作方法 1：患儿取仰卧位,治疗师将患儿的下肢外展、外旋后,一只手托住患儿足跟部,另一只手握住患儿的足外侧缘,向外侧牵伸踝关节周围肌肉,然后再使踝关节保持正中位,后再向外侧牵拉,反复进行。牵拉过程中不可过度用力,以防止肌腱的拉伤(图 9-76)。

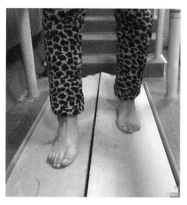

图 9-74　抑制足外翻的操作方法

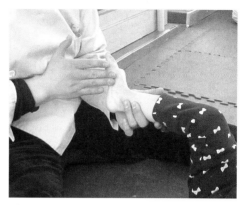

图 9-75　针对足外翻的经皮易化技术

　　(2)操作方法 2:患儿维持蹲位,可给其玩具玩耍,治疗师控制患儿的双侧大腿部位,将患儿双足固定于外展、外旋位,使双足底完全着地,尤其注意足内侧缘着地并负荷体重,同时避免尖足。通过这样的体位来抑制足内翻(图 9-77)。

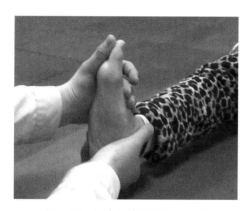

图 9-76　足内翻牵伸操作方法 1

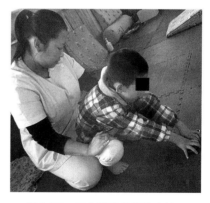

图 9-77　足内翻牵伸操作方法 2

　　2. **抑制技术**　将 2 块斜形长三角板低的一面对齐,让患儿在其上方行走,促通足内侧缘着地并参与负荷体重,可起到抑制足内翻的作用(图 9-78)。为了安全可以将三角板放于平行杠内。

　　3. **关节松动技术**

　　(1)操作方法 1:让患儿取俯卧位,膝关节屈曲,治疗师一只手握持其踝部,另一只手虎口部位抵在其足跟部位向腓骨侧摆动踝关节(图 9-79a)(足外翻者向胫骨侧摆动)。也可以如图 9-79b 所示,两只手分别握持足底部和足跟部,进行上述的摆动活动。

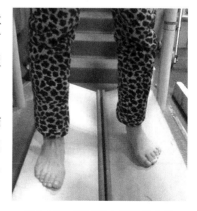

图 9-78　抑制足内翻操作方法

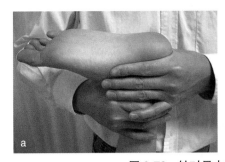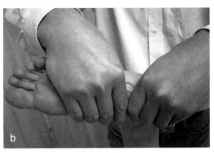

图 9-79　针对足内翻的关节松动技术

a:两手分别握持患儿踝部和足跟;b:两手分别握持患儿足底部和足跟。

(2)操作方法 2:患儿取仰卧位,治疗师在其下方。一只手握持其一侧小腿,另一只手握持其同侧足跟。如果是足外翻,着力点在足跟外侧,向足内侧推送足跟(图 9-80),可松解足外翻紧张。对足内翻的患儿,通过对足跟部的推送先使其足背屈,再做足外翻的牵拉。通过操作达到感到踝关节处松软有弹性,一定注意不要引起疼痛。

4. **经皮易化技术**　患儿取仰卧位,治疗师一手托起患儿的一侧足跟部,另一手对患儿足外侧皮肤采用快速刷擦的方法进行刺激,促进踝关节外翻,抑制其足内翻(图 9-81)。

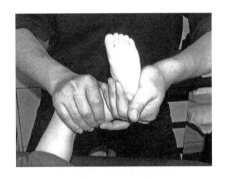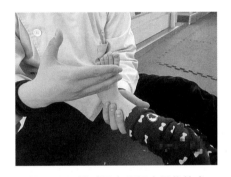

图 9-80　针对足内、外翻的关节松动技术　　　**图 9-81　针对足内翻经皮易化技术**

(三) 尖足变形的运动治疗

1. 牵伸技术

(1)操作方法 1:患儿取仰卧位,治疗师坐于其足处,分 3 步骤进行尖足的牵伸操作。

1)使患儿膝关节稍伸展,一只手握持患儿踝关节,另一只手从足底握持中足部,向小腿方向推,使踝关节背屈。这样的操作可使比目鱼肌、胫骨后肌、腓骨长肌以及后方关节囊被牵伸(图 9-82a)。也可以用一只手握持患儿的膝和小腿部位,另一只手握持患儿的足前部,用力使踝关节背屈,可达同样效果(图 9-82b)。

2)使中足部背屈,可使趾短屈肌等足底屈肌和足底筋膜伸张。是预防凹形足非常重要的方法(图 9-82c)。

3)逐一地使第一、第二、第三、第四、第五趾伸展并背屈,可缓解趾长屈肌、趾短屈肌、骨间膜踇长屈肌、踇短屈肌、足趾内收肌的紧张。

(2)操作方法 2:患儿蹲在平地上,双足分开与肩同宽,治疗师在其后方,用双手控制住患儿的膝关节,使之身体的重心放在膝关节前方,治疗师缓慢地给膝关节以压力,在重力和压力的影响下,使踝关节背屈。注意在下压过程中要控制患儿踝关节避免其左右扭动,防止造成韧带损伤(图9-83)。

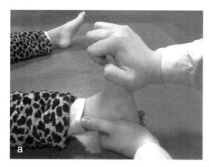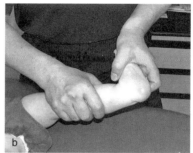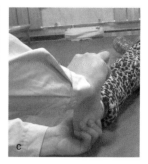

图9-82　抑制尖足牵伸技术1
a:将足向小腿方向推,使足背屈;b:使踝关节背屈;c:使中足部背屈。

(3)操作方法3:患儿站在前高、后低的楔形板上,背部靠墙站立,这样不仅能有效牵拉小腿三头肌肌肉,缓解痉挛,抑制尖足,还能使髋关节得到充分伸展(图9-84)。

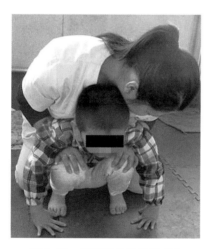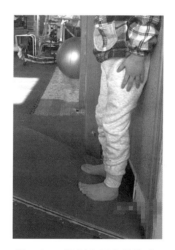

图9-83　抑制尖足牵伸技术2　　　　**图9-84　抑制尖足牵伸技术3**

(4)跖屈肌自我牵伸的方法:适用于大龄儿,可让患儿用足前部站立在木箱的边缘,足跟悬空,可以牵伸跖屈肌(如腓肠肌)。或者让患儿双手握住后方的横杆,呈半蹲位,也可以起到牵伸跖屈肌的作用。

2. **抑制尖足的操作方法**

(1)操作方法1:患儿仰卧位,治疗师一手放在患儿膝关节上方,另一手托住其脚踝部,令患儿做屈髋、屈膝动作,治疗师放在膝关节上方的手给予阻力,可诱发患儿主动背屈踝关节。患儿或取坐位,治疗师放在膝关节上方的手给予阻力,让患儿最大限度地屈髋,可取得同样效果(图9-85)。

(2)操作方法2:患儿仰卧位,治疗师一只手扶持患儿的一侧膝部,另一只手握持同一侧足的前部,协助患儿反复地屈、伸膝关节(图9-86),在使膝关节进行屈、伸的运动中诱导踝关节的背屈活动,在膝关节屈曲时要使足底着床,减少足底着床时的敏感性。

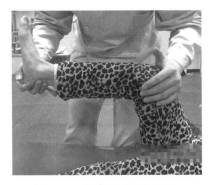

图9-85　抑制尖足操作方法1

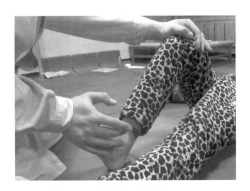

图9-86　抑制尖足操作方法2

(3)操作方法3:患儿坐在高度适中的椅子上,让其髋、膝、踝均屈曲成90°,在其足下前方放一玩具如球,让患儿用双脚夹起放入前方筐内,如此反复进行的游戏方法可诱发患儿主动背屈踝关节(图9-87)。

(4)操作方法4:患儿取站立位,前方放一小滚筒,让其将一只脚放于滚筒上方,治疗师在患儿身后,可以控制其躯干及髋关节,可辅助患儿用脚移动该滚筒,通过滚筒前后滚动诱发患儿主动背屈踝关节(图9-88)。

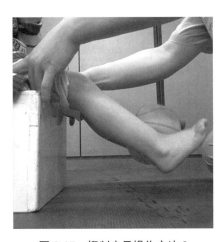

图9-87　抑制尖足操作方法3

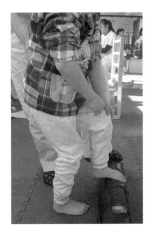

图9-88　抑制尖足操作方法4

(5)操作方法5:让患儿单膝立位,一侧下肢在前,另一侧下肢在后。治疗师在患儿后方一只手控制住其前方膝关节,另一只手控制对侧髋关节,使患儿做前后重心移动练习。在移动过程中,可以诱发踝关节主动背屈(图9-89)。

(6)操作方法6:让患儿双手抓住前方的肋木,下方放一高度适中的木箱,使其用前脚掌上、下木箱,在运动过程当中,靠其自身重力的影响,可抑制患儿尖足,还可改善下肢的协调性(图9-90)。

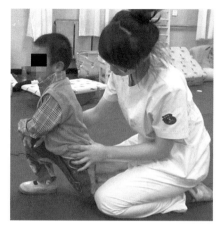
图 9-89　抑制尖足操作方法 5

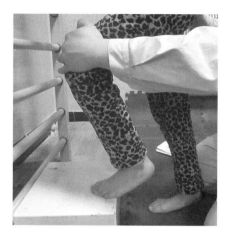
图 9-90　抑制尖足操作方法 6

3. 关节松动技术

（1）操作方法：患儿俯卧于 PT 床上，足垂在床沿外，在踝关节处垫上毛巾等。治疗师一只手握持其踝关节，另一只手握持足跟部位，向上牵拉足跟部，使踝关节产生从足前部向足跟部的滑动运动（图 9-91a）。然后，使膝关节屈曲，如图 9-91b 所示，治疗师一只手握持患儿小腿末端，另一只手握持足跟部，进行从足跟向足前部的平行滑动运动。此操作可以松解踝关节，抑制尖足。

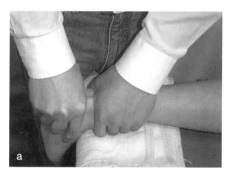
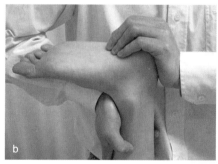
图 9-91　抑制尖足的踝关节松动技术
a：向上牵拉足跟部；b：从足跟向足前部的平行滑动运动。

（2）操作方法 2：患儿仰卧位，治疗师在其下方。用一只手握持其所有足趾，另一只手的拇指放于足中间，其余四指放在足踝前部，使踝关节处背屈位，并用拇指刺激患儿足底（图 9-92）。此操作可以松解足弓，矫正尖足，注意不要引起疼痛。刺激时间要有量的累积，短时间效果不佳。

（3）操作方法 3：患儿蹲于弹簧板上，治疗师在其身后。两手扶持其两膝部，向下方弹压（图 9-93a），或者扶持患儿的两小腿前面，向下方弹压（图 9-93b）。注意患

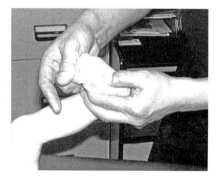
图 9-92　足弓松解技术 1

儿蹲位时,要将其体重置于双足的中央,弹压要有节奏。此操作可以松解足弓的紧张,增强其弹性。

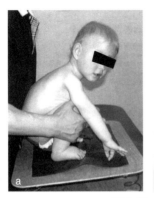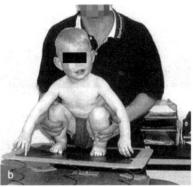

图 9-93　足弓松解技术 2

a:扶持患儿两膝部,向下弹压;b:扶持患儿两小腿前部,向下弹压。

4. **经皮易化技术**　患儿取仰卧位,治疗师握持患儿的足跟部托起一侧足,用另一只手对患儿足背侧皮肤采用快速刷擦进行刺激,促通其踝关节背屈(图 9-94a)。也可以将一只手放在患儿足跟下方不握持的托起足跟,另一只手进行足背刺激(图 9-94b)。

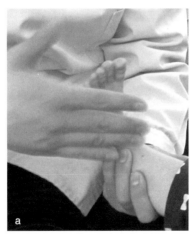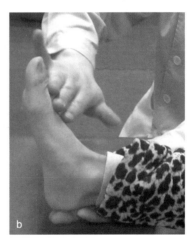

图 9-94　抑制尖足的皮肤易化技术

a:握持足跟,刺激足背;b:托起足跟,刺激足背。

(四) 矫正异常步态的训练

1. **偏瘫步态矫正方法**

(1)手法牵伸股四头肌、腘绳肌、小腿三头肌、内收肌等。

(2)应用搭桥运动等进行躯干肌肌力的训练。

(3)强化步行分解训练。

(4)背靠墙蹲马步训练。

(5)前方上下台阶训练,以及侧方上下台阶训练。

(6)膝关节屈伸控制训练等。

2. 垂足步态矫正方法

(1)胫骨前肌肌力训练;坐位、站位勾脚尖练习;对能独立站立行走的患儿可在地上放置沙袋,患儿用双脚夹住送向前方筐内。

(2)站立斜板牵伸小腿三头肌及胫骨后肌,以抑制小腿三头肌张力,提高胫骨前肌的肌力和运动控制能力。

(3)对严重尖足患者,可应用踝足矫形器。

第六节　应用辅助器具矫正膝、踝、足变形

一、康复辅具

(一)矫形鞋垫

矫形鞋垫是指由适当的材料制成并恰当地放置在鞋内用以施加生物力来达到减少或消除步行中不当的代偿动作。

1. 横弓垫 又称跖骨垫,是一种用于减轻跖骨远侧压力的足垫,其外形变化取决于它要减轻压力的跖骨头个数。

2. 纵弓垫 又称外翻鞋垫,通常由1个平整的底层和1个成形的外翻垫组成,用以支持足部的内侧纵弓。这种鞋垫也适用于需要内侧支撑的内翻足,尤其可与跟骨内侧楔形垫合用。垫的高度要恰当,不能让患者在站立时感到不适。外翻鞋垫用于治疗拇外翻,因为它可以减轻第一跖骨头的受力,从而防止拇趾纵轴的旋转。

3. 足跟垫 为一种约6mm厚的海绵橡胶鞋垫,置于鞋内足跟部位,可用于减轻足跟部的疼痛。

4. 楔形垫 置于鞋内或鞋外,控制足部的内、外翻,以改善足部对整个人体的承重负荷。适用于足内翻或足外翻。

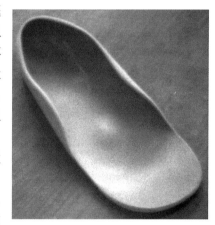

图 9-95　全足垫

5. 全足垫 材料与足跟垫相同,适用于减震、降低摩擦力和重组承力的分布(图9-95)。

6. 热塑全接触鞋垫 以软性热塑性泡沫塑料,依照足底成形,为足底提供全面性的依托,适用于足底筋膜炎和扁平足等。

7. 鞋内足弓垫 对于足外翻的矫正,可在患儿的鞋子里面、足弓下方放置一块小布团或泡沫垫,通过足弓垫撑高足弓,使足外侧缘承载部分体重(图9-96)。

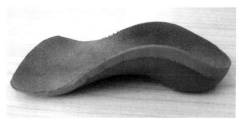

图 9-96　鞋内足弓垫

（二）足矫形器

足矫正器的目的是矫正足部畸形,改善足的生物力学和足底受力,促进足的发育和功能改善。是以热塑方式制成的 UC-BL 矫形器,UC-BL 矫形器的原理是通过对足的后、中、前 3 部分施加矫形力,从而更有效、更安全地稳定跟骨。UC-BL 矫形器适用于足部变形较轻的患者,通过矫形器可矫正到正常的位置,满足矫正的需要(图 9-97)。

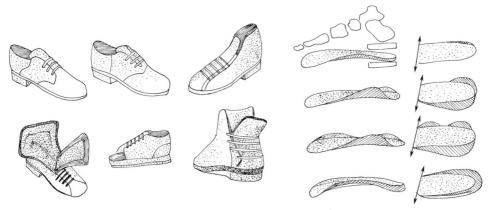

图 9-97　足矫形器

（三）踝足矫形器

踝足矫形器(ankle-foot orthosis,AFO)又称作小腿矫形器或短下肢矫形器,主要用于中枢神经病损、周围神经损伤、足踝部骨关节和软组织损伤,如脑瘫、脑卒中、骨折等疾病,以治疗变形,改善功能。

全接触塑料踝足矫形器,多用聚乙烯板或改良的聚丙烯板为材料,以患者小腿、足部石膏阳模为模具,应用真空模塑工艺制成,具有与肢体全面接触性好、重量轻、易清洁、外观好、容易更换等特点。常用的有以下几个品种:

1. **后侧弹性塑料踝足矫形器**　其壳体的踝部变窄,不太阻碍踝关节背屈,对踝部内外侧稳定作用小,但能在步行摆动期矫正垂足,足跟触地后具有踝关节跖屈阻力,可以吸收部分来自地面的反作用力。带有隆起增强肌的后侧弹性 AFO 不只增加了控制力量,而且也有利于观察足跟状态,减轻重量和改善透气性能。

2. **螺旋形踝足矫形器**　功能与前述的后侧弹性塑料 AFO 相近似。不同的是,由于是螺旋形,因此不但可以矫正摆动期的垂足,而且在支撑期踝关节背屈运动中,能促使足部有外旋和外翻的动作。

3. **静踝塑料踝足矫形器**　静踝塑料 AFO 的足托、踝部、后侧壳板都加宽,可以将踝关节比较可靠地固定在某种预定的位置。为了增加侧方矫正力量,在小腿壳板的踝上部位加用聚乙烯海绵或硅橡胶制成的均压垫,外翻足的均压垫应加在内侧;内翻足的均压垫应加在外侧(图 9-98)。

4. **动踝踝足矫形器**　是目前国际上应用最广泛的一种肌张力抑制性的矫形器,用薄而比较软的塑料板模塑制成(图 9-99)。由于矫形器的内外上缘超过踝部,因此又称为踝上矫形器。动踝踝足矫形器适用于轻度痉挛、足部变形比较容易矫正的脑瘫患儿。对于痉挛比较严重的患儿则应选用静踝塑料踝足矫形器。

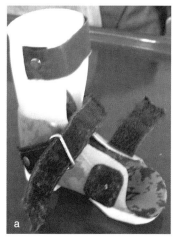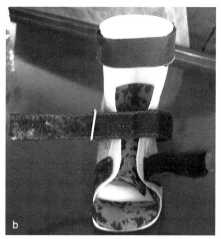

图 9-98 静踝塑料 AFO
a：侧面观；b：正面观。

踝足矫形器干预的目的：①控制关节活动；②调整关节的受力分布；③改善肢体对线；④产生力矩以影响近侧关节；⑤控制痉挛和挛缩；⑥提高稳定性。

（四）膝踝足矫形器

膝踝足矫形器（knee-ankle-foot orthosis，KAFO）就是膝矫形器和踝足矫形器的组合，用以稳定和提高膝、踝、足的功能。有时候膝矫形器的末端部分需要加一个固定点，以防止矫形器向远端移动，也就成了膝踝足矫形器。当膝矫形器不足以提供支撑所需的力量或悬吊不足时，需用膝踝足矫形器。当足踝和膝关节都不稳定或存在功能障碍时，亦应选择膝踝足矫形器。

膝踝足矫形器干预的目的：①部分限制膝关节或踝关节活动；②固定膝关节或踝关节；③允许膝关节和踝关节自由活动。

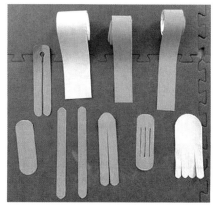

图 9-99 动踝 AFO

二、肌能系贴扎技术

肌能系贴扎是一种将胶布（图 9-100）贴于体表以达到保护肌肉骨骼系统，促进运动功能的非侵入性矫正技术。其临床作用有：改善局部血流、促进淋巴回流、消除软组织肿胀及疼痛，增加感觉输入，放松软组织或促进软组织功能活动等，且在支撑关节及稳定肌肉与关节的同时又不妨碍身体正常活动。

1. 抑制膝关节过伸展

（1）目的：促进腘绳肌收缩，增强膝关节稳定性，改善膝过伸。

图 9-100 肌能系贴扎的胶布

（2）方法

1）促进腘绳肌收缩收缩贴法：用 Y 形贴布，V 字倒置，贴于两侧大腿后面（图 9-101a）。

2）支持膝关节贴法：用 I 形贴布，从大腿前面贴至膝关节下方，可对膝关节起支持作用（图 9-101b）。

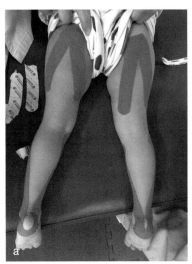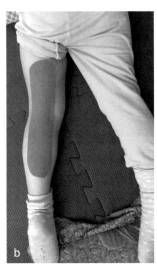

图 9-101　应用肌能系贴扎技术矫正膝关节过伸展

a：Y 形贴布在大腿后面呈倒 V 字；b：I 形贴布从大腿前面至膝关节下方。

2. 矫正膝关节屈曲

（1）目的：通过贴扎促进膝关节伸展肌群伸展，矫正膝关节屈曲。

（2）方法：应用肌能系贴扎的胶布贴在大腿前面和膝关节部位，膝关节部位要掏空成圆圈状，可以矫正膝关节屈曲（图 9-102）。

3. 抑制足外翻

（1）目的：通过贴扎促进足内翻肌群收缩，稳定踝关节，抑制足外翻。

（2）方法：应用 I 形螺旋贴布，从大腿后面从外侧斜行绕向小腿前面，贴于踝关节前面，再绕向足内侧，贴于足底（图 9-103）。

4. 抑制足内翻

（1）目的：促进足外翻肌群收缩，稳定踝关节，抑制足内翻。

（2）方法：应用 I 形螺旋贴布从小腿内侧绕向足背，贴于足背后再绕向足外侧，贴于足底（图 9-104）。

5. 抑制尖足

（1）目的：放松小腿三头肌，促进足背屈，矫正足踝位置，抑制尖足。

（2）方法 1：应用 Y 形贴布，从中间剪开一部分。剪开的部分分别贴于小腿的两侧，未剪开的部分贴于足跟部。图 9-105a 是放松小腿三头肌的贴法。

（3）方法 2：应用 I 形贴布，从膝关节下方贴在小腿的前面外侧部分和侧面，直至足的外侧缘。图 9-105b 是促进胫骨前肌收缩的贴法。

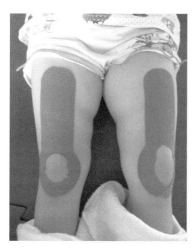

图 9-102　应用肌能系贴扎技术矫正膝关节屈曲

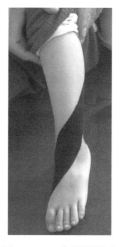

图 9-103　应用肌能系贴扎技术抑制足外翻

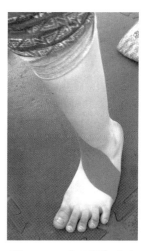

图 9-104　应用肌能系贴扎技术抑制足内翻

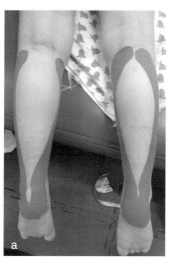

图 9-105　应用肌能系贴扎技术抑制尖足

a：放松小腿三头肌贴法；b：促进胫骨前肌收缩贴法。

三、弹性绷带

弹性绷带宽约 5cm，长 200cm，弹性系数为 0.5~1.5N/cm（图 9-106）。弹性绷带的作用机制是控制踝、足关节，应用时要使其跨越踝、足关节，通过适当的弹性牵引，强化肢体正常的功能活动。佩戴弹性绷带可为患儿踝、足关节提供良好的关节对线，提高关节稳定性，减轻痉挛反射，抑制异常张力，不影响踝、足关节正常活动，从而纠正或改善踝足变形。

1. **抑制膝关节过伸展**　使用时让患儿下肢裸

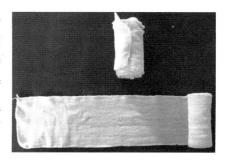

图 9-106　弹性绷带

露,髋、膝关节保持屈曲90°,踝关节背屈15°。
将弹性绷带一端系于患儿的腰间,另一端自前向
后/自后向前经下肢膝关节十字交叉,然后将绷
带拉向腓骨中上部拇指按压,剩余端重叠包绕小
腿4~5圈后固定,固定于膝关节稍屈曲的位置
(图9-107)。

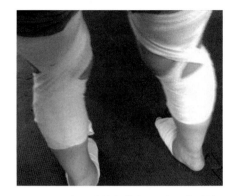

图9-107　应用弹性绷带抑制膝关节过伸展

　　2. **抑制足内翻**　对有足内翻患儿,被动使其
足置于对抗内翻位,将弹力绷带起始端固定于足
底,沿足外侧绕过,包绕足跖骨4~5圈,在不影响
弹性回缩的条件下拉紧绷带,然后将绷带拉向腓
骨中上部拇指按压,剩余端重叠包绕小腿4~5圈后固定。此方法可抑制患儿足内翻变形
(图9-108)。

　　3. **抑制足外翻**　对足外翻者,被动使其足置于
对抗外翻位,将弹力绷带起始端固定于足底,沿足外
侧绕过,包绕足跖骨4~5圈,在不影响弹性回缩的条
件下拉紧绷带,然后将绷带拉向腓骨中上部拇指按
压,剩余端重叠包绕小腿4~5圈后固定。此方法可抑
制患儿足外翻变形(图9-109)。

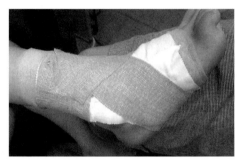

图9-108　应用弹性绷带抑制足内翻

　　4. **抑制尖足**　对尖足患者,被动使其足置于
背屈位,将弹力绷带起始端固定于足底,使内翻/
外翻足回至功能位,沿足外侧绕过,包绕足跖骨
4~5圈,在不影响弹性回缩的条件下拉紧绷带,然后将绷带拉向腓骨中上部拇指按压,剩余
端重叠包绕小腿4~5圈后固定。此方法可抑制患儿尖足变形(图9-110)。

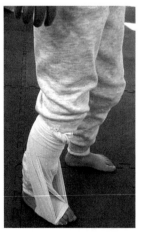

图9-109　应用弹性绷带
抑制足外翻

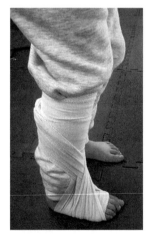

图9-110　应用弹性绷带
抑制尖足

（栾天明　吕智海）

参 考 文 献

1. 铃木良平监訳, 稚山富太郎, 川口幸義訳. 脳性麻痺の評価と治療. 東京: 協同医書出版社, 1986.

2. 杨琳, 高英茂. 格氏解剖学. 38 版. 沈阳: 辽宁教育出版社, 1999.

3. 黄晓琳. 人体运动学. 北京: 人民卫生出版社, 2013.

4. 柏树令, 丁文龙. 系统解剖学. 9 版. 北京: 人民卫生出版社, 2018.

5. 胡声宇. 运动解剖学. 北京: 人民体育出版社, 2009.

6. 松尾隆. 脳性麻痺と機能訓練. 2 版. 东京: 南江堂, 2005.

7. 吕智海, 张震, 李莹莹, 等. 踝足矫形器提高痉挛型脑性瘫痪患儿运动功能的研究. 中国中西医结合儿科学, 2012, 4 (1): 25-27.

8. 栾天明, 范艳萍, 吕智海, 等. 应用弹性绷带治疗脑性瘫痪患儿膝过伸的初步研究. 中国康复理论与实践杂志, 2013, 19 (6): 577-579.

9. 吕智海, 李晓捷, 王立苹. 脑性瘫痪的矫形器治疗进展. 中国伤残医学, 2008, 16 (6): 132-134.

10. 赵辉三. 假肢与矫形器学. 北京: 人民华夏出版社, 2005.

11. 陈文华. 软组织扎贴技术临床应用精要. 上海: 上海浦江教育出版社, 2012.

12. 向俊璐, 刘圆圆, 魏巍. 痉挛型脑瘫尖足研究现状分析. 按摩与康复医学, 2018, 9 (17): 3.

13. 张大力, 魏来, 顾琴, 等. 小儿脑性瘫痪合并足外翻的综合康复. 中外健康文摘, 2014, 020: 291-292, 293.

14. 徐梅, 吴建贤. 小儿脑性瘫痪足外翻的康复进展. 中国康复医学杂志, 2008, 23 (9): 3.

第十章

移动运动训练的操作方法

让脑瘫患儿获得移动运动能力,尤其是获得步行能力,是康复治疗的最终目标,是康复医学工作者的责任,也是患儿和其家长的期盼。但是,有些患儿尤其是重症患儿获得步行能力有一定困难,所以需要医生和治疗师共同努力,针对不同的患儿设定相应的治疗方案,力争达到目标。

第一节　翻身运动功能训练

一、翻身运动概述

翻身运动是移动运动的一种,它与向坐位转换的运动同样,都是仰卧位和俯卧位上的共同移动运动模式,翻身运动在正常婴儿生后 4~6 个月时出现。这一时期是为移动运动做准备的时期,是在获得了身体姿势对称性、抗重力功能、头部和躯干伸展的基础上,开始向翻身和坐位能力发育的时期。

(一) 翻身运动的必需条件

1. **头颈部控制能力**　翻身运动首先从仰卧位转向侧卧位,这一活动过程中可使颈部进行稍稍屈曲和回旋活动。然后再从侧卧位转向俯卧位,这一过程与前一活动过程相反,颈部呈现稍稍伸展的活动,并借助于躯干的回旋活动完成翻身动作。婴儿通过频繁地哺乳、被抱扶、在俯卧位上抬头即颈部的屈曲上抬等活动,使颈部肌群出现同时收缩,促进了控制颈部功能的发育。另外,完成翻身动作除了需要头部悬空以外,头部还必须能够竖直地向前、后、左、右各方向伸出,前者在 3 个月时发育,后者在 4 个月时发育。

脑瘫患儿头部控制能力发育不完善,难以控制头部,所以,常以颈部屈曲、将头部抵在床面上,使整个躯体以反转的形式进行翻身运动。

2. **四肢、躯干与头颈分离地独立活动**　翻身时需要四肢、躯干与头颈从整体运动模式中解放出来,进行分离运动。需要左、右上肢和手与左、右下肢和足能够经常变换不同的活动姿势,这种随意的不对称性动作可以促使姿势向对称性发育。另外,要完成翻身动作,躯干和四肢必须不受颈部回旋活动的影响,即不受非对称性紧张性颈反射(ATNR)和对称性紧张性颈反射(STNR)的影响。

部分脑瘫患儿由于残留了非对称性紧张性颈反射,致使由于头部的回旋活动而限制了四肢的活动,使随意运动的控制受限,影响翻身运动发育。

3. **下肢髋关节多轴性活动与下肢分离运动**　新生儿期的四肢活动由于受头颈部的影响,各关节很难出现分离运动。在髋关节屈曲时必然带有膝关节的屈曲,呈现髋关节、膝关节和踝关节均屈曲的连带运动,即整体运动模式。而翻身运动需要躯干和四肢的分离运动模式,以及髋关节的多方向活动,只有在躯干呈伸展位且下肢能够呈屈曲位时才容易进行翻身运动。

脑瘫患儿由于运动发育延迟和原始反射残存,常呈整体运动模式,所以影响翻身运动的发育。

4. **躯干与骨盆的控制**　翻身动作几乎涉及身体所有的姿势变换,其中最重要的是躯干回旋。新生儿期四肢的主要活动是以屈曲和伸展为中心,随着躯干稳定性的增加,四肢的活动朝向内收、外展进而向回旋方向发展,即运动类型的发育顺序是屈曲、伸展→内收、外展→回旋(矢状面→冠状面→水平面)。

婴儿通过坐位、屈膝位、站立位等不同阶段的反复训练,使得各种功能有机结合在一起,从而完成这些运动动作的发育。为了完成躯干和骨盆的回旋动作,促使卧位时上肢和躯干屈曲、伸展、侧屈等动作的发育具有重要意义。婴儿在仰卧位上3个月后可逐渐地将四肢和臀部抬高,6个月时可用两手去抓脚,同时可将身体反转成拱桥状。这些自然动作实际都是一种训练方式,都是为躯干从前后、左右方向竖直做准备,也是为以后能自由地旋转和恢复原来体位的躯体活动做准备。

5. **上肢的支撑性**　上肢支撑能力的获得是保证完成翻身运动的一个重要因素,是翻身的必要准备条件。因为翻身时需要用肘部抵在床面上,使对侧身体离开床面。在此之前,婴儿在俯卧位上头部上抬,同时用双脚蹬着床面,当头部抬起时身体的重心向臀部下移。而双脚蹬着床面又使得身体重心向头部方向上移。通过这种动作的反复训练,使得肩胛带出现同时收缩。当肩胛带区域受到锻炼后,使得婴儿在俯卧位上能将双手伸向前方。仰卧位与俯卧位的伸手练习又使得在俯卧位上的用肘部支撑成为可能,最终能用手掌来支撑体重。

6. **两栖动物的反应发育成熟**　两栖动物的反应(amphibian reaction)的诱发方法是在小儿俯卧位上抬起其一侧骨盆,出现的反应是同侧髋、膝关节自动屈曲。因为是两栖类动物的动作,所以称为两栖类动物的反应。正常小儿6个月时出现,持续终身存在。若6个月以后仍不出现,是反射性成熟发育迟缓的表现。

这一反应的活动是翻身运动必需的,所以必须发育成熟才能保证翻身运动的进行。

(二)阻碍翻身运动发育的因素

1. **姿势紧张异常**　无论姿势紧张增高或低下都影响翻身运动的发育。

2. **呈现异常姿势模式**　如呈角弓反张、肩胛带内收、躯干后伸和下肢伸展紧张、全身过度伸展或过度屈曲等都阻碍翻身运动的进行。

3. **原始反射残存**　特别是非对称性紧张性颈反射残存时,会影响翻身运动的发育,另外紧张性迷路反射的存在也影响翻身运动的发育。

4. **颈矫正反应未发育**　如对身体的矫正反应、两栖类动物的反应等未发育或发育不成熟均影响翻身运动的发育。

5. **缺乏翻身的动机与欲望** 即使小儿已具备翻身条件,但因无欲望也可能不进行翻身运动,如精神发育迟缓、21 三体综合征等患儿。

在成熟翻身模式和正常腹爬模式中,有许多必需的、类似的运动构成要素。比如在肩胛带、躯干及骨盆带上的体重移动、身体负荷体重侧自动地伸展拉长、头部及躯干向非负荷体重侧的矫正活动以及体轴回旋等。在上述所有构成要素中都可见到两栖类动物的反应,即负荷体重侧躯干的伸展拉长和非负荷体重侧躯干的短缩,与此同时出现负荷体重侧上、下肢伸展及内收,对侧上、下肢屈曲。如果患儿有全身过度伸展或过度屈曲就会阻碍两栖类动物的反应出现。这样的患儿虽然也可以学会翻身与腹爬,但常以明显的异常姿势模式与异常运动模式进行。所以,在手技操作时要在促进两栖类动物的反应的同时诱发体轴内回旋运动,通过这些来为提高良好的功能和姿势及运动质量做充分的准备。

(三) 翻身训练对脑性瘫痪患儿运动发育的意义

翻身功能是为了获得使身体背面向上的正中位姿势的一种抗重力功能,是有效保持身体姿势和移动运动不可缺少的功能。翻身运动功能是矫正反应的一种,是具有高度自律性的保持脊柱正中位的功能。

翻身运动训练是动态的训练,是康复医学的精髓。翻身运动训练并不是单纯训练这一运动本身,在这一运动训练中可以诱发出如下运动模式和促进多种运动功能的发育。

1. **姿势转换** 翻身是婴儿期最早的移动运动,是在有效率地保持姿势和移动运动中不可缺少的功能。通过这一运动可以使身体从仰卧位上改变姿势,即翻转身体,转换为背部向上的俯卧位,进一步为向坐位转换做准备。

2. **促进抬头功能** 翻身运动训练可以促进抬头功能的发育,并要在训练中促进维持不同角度抬头姿势的功能。

3. **促进获得正中位姿势** 身体姿势对称是保证很多运动进行的前提,而正中位姿势又是身体姿势对称的前提,通过翻身运动训练可以促进获得正中位姿势的发育。

4. **促进抗重力功能** 如前所述,翻身过程中需要抬起半侧身体成为侧卧位,然后再成为俯卧位,通过翻身运动训练可以促进身体克服地心引力抬起并翻转的功能。

5. **促进肢体的运动功能** 通过翻身运动能够促进上、下肢的支持能力和内收、外展功能的发育。

6. **促进身体回旋运动的发育** 翻身运动能够促进包括四肢运动在内的整个身体回旋活动的发育。

7. **促进躯干分离运动** 翻身运动能够促进四肢与躯干分离运动的发育。

8. **促进肢体分离运动** 翻身运动能够促进上肢带与下肢带分离运动的发育。

9. **促进自发活动能力** 翻身运动能够促进四肢与躯干自发活动能力的发育。

10. **促进感觉功能的发育** 翻身运动能使患儿自发地体验使背部向上或向侧方等的感觉,并从中接受并体验触觉和平衡感觉刺激。

11. **扩大视野** 翻身运动是使小儿从仰卧位转换成俯卧位,在俯卧位上患儿的视野得以扩大,增加了婴儿观察外界的机会,为提高认知功能打基础。

12. **抑制紧张与活化功能** 翻身训练可以达到抑制某一特定部位紧张的目的,活化包括四肢在内的全身回旋活动。

13. **抑制异常姿势反射和活化矫正功能** 通过翻身这一自发运动训练,对于在此之前叙述的难以抑制的迷路性紧张性反射、对称性紧张性颈反射和非对称性紧张性颈反射等异常姿势反射也具有非常好的抑制效果,并且成为抑制紧张性反射的基本方针。如前所述,上述 3 个异常姿势反射,看起来有着各自不同的特点,而实际上都具有如下将局部紧张结合在一起的症状,即颈部过度伸展、肩胛带内收、躯干后伸和下肢伸展紧张或屈曲紧张等。

(1)抑制异常姿势反射:肩胛带内收、躯干后伸和下肢伸展紧张均阻碍翻身运动,如果抑制了这些异常姿势反射可以活化矫正的活动。通过在前几章叙述的"使上肢带屈曲与外展"的操作可以抑制肩胛带内收,由此可促进翻身运动。同样,对十躯十后伸也可以通过使身体屈曲的操作进行抑制。对于下肢伸展紧张,不是应用身体上方侧下肢来直接抑制,而是直接使躯干和骨盆回旋,在促进回旋的活动中,引发出髋关节屈曲,达到抑制伸展紧张的目的。如果还残留有紧张的话,可使身体上方侧下肢直接屈曲,抑制伸展紧张,达到回旋的目的。

(2)抑制对称性紧张性颈反射体位:翻身运动训练的另一个要点,是可以通过回旋躯干来抑制对称性紧张性颈反射肢位,使各个肢体的活动分离,是四肢交互运动的第一步。首先除去回旋方向的肩胛带内收,使之屈曲外展,进一步诱发身体上方侧下肢屈曲、内收。然后,通过抑制身体上方侧肩胛带内收的同时使之屈曲、外展的方法来抑制对称性不良紧张,引发出各个肢体的分离运动,这是一种相当好的训练方法。

抑制紧张反射和活化抗重力性(矫正反应)对于运动发育水平相当低的脑瘫患儿来说,是能够动态实施的重要训练方法。

需要注意的是,要在牵伸训练之后,再进行翻身运动训练,这是将患儿自己能够参与的运动加入训练程序当中,可以使患儿感到身心的愉悦。

在成熟翻身模式和正常腹爬模式中,有许多必需、类似的运动构成要素。比如在肩胛带、躯干及骨盆带上的体重移动、身体负荷体重侧的自动伸展拉长、头部及躯干向非负荷体重侧的矫正活动以及体轴回旋等。在上述所有构成要素中都可见到两栖类动物的反应,反应方式是负荷体重侧躯干伸展拉长和非负荷体重侧躯干短缩,与此同时出现负荷体重侧上、下肢伸展、内收,非负荷体重侧上、下肢屈曲。如果患儿有全身过度伸展或过度屈曲就会阻碍两栖类动物的反应出现。这样的患儿虽然也可以学会翻身与腹爬,但常以明显的异常姿势模式与运动模式进行。所以,在操作时要在促进两栖类动物的反应的同时诱发体轴内回旋运动,通过这些来为提高各种较为正常的功能和姿势及运动质量做充分准备。

二、翻身运动训练的操作方法

(一)促进两栖类动物的反应的操作方法

1. 治疗目的　促进两栖类动物的反应的出现,进而促进翻身与腹爬运动的发育。两栖类动物的反应阳性是小儿翻身的必需条件,因此在促进翻身运动时应该首先促进这一反应的发育。

当患儿的肩胛带,特别是肩胛骨和上臂骨之间有一定紧张度时,会阻碍负荷体重侧躯干的伸展与拉长。另外,如果有肩胛骨向前方上举和肩关节内旋,也会导致负荷体重侧肩不能充分屈曲至头的上方。这就会影响两栖类动物的反应发育,可以应用如下操作方法促进。

2. 操作方法

（1）方法 1：患儿在治疗师伸直的双腿上取俯卧位，使之充分放松，使肩处于充分屈曲状态（图 10-1a）。然后治疗师抬起患儿的一侧骨盆，使患儿体重移向身体的另一侧（图 10-1b），这时最好使身体上方侧的上肢沿体侧放于躯干上并呈外旋位，下侧的上肢也呈外旋位。同时向上方牵拉上侧上肢，向下方牵拉下侧上肢。于是会出现头部的屈曲回旋和两栖类动物的反应，即非负荷体重侧的上、下肢屈曲及躯干的短缩及负荷体重侧上、下肢的伸展、内收，以及躯干的伸展、拉长。注意不要使患儿头部过伸展。

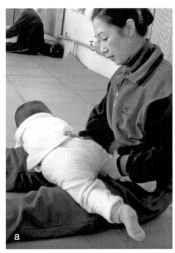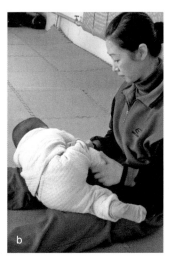

图 10-1　促进两栖类动物的反应的操作方法 1
a：俯卧于治疗师下肢上；b：抬起右侧骨盆。

（2）方法 2：此操作方法适用于在俯卧位上能够抬头的患儿。患儿俯卧位，治疗师在其身后，用两手抑制患儿肩的异常姿势后使其呈肘支撑位（图 10-2a）。然后用手控制体重负荷在一侧肩部，使之进行头部的回旋，回旋方向是向非负荷体重侧。如图 10-2b 所示，是身体右侧负荷体重，则将头向左回旋，同时将右侧肩向下牵拉，目的是加强头部屈曲，这样操作会促进两栖类动物的反应的出现。

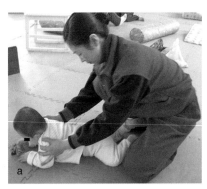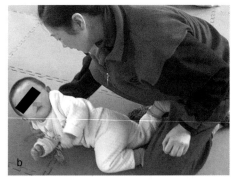

图 10-2　促进两栖类动物的反应的操作方法 2
a：呈肘支撑俯卧位；b：头部向左回旋。

（3）方法3：此方法适用于婴儿。治疗师伸腿坐于床上，让患儿俯卧于其下肢上。治疗师两手分别放于患儿的躯干部和臀部给予节律性的触摸，使患儿充分放松（图 10-3a）。然后治疗师的一只手从患儿的两下肢间穿过放于患儿腹部，另一只手放于腰部在抑制躯干伸展的同时，给予有节律的变化，使中枢部位也感觉到这种变化。待患儿放松后，治疗师支持其腰部与肩部，推患儿至侧卧位，使其背向治疗师，治疗师抬起患儿上侧下肢（图 10-3b）。患儿出现的反应是头屈曲、回旋，身体下方侧的肩沿体侧长轴下压，上方侧体侧短缩，上侧下肢出现两栖类动物的反应，体重负荷丁下侧臀部。

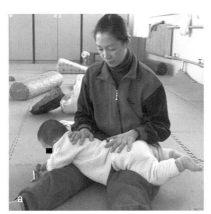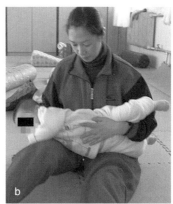

图 10-3 促进两栖类动物的反应的操作方法 3
a：俯卧于治疗师双下肢上；b：成为侧卧位，抬起上侧下肢。

（二）活化自发地翻身运动功能的训练方法

利用躯干的回旋功能和四肢的内收、外展功能来诱发四肢、躯干的自发活动。可区分为从上肢带诱发和从下肢带诱发 2 种训练方法。

1. 从头部和上肢带诱发翻身运动 此操作方法适用于在俯卧位抬头困难的患儿，操作方法区分为从仰卧位至侧卧位、再从侧卧位至俯卧位 2 个步骤。

（1）从仰卧位至侧卧位转换的操作方法：分为头部支持训练和上肢带的屈曲、内收 2 个步骤。

1）头部支持训练：治疗师坐于处仰卧位患儿的头侧，将手放于患儿的头部下方，抬起其头部，在给予支持的同时使颈部轻度屈曲并缓慢地向一侧回旋（图 10-4a）。同时，抬起后头侧的肩部，这样会使翻转侧肩胛带和上肢带的屈肌容易活动，减轻肩胛带的内收。注意不要只用头部的回旋来诱发。这时，不只是使头部与上部躯干同时活动，还要注意尽可能地使两眼保持水平，此时使头部与上部躯干同时回旋。

①引起的肌肉活动：可使颏舌骨肌、胸骨舌骨肌、斜角肌群、舌骨上肌、舌骨下肌等颈部肌群被活化，同时可抑制头长肌、颈长肌的痉挛。②操作方法要领：a. 治疗师要将手放在患儿头部下方支持头部的重量，在无抵抗的范围内将其头部前屈后再回旋，回旋的范围只限于两眼的连线水平位。并不是通过头部的回旋来诱导身体的回旋。使颈部缓慢地向着回旋方向的同时治疗师抬起患儿的左肩。b. 治疗师操作的手法不要引起患儿的疼痛。当有头部明显后仰时，应首先仅仅支持其重量，应用后述的上肢向眼的方向轻轻回旋。

2）促进上肢带的屈曲、内收训练：这是最重要的操作方法。将进行回旋侧的上肢（身体上方侧）向头的方向屈曲（即拉向上方），目的是抑制同侧背阔肌的活动，使三角肌、胸大肌、喙肱肌容易活动。从背部将身体上方侧的肩部向回旋方向推，使上部躯干缓慢地回旋（图10-4b）。

这样的操作可抑制同侧胸最长肌、髂腰肌的过度紧张，活化作为拮抗肌的在身体下方侧的腹内斜肌和腹横肌，使上部躯干回旋。继而引起下部躯干的回旋，诱发身体上方侧下肢的屈曲。上肢带继续回旋时，身体上方侧下肢到达回旋方向的床面上（图10-4c）。

图10-4中：a.治疗师用手支持患儿的头部，使颈部缓慢地向着回旋方向，同时抬起左肩。b.使右上肢轻轻向头的方向屈曲，从背部向前推左肩，然后使右肩内收，身体向右侧方向回旋（右肩的内收很重要）。此时，左下肢轻度屈曲。c.使头部进一步回旋，左肩被推向前方后，右上肢内收、伸展，成为侧卧位。左下肢越过右下肢在左方持续屈曲。

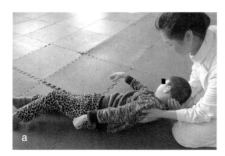
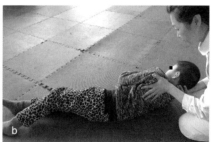
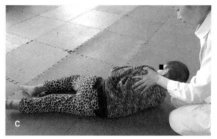

图10-4　从仰卧位至侧卧位转换的操作方法
a：颈部屈曲并向右侧回旋；b：从背部向右推左肩；c：成为侧卧位。

对于重症病例，进行这样的操作诱发其下肢屈曲，并将身体上方侧肩胛带向回旋方向推的同时，治疗师应该帮助回旋方向侧的肩进行内收，所使用的力要尽可能地小。通过这一训练方法，首先可达到强化身体下方侧胸大肌内收肩关节的力量的目的，同时在活化身体下侧腹横肌和腹内斜肌活动的同时，等待身体上方侧下肢的屈曲。

操作方法要领：将身体下方侧（回旋方向）的上臂向头的方向牵拉，并保持在床面上。在身体上侧（回旋侧）的肩内收、伸展时，将身体下方侧的肩从后方向回旋方向推，最好达到使身体回旋。

抑制与赋活：抑制回旋侧的背阔肌，活化同侧三角肌、胸大肌的屈曲内收力。抑制身体上方侧的最长肌和髂腰肌的紧张，活化对侧腹内斜肌和腹横肌的回旋力。

（2）从侧卧位至俯卧位转换的操作方法1：从侧卧位开始，在使两眼连线接近水平位的同时，推动处于侧卧位患儿身体上方侧（图中为右侧在上方）的肩部，在使肩部回旋的同时使患儿的躯干进行回旋，从身体上方侧的肩屈曲、内收开始，使上半部躯干回旋（图10-5a）。上半部躯干接近俯卧位,身体下侧上肢以肘关节处为支点将身体抬起,进一步向后方牵拉左肩部,使躯干持续回旋,右下肢也进一步回旋放于床面上(图10-5b)。然后,使患儿的右上肢进一步回旋,肘部放于床面上,成为肘支撑位(on elbow)。以右肘部为支点,身体越过右上肢,向俯卧位回旋(图10-5c)。同时,用身体上侧的手掌和前臂支撑体重,使上部躯干抬起,形成俯卧位(图10-5d)。在下肢带方面,将身体的重心移到已经伸展的身体下侧的下肢,并使身体下侧的下肢成为屈曲位。

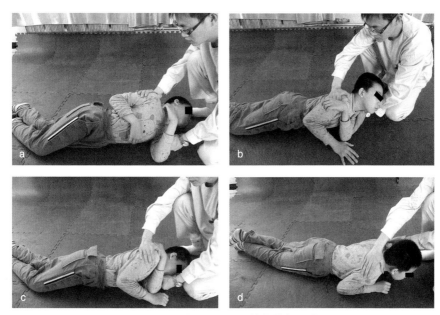

图 10-5　从侧卧位至俯卧位转换的操作方法 1
a:向前推动右肩,使躯干部分回旋;b:向后牵拉左肩,使躯干继续回旋;
c:以左肘支撑,身体向俯卧位回旋;d:躯干回旋,成为俯卧位。

(3)从侧卧位至俯卧位转换的操作方法 2:如果患儿头部控制不佳,在翻身为侧卧位时应注意头部的控制。首先,推动处于侧卧位患儿身体上方侧的肩部,使肩部回旋(图10-6a、b)。然后,使患儿成为俯卧位,两肘支撑。治疗师一只手托起患儿的下颏部,另一只手扶持左肩部和背部,强化头部,使头部稳定地抬起(图10-6c)。当头部稳定后,向前方牵拉患儿的两肘部使俯卧位姿势稳定(图10-6d)。如果患儿头部不稳定,治疗师可以一只手托起患儿的下颌部,一只手扶持其后头部(图10-6e)。

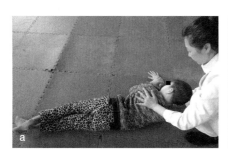
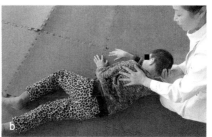

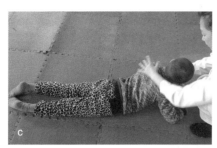
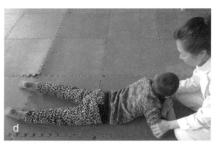
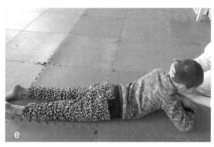

图 10-6　从侧卧位至俯卧位转换的操作方法 2
a：向右推左肩，使躯干回旋；b：左上、下肢越过中线；c：成为俯卧位；
d：向前牵拉两肘，使姿势稳定；e：扶持下颌和后头部使头部稳定。

2. 从上肢带诱发翻身运动

（1）操作方法 1：患儿仰卧位，治疗师在其头的位置。首先向头的上方牵拉患儿的两上肢（图 10-7a），然后牵拉患儿的一侧上肢使其转换为侧卧位。用一只手扶持患儿身体上方侧的肩部，另一只手扶持下方侧的腋窝部（图 10-7b），最后治疗师向对侧牵拉患儿上方侧的前臂，使其身体从肩部开始逐渐回旋，成为俯卧位（图 10-7c）。

（2）操作方法 2：若患儿因肩胛带紧张，上肢伸出困难而不能翻身，使患儿仰卧位，治疗师在其头的位置。首先操作上肢使患儿从仰卧位向俯卧位翻身，先将患儿欲翻向侧（翻转时在下方的一侧）的上肢向头的方向上举，如向左侧翻身时，则举起患儿的左侧上肢。方法是治疗师在患儿的头侧，左手牵拉患儿的左上肢使之上举，右手扶持患儿的腋窝部。然后，左手向右侧牵拉患儿的左上肢使肩胛带向右侧回旋。患儿的骨盆带会随着肩胛带的回旋向左回旋成为俯卧位。

上述操作应该在身体的两侧反复进行。然后再诱导患儿从俯卧位向仰卧位翻身，同样先上举欲翻向侧的上肢，治疗师用一只手牵拉这侧上肢使身体回旋，产生翻身运动。

（3）操作方法 3：年长的痉挛型四肢瘫和重症痉挛型双瘫患儿，也可以采取从上肢带诱发翻身的操作，如果患儿表现肩内收，躯干后伸，下肢伸展紧张，翻身困难。首先通过将右肩从后方向前方推的操作手法抑制肩和躯干的过度紧张，然后用手法操作使右肩的内收活动得以持续，使身体开始回旋的活动。操作过程中，因为肩内收明显，难以进行回旋活动，所以用手法进一步抑制之，引发出翻身回旋活动。治疗师用左手抬起患儿的头部，同时加强推动力量，使上部躯干回旋。进一步抬起头部和左肩部，使骨盆和下肢回旋。再推动右肩部使右肘抵床面，通过一系列操作，持续进行自发的活动，使患儿成为俯卧位，但可能会仍然有两肩胛带的内收。此时，治疗师可以通过将两上肢向前方牵拉，抑制肩胛带内收。

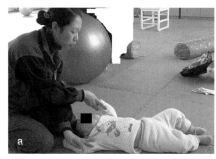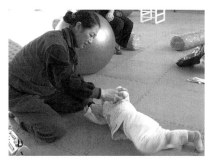

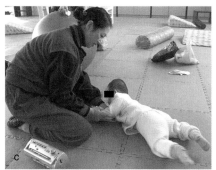

图 10-7　从上肢带诱发翻身运动的操作方法
a：向头上方牵拉患儿两上肢；b：向右牵拉左上肢使其成为侧卧位；
c：继续牵拉左前臂，成为俯卧位。

操作方法要领：①将身体上方侧的肩胛带推向回旋方向，并使该侧上肢轻度内收，使身体向俯卧位方向回旋。②用已经内收并放到床面上的原来身体上方侧上肢支持一部分体重，然后以原来身体下方侧的上肢的肘关节处和上臂为支点使身体抬起，形成用两前臂支撑的俯卧位。

抑制与赋活：抑制身体上方侧背阔肌的过度紧张，活化三角肌、胸大肌，完成腹爬时上肢的支撑活动。

3. 从下肢开始的诱发翻身运动　操作方法可以分为 2 个步骤，即髋关节的屈曲、内收和髋关节的伸展、内收。

（1）操作方法 1

1）髋关节屈曲、内收的操作方法：在患儿仰卧位上使其骨盆和下肢伸展，在使身体后伸的同时将一侧骨盆向回旋方向抬起，使下半部分躯干回旋（图 10-8a）。然后将回旋移向上半部躯干，使下方侧的肩屈曲、内收，使上半部躯干成为侧卧位。继而，使身体上方侧的髋关节和膝关节屈曲，在身体上方侧髋关节屈曲的同时，使身体下方侧的髋关节伸展，躯干进一步地回旋，然后使上方侧的下肢越过下方侧的下肢（图 10-8b）。于是，这一侧的膝部着床，躯干成为侧卧位。

操作方法要领：首先从后方向前方推动患儿的骨盆，在身体上方侧髋关节伸展状态下进行身体的回旋。一般来说，若在身体上方侧髋关节屈曲、内收的状态下进行骨盆的回旋，容易导致髋关节脱位，虽然这是简便、传统的操作方法，但最好莫用。如前所述，从下肢的诱发可能有这样的弊病，所以当患者有明显的髋关节屈曲、内收时最好应用从上肢带进行诱发的操作方法。

　　2）髋关节伸展、内收的操作方法：在使身体上方侧下肢放在床面的状态下，使其在髋关节处外展，使躯干接近俯卧位的方向（图10-8c）。在使身体上方侧髋关节伸展的同时，抬起身体下方侧的骨盆，将体重移至身体上方侧的下肢上。在使患儿身体下方侧的上肢伸展、外展，身体上方侧上肢屈曲、内收的同时，以身体下方侧上肢的肘为支点，躯干越过身体上方侧的上肢，成为俯卧位（图10-8d）。在上肢带，在将体重移至身体上方侧上肢的同时，身体下方侧的下肢外旋、屈曲，成为俯卧位。

　　操作方法要领：要使身体上方侧的下肢在屈曲状态下放于床面上，一边使髋关节外展，一边回旋躯干使之成为俯卧位。然后，一边使髋关节伸展，一边将体重移到原来身体上侧的下肢上。身体下方侧下肢要屈曲、外展。在上肢带，也同样将体重移至身体上方侧的上肢，成为俯卧位。

　　补充操作方法（简便法）：①有些病例，通过头部的屈曲就可以进行回旋。②有些病例，通过将回旋侧的上臂支撑在床上来促进身体的回旋，就可达到翻身的目的。

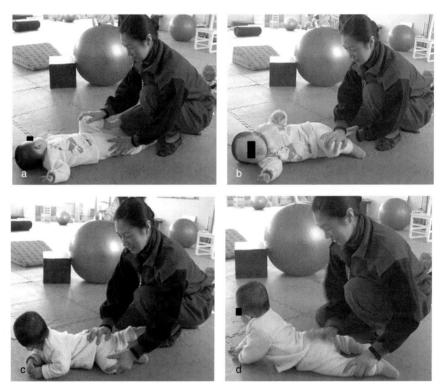

图 10-8　从下肢带诱发翻身运动的操作方法 1
a：抬起左侧骨盆，使下部躯干回旋；b：左下肢回旋至右侧，成为侧卧位；
c：将左上肢放于床上，成为屈肘支撑俯卧位；d：成为上肢伸展支撑俯卧位。

　　（2）操作方法 2：适用于有肩回缩异常姿势的患儿，可以操作下肢诱发翻身运动。操作方法是，患儿仰卧位，治疗师坐于其下肢处，将患儿两上肢上举至头上方。治疗师用右手扶持患儿上方侧骨盆，左手握持患儿的左小腿部位，使该侧下肢屈曲（图10-9a）。然后，向前方推动其骨盆同时牵拉下肢，回旋患儿的左下肢使其身体向左侧回旋。于是，患儿的肩胛带会随着回旋，使上方侧下肢放在床上，身体回旋至侧卧位（图10-9b）。然后，进一步推动患儿骨盆,使患儿回旋身体成为两肘支撑的俯卧位(图 10-9c)。在患儿身体回旋期间,治疗师根据病情可给予适当的手法促进,可推动肩部或屈曲侧下肢,协助患儿翻身运动,并使屈曲的左下肢伸展,使之成为头部抬起,双下肢伸展、对称的俯卧位(图 10-9d)。

上述操作应该在身体的两侧反复进行。再通过操作使患儿从俯卧位向仰卧位翻身,同样是先将在俯卧位上屈曲的两上肢上举,一侧下肢屈曲,然后向对侧牵拉该侧下肢,使身体回旋,翻向仰卧位。注意翻身过程中头部不要过于伸展,如果有这种现象一定要修正后再进行翻身的操作。

图 10-9 中:a:从后方向前方推身体上方侧(图中左侧)的骨盆,同时使下方侧(图中右侧)的髋关节内收,下部躯干成为侧卧位。b:进一步向前方推左侧的骨盆,使下部躯干回旋。然后将右侧的肩内收,左侧的下肢屈曲,上、下部躯干均成为侧卧位。c:使左侧骨盆进一步回旋。并使该侧下肢着床面。同时,也使左侧上肢着床面,成为肘支撑的俯卧位。d:使骨盆进一步回旋,将体重移至回旋侧,使原上方侧的下肢负荷体重并伸展,同侧上肢也负荷体重。躯干回旋并越过身体下方侧上肢也成为俯卧位。使上方侧下肢充分负荷体重,下方侧下肢屈成为俯卧位。

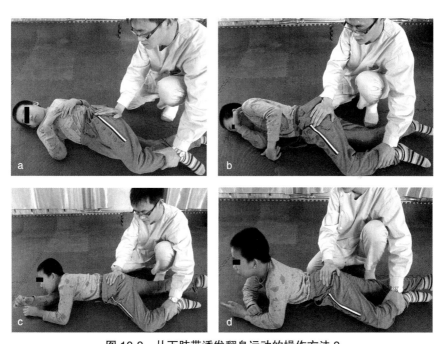

图 10-9 从下肢带诱发翻身运动的操作方法 2
a:扶持患儿左侧骨盆,使左下肢屈曲;b:向前推动骨盆使左下肢向右侧回旋;
c:成为俯卧位;d:抬头呈对称俯卧位。

(3)操作方法 3:患儿仰卧位,治疗师坐于其下肢处,首先将患儿一侧上肢拉向其头部,另一只手从对侧翻转患儿的骨盆,牵拉患儿的左手,翻转其右侧骨盆。在使患儿身体翻转的同时,要持续地按压伸向上方的上肢,以防止翻身后该上肢被压在身体下面。最后使身体完全成为俯卧位,完成翻身运动。

(4)操作方法 4:患儿仰卧位,治疗师坐于其头部处,首先将患儿双上肢拉向其头部方向,然后通过牵拉患儿的一侧上肢使其身体翻转,最后成为俯卧位,完成翻身运动。

第二节 腹爬运动功能训练

腹爬功能是在个体发生学上自然获得的功能,是人类移动功能的基本动作。但是,在婴儿期或围产期受到脑损伤的个体,难以获得这一功能。特别是对于有脑损伤危险的婴幼儿或者是具有重度障碍的脑瘫患儿,活化其腹爬功能都是重要的课题。发育迟缓的婴幼儿和脑障碍儿常表现为推进功能和翻身功能均低下状态,也可以同时伴有智能、知觉、感觉、情绪、言语等交流障碍,因而患儿不懂他人对他的指示,也难以配合治疗。对于诱发动作活化性时发生困难,应深入地研究治疗方法。

将腹爬功能区分为2个移动形态,首先进行低水平的对称性腹爬移动训练,在获得了这一功能的阶段上,再应用其后的交互移动模式引发出自发的活动。

一、对称性腹爬概述

(一) 对称性推进移动形态的特点

在自然界,除了交互推进的运动形式之外,还有如青蛙跳跃等对称性推进的移动形式。人类也同样可以见到诸如蝶泳、蛙泳、应用两根拐杖的两点步行、跨越跳箱等对称性推进的移动形态。同样,在脑瘫患儿的移动中也可见到这样的运动方式。上述所有运动形态都是以对称性颈反射肢位为基础,表现为将身体区分为上肢带和下肢带2个部分,分别进行屈伸活动,如第三章中所描述的尺蠖样爬行模式。因此,是比较原始的移动形态,与具有交叉性、分割为4部分的移动形态相比,其能力较低。对称性推进的蝶泳、仰泳,与交互推进的自由泳相比,其速度也慢,水平低,效率差。脑瘫患儿可见到这样的对称性推进,作为其初期的运动方式就是对称性腹爬。

(二) 阻碍对称性腹爬功能的因素

1. 未获得肘爬功能 人类为了前进,必须具有能够取肘支持位以及上部躯干从床面上抬起的抗重力功能。如果某些肌肉的能力低下,则不能进行腹爬:如胸大肌、小圆肌、大圆肌,这些肌肉的作用是使肩关节行使支持能力;还有肱三头肌内侧头和外侧头、肱肌,这些肌肉的作用是使肘关节具有抬起身体的能力;另外,长回旋肌、短回旋肌、多裂肌,这些肌肉具有抬起上部躯干的能力等。

2. 肩胛带内收 由于肩胛带内收使上肢被牵拉向背侧,不能进行腹爬推进运动。

二、诱发对称性推进模式的操作方法

对称性移动运动是小儿发育过程中一过性存在的活动形式,最终发育为具有分离性的交互腹爬运动。由于脑瘫患儿存在对称性紧张性颈反射,难以形成交互性移动,为了达到使其具有移动能力的目的,可以首先诱发对称性腹爬。在腹爬时下肢仍然可能出现内收、内旋和强直伸展,所以最好是由另一名治疗师抑制下肢,使之交替地屈曲、伸展,驱动身体前进。

训练从静态的四点支持位进行四爬移动时也可以首先进行这种对称性四爬训练,待这一动作比较稳定后,再进行交互性四爬运动训练等。

(一) 从上肢诱发方法

1. 操作方法

(1) 操作方法 1:患儿俯卧位,治疗师位于患儿头部位置,使自己的面部与患儿的面部相对。首先将患儿的两上肢向其身体的两侧牵拉,使之形成对称肢位。患儿俯卧位时两肩胛带内收,双下肢强直伸展并交叉,不能进行腹爬运动。然后,治疗师用两只手分别牵拉患儿的两上肢,将其牵拉向前方。这样的操作可以解除肩带内收。将被牵拉向身体两侧呈对称肢位的两侧上肢同时向头部方向牵拉并使之伸展。在此期间,治疗师尽可能地用小的力量牵拉患儿的上肢,只是协助患儿本人向前方伸出前臂(图 10-10a)。其后,鼓励患儿使身体向前进,治疗师用自己的前臂将患儿的前臂固定在床上,同时用自己的手绕到患儿肘的外侧,用手将患儿的上臂向前牵引,并使其肘屈曲。也可以在肘关节屈曲、肩关节伸展情况下使身体前进(图 10-10b)。

需注意被动牵拉的力量要尽可能的小,要让患儿用自己的力量,治疗师只是辅助给予不足的力量。在此训练中的关键点是活化胸大肌,即出现肩的牵拉活动。这时两下肢进行屈曲的活动。再次将两上肢向头的方向牵拉,用同样的操作使身体前进。

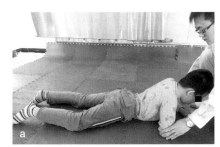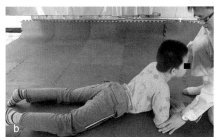

图 10-10　从上肢带诱发对称性腹爬的操作方法 1
a:向两侧牵拉上肢,形成肘支撑俯卧位;b:向前牵拉两上肢使身体前进。

(2) 操作方法 2:对痉挛型四肢瘫患儿进行从上肢诱发对称性腹爬运动操作方法训练。可见患儿有明显的肩胛骨内收和下肢内收、伸展紧张。治疗师首先使患儿两上肢向头的方向伸展并抬起(图 10-11a),抑制肩胛骨的内收,使肩关节屈曲,为前进做准备。之后屈曲一侧肘关节支撑体重,向前方牵拉对侧上肢(图 10-11b)。以支撑肘为支点驱动身体向前方前进(图 10-11c)。治疗师也可以口头指令患儿向前方驱动身体前进。

2. 操作方法要领

(1) 治疗师与患儿的相互位置关系未必是颜面对着颜面,治疗师在患儿后方也可以。将患儿两上肢向前方牵拉,只要做到抑制肩胛带内收,将其两前臂固定于床上,引发出胸大肌的牵拉活动即可。

(2) 通过这一操作方法使患儿身体开始自发地向前方活动,这是通过对肩胛带内收的抑制来赋活向前方的活动。运动治疗师和作业治疗师应设法诱导患儿,如在患儿的前方放置其感兴趣的玩具等诱导患儿前进。

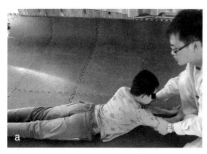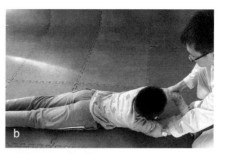

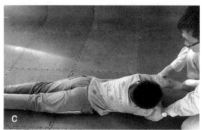

图 10-11　从上肢带诱发对称性腹爬的操作方法 2
a：双上肢向前方伸展并抬起；b：右肘屈曲支持体重，向前方牵拉左上肢；
c：以右肘部为支点驱动身体前进。

（3）一定要使患儿的两只手伸向前方，并将其两前臂固定于床上。将两上肢向前方牵拉同时吩咐患儿自己的身体向前方行进。给予患儿躯干或上臂加上身体前进的力量，协助其前进。协助患儿前进时，治疗师的手应该放置在容易操作的部位。

3. **操作中的抑制与赋活**　通过使上肢伸向前方的操作，可抑制肱三头肌和背阔肌的紧张，同时可活化三角肌使上肢向前方伸出，为前进做准备。背阔肌被抑制完全不会妨碍前进的活动。通过抑制背阔肌而使胸大肌活动，使身体抬起并向前行进。

（二）从下肢诱发方法

1. **操作方法**　痉挛型四肢瘫和重度痉挛型双瘫的患儿部分表现在俯卧位上下肢呈过伸展状态而不能着床面，多数会出现俯卧位下肢呈伸展状态在空中进行活动，这是由于腘绳肌处于过度紧张而导致下肢呈现伸展的肢位，为此影响抗重力功能。可以通过一边将下肢压向床面方向，一边使两侧下肢屈曲的操作方法，来活化髂肌和长、短内收肌的屈曲力，同时要保持下肢处于外旋屈曲位。

对于此障碍的操作手法是，由两名治疗师进行操作，一名治疗师两只手分别握持处于俯卧位患儿的两膝关节处将其压向床面并使之屈曲，然后将两下肢挪向前方，注意操作时是两下肢保持外旋位。另一名治疗师在患儿的头部位置，两只手分别握持患儿支撑身体的肘部（图 10-12a）。然后，一名治疗师用两只手分别扶持患儿的两足跟使两下肢着床并固定足跟，防止下肢伸展。然后，再保持一侧膝关节的屈曲位（图 10-12b）。治疗师固定住患儿的足跟，然后通过屈曲的下肢将其臀部推向前方，当膝关节稍伸展时，出现一侧下肢伸展，身体前进（图 10-12c）。

2. **操作中的抑制与赋活**　通过上述操作可以抑制半膜肌、股二头肌的伸展紧张，当下肢屈曲时就赋活了髂腰肌、内收肌的活动，为身体前进做准备。然后，加上向前方的力量（向前方推臀部），就会活化大收肌等压向床面的力量而使身体向前行进。

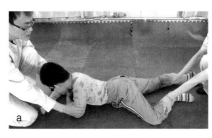
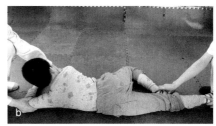
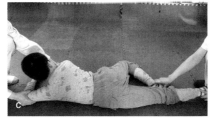

图 10-12　从下肢诱发腹爬运动的操作方法
a：患儿两肘支撑，保持两下肢外旋位；b：两下肢着床并固定足跟，保持右膝屈曲；
c：将臀部推向前方，使身体前进。

3. **操作中的注意点**　治疗师用于抑制伸展紧张的力量要尽可能的小，尽可能要让患儿自己进行下肢屈曲的活动，治疗师所给予协助的力，只需达到下肢屈曲的目的即可。要将患儿小腿放在床面上并用两手固定其足底，这样一旦向前推患儿躯干就可使身体前进。最终，加上辅助力量，通过大收肌的作用使身体在抬起的同时引发出压向床面的力量，使身体前进。

对于重症的患儿，也可应用动力学的诱发自发运动操作方法。当髋关节有重度内收变形时，两侧同时出现髋关节外展困难，这时应该用一侧性交互推进模式的下肢诱发方法。

痉挛型四肢瘫的患儿在俯卧位上呈肩胛带内收，双上肢向胸部下方牵拉，下肢表现内收、内旋交叉和强直伸展。另一名治疗师在头前部位，首先将其两上肢向头的方向牵拉，然后使肩关节屈曲并用双肘支撑身体，头部抬起。此操作可以破坏整体屈曲模式。然后，将两肘部向前方牵拉，诱发对称性腹爬运动。

三、交互性腹爬训练概述

（一）被模式化的交互性移动运动的特点

1. **动物进化过程的产物**　人与动物几乎都具有反射性、接近自律的交互推进模式，这一推进模式的发展顺序可以说是从前述的对称性推进移动进一步分离、分化而形成的。交互移动模式是在灵长类、哺乳类、爬虫类乃至两栖类动物时期完成的发育形态，在自然界中普遍可以见到。此外，获得这一模式以后，又经过数亿年才形成近于反射性、自律性的活动。从神经学观点来看，是因中脑水平以上的损伤而被保留下来的模式。

2. **活动特征**　当仔细观察脑瘫患儿运动发育时，可以见到在四肢交叉移动之前出现一侧性的一侧上肢和对侧下肢的交互推进活动。当一侧上肢屈曲时，对侧下肢稍后也同时出现交叉性屈曲。其后当一侧上肢伸展时，对侧下肢也出现同时伸展的活动。但是，很少有脊椎的回旋活动，多数是反复进行一侧性的活动。

如果将这样的一侧上肢和对侧下肢的同时屈伸活动导入训练之中,可以进行具有高度自发性的腹爬交互训练。图 10-13 中所示的是一名 7 岁痉挛型四肢瘫患儿进行一侧性交互性腹爬移动运动。可以看到在腹爬运动中,当左上肢屈曲后,右下肢也屈曲,是在为前进做准备(图 10-13a)。然后以左肘为支点向前方移动,两下肢出现交叉(图 10-13b)。是通过两侧上、下肢的交互性屈伸活动使身体前进,在体重仍然残留于左侧的状态下,用同样的模式反复进行移动(图 10-13c)。

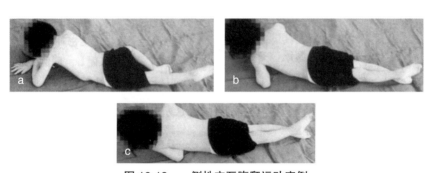

图 10-13 一侧性交互腹爬运动实例

a:左上肢、右下肢屈曲,为前进做准备;b:以左肘为支点向前方移动,两下肢交叉;
c:两侧上、下肢交互屈伸使身体前进。

3. 诱发一侧性腹爬的操作方法 患儿俯卧位,治疗师跪坐在其足的位置。首先用右手使患儿右肩屈曲,使其右上肢举向头的方向。然后使左侧髋、膝关节屈曲,左下肢向前方屈曲(图 10-14a)。然后,将左下肢制动,握持伸展的右下肢向身体中枢方向推动,使身体前进。于是诱发了右肩伸展、左髋、膝关节的活动(图 10-14b)。以右肘部为支点,向前方推进身体,驱动身体前进(图 10-14c)。反复训练这一动作,为进入伴有体重移动的四肢(两侧性)交互移动运动训练做准备。

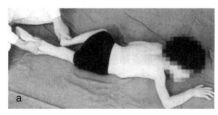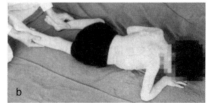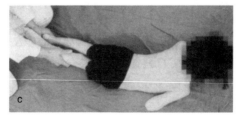

图 10-14 诱发一侧性交互腹爬训练

a:右上肢、左下肢屈曲,为前进做准备;b:右上肢向下方拉;
c:以肘部为支点,向前方推进身体。

（二）阻碍交互性腹爬的因素

1. 脊椎回旋障碍　脊椎回旋能力低下是阻碍交互性腹爬的原因之一。由于多关节肌的最长肌、髂肋肌、髂腰肌、腹直肌和腹外斜肌紧张，导致通过长回旋肌、短回旋肌、多裂肌、腹内斜肌和腹横肌所进行的回旋躯干运动发生困难，难以进行将身体分割为四部分的运动。所以，要想达到在下肢交互屈、伸活动中进行躯干回旋的目的，就需要抑制这些肌肉的紧张。

2. 伸展紧张阻碍上肢屈曲、外展　当两上肢同时紧张使两肩胛带内收时，就会使两上肢的交互运动发生困难，所以应该在动态训练中抑制伸展紧张。

3. 髋、膝关节伸展紧张阻碍下肢屈曲、外展　如果左右髋、膝关节的屈肌和伸肌同时发生紧张，就会阻碍下肢的交互运动。所以应该通过动态训练来抑制髋、膝关节的伸展紧张。

（三）腹爬训练的意义

可以通过腹爬训练抑制异常姿势反射，与翻身运动训练同样，腹爬也可以在动态活动中同时抑制局部的异常姿势反射。作为姿势反射重要部分的肩胛骨内收，可以通过将上肢伸向前方的操作来抑制，把手伸向前方还可以获得支撑身体的矫正能力。当两只手难以进行交互性前伸，就应该破坏对称性颈反射体位，并活化两上肢交互活动的分离性。下肢也同样，通过使下肢屈曲的操作方法抑制异常姿势反射中的下肢伸展模式，为身体前进做准备。通过交互屈曲抑制了对称性反射、分离性的发育。于是，异常姿势反射在交互性腹爬这样的动态活动中被抑制。

四、诱发推进模式的操作方法

当获得对称性腹爬能力后，可以导入诱发交互推进模式的操作。在操作前要进行上肢和下肢的牵伸训练，特别注意要进行交叉性的牵伸训练。然后进行以下 2 种诱发推进模式的操作方法。

（一）诱发一侧性交互推进的操作方法

即通过一侧上肢和对侧下肢的屈伸活动来诱发腹爬移动运动。对不同障碍的患儿采取不同的操作方法。

1. 针对躯干不能回旋病例的操作方法　如图 10-12 所示，患儿呈俯卧位，治疗师使患儿右侧上肢伸向头的方向，即产生了肩关节屈曲，抑制肩胛带内收，协助患儿的上肢向前方伸出。与此同时，治疗师的手要协助患儿使左侧下肢屈曲，使之成为交叉性屈曲体位。然后，扶持伸展的右侧大腿，诱导身体向前方行进，同时使向头方向伸出的右侧上肢以肘为支点使上臂伸展，再通过屈曲的左侧下肢的伸展促进其身体前进。如果将已经屈曲的下肢在足底部制动，其后则由于下肢的伸展可使身体更容易前进。此时，躯干向着已经屈曲的下肢侧，在不回旋的情况下前进。进一步，返回诱发操作手法之初的状态，反复进行上述操作，这时体重的左右移动还有一定的困难。

2. 针对躯干回旋不充分病例的操作方法　对这样的患儿来说，获得交互推进性是最基本的训练。通过反复的训练，患儿会很高兴参与其中。

3. 针对髋关节不能屈曲、外展、外旋的髋关节脱位病例的操作方法　对于这类的患儿不能进行这样的交互推进训练，要先进行针对髋关节脱位的治疗。在下一发育水平进行体重左右移动的训练。

4. 手法操作要领　在这一发育水平的多数患儿上肢能够自发地向前方伸出（屈曲）。治疗师最好只是在患儿将一侧上肢向前方伸出的同时帮助其对侧下肢屈曲。然后,支持处于屈曲位下肢的足底,握持伸展侧下肢推向头的方向,使已经屈曲的上肢和其对侧下肢伸展后,身体就会向前进。治疗师主要是协助下肢屈曲并维持屈曲位,再促进下肢的伸展活动。

(二)诱发四肢(两侧性)交互推进操作手法

1. 从下肢诱发的操作方法 首先在患儿的左右两侧充分进行一侧性交互推进训练。当熟悉了交叉模式后,可以使两上肢自发的交互性和前臂的支持性充分发育,同时在躯干也出现回旋活动。而且,也开始出现或多或少的体重左右移动。这样,多数患儿就可以出现自发的两侧性交互四爬活动。为此,在这一发育水平上,应该以两侧性交互推进为目标,训练主体是两下肢的交互屈曲。

操作时患儿俯卧位,治疗师位于患儿足的位置,用手握持患儿的一只足,从足底轻轻向头的方向推动,同时使下肢整体屈曲。治疗师要保持屈曲侧的下肢,特别是要使足底制动,要使足确实着床,注意不要滑动。

最后,使对侧下肢伸展,在将重心移向对侧的同时促进患儿前进。治疗师应在观察到患儿对侧上肢出现向前方屈曲活动的同时,握持对侧足,从足底轻轻向头的方向推动,使对侧下肢屈曲。之后,用足保持屈曲的这侧下肢,控制足底,制止此侧下肢伸展。最后使对侧下肢继续伸展将身体重心移向对侧同时促进身体前进,当观察到对侧上肢出现屈曲活动时,重新回到其对侧下肢屈曲的操作。

2. 从上肢诱发的操作方法

(1)操作方法:这是传统赋活交互腹爬的方法,主要从上肢进行,操作方法是患儿取俯卧位,治疗师在患儿的头侧,将患儿的一侧上肢(右侧)向前方牵拉的同时将身体重心大部分移向对侧(左侧),促进同侧(右侧)下肢屈曲。然后,将患儿另一侧上肢(左侧)向前方牵拉的同时将身体重心大部分移向对侧(右侧),促进同侧(左侧)下肢屈曲。

(2)操作方法中可能产生的问题

1)对于重症患儿,大幅度地将身体重心左右移动和两上肢交互屈伸是很困难的,是否会由于辅助量的增加而减少患儿的自发性?

2)对于两下肢僵硬,有伸展紧张的患儿,通过从上肢的诱发能否得到下肢高度自发性的交互屈曲?

3)这里所说的交互移动,与其说是通过一侧上肢屈曲(向前方牵拉)的力量,不如说是诱发对侧下肢的屈曲更合理?

但是,关于交互推进,究竟是通过一侧上肢的屈、伸诱发对侧下肢的屈、伸,还是诱发同侧下肢的屈、伸,目前的研究结果尚未清楚这一问题,有待今后继续研究,期待出现比较有理有据的交互推进理论。

所以,如果应用从上肢诱发的操作方法,应该在避免发生上述 3 条疑问中问题的前提下进行操作。

五、动态性腹爬运动训练总结

腹爬移动训练和翻身训练同样,都是基本动作的训练。究竟怎样诱发腹爬移动确是很困难的问题。多年经验证明,将腹爬区分为以下 3 个步骤,首要的是诱发自发性,要沿着一个一个步骤向高级的水平进行训练。

1. **抑制上肢紧张**　对于翻身后取俯卧位,而不能腹爬前进的患儿,要在抑制两上肢内收的同时,使手伸向头的方向,这样操作可以抑制上肢的伸展紧张。然后,在保持这一位置的同时,鼓励患儿使身体前进。治疗师协助患儿屈曲肘关节,牵拉两上肢,使肩伸展,于是患儿的身体可以向前进。这样,就是通过胸大肌的作用活化了两上肢对称性的牵拉活动,实现腹爬运动。

2. **一侧性交互训练**　接着上一步骤,使用一侧上肢和对侧下肢同时屈曲和伸展模式的一侧性交互训练。通过给予很小的援助就可以进行随意的交互运动,要使患儿非常高兴地参与到训练中来。这一步骤的问题是患儿有髋关节的伸展、内收、内旋紧张,由于持续取这一肢位会导致髋关节脱位。所以对于这一异常肢位必须首先抑制,整复已经发生的脱位,获得髋关节屈曲、外展、外旋的肢位。在这一阶段,不能进行身体重心左右移动的训练操作。

3. **获得上肢、下肢交叉性训练**　是训练的最后一个步骤,操作目的是获得伴有体重左右移动的上肢、下肢交叉性活动。多数脑瘫患儿不能进行两上肢的交互性活动。当经过一段时间的训练,两上肢能够左右分离后,就可以进行伴有体重左右移动的两下肢交互移动分离运动训练。

但是,由于两髋关节的过度紧张,下肢的分离比较困难。可以通过手术解除紧张后再进行交叉性训练,可以取得良好效果。

如图 10-15 所示,患儿在仰卧位上呈两下肢剪刀肢位(图 10-15a),不能进行腹爬移动,可维持被放置的坐位。可见翻身运动中的仰卧位紧张体位,即两下肢呈交叉伸展位,伸展紧张占优势。可以保持在被放置的 W 坐位上,可见两下肢内收,需要两手在前方支撑(图 10-15b)。患儿有两侧髋关节半脱位。对该患儿进行了两髋关节紧张肌解离手术后再进行训练。训练中让患儿将左上肢伸向前方,然后将右下肢迈向前方(图 10-15c)。然后左上肢伸向前方,继而右下肢向前方活动,进行交互性腹爬的训练(图 10-15d)。

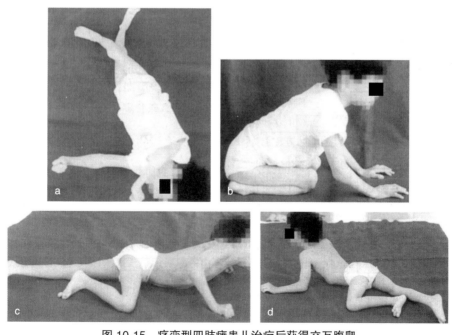

图 10-15　痉挛型四肢瘫患儿治疗后获得交互腹爬
a:仰卧位呈两下肢剪刀肢位;b:保持在被放置的 W 坐位上;c:左上肢伸向前方,
右下肢迈向前方;d:右上肢伸向前方,继而左下肢向前方活动。

第三节 获得自立坐位功能的训练

一、坐位功能概述

人类在发育途中从翻身运动向腹爬运动发育,然后向下一个阶段即 W 坐位发育。在先获得 W 坐位的基础上,再向其后的移动形态如四爬运动移行。

坐位是进化到哺乳动物以后见到的抗重力功能,坐位使动物的视线位置抬高,也使动物可以应用上肢。人类可以在坐位上进行日常生活中不可缺少的进食、穿脱衣服、排泄等动作。所以,获得坐位功能是训练中的重要课题。也是作业治疗、ADL 功能训练的出发点。

(一) 获得坐位能力的必需条件

1. **控制头部的能力发育成熟** 才能保证在坐位上头部的竖直和身体倾倒时的矫正能力。

2. **具有上肢的支持性** 首先在俯卧位上上肢有支持性,是从肘支撑开始向手支撑发育。在坐位上当身体倾倒时,上肢能够伸出进行支撑。

3. **脊柱伸展至腰椎** 这样才能够保证坐位时身体的竖直位,正常小儿的脊柱在出生6~7 个月时可达这一发育指标。

4. **髋关节能充分屈曲并与躯干出现分离动作** 是保证能够取坐位和坐位稳定的先决条件。

5. **躯干(体轴)具有回旋能力** 即肩与骨盆间扭转能力的发育。

6. **躯干的矫正反应与平衡反应的确立** 这样才可以保证坐位的稳定。

7. **上肢保护伸展反应出现** 同样可以保证坐位的稳定,当身体倾倒时有上肢的伸展支撑,即保护伸展反应。

8. **具有姿势转换的能力** 例如从卧位向坐位的转换,从坐位向四点支持位转换等。

具有 1~4 的条件,即可获得比较实用的坐位。再具备 5~8 的条件,小儿就可以在坐位上自由玩耍,不会向任何方向倒下,也可以向各种体位转换。

详细内容请参考翻身运动的必需条件。

(二) 阻碍坐位的因素

1. **缺乏必需条件** 缺乏上述必需条件的 1~4 项。

2. **平衡反应不充分** 首先是卧位的平衡反应(倾斜反应)发育不成熟。

3. **原始反射残存** 导致异常的姿势和异常运动模式。

4. **肌肉过度紧张**

(1)最长肌、髂肋肌、棘肌等多关节伸肌群以及腹直肌、腹外斜肌等多关节性屈肌群的过度紧张妨碍保持躯干的垂直位。

(2)半膜肌、半腱肌、股二头肌等伸肌群以及腰大肌、股直肌等屈肌群的过度紧张,会阻碍髋关节支持躯干的功能。

5. **肌肉瘫痪**

（1）由于半棘肌、多裂肌、短回旋肌、长回旋肌以及腹内斜肌、腹横肌等抗重力肌瘫痪，也导致保持躯干的垂直位发生困难。

（2）由于臀大肌、臀中肌、臀小肌、长收肌、短收肌、髂肌等抗重力肌瘫痪使下肢失去支持躯干的能力。

上述肌如果过度紧张会导致躯干难以取竖直位，如果肌瘫痪则妨碍下肢支持躯干能力的发育，两者都会影响坐位功能的发育。

（三）坐位训练的意义

1. **抑制异常姿势和异常紧张** 通过自立坐位训练和四爬移动训练可以抑制如下异常姿势和异常紧张。

（1）抑制肩胛带内收：在获得坐位、四点支持位的过程中，不可缺少的功能是通过两手掌、两上肢的伸展来支持躯干。但是，作为异常姿势反射的肩胛骨内收，会阻碍这一功能的获得。所以为了抑制肩胛骨内收，可以通过使患儿在俯卧位上将手伸到身体前方的训练方法，这是很重要的训练方法。

（2）抑制下肢的屈曲、伸展紧张：在获得坐位、四爬移动功能中不可缺少的功能是通过下肢支持躯干，而作为异常姿势反射的下肢屈曲紧张和伸展紧张会阻碍这一功能的获得。另外，身体后伸这一异常姿势则会阻碍躯干竖直位能力的获得。所以，只有抑制了躯干后伸和下肢的过度伸展紧张或屈曲紧张，才能使下肢获得支持身体的功能，同样可使坐位稳定，进一步获得四爬移动运动功能。

如此，可以在坐位训练、四爬训练等正确、有效的活动中抑制紧张性异常姿势（反射）。

2. **活化身体垂直保持功能** 坐位和矫正功能具有密不可分的关系，在坐位上，必须具有保持躯干竖直位的功能，这一抗重力功能也就是矫正功能（righting），当获得了坐位功能就活化这一保持躯干竖直的功能。从运动学角度来看，坐位要通过以下2种功能来保持：一是从颈椎至骨盆的躯干竖直保持能力（躯干内矫正能力）；二是下肢的躯干竖直保持能力（髋关节的竖直保持能力）。

（1）躯干的竖直保持能力：躯干的竖直位保持能力通过短回旋肌、长回旋肌、多裂肌等抗重力伸肌以及腹内斜肌、腹横肌等抗重力屈肌的活动获得。

（2）通过下肢来保持躯干竖直能力：通过臀大肌、大收肌、髂肌、短收肌、长收肌等抗重力肌的活动，保证下肢支持躯干，并使之稳定。

二、获得自立坐位能力的训练方法

获得自立坐位能力的训练可分为辅助坐位、获得自立坐位训练和获得椅子坐位训练三大方面。在上述各种坐位训练之前，首先要促进W坐位发育，然后进入四爬移动训练，再从四爬移动导入侧坐位、盘腿坐位、长坐位，是动态的坐位训练方法。

（一）W坐位训练

W坐位是一种用两大腿内侧、两小腿内侧、两足和坐骨支持躯干的坐位（图3-19正常儿的W坐位），图10-16是脑瘫患儿的W坐位。

1. **W坐位的优点** 这一坐位基底面宽，稳定性高；W坐位中，腘绳肌的紧张最小，有利于活化内收肌；在这种坐位上，患儿能够解放双手，可应用上肢穿脱上衣，进食等；W坐位中,髋关节呈屈曲、内旋、外展位,是将髋关节保持在向心位的最佳体位,也是预防其脱位的体位;W 坐位是在保持躯干竖直位的训练中最适当的体位。

日本整形外科学者松尾隆认为,W 坐位重心低、稳定性好,是有价值的坐位,通过此坐位可以引发出获得其他坐位的活动。有的学者认为 W 坐位可引起髋关节内旋变形,所以有厌恶这一坐位的倾向。但松尾隆认为,对于重症患儿来说,重要的是引发出获得自发坐位的能力,在坐位之中,W 坐位、侧坐位、椅子坐位之间有明显从低至高的发育水平的差别,应用 W 坐位进行获得床上自立坐位的训练,对于发育水平低的患儿是不可缺少的训练方法。

对于髋关节的内旋可以在获得 W 坐位期间,通过侧坐位训练等予以矫正。

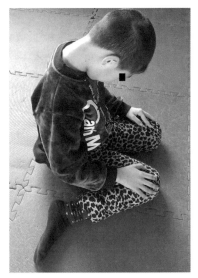

图 10-16 脑瘫患儿的 W 坐位

2. W 坐位的缺点 不能将体重向一侧移动,因此不能改善穿、脱裤子等高级的 ADL 动作。

松尾隆认为,既往有学者认为的 W 坐位是屈曲位,容易引起髋关节脱位,是没有科学根据的说法。

3. 阻碍 W 坐位的因素

(1)髋关节伸展、内收紧张:如果髋关节有明显的伸展、内收紧张,则患儿不能在俯卧位上屈曲髋关节。所以,治疗师和患儿家长要利用包括在康复设施和家庭中的所有机会进行俯卧位上髋关节伸肌群的牵伸训练。以达到在 W 坐位上使髋关节可以稍稍外展的目的。

(2)下肢屈曲紧张:髋关节有极度的屈曲紧张时,患儿先取手支撑 W 坐位,然后再使髋关节伸展,在使脊柱伸展的阶段难以使躯干竖直。如果被动地使躯干竖直,会出现大腿抬起时好像和躯干成为一体的现象,不能成为支持身体的状态。对于这种现象,治疗师可以协助患儿使其成为手支撑的 W 坐位,使身体缓慢地伸展,减轻屈曲紧张,同时等待髋关节伸展肌群的反应。这一操作方法在手支撑 W 坐位训练中是重要的操作方法。同时,还要应用俯卧位上的牵伸操作,抑制髋关节屈肌群的紧张。

(3)上肢的肩胛带内收:在形成手支撑 W 坐位时,首先从俯卧位上抬起骨盆,然后两下肢屈曲。在肘关节伸展的同时身体向后方移动,臀部下降坐于床上。当有肩胛骨内收时,则会阻碍上肢向前方伸出。训练中应缓慢地除去肩胛骨的内收,通过能动的 W 坐位训练,促进肩、肘支持能力的发育。

4. 促进 W 坐位发育的操作手法 这是最重要的操作手法,是将俯卧位作为出发体位。目的是达到促进取得交互活动、肘支撑、腹爬能力发育,一定要首先促进患儿的运动水平发育到这一阶段。根据不同的患儿采取以下 2 种操作方法。

(1)针对有髋关节外展挛缩患儿的操作方法

1)患儿俯卧位,治疗师首先使其两上肢、两肩向头的方向伸展,使肩关节屈曲。然后使两肘关节屈曲,再使两下肢呈伸展位。

2)通过操作使患儿的一侧下肢屈曲成 120°~140°,再将另一侧骨盆稍稍抬起,同时使该侧下肢也屈曲 120°~140°。

3）使两下肢稍内收，让患儿自己抬起骨盆，治疗师可用手握持患儿的骨盆协助其抬起。

4）当骨盆抬起后，再使髋关节进一步屈曲。然后让患儿自己将臀部向床面下落，治疗师可以协助这一动作完成。

5）当臀部下降至床面后，脊柱伸展，成为手支撑的 W 坐位。

（2）针对有两下肢交叉伸展体位患儿的操作方法

1）患儿俯卧位，治疗师首先使其两上肢向头的方向伸展，即肩关节屈曲。然后再使其两肘关节屈曲支撑于床面上，使两下肢呈伸展位（图 10-17a）。

2）维持两上肢向头的方向伸出，然后取肘关节屈曲位，用两前臂支持体重的体位，将体重充分地移至两前臂上。治疗师用自己的手促使两下肢屈曲，将骨盆带抬起至空间位（图 10-17b）。

3）让患儿用伸展的两上肢支持体重，治疗师扶持患儿的腰部协助躯干抬起，诱导患儿出现自立地抬起腰部的活动，当骨盆充分抬起成为四点支持位后，治疗师再使患儿的体重缓慢地向后方移动，再使两下肢进一步屈曲（图 10-17c）。

4）使患儿缓慢地将体重移动到两下肢，形成手支撑的 W 坐位（图 10-17d），再向无支持的 W 坐位转换（图 10-17e）。

5. 操作中的注意点

（1）操作中持续疼痛：如果患儿有膝关节重度屈曲，在此操作中可能会叙述膝部疼痛，另外，不能进行髋关节内旋或不能使踝关节背屈的患儿也会叙述疼痛。对于这样的患儿应缓慢地抑制膝关节屈曲、髋关节的回旋活动和调节踝关节的活动范围，切不可快速地进行手法操作。在最初疼痛时可在双侧坐骨之间垫上毛巾，或者将毛巾放在跪坐位的治疗师大腿上。使患儿保持四点支持体位，缓慢地屈曲膝关节使之成为 W 坐位。在手支撑的 W 坐位上，让患儿自己缓慢地伸直脊柱，将体重从坐骨移到下肢，然后，手离开床面，移行于 W 坐位。

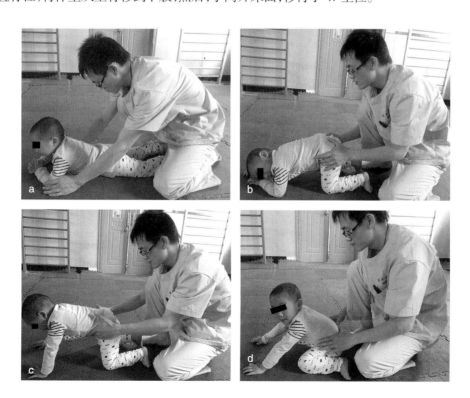

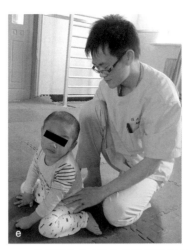

图 10-17 从俯卧位向 W 坐位转换的操作方法
a:使患儿肩关节屈曲,肘支撑;b:抬起骨盆,胸腹离床;c:上肢伸展,成为四点支持位;
d:体重向后方移动,成为手支撑的 W 坐位;e:成为无支持的 W 坐位。

(2)躯干竖直困难:有的患儿在手支撑的 W 坐位上,常因腰大肌紧张而使躯干难以竖直。对于这样的患儿,治疗师可以将手放在患儿的腹部抬起其身体,抑制腰大肌的紧张,促进臀大肌伸展力的发育,达到获得躯干垂直位的目的。

6. 操作中的抑制和赋活   通过上述操作方法可以抑制腘绳肌的紧张,并可活化髂腰肌和内收肌,通过这样的抑制和活化而使骨盆抬起。即腘绳肌的紧张被抑制后,可以使骨盆抬起不受阻碍。而当骨盆能够抬起至空间位则可以活化抗重力的髂腰肌和长、短内收肌。

(二)跪坐位训练

1. 跪坐位特点   跪坐位是将臀部放在屈曲的两下肢上的坐位姿势(见图 3-17)。这种坐位重心高于 W 坐位,基底支持面也比 W 坐位窄,是坐位发育水平中比 W 坐位高一阶段的坐位姿势。

取跪坐位时需要髋关节的外旋力。在这一坐位上容易进行只用一侧上肢支持身体的活动,可以进行体重左右移动。

2. 训练操作方法   患儿出发体位是 W 坐位,在 W 坐位上使患儿身体前倾,用两手支撑身体将臀部抬起,转换为四点支持位。然后将两下肢向内侧活动,保持在内旋和外旋的中间位上,然后使臀部下降坐于两下肢上,成为跪坐位。

训练中要充分尊重患儿的自发运动能力,在自发运动的基础上进行动态获得跪坐位的训练。训练中应该灵活运用四点支持位,将其作为中间的转换体位进行训练。

(三)侧坐位训练

1. 概念   侧坐位是一侧下肢外旋,另一侧下肢内旋的坐位(见图 3-18)。

2. 特点

(1)这一坐位可以由外旋侧的下肢负荷体重,可以进行更高一层次的日常生活动作。

(2)通过保持下肢的外旋位,可以活化臀大肌等髋关节外旋肌。

3. 侧坐位训练的意义   在侧坐位与其他体位转换活动的训练中可以促进体轴回旋、体重在身体两侧移动、上肢和下肢的支撑能力、维持侧坐位平衡和增强腰腹肌力量等。侧坐位训练也是培育自立地取椅子坐位活动中髋关节回旋动作训练的第一步。进而坐入轮椅、向便器移动等活动中髋关节回旋能力也可以通过这样的侧坐位能力训练中得以发育。另外，从四爬移动转换为侧坐位的训练是自发性较高的活动。

4. 训练操作方法

(1)通过侧坐位向相反的侧坐位转换方法

1)操作方法：患儿与治疗师相对，两者均取侧坐位(患儿左侧侧坐位，治疗师相反)。治疗师两手拉着患儿的两手，使患儿的上肢呈肩关节外旋位，并轻轻予以支持(图10-18a)。然后，开始两人同时向逆向侧坐位转换活动。操作开始时，治疗师将患儿轻轻地向患儿非负荷体重侧(图中左侧)的侧后方推，使体重负荷在对侧(左侧)臀部，同时使两下肢挪向前方成为屈膝坐位。治疗师用两手扶持患儿的两手于两足，协助坐位稳定(图10-18b)。最后，将患儿身体进一步向对侧(图中左侧)推，使两下肢伸向侧方(右侧方)，成为与出发体位相反的侧坐位(图10-18c)。

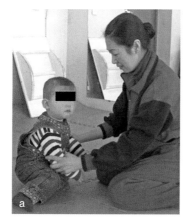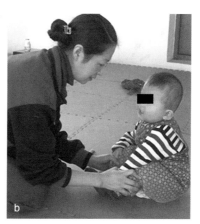
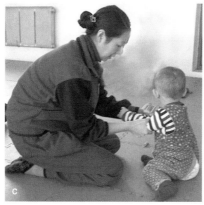

图 10-18　通过坐位向相反的侧坐位转换的操作方法
a：患儿呈左侧侧坐位；b：向右侧推患儿，成为屈膝坐位；
c：继续向右侧推患儿，成为右侧侧坐位。

2)操作要领：当向后方推患儿时，患儿应该出现头部屈曲、上肢向前的反应，这时如果躯干不能充分活动就会使患儿倒向后方。所以治疗师一定要边观察患儿的反应一边进行操作。当患儿无头部屈曲的反应时,可以在呼叫患儿的同时将其上肢轻轻向自己方向牵拉,用这样的方法诱导反应的出现。

(2)从长坐位向侧坐位转换

1)操作方法:患儿取长坐位,治疗师坐于其后,两手分别握持患儿的两侧腰腹部侧方(图 10-19a)。首先,治疗师通过两手的力量使患儿身体向左侧倾斜,将体重负荷在左侧臀部(图 10-19b)。然后,再将患儿身体回旋向对侧(图中右侧),使体重移向右侧臀部,两下肢向左侧伸出,成为右侧侧坐位(图 10-19c)。

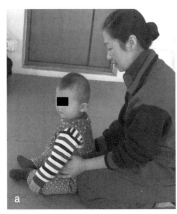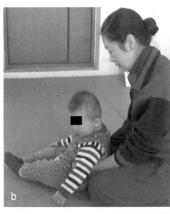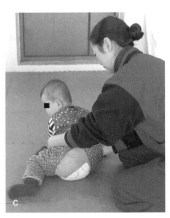

图 10-19　从长坐位向侧坐位转换的操作方法
a:握持长坐位患儿腰腹部侧方;b:将其身体向左侧倾斜;c:再向右侧回旋,成为侧坐位。

2)操作要领:应根据患儿的状态决定及变换控制部位,控制部位可为胸腰部、肩部、骨盆部等,图 10-19 所示的是控制胸腰部的操作方法。当患儿的体重向后移动时要注意不要引起患儿头部的伸展和肩的回缩。然后将患儿身体重心向侧方移动,患儿双下肢向对侧侧坐位方向移动,在向对侧侧坐运动的过程中,要将患儿的重心先移向前方再移向侧方,这样有利于侧坐于对侧。

(3)通过膝立位向相反的侧坐位转换

1)操作方法:患儿与治疗师相对,两者均取侧坐位(患儿右侧侧坐位,治疗师相反)。治疗师两手拉着患儿的两手,使患儿的上肢呈肩关节外旋位,并轻轻予以支持(图 10-20a)。两人同时向逆向侧坐位转换活动。治疗师握持患儿的两上肢前臂,向前、向上方牵拉,在躯干充分回旋的基础上使患儿成为双膝立位(图 10-20b)。然后,通过向对侧(图中左侧)牵拉患儿身体,使体重负荷在左膝上。最后,向左侧侧后方推患儿,使之体重负荷在左侧臀部,两下肢向右侧伸出,成为与出发体位相反的侧坐位(图 10-20c)。

2)操作要领:该操作方法操作时应注意膝立位上患儿的体位,在膝立位上一定要使躯干呈伸展位,注意臀部不要下垂,髋关节不要屈曲,基底支持面不要过大。如果治疗师经操作不能控制患儿的异常姿势,就不应该应用这种操作方法。

(4)从侧坐位向四点支持位转换的操作方法:患儿侧坐位,治疗师在其后。使患儿从侧坐位开始活动,治疗师根据患儿的状态决定支持的部位。如图 10-21a 所示,患儿尚无充分控制臀部及上肢的能力,所以关键点应该在臀与肩。操作时治疗师用自己的一侧小腿和一手分别支持患儿的两侧臀部,将患儿的体重向前方移动,然后两手支持患儿肩部,诱发患儿身体向前方移动,使臀部抬起,向前方伸出上肢,形成四点支持位(图 10-21b)。

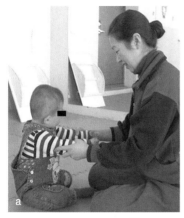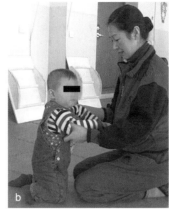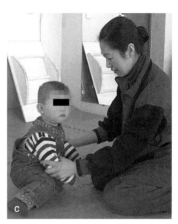

图 10-20 通过膝立位向相反的侧坐位转换的操作方法

a:患儿呈右侧侧坐位;b:向上方牵拉两上肢,成为膝立位;c:向左侧侧后方推患儿,成为左侧侧坐位。

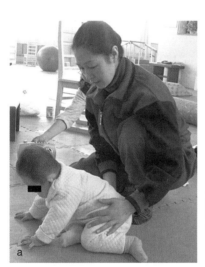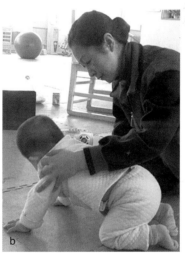

图 10-21 促进从侧坐位向四点支持位转换的操作方法

a:支持左臀部,使体重向前方移动;b:抬起臀部,成为四点支持位。

其后也可以使患儿再从四点支持位转换为与出发肢位逆方向的侧坐位,操作方法同样是扶持肩使患儿臀部下降,躯干扭转形成侧坐位,如此反复进行。

(5)从四点支持位向侧坐位转换的操作方法

1)从肩部诱导的方法:患儿四点支持位,治疗师跪坐于其前方。用两手扶持其两侧肩部(图 10-22a),口头吩咐患儿向一侧扭转身体,使体重移动到一侧下肢。治疗师可以给予协助,如两手同时向一侧侧后方推动患儿身体,使患儿身体扭转(图 10-22b)。然后,使患儿一侧臀部着床并负荷体重,两下肢伸向对侧,成为侧坐位(图 10-22c)。此操作应该分别向两侧进行,反复多次进行。

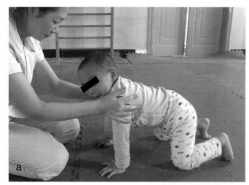
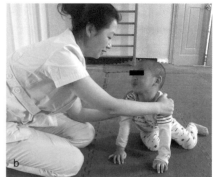
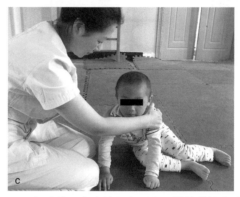

图 10-22　促进从四点支持位向侧坐位转换的操作方法 1
a：使患儿体重移向右下肢；b：向右侧后方推动患儿身体使其扭转；
c：臀部下落，成为右侧侧坐位。

如果患儿有能力，则可在治疗师指导下自己反复地进行四点支持位与侧坐位的相互转换动作。

2）从骨盆诱导的方法：患儿四点支持位，治疗师跪坐于其后方。用两手扶持其两侧骨盆（图 10-23a），口头吩咐患儿向一侧扭转身体，使体重移动到一侧下肢。治疗师可以给予协助，如两手分别向两方向推动骨盆，使患儿身体扭转。然后，使患儿的一侧臀部着床，负荷体重，两下肢伸向对侧，成为侧坐位（图 10-23b）。此操作应该分别向两侧进行，反复多次。

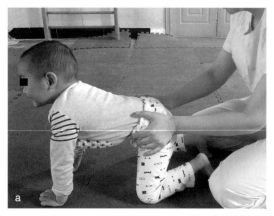
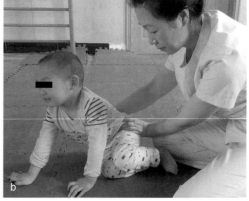

图 10-23　从四点支持位向侧坐位转换的操作方法 2
a：扶持处四点支持位患儿的两侧骨盆；b：令患儿向右侧扭转身体，成为右侧侧坐位。

（四）盘腿坐位训练

1. **特点** 盘腿坐位是两侧髋关节外旋的坐位（见图 3-16）。在这一坐位上，容易使体重左右移动，并且使穿、脱非负荷体重侧的裤子及袜子比较容易。痉挛型脑瘫患儿因为内收肌紧张，难以使髋关节外旋，所以取这一坐位比较困难。

2. **训练操作方法**

（1）操作方法 1：坐位平衡训练，主要针对小龄儿，治疗师在患儿前方，用两手分别握住取盘腿坐位患儿的双手和双足（图 10-24a），向各方向倾斜患儿的身体，促进患儿的坐位平衡（图 10-24b、c、d）。

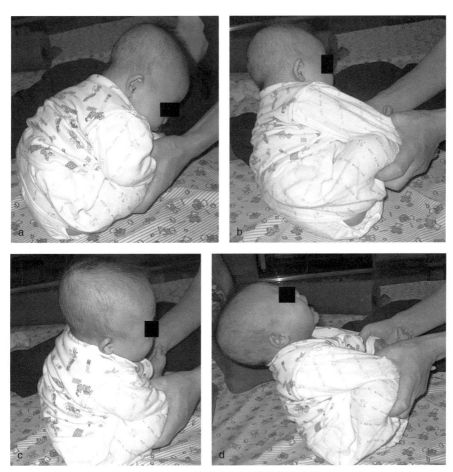

图 10-24 促进坐位平衡的操作方法
a：握持盘腿坐位患儿的双手和双足；b：向左侧倾斜；c：向右侧倾斜；d：向后方倾斜。

（2）操作方法 2：以四点支持位、侧坐位的训练为基础来进行盘腿坐位训练。当患儿的两侧侧坐位稳定后，使其将体重移向外旋的下肢侧，然后再将内旋侧的下肢外旋，使两侧髋关节均外旋成为盘腿坐位。

（五）长坐位训练

1. **特点** 长坐位也称伸腿坐位，是指在盘腿坐位上使两膝关节伸展的坐位（见图 3-15）。

在这一坐位上可以容易地进行 ADL 动作,如穿、脱上衣、裤子及袜子等水平更高的活动。

　　痉挛型脑瘫患儿有明显的腘绳肌紧张,所以自发地取此坐位较为困难。脑瘫患儿在获得侧坐位之后,并且是在腘绳肌的伸展紧张得以减轻时才可能取此坐位。

2. 训练操作方法

(1)促进长坐位平衡训练

1)操作方法 1:患儿在床上呈长坐位,治疗师也取同样坐位,将两下肢放于患儿两下肢旁。首先轻轻摇动患儿的两侧臀部,使之产生紧张。然后使患儿身体向一侧倾斜,使体重移至一侧臀部上。治疗师用一只手扶持患儿负荷体重侧下肢,另一只手扶持其中枢部位,如腰部、肩部等,使患儿身体向治疗师扶持的下肢侧(负荷体重侧)倾斜。然后用扶持患儿中枢部位的手向前推患儿的躯干,使之回旋(图 10-25)。

　　产生的反应是多方面的:①患儿的体重进一步向倾斜侧移动。②头向对侧回旋,根据促进刺激的程度,有时还会出现屈曲。③非负荷体重侧躯干侧屈,然后回旋。④非负荷体重侧下肢出现屈曲,负荷体重侧上肢向对侧伸展。

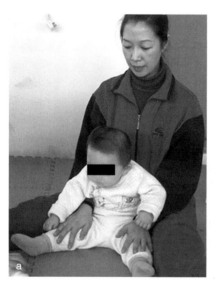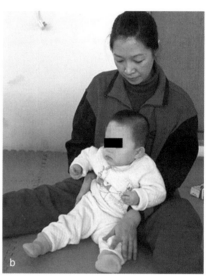

图 10-25　促进长坐位平衡操作方法 1
a:轻轻摇动患儿两侧臀部;b:使患儿身体向左侧倾斜,体重移至左侧。

2)操作方法 2:开始体位及治疗师支持患儿的部位同操作方法 1,但是在向侧方倾斜患儿时不加躯干的回旋,而是用躯干的侧屈来保持平衡。

　　向一侧倾斜患儿的身体后,出现该侧躯干的短缩,而对侧躯干被拉长,出现躯干的两侧不等长(图 10-26a)。操作时治疗师控制中枢部的关键点使患儿身体向对侧倾斜,注意只向对侧,不要向前、后方向倾斜。之后,向上方抬起未负荷体重侧臀部,加强对侧躯干的侧屈与短缩(图 10-26b)。

　　应出现的反应是,体重移动至身体倾向侧下肢与臀部、非负荷体重侧躯干侧屈、头部向非负荷体重侧回旋、非负荷体重侧下肢屈曲。

3)操作方法 3:在平衡板上进行长坐位平衡训练,方法是小儿在平衡板上取长坐位,治疗师向前、后、左、右方向倾斜平衡板,促进各方向的平衡反应的发育(图 10-27)。

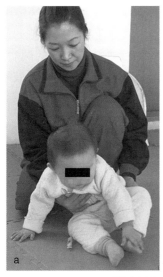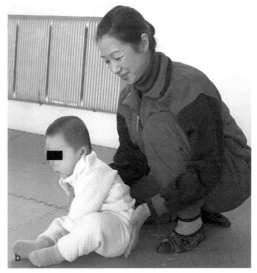

图 10-26 促进长坐位平衡操作方法 2

a：使患儿躯干向右侧侧屈；b：向上方抬起未负荷体重的左侧臀部。

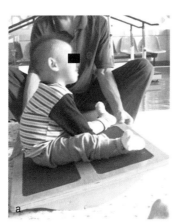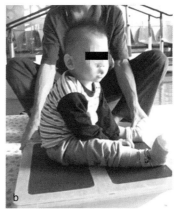

图 10-27 促进长坐位平衡操作方法 3

a：向右侧倾斜平衡板；b：向左侧倾斜平衡板。

（2）从四点支持位移行于长坐位的操作方法：使患儿从四点支持位上通过回旋髋关节移行于盘腿坐位，然后再伸展双膝关节成为长坐位。

应用这种操作方法，训练所达到的水平马上就得到提高，所以难以引出自发性，特别是有髋关节紧张屈曲的病例就更困难。所以，训练前应该通过牵伸训练、水疗等缓解髋关节的屈曲紧张后再进行操作。

（3）从侧卧位转换为长坐位的操作方法：通过其他治疗方法使患儿腘绳肌紧张得以减轻后，可以取侧卧位、肘支撑侧卧位、手支撑侧卧位，然后通过髋关节及躯干的回旋移行于长坐位。

操作方法：患儿侧卧位，治疗师在其身体后方（图 10-28a）。首先使患儿身体下方侧（图中左侧）的肘支撑并抬起身体。然后，身体上方侧（图中右侧）的手掌也撑在床上，参与到抬起身体的活动中。治疗师可协助患儿的支撑活动(图 10-28b)。治疗师通过按压患儿的右肩,使其左肘关节伸展成为手掌支撑位,右上肢上抬离开床面并使身体向右侧回旋,同时,将体重移至左下肢,用左下肢负荷体重(图 10-28c)。最后,治疗师扶持患儿的两肩,协助患儿身体回旋活动,使之将体重从左侧下肢向右下肢移动,然后再向前方伸出左下肢形成两下肢与臀部支持体重的长坐位(图 10-28d)。

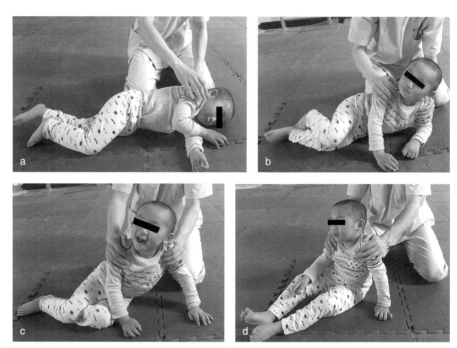

图 10-28   从侧卧位转换为长坐位的操作方法
a:患儿左侧侧卧位;b:抬起身体,左上肢支撑;c:用左下肢和双手负荷体重;
d:协助患儿向右回旋身体成为长坐位。

应用这种操作方法的先决条件是获得四爬移动能力,为了获得四爬能力,需从 W 坐位训练开始。分为获得 W 坐位、四点支持位的维持,然后是获得长坐位,从上述 3 个阶段中引发出自发性。

(六) 交互四爬与侧坐位、跪坐位、盘腿坐位、长坐位训练

在交互四爬移动过程中,可以通过促进臀大肌作用进一步促进髋关节伸展和外旋的力量发育,增加躯干和两髋关节的活动范围,扩大内、外旋的活动。两膝支撑的体位上,身体可以以髋关节为中心进行左右回旋活动。当髋关节回旋的活动范围扩大后,就可以成为侧坐位。具体操作步骤如下:

(1)患儿取四点支持中间位。
(2)使其一侧下肢深度屈曲。
(3)使已经屈曲侧的髋关节再屈曲,使骨盆下落。
(4)臀部坐于小腿外侧,成为侧坐位。于是,下肢成为一侧内旋位,另一侧外旋位。
(5)使下肢外旋侧充分负荷体重,进行支持性训练。

（6）进一步再增强躯干和髋关节的外旋能力，将内旋侧下肢抬起并外旋，成为盘腿坐位。

（7）进一步降低腘绳肌的紧张，诱导成为长坐位。

髋关节的回旋从扶物站起开始，进行身体大幅度的回旋，是移坐于椅子或轮椅上时的重要活动。进行充分的侧坐位等训练是非常必要的，是为髋关节回旋做准备。

可见，为了获得坐位功能，首先获得 W 坐位非常重要，获得 W 坐位后再进行获得四点支持位的训练，然后从四点支持位进行侧坐位、长坐位等自立坐位训练。在学龄期以后，由于腘绳肌的伸展紧张妨碍侧坐、盘腿坐、长坐位等，可以通过矫形外科手术减轻腘绳肌的过度紧张，在预防髋关节脱位的同时促进高度随意性坐位的发育。

（七）木箱、椅子坐位训练

1. **木箱坐位**　当痉挛型患儿脊柱不能充分伸展、坐位出现拱背时，尽量不让患儿坐于床面上，最好是取木箱或小凳子坐位。正确坐位是髋、膝关节均屈曲 90°，全足底着地（图 10-29a）。这样的坐位可以促进脊柱伸展，给足底以承重的感觉，并可抑制尖足。也可以把三角垫低的一头垫起，让患儿坐于高的一头（图 10-29b），可起到与坐木箱同样的作用。

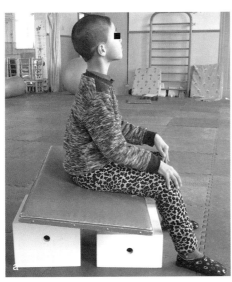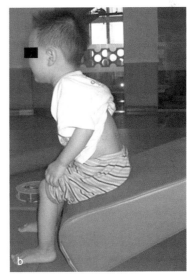

图 10-29　木箱或三角垫坐位训练
a：木箱正确坐姿；b：三角垫正确坐姿。

椅子坐位是四点支持位和立位之间高水平的坐位（见图 3-20）。椅子坐位重心高，需要较高水平的平衡能力，其发育水平在四爬和立位之间。如果让运动发育水平低于四点支持的患儿用这一坐位则多需要用手支撑，所以缺乏动态性。

椅子坐位的训练方法参照立位、步行功能训练，重症患儿的训练参照 ADL 训练项目。

第四节 维持四点支持位和四爬移动运动功能训练

一、四点支持位和四爬移动运动概述

(一) 四点支持位和四爬移动运动的特点

四点支持位是用手和膝部支持,使躯干保持在空间位的姿势(见图 3-14),四爬移动运动是爬运动之一,是在四点支持位上使身体前进的运动。

四点支持位和四爬移动运动两者均具有高层次的抗重力功能,如何使患儿获得这一高层次抗重力功能,维持空间位置的能力和进行交互移动运动是重要的训练课题。另外,从四点支持体位向侧坐位移动比较容易进行,在侧坐位的训练中,容易促进上、下轮椅、从轮椅向便器移动等动作中所必需的躯干和髋关节的回旋能力。怎样培育这种四肢的抗重力支持力以及如何使患儿前进移动是训练的基本课题。

(二) 四爬移动运动发育的必需条件

四点支持位及四爬移动运动是小儿克服地心引力将身体从床上抬起的重要发育阶段,需要发育中更高级的条件。

1. **单手支撑的能力** 小儿 6~7 个月时即能够用一只手支撑身体,而使另一只手抬起,如做不到这一动作就不能进行两上肢的交互运动。上肢支撑能力的增强就是通过俯卧位上用手支撑进行体重移动、进行手的伸出运动,以及从仰卧位或俯卧位转换为坐位等的频繁训练中而获得的。在爬行的初期,需要将手抬起,使身体的重心移向臀部。反之,只有将体重向臀部移动,才能使手抬起。所以,单手的支撑能力很重要。

2. **上肢伸向前方或侧方的降落伞反应** 降落伞反应是一种保护性反应,在降落伞反应未发育成熟时,在四爬前进中,一旦一只手遇到障碍物就可能出现向前方跌倒的现象,结果会导致小儿惧怕四爬而减少对这一运动的兴趣。如果降落伞反应发育成熟就会避免这一情况。

3. **四点支持位的平衡能力** 为了保证四爬运动正常进行,必须具备四点支持位的平衡能力,才能保证躯干稳定和进行四爬移动。这就需要脊柱伸展已经至腰椎、骶椎,尤其是腹肌的发育成熟,才能保证躯干的稳定。

否则,如果双手掌和双膝关节之间的间隔过大,虽然可以比较稳定地保持静态的四点支持位,但对于四爬移动来说就显得费力而笨拙。此时,如果缩小上下肢间的距离,是可以给身体重心的移动带来方便,但又会使四爬移动不稳定。因此,四爬移动需要在这一体位上平衡反应能力的成熟。而平衡反应能力又对重心的移动非常重要,婴儿在发育过程中必须经历坐位平衡、四点支持位的平衡,以及从四点支持位到坐位的姿势转换的中间体位的平衡反应能力的磨炼。

4. **骨盆和大腿的支持能力** 骨盆能够克服地心引力,才可以将躯干抗重力地维持在空间位。同时还需要下肢具有屈膝位的支持能力,才能保证四点支持位的稳定。

不熟练的爬行移动和脑瘫患儿的爬行移动主要表现为腰部的左右摇摆,这是因为髋关节的屈肌、伸肌、外展肌等肌群在下肢的交互运动中对骨盆及其周围组织的支撑力不足。坐位的躯干回旋运动和伴有伸手动作的重心移动训练都是为提高骨盆的支撑能力做准备。

5. **下肢的交互运动和上下肢的协调性**　在四爬移动中,上下肢协调的交互运动可以保证身体重心向前方移动。手和脚的协调性、下肢的交互运动是在仰卧位时手和足屈、伸游戏,以及双足交互踢蹬过程中发展而来的。

6. **头和躯干的分离运动**　对称性紧张性颈反射有助于保持抬头和伸手的四肢爬行姿势,但是如果这种反射过强,则会使爬行变成兔跳样移动,这种运动模式对爬行移动起到了阻碍作用。所以,必须抑制对称性紧张性颈反射,使头颈部与躯干运动分离,实现上下肢的伸展和交互运动。

7. **小儿具有移动的动机与目的**　正常小儿大约在7~8个月时可取四点支持位,这时期俯卧位、仰卧位乃至坐位的平衡反应已经发育成熟,在实用的四爬移动运动发育完成之前,小儿可以在四点支持位上摇晃身体,练习四点支持位的平衡。

（三）阻碍四爬移动运动发育的因素

1. **上述条件不成熟**　或因存在异常姿势模式或异常运动模式,而起不到应有的作用,常有如下表现。

（1）应用对称性紧张性颈反射的姿势模式,常见到患儿上肢支持能力欠佳,头部过度伸展。为了代偿这一姿势异常,患儿将其臀部下降,同时臀肌也少有活动。患儿呈现头及上半身抬起,头上举,上肢伸展、下肢屈曲的姿势模式。反之当患儿头部前屈时呈现上半身下降、上肢屈曲、下肢伸展的姿势模式。

（2）缺乏四肢交互运动能力,如下肢交互运动能力欠佳的患儿进行四爬移动运动时呈兔跳样模式,上肢可交替向前,而两下肢由于缺乏交互运动能力,只能同时向前运动。

2. **缺乏身体左右的协调性**　虽然已具备必需条件,但由于缺乏身体左右的协调性,患儿四爬移动时不能呈直线运动,方向转换也困难。

3. **四点支持位平衡发育不完善**　导致姿势控制不充分,阻碍体重向侧方移动。

二、四点支持位与四爬移动的训练

获得四爬功能之前,首先必须获得四点支持位的保持能力。在 W 坐位能够成为实用的坐位后,进行将体重移向两手掌的训练,再进行抬起骨盆用膝和足支持体重的训练。

（一）四点支持位训练

1. **促进四点支持位平衡的操作方法**

（1）操作目的:促进四点支持位中上、下肢支撑及体重移动能力,促进四点支持位平衡的发育。同时,在抑制下肢伸展模式或屈曲模式的同时做四点支持肢位的准备。

（2）操作方法

1）操作方法 1：让患儿在滚筒上呈四点支持位,两上肢在滚筒的前方支持体重,两下肢在滚筒的后方,双侧膝关节屈曲并着地(图 10-30a)。治疗师在其身后,注意使患儿两肩部处于水平位置,同时抑制可能出现的髋关节过度屈曲姿势,使躯干水平位。当患儿两上肢能够支撑时,治疗师两手扶持患儿骨盆使小儿躯干向前(图 10-30b)、后(图 10-30c)活动。

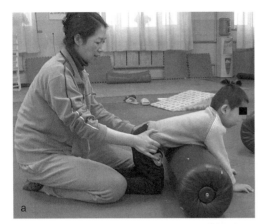 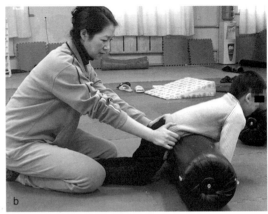

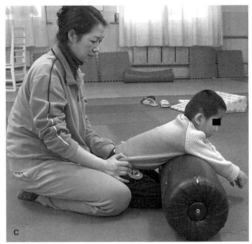

图 10-30　促进四点支持位平衡操作方法

a：患儿滚筒上四点支持位；b：向前方活动；c：向后方活动。

　　2）操作方法 2：患儿在床上取四点支持位，治疗师跪坐于其下肢部位，使患儿两上肢外旋位支持体重。首先使患儿的一侧下肢屈曲，另一侧下肢伸展放于治疗师的大腿上（图 10-31a）。与滚筒上四点支持位相比，因无滚筒，患儿的躯干易于伸展。治疗师要注意患儿的肩与臀部不要下垂，躯干呈伸展位后，治疗师用肘部压住躯干，防止过度伸展，让患儿进行两下肢交替的屈曲与伸展活动（图 10-31b）。操作时治疗师也可以用两下肢夹住患儿屈曲侧的下肢并固定，协助患儿稳定地用三个肢体支持身体的姿势，即三点支撑位。也可如图 10-31c，治疗师抬起患儿一侧下肢（或上肢），保持三点支持位，另一只手按压患儿屈曲侧的下肢，注意维持该侧下肢稳定着床。

　　3）操作方法 3：患儿取床上四点支持体位，治疗师跪坐于其后。在抑制两下肢屈曲模式或伸展模式的同时，使一侧下肢伸展放于治疗师的大腿上（图 10-32a）。同时，使体重移至屈曲侧下肢，为了加大负荷，治疗师可在骨盆部位予以加压。然后，使伸展侧下肢向前迈出并屈曲负荷体重（图 10-32b）。下一步操作是使原来屈曲侧下肢伸展，并保持外展、外旋位放于治疗师的大腿上（图 10-32c）。这样可以诱发患儿体重前后移动，为四点支持位做准备。进一步向蹲位移行做准备，特别是抑制臀的伸展或屈曲。

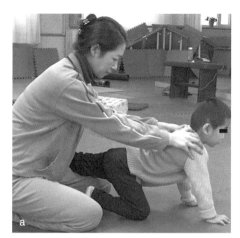
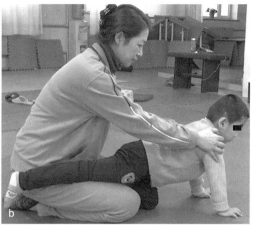
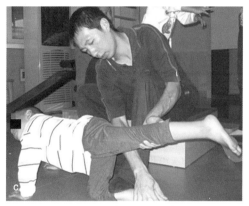

图 10-31 促进四点支持位准备操作方法

a: 右下肢屈曲, 左下肢伸展置于治疗师腿上; b: 左下肢屈曲, 右下肢伸展置于治疗师腿上;

c: 抬起左下肢呈三点支撑。

操作方法要根据患儿的能力循序渐进地进行。

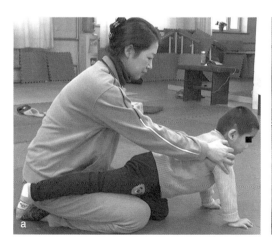
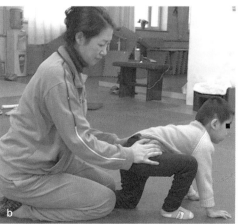

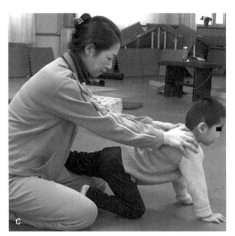

图 10-32　促进四点支持位体重前后移动操作方法
a：左下肢屈曲，右下肢伸展置于治疗师腿上；b：右下肢向前迈出；
c：左下肢伸展，保持外展、外旋位。

2. 从 W 坐位向四点支持位转换的操作方法　从 W 坐位开始进行上肢支持性训练是最实用的方法。

（1）操作方法 1：使患儿呈两上肢着床、两手支撑的 W 坐位。治疗师跪坐于其后，两手扶持患儿的两侧骨盆（图 10-33a）。抬起其骨盆的同时使体重移至上肢，使身体向前方倾倒，两手支撑于床上（图 10-33b）。在使体重向前方移动的同时，使髋、膝屈曲 90°~100°，提高两上肢的支持力。然后，将体重移至两上肢上，在两手支撑身体的同时，让患儿进一步屈曲两髋关节和膝关节，使躯干下部抬起至空间位，成为四点支持位。治疗师可将扶持骨盆的手向患儿头的方向推动，加强上肢支撑力量，协助维持四点支持位（图 10-33c）。这时要保持髋关节 90° 以上屈曲位，将体重充分负荷于下肢，减弱手掌支持力，但上肢也成为四点支持位的支撑力量。如果髋、膝有紧张性屈曲，体重不能负荷在下肢而是由上肢负荷体重，不能移行于四爬移动，就需要训练下肢屈曲中间位上的支持能力。

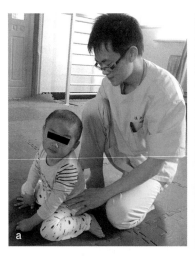
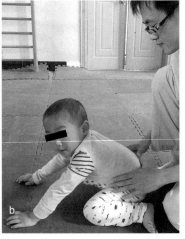

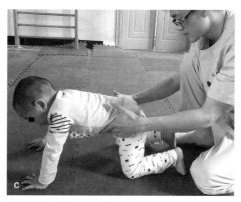

图 10-33　从 W 坐位向四点支持位转换的操作方法
a：呈 W 坐位；b：身体前倾，两手支撑；c：躯干抬起，成为四点支持位。

（2）操作方法 2：如果患儿有能力，可以在治疗师的指导下让其自己进行从四点支持位转换的动作。首先使患儿呈 W 坐位，治疗师可以辅助使其稳定。指示其向前伸出双手支撑于床面上，然后指示其抬起骨盆，成为四点支持位，为了保持其体位，治疗师可以轻轻地扶持其骨盆。

3. 从仰卧位向四点支持位转换的操作方法　治疗师跪坐于床上，患儿呈头向着治疗师的仰卧位，如图 10-34 所示，患儿要保持头部呈中间位。治疗师双手抓住患儿的两踝关节处，并将患儿的两手也同时分别握持在自己手中，使患儿的身体呈完全屈曲状态(10-34a)。这时，治疗师将患儿的两下肢向上并向自己方向牵拉，取得充分的紧张度。然后将其躯干向一侧回旋（图 10-34b），后续的操作是，让患儿用两只手抱住自己的双膝，治疗师用左手固定患儿两手与两膝，右手将患儿的左肩向上并向右侧推（图 10-34c）。当患儿身体旋转向右侧，双膝着地时，治疗师以两手扶持患儿的两肘关节处使患儿逐渐形成四点支持位（图 10-34d）。应该反复进行两个方向的训练。

患儿形成四点支持位后，扶持患儿的臀、肩、腰等部位，促进患儿体重前、后移动。继而使患儿一侧下肢屈曲接地，一侧下肢伸展，目的是抑制髋关节的屈曲模式或伸展模式。若患儿在上肢支撑时需要扶持，治疗师可将自己的一侧下肢放于患儿胸部下方。当患儿的躯干呈伸展位时，治疗师可用下肢来抑制。

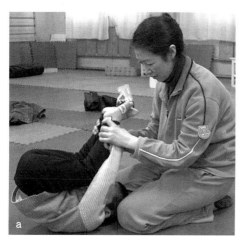
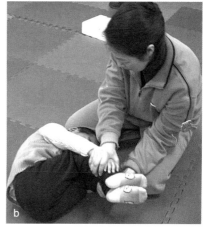

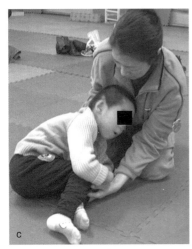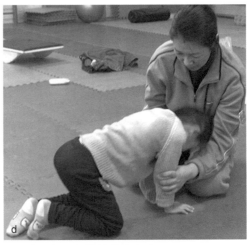

图 10-34   从仰卧位向四点支持位转换的操作方法
a：使患儿全身屈曲；b：整体向左侧回旋；c：向右侧推左肩；d：成为四点支持位。

（二）对称性四爬训练（兔跳样爬行）

对称性四爬即所说的兔跳样爬行，是两上肢和两下肢分别、同时向前的爬行方式，是不成熟的爬行模式，正常小儿在四爬运动初期可以有一过性的这种爬行模式。

在脑瘫康复治疗中，当患儿在四点支持位稳定以后，可以进行对称性的四爬移动运动训练。训练要点是首先使两上肢负荷体重，下肢屈曲向前移动，用已经屈曲的下肢支持身体，成为手支撑的 W 坐位。然后，两上肢向前方伸出，成为四点支持位，再使下肢向前方移动。一边应用四点支持位和手支撑 W 坐位，一边利用对称的上肢和下肢的活动向前方行进。

1. 从上肢诱发的操作方法   这一操作是针对上肢力量弱的患儿，患儿取 W 坐位，治疗师在患儿前方相对坐位。首先牵拉患儿两上肢使之伸向前方（图 10-35a）。然后，让患儿双手在前方支撑，成为四点支持位。治疗师用手握持其肘关节处维持这一体位。然后，使患儿手掌着床，肘关节伸展并负荷体重（图 10-35b）。在保持肘关节伸展的同时使肩伸展，将躯干和两下肢缓慢地向前方（头的方向）牵拉。当体重完全落在两上肢时，使下肢进一步屈曲，并迈向前方，驱动身体前进（图 10-35c）。然后，两下肢屈曲，臀部向后方下落坐于两下肢之间，成为手支撑的 W 坐位（图 10-35d）。这时再用下肢负荷体重双手伸向前方，如此循环进行。

2. 从下肢诱发的操作方法   这一操作是针对下肢呈伸展模式的患儿，患儿开始体位为四点支持位，治疗师在患儿足的位置。当四点支持位稳定后，治疗师握持患儿的两膝关节，使体重向前方移动于两上肢上（图 10-36a）。同时稍抬起患儿的骨盆，进一步强化两上肢的支持力量（图 10-36b）。然后，在患儿两上肢和治疗师的手支持患儿体重的同时，使其髋关节进一步屈曲，并使双下肢向前方移动（图 10-36c）。然后，用屈曲的两下肢负荷体重，成为 W 坐位或膝立位。然后，使两上肢向前方移动，两手掌支撑于床面上，继而用上肢负荷体重，回到开始体位。

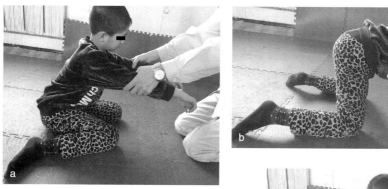

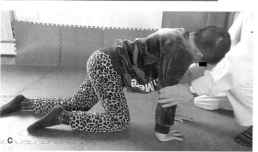

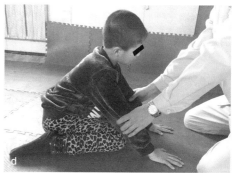

图 10-35 从上肢诱导对称性四爬的操作方法

a：向前方牵拉处 W 坐位患儿双上肢；b：成为四点支持位；c：向前方牵拉躯干和下肢，
驱动身体前进；d：臀部向后方下落，返回 W 坐位。

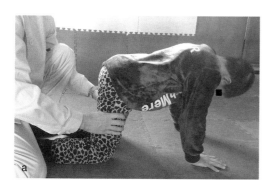

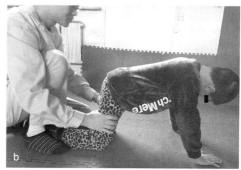

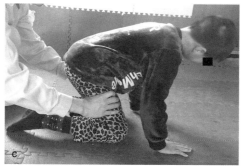

图 10-36 从下肢诱导对称性四爬的操作方法

a：握持患儿两膝，使其体重前移；b：抬起骨盆；c：髋关节进一步屈曲，身体向前移动。

（三）交互四爬移动训练

交互四爬移动的特征是在 3 个肢体支持体重的同时，一个肢体向前方行进。

当手掌和膝确实有支持身体的力量并能够进行对称性四爬移动时，可以应用交互移动模式进入四爬移动训练。手法操作可应用腹爬时应用的一侧上肢和对侧下肢交互前进（一侧性交互推进）的模式来活化四爬交互移动。

1. 促进患儿学习四爬运动中体重移动的操作方法　患儿取四点支持位，治疗师跪立其后，促进患儿上肢和下肢交替地向前方运动（图 10-37a）。然后，扶持一侧臀部，使对侧上肢抬起伸向前方，使另一侧上肢确实地负荷体重（图 10-37b）。再使 a 中伸展侧上肢负荷体重。之后使向前运动上肢一侧的下肢负荷体重，对侧下肢迈出，于是形成上、下肢呈对角线地交替向前方运动（图 10-37c）。

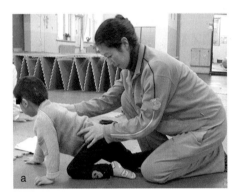
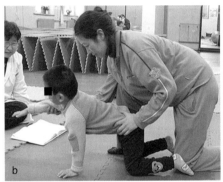
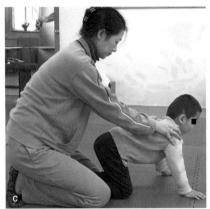

图 10-37　促进四爬移动中体重移动的操作方法
a：扶持患儿右肩左臀，使右上肢向前方移动；b：扶持左侧臀，使右上肢抬起伸向前方；
c：右上肢负荷体重，使左下肢向前迈出。

操作要领：注意肩与臀不要浮起，同时要抑制躯干过伸展。

促进四爬移动的训练，不是一开始就应用上述的操作方法。应该首先促进从其他体位向四点支持位转换，然后再回原体位，要反复进行。如伸腿坐位与四点支持位的相互转换，俯卧位至坐位再至四点支持位的转换训练等，其后再进行四爬移动训练。如下四种体位间也要相互转换，即：伸腿坐位→←四点支持位→←俯卧位→←伸腿坐位→←四点支持位→←

四爬移动。

　　经过上述体位转换训练后,才能容易进行促进四爬移动运动的操作。

　　2. **促进四爬移动运动的操作方法**　　由两名治疗师分别在取四点支持位患儿的前、后方呈坐位或跪坐位。操作时要注意对患儿障碍较重的一侧进行控制。两治疗师一人在前方控制患儿的双肩,一人在后方控制其两侧骨盆(图 10-38a)。然后,令患儿一侧上肢和对侧下肢先后向前方移动(图 10-38b),其后是对两上、下肢交互前进(图 10-38c)。

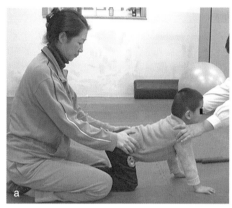
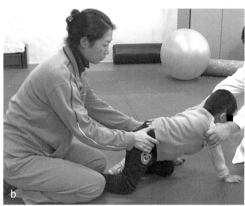
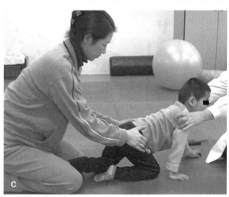

图 10-38　促进四爬移动运动的操作方法

a:两名治疗师分别扶持患儿双肩和两侧骨盆;b:令患儿右上肢和左下肢向前迈出;
c:左上肢和右下肢向前迈出。

　　3. **从下肢促进交互四爬的操作方法**　　此手法多用于下肢分离运动不佳的患儿。开始体位是四点支持位,治疗师在患儿后方(图 10-39a)。首先用两手握持患儿的两侧小腿部位,多数情况下两上肢会出现分离动作。首先使患儿左上肢伸向前方(屈曲),然后使右下肢的髋、膝向前方屈曲 90°(图 10-39b)。在用屈曲的左上肢和右下肢缓慢地负荷体重的同时使身体向前方移动。继而,使右上肢、左下肢向前方屈曲(图 10-39c),再用屈曲的右上肢和左下肢负荷体重,使身体向前方移动。让患儿记住右上肢屈曲→左下肢屈曲→左上肢屈曲→右下肢屈曲这样的模式,以这样的模式进行四爬移动。在一步一步前进的过程中,在下肢伸展紧张被抑制的同时,会使下肢向前方屈曲变得容易。

　　4. **爬行架上促进交互四爬的操作方法**　　将患儿置于爬行架上,让患儿凭借爬行架的支持,进行交互四爬移动,促进四点支持能力和交互四爬运动(图 10-40)。

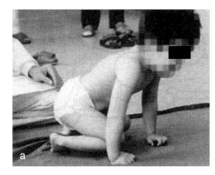
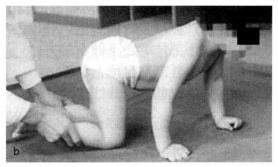
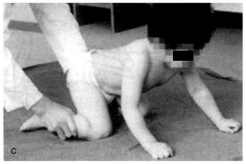

图 10-39　从下肢促进交互四爬的操作方法

a:患儿呈四点支持位;b:令患儿左上肢和右下肢向前迈出;c:再使左上肢和右下肢向前迈出。

（四）抑制阻碍四爬移动的典型脑性瘫痪模式的方法

对于不同障碍的患儿采取不同的方法。

1. **不能用手掌支持的患儿**　偏瘫患儿四爬移动比较困难,不能应用正常的移动模式进行四爬移动。是由于患侧的肩胛骨内收、肘关节挛缩和腕关节变形 3 个因素使手掌支持发生困难。四肢瘫患儿的两上肢也存在同样的问题。对于这种情况,应该进行抑制肩胛骨内收、促进肘关节伸展和手掌支持能力的训练。通过牵伸训练减轻肩、肘和腕关节

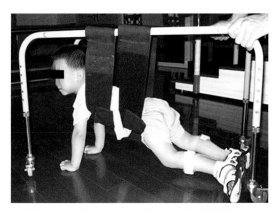

图 10-40　爬行架上促进交互四爬的操作方法

的紧张,并同时进行自发活动的训练。对于过度的紧张可通过手术进行治疗。

2. **痉挛型双瘫的下肢伸展痉挛**　痉挛型双瘫患儿有髋关节和膝关节伸展变形 2 个问题,难以取四点支持体位。在进行四爬训练时,如果有伸展模式障碍,可以应用被动的牵伸训练或手术治疗解除挛缩,达到髋、膝关节能够屈曲 90° 的目的。

3. **获得四爬功能的必需功能**

(1)患儿能自己将髋关节屈曲至 90°。

(2)左、右侧下肢出现交互动作。

第五节　立位、步行功能训练

一、立位和步行运动概述

(一) 维持立位和步行的必需条件

1. **站立位躯干的完全伸展和回旋**　由于步行是垂直移动模式,所以必须具有保持躯干竖直位的能力。只有躯干能够竖直,身体才会有旋转的余地和空间。小儿发育过程中,在辅助站立阶段,通过把手伸向左、右或后方的活动训练为躯干的竖直和回旋做准备。

2. **立位髋关节伸展和膝关节的伸直位**　除了需要上肢的前伸外,还需要髋关节伸展和膝关节的伸直位,这样才能保证下肢能够负荷体重,正常小儿到 5 个月左右才具有这一能力。由于臀大肌的发育和活性化而使髋关节伸展,由于股内侧肌和股外侧肌的发育和活性化而使膝关节伸展。

3. **立位时重心向左、右侧移动**　步行中需要身体的重心向前方或后方转移以及在两下肢间的左、右移动,此时足也能自由地张开并跟随着移动。当小儿在扶物站立时进行头部转动和伸手动作可以引起身体重心在两足底之间的移动。如果在扶物站立的同时进行身体的前后摇晃,可以引起身体重心在两足底之间的前后移动。

4. **踝关节背屈和脚掌、足趾的平衡反应**　扶物站立后的重心转移体验不仅增强了下肢的支撑力,也提高了当足底重心发生偏移时的平衡反应能力。例如,当躯体欲向后方倾斜时,可以通过踝关节的背屈和足趾关节的伸展这一机制来防止跌倒。

5. **足的迈步支撑反应**　在站立时突然发生躯体重心的移动,为了防止跌倒,下肢可以自动做好防御准备,即向要跌倒的方向跨出一步的反应,此即跨步平衡反应。

6. **足底的抗重力支持能力和足底感觉发育成熟**　由于比目鱼肌的发育才使足底具有抗重力支持能力。通过负荷体重等使小儿体验足底的感觉输入,逐渐地使其功能发育成熟。

7. **能够从屈膝位站起**　在站立位上还可以练习下肢的支撑力、下肢的分离动作及平衡反应,在此基础上可以向站立位移行。与第三阶段同样,在向站立位发展时,也充分体验从屈膝位站起的中间体位的姿势状态,从而提高躯体的控制能力。

8. **立位平衡功能发育成熟**　小儿通过反复从其他体位向立位转换和站立练习,使立位平衡功能逐渐发育成熟。

(二) 阻碍立位和步行发育的因素

1. **姿势紧张异常**　由于痉挛和挛缩等因素导致姿势紧张异常,加之关节的变形,使立位的发育受到影响,从而影响步行功能的发育。

2. **阳性支持反应仍然阳性**　脑瘫患儿由于中枢神经系统损伤,导致残存原始反射,阳性支持反射的存在,影响患儿站立功能的发育。

3. **足底感觉发育不成熟**　由于不能站立,没有足底负重的感觉体验影响其发育程度。

4. **无站立欲望**　脑瘫患儿大多数伴有智能低下,加上站立比较困难,所以失去站立的欲望,影响站立功能的发育。

二、立位训练

将立位训练区分为 2 个发育水平来进行,一个是获得膝立位、扶物站和椅子坐位的发育水平,另一个是从抓物站起至两点步行的发育水平。

(一)促进膝立位训练

1. 促进从四点支持位向单膝立位转换的操作方法　患儿取四点支持位,治疗师跪坐于其后方,两手扶持其双肩,使四点支持位稳定(图 10-41a)。首先,一只手扶持患儿一侧肩部,另一只手向后方牵拉患儿的另一侧上肢,使体重移到对侧下肢(图 10-41b)。然后促使患儿向前迈出未负荷体重侧的下肢,成为单膝立位(图 10-41c)。应该两侧交替进行这一操作手法。

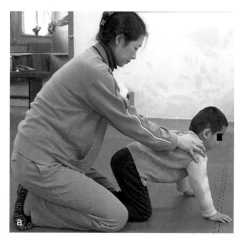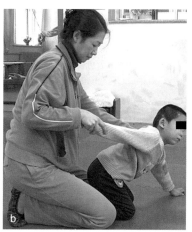

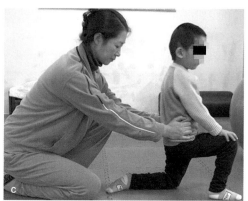

图 10-41　促进从四点支持位向单膝立位转换的操作方法

a:扶持双肩,使四点支持位稳定;b:向后牵拉右侧上肢,使体重负荷于左侧上、下肢;

c:向前迈出右侧下肢,成为单膝立位。

操作要领:如果患儿可以自己调整,自立地转换至膝立位时,治疗师给的牵拉刺激量要小,让患儿自己转换为单膝立位。注意单足迈出至单膝立位的过程中不要使头与躯干过度伸展而呈现向后仰的姿势。成为单膝立位后,向前下方推患儿的身体,诱发对侧的保护伸展反应。

2. 促进从膝立位向单膝立位转换的操作方法　患儿取膝立位,治疗师跪坐或膝立于其后,根据患儿情况决定促进操作开始的部位。一般是从骨盆开始,治疗师扶持患儿两侧骨盆,使患儿体重确实落在一侧下肢上(图 10-42a),然后使身体向负荷体重侧回旋,其动作似将该侧下肢向后方牵拉,等待患儿向前方迈出对侧下肢,成为单膝立位(图 10-42b)。

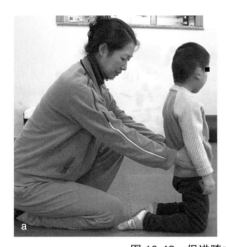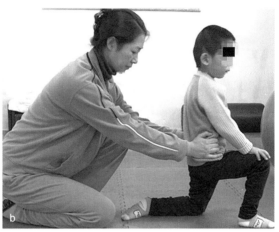

图 10-42 促进膝立位向单膝立位转换的操作方法

a:扶持骨盆,使体重负荷于左下肢;b:使身体向左回旋,迈出右下肢,成为单膝立位。

如果患儿在膝立位上的控制能力尚未成熟,迈出一侧下肢有困难,暂不要进行此项促通操作方法。可以在成为单膝立位后轻轻向前方推患儿的身体,诱发保护伸展反应。

3. 促进四点支持位向单膝立位转换的操作方法 如果患儿不能取正确的膝立位,可以促进患儿从四点支持位向单膝立位转换。

患儿取四点支持位,治疗师跪立其后用两膝部固定患儿的一侧下肢,使这侧下肢负荷体重。可以通过治疗师的手控制患儿骨盆或肩部并向下方或后下方压迫来达到体重确实被负荷于该侧下肢的目的(图 10-43a)。然后抬起非负荷体重侧的骨盆,协助患儿迈出这侧下肢(图 10-43b)(避免躯干伸展以免影响下肢迈出)。当下肢迈出后,两手放于患儿腹侧方协助患儿抬起躯干,一边防止躯干后仰,一边使之竖直。在患儿获得正确的单膝立位后,向前轻推患儿促进前方保护伸展反应。之后使患儿竖直身体成为单膝立位(图 10-43c)。

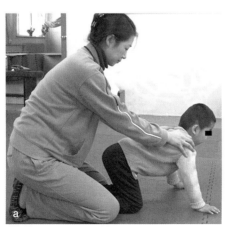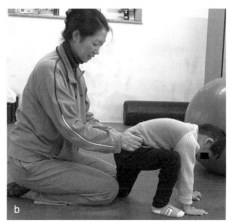

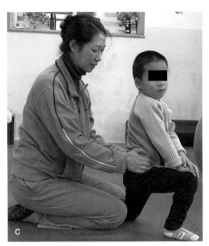

图 10-43　促进四点支持位向单膝立位转换的操作方法
a：压住患儿左下肢加强体重负荷；b：抬起右侧骨盆，使患儿向前迈出右下肢；
c：竖直身体成为单膝立位。

（二）扶物站起的训练

1. 从膝立位至扶物站训练的操作方法　首先训练向扶物双膝立位转换活动。当获得坐位稳定，能够进行四爬移动以后，可以进行膝立位的训练。从 W 坐位姿势或者四点支持位开始，首先让患儿两手扶持桌子等物体，然后使髋关节逐渐地伸展，再使膝关节由深度屈曲位逐渐成为 90°，成为扶持双膝立位。下一个训练操作是抓物站起。扶持双膝立位稳定后，让患儿手扶持桌子或椅子横木，将体重负荷于两足底站立起来。将两髋关节和两膝关节伸展，向两足增加体重的负荷，形成手掌支持立位。

在训练过程中，可以进行转换为无扶持双膝立位的训练。在扶持双膝立位稳定后，可以逐渐地撤去患儿两手的扶持物，让其只用两下肢支持自己的身体，移行为无扶持双膝立位。

操作要领：注意不要因肘关节屈曲牵拉身体而引起肩胛骨内收，一定要在抑制肩胛骨内收的同时，进行抓物站起的运动。

2. 从椅子坐位站起的训练

（1）从椅子坐位扶物站起的操作方法：患儿呈椅子或凳子坐位，前方放一桌子，让其将两上肢放于桌子上支撑体重。然后，髋、膝关节伸展，在防止髋、膝关节内收、内旋的同时抬起臀部站立起来。

（2）平行杠内起立训练：在平行杠内呈椅子坐位（或轮椅坐位），把两手放在平行杠上，抬起身体站立起来。

（3）移向助行器的起立训练：将助行器放在椅子坐位的患儿前面，进行从椅子坐位移向助行器的起立训练。

3. 从抓物站起转换为椅子坐位训练的操作方法（立位的回旋训练）　从抓物站起转换为椅子坐位（轮椅、便器）活动是 ADL 中最重要的课题。这个动作中，需要将身体回旋近 180° 坐于对面的椅子上，需要从下部躯干至髋关节部位的回旋活动。

操作方法：在患儿前面放置椅子、桌子等物体，让患儿用手支撑在桌面或椅子面站起。然后，用上肢支持体重同时使身体抬起并使下部躯干回旋，再使处于回旋方向的髋、膝关节屈曲,将臀部放于训练台上。治疗师可扶持患儿的骨盆部位,诱导下部躯干的回旋。前方用于患儿扶持的训练台等物体的高度,应该从低开始逐渐增高。这一训练方法与从四点支持位开始转换为侧坐位的训练方法与此基本相同。

4. **促进从大象姿势起立的操作方法**　如图 10-44a 所示,患儿呈臀部抬高、下肢稍稍伸展的四点支持位,即所谓的"大象姿势",治疗师在患儿后方,首先使患儿体重向一侧下肢移动,同时使骨盆产生轻度回旋,使非负荷体重侧的骨盆被牵拉向后(图 10-44b)。治疗师控制患儿骨盆部,促进患儿站立起来,在患儿接近直立位时,将操作开始时非负荷体重侧骨盆向前回旋,促使患儿直立(图 10-44c)。也可以在中枢部位如胸腹部等进行促进,这一操作方法适用于起立困难的患儿。

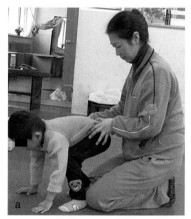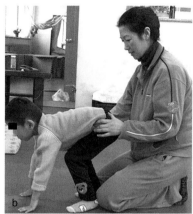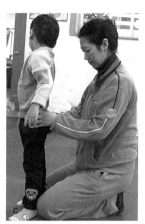

图 10-44　促进从大象姿势起立的操作方法
a:患儿呈"大象姿势";b:使体重向右下肢移动;c:使左侧骨盆向前回旋站立起来。

5. **独立从椅子坐位站起训练的操作方法**　对于痉挛型双瘫患儿,当其具有独立站起的能力时,为了加强下肢负荷体重能力,防止用上半部躯干和上肢的力量来代偿,可以让患儿坐于凳子上,使两足底确实地放在地板上。吩咐患儿身体前倾,抬起臀部,在确认已经将体重确实移到双下肢上后,再使之伸展髋、膝关节,站立起来。

(三) 立位准备训练

当患儿发育到抓物站起的阶段后,就可以进行为步行做准备的立位训练。这一阶段,由于上肢在用于支持身体时,有使身体呈前倾姿势的倾向,这对于作为独立步行或者挂拐杖步行准备阶段的立位来说具有很大的问题。所以,需要髋关节充分地抗重力伸展和全足底着地等方面能力,通过从骨盆的控制来达到身体成一直线。如果应用倚墙站立、双手扶墙壁等支持立位方式进行训练,会因向后方的不稳定而比较难操作,另外也会增强剪刀体位,所以不提倡这样的训练方法。可以通过将上肢上举使躯干和髋关节伸展,通过上肢外旋、外展来赋活下肢的外旋、外展,与此同时,指导患儿自己将躯干和髋关节充分伸展,解除向后方的不稳定性,使患儿体验足底着地完全负荷体重的感觉。

由于存在下肢支持性低下或肌紧张,有的患儿需要应用踝足矫形器、膝踝足矫形器、骨盆带踝足矫形器,有益于控制下肢的肌紧张。但不能把矫形器作为立位的手段来应用。

在训练立位姿势时,指导患儿进行向侧方、前、后的重心移动,以及进行伴有躯干矫正、骨盆内和足底内体重移动,膝关节控制等的训练。当应用踝足矫形器可以独立站立时,可移行于步行训练。

为了促进患儿站立功能的发育,可以进行各种为站立做准备的训练。

1. 让患儿体验独立站立的感觉训练的操作方法

(1)对于尚不能取扶持立位的患儿,可以让其在治疗师膝上或滚筒上取坐位,使其双足着地,可以在膝处向下方加压,加重足部负荷,增强足底着地的感觉,为站立做准备。

(2)对于可以取扶持立位的患儿让其取立位,双手及胸腹部支撑于大球或其他可扶持的物品上,治疗师在其身后双手扶持其膝部向下加压,使之缓慢地从足跟开始双足的全足着地,之后离开球等扶持物独立站立。该方法只是教给患儿体会独站的感觉,所以站立的时间要短,时间过长会导致异常姿势。如果在站立位上出现了异常姿势或患儿十分紧张,应该再使患儿回到出发姿势。

2. 促进从坐位向立位转换的操作方法 患儿和治疗师一前一后地骑坐于滚筒上,使其全足底充分着地(图 10-45a)。治疗师通过自己的手控制患儿的骨盆,确认其稳定地坐于滚筒上之后,令患儿前倾身体,使上半身的重量负荷于双上肢后(图 10-45b),让患儿缓慢地站立起来,如果患儿自己站立有困难,在其前方的治疗师可以予以扶持(10-45c)。这样的操作可以增强下肢肌力和体位转换能力,可以反复进行。

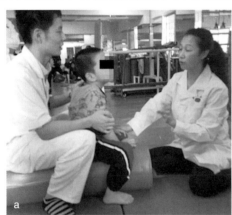
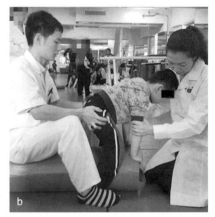
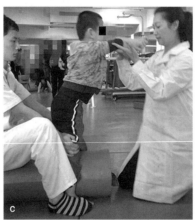

图 10-45 从坐位向立位转换的操作方法

a:坐于滚筒上,双足确实着地;b:身体前倾,上半身体重负荷于双上肢;c:扶持下缓慢站起。

3. **促进从四点支持位向蹲位转换的操作方法** 患儿取四点支持位,治疗师跪坐于其后方,两手扶持患儿骨盆部位,首先通过一只手向下方压迫一侧骨盆使之体重移动至该侧下肢,然后使另一侧下肢向前迈出(图10-46a)。然后同样方法将患儿体重移向已经迈出的下肢上,之后迈出另一侧下肢,成为大象姿势(图10-46b)。注意向前方迈出的下肢不要呈现内收、内旋的肢位,同时躯干不要伸展。在两足均着地后,将患儿体重向后方移动,使其臀部下降,成为蹲位,此时治疗师的两手扶持患儿两膝,使体重确实负荷在其双下肢与足上(图10-46c)。在蹲位上两下肢要呈外展并稍外旋位。

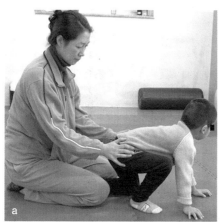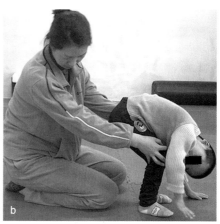

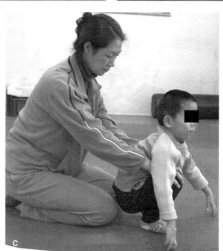

图 10-46 促进从四点支持位向蹲位转换的操作方法
a:压迫左骨盆,使右下肢向前迈出;b:再迈出左下肢,成为"大象姿势";
c:体重向后方移动,成为蹲位。

操作要领:起立过程中,头与躯干不要后仰,肩不要回缩,下肢不要内收、内旋。在整个操作过程中一定要抑制这些可能出现的异常姿势。

4. **促进从蹲位至大象姿势的操作方法** 使患儿取蹲位,治疗师在其后扶持患儿的双膝部,并注意抑制髋关节内收、内旋的异常模式(图10-47a)。然后,让患儿两上肢挂于地上,不要离开,其后令患儿抬起臀部,达到尽可能的高度,成为"大象姿势"(图10-47b)。如果患儿自己抬臀困难,治疗师要予以协助。这时无需膝关节完全伸展,要根据患儿的障碍程度和实际能力决定臀抬高的高度。如果患儿两手挂地有困难,可在前方放一矮的木箱,让患儿挂于其上(图 10-47c)。

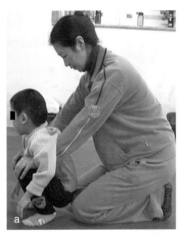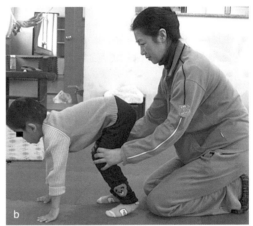

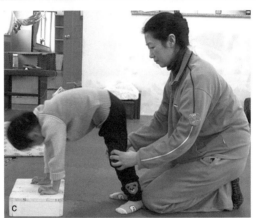

图 10-47　促进从蹲位至大象姿势的操作方法
a:扶持处蹲位患儿的双膝;b:患儿双手挂地面,抬臀成为“大象姿势”;
c:用木箱辅助。

　　5. **促进蹲位经四点支持位至“大象姿势”的操作方法**　患儿呈蹲位,治疗师在其后扶持其腰部后面,分别向两侧加压,促进在蹲位上体重的左右移动(图 10-48a)。其后让患儿从蹲位上身体前倾,双手在前支撑于地面,成为四点支持位(图 10-48b)。然后,将体重向两上肢移动,使患儿抬起臀部,伸展下肢,成为“大象姿势”(图 10-48c)。可以在这个体位上只用一侧上肢支持体重,另一只手抬起或拿玩具,促进体重向对侧移动,偏瘫的患儿如果有可能,最好是用患侧上肢支持体重。也可以让患儿用两手支持,抬起一侧下肢,促进体重向对侧移动。

　　(四)步行准备训练
　　1. **为步行准备的条件**　为了使脑瘫患儿获得步行能力,或者改善已经获得步行能力患儿的步态,必须保证有以下条件。

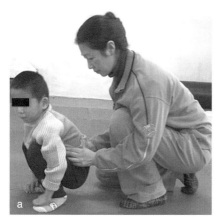
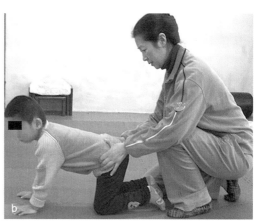
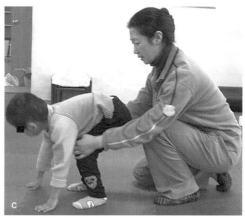

图 10-48　促进蹲位经四点支持位至大象姿势

a：扶持处蹲位患儿双侧腰部；b：身体前倾，双手拄地成为四点支持位；

c：抬臀、伸展下肢成为"大象姿势"。

（1）良好的头部控制能力：头部的控制不受上肢、下肢和躯干活动的影响，具有与躯干分离的将头部保持在空间的能力和运动能力。

（2）具有维持抗重力体位时所必需的支持性的肌肉紧张性：其中特别重要的是伸肌紧张性的不断发育，以及伸肌与屈肌的相互拮抗和协同，达到具有共同保持姿势的能力。

（3）头部‐躯干‐下肢平衡反应的发育：具有对应体重移动全身的稳定性（支持性）和可动性（运动性），以及两者结合的能力。

（4）上肢和手的自由化：手和上肢的功能从发育初期的指示功能中解放出来，同时需要手精细运动的充分发育。

（5）体轴内的回旋：体轴内的回旋运动可以使各种各样的运动得以顺利地进行，如左右分离运动和四肢的选择性运动、步行时下肢的交替运动、上肢的摆动运动、原地站立转身和步行运动等运动模式中，都不可缺少体轴内的回旋运动。

2. **操作方法**　在进行步行训练之前，首先要根据患儿病情和前面已经叙述的步行的必需条件进行为步行做准备的训练。

（1）痉挛型的操作方法：

1）促进骨盆带可动性的操作方法

①操作方法1：患儿取仰卧位,治疗师将控制关键点放于其足上,两手分别握持患儿的双足跟部,向上提拉下肢使其骨盆部抬起离开床面。此操作方法的目的是使膝部屈肌的痉挛得以减轻的同时,诱发出骨盆的可动性(图10-49)。

②操作方法2：重症病例全身的屈肌和伸肌会产生过度的同时收缩,可进行以下操作对其进行抑制。将一滚筒放于一长条凳上,患儿骑跨长条凳坐于滚筒上。治疗师骑跨于长条凳站立于患儿身后,两手握持患儿上臂部位,使其双上肢上举。然后,用治疗师的腿使滚筒小幅度地向前后滚动,诱发患儿骨盆带可动性。这一操作可以使骨盆进行前倾、后倾活动,同时也可促进躯干伸展和屈曲的分离运动,另外也可使两上肢进行外展、外旋和伸展运动。在抑制痉挛的同时进行上半身和下半身的分离运动、体重的左右移动、躯干的矫正活动及下肢的外展运动等(图10-50)。

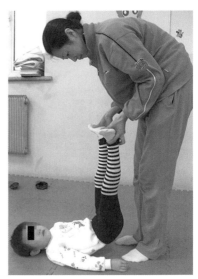

图10-49   促进骨盆带可动性的操作方法

③操作方法3：上述操作也可采取治疗师和患儿面对面地骑跨于长条凳上的体位,在治疗师的膝上放一滚筒,患儿双上肢伸展、双手扶持滚筒,治疗师则双手扶持患儿腋下的躯干侧壁。治疗师可以通过自己身体的前倾、后倾运动或者用双手推动患儿身体的操作方法来诱导患儿骨盆进行向前倾和向后倾运动。也可以在这一体位上用小的力量使患儿进行体重的左右移动等,进行与本题②相同的训练活动(图10-51)。

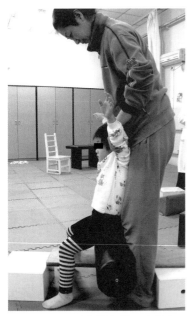

图10-50   诱发骨盆带可动性和
躯干屈、伸的操作方法1

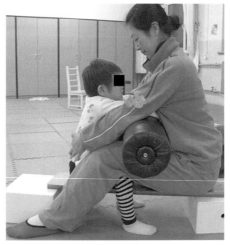

图10-51   诱发骨盆带可动性和躯干屈、
伸的操作方法2

④操作方法 4：训练目的是促进骨盆带可动性和平衡功能。患儿坐于木箱上,木箱的高度要使患儿膝关节能够屈曲 90°,足底全部着地(图 10-52a)。治疗师跪坐于患儿前方,扶持其两膝部,诱导患儿进行体重在两侧臀部移动的活动,可以诱发出骨盆的可动性。同时,诱发躯干的抗重力伸展和体轴内回旋运动相结合的平衡反应(图 10-52b)。

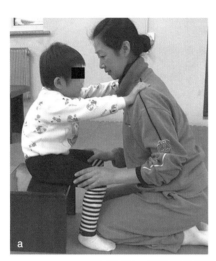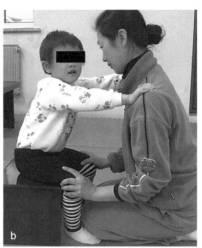

图 10-52　促进骨盆带可动性和平衡的训练方法

a：患儿坐于木箱上,膝屈曲,足底着地;b：扶持两膝部诱导体重在两臀部移动。

2)促进躯干、髋关节抗重力伸展的操作方法

①操作方法 1：患儿取立位,两上肢完全地水平伸展,两手扶持两侧的椅子横木,形成以脊柱伸展为中心的全身伸展模式,这样的操作也可以促进骨盆的稳定性及上、下肢的伸展、外展、外旋活动(图 10-53)。

②操作方法 2：在患儿前方放一梯背椅子,让患儿两手握持椅子横木,然后使两肘关节伸展,就可以促进躯干和髋关节的伸展。当患儿肘关节屈曲时,脊柱和髋关节也屈曲,这是由于肘关节的伸展促进了躯干和髋关节的伸展。

③操作方法 3：治疗师坐于 PT 凳上,在自己的双膝上放一滚筒。让患儿面向治疗师两手扶持滚筒,两腿骑跨于治疗师的双膝上站立于地面上。治疗师用

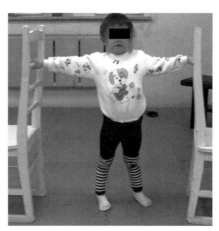

图 10-53　促进躯干抗重力伸展的操作方法

两手扶持患儿的双侧骨盆处。治疗师使 PT 凳向后方退行,可以促进患儿向前方迈步行走(图 10-54)。

训练的主要目标是,躯干的伸展、骨盆的运动、一侧下肢支持另一侧下肢向前迈出等步行的准备动作。

④操作方法4：此操作的目的是促进脊柱、髋关节、膝关节伸展及体重移动。使患儿站立于相应高度的桌子之前，背向桌子。治疗师在其后方控制患儿的两肩胛带，让患儿将在两手在前臂旋后状态下（手指朝向后方）支撑于桌面上（图10-55a）。注意桌子的高度要使患儿在支撑时上肢呈伸展状态。此时注意患儿的髋关节、脊柱要充分伸展，并使足跟负荷体重。然后，治疗师通过控制患儿的肩胛带，使患儿充分用上肢负荷体重，增强肩胛带的稳定性，然后使其身体向侧方倾斜（图10-55b），诱导体重移向一侧的上肢和躯干，两侧交替进行。如果患儿有自己调节的能力，可在治疗师指导下，自己进行体重左右移动的练习。由于这样操作使肩胛带内收，可以抑制肩胛带外展。

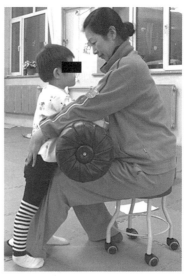

图 10-54 促进躯干伸展和迈步动作的操作方法

⑤操作方法5：治疗师伸跪坐于地板上，使患儿骑跨其一侧膝部呈站立位。治疗师双手扶持患儿的两侧骨盆或膝关节处，可以通过让患儿高举自己两上肢的方法促进全身的伸展活动，同时可提高髋关节的抗重力伸展活动（图10-56a）。当确认患儿腹部肌肉有持续的收缩后，诱导患儿进行体重移动的活动。在图10-56a的体位上，治疗师将控制的关键点移向患儿的两手部，使其两上肢缓慢地向两侧平举，然后慢慢地落下，同样也可使患儿学习到使髋关节伸展的运动（图10-56b）。

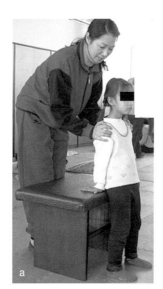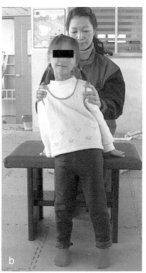

图 10-55 促进脊柱、髋、膝关节伸展及体重移动的训练方法

a：患儿前臂旋后支撑于后方的桌面上；b：扶持双肩部使身体左、右倾斜。

⑥操作方法6：脑瘫痉挛型患儿多以屈曲模式占优势，所以在步行时因髋关节屈曲而常表现为将身体重心放于身体垂直线前方。因此在步行时应设法将其身体重心移动到后方，只有这样才能保证下肢进行摆动期和支持期的活动。具体的训练方法是：患儿在步行时，治

疗师在其后方,用两手向后下方牵拉患儿的两上肢(图 10-57a),使其脊柱和下肢伸展、身体重心后移以及使体轴内有小的回旋运动,在这样情况下前进(图 10-57b)。由于这样操作使肩胛带内收,可以抑制肩胛带外展。

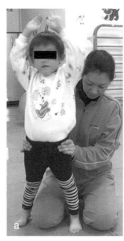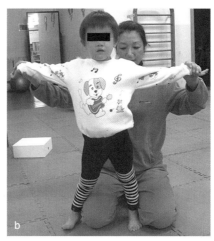

图 10-56 促进全身伸展和提高髋关节抗重力伸展的训练方法
a:骑跨治疗师膝上,上举双上肢;b:扶持双手使两上肢侧平举。

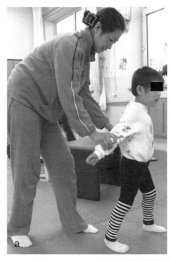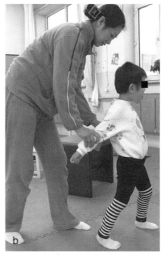

图 10-57 促进身体伸展和重心前后移动的操作方法
a:向后方牵拉双上肢;b:重心前后移动,迈步向前。

⑦操作方法 7:针对因下肢肌力低,摆动相时下肢迈出困难,跨越障碍困难的患儿。在肋木架前放一木箱,患儿站立其前方用手扶持肋木。治疗师在其后方握持患儿双膝部,令其将一侧下肢抬起踩到木箱上(图 10-58a),站稳之后再让另一侧下肢迈上木箱(图 10-58b)。之后,再使两侧下肢分别从木箱上下来。如果患儿有能力,可以在不扶持下自己进行上下木箱的训练。

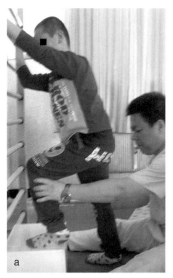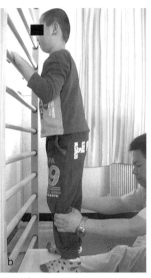

图 10-58　跨越障碍训练的操作方法 1
a：扶持肋木左足踏上木箱；b：右足也踏上木箱。

　　⑧操作方法 8：运动功能较好的患儿，可以如图 10-59 所示，让患儿自己双手扶着墙壁通过上、下木箱进行跨越障碍训练，方法同图 10-58。治疗师可以给予小的辅助，有尖足的患儿可以着踝足矫形器进行训练。

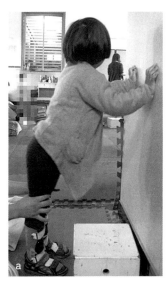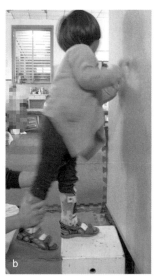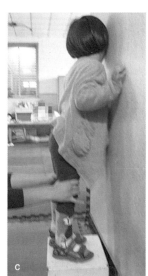

图 10-59　跨越障碍训练的操作方法 2
a：手扶墙壁站立；b：左足踏上木箱；c：右足也踏上木箱。

　　⑨操作方法 9：对于能够独立步行的偏瘫患儿，治疗师可以让其自己上、下木箱进行跨越障碍训练（图 10-60），上、下木箱时，分别让患侧下肢在前方或在后方反复进行。患侧下肢在前方是为了提高患侧下肢的肌力和抬高肢体的能力，而在后方是为了提高其支持能力。

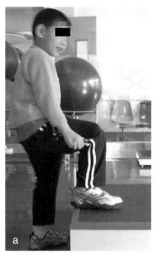
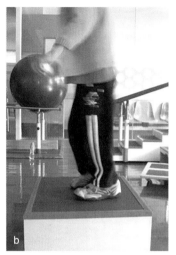
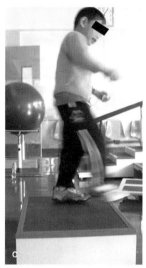
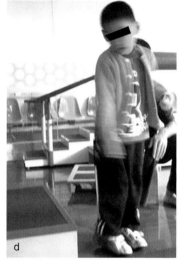

图 10-60 跨越障碍训练的操作方法 3
a：右偏瘫患儿右足先行踏上木箱；b：左足踏上木箱；
c：右足先行从木箱上下来；d：左足从木箱上下来。

⑩操作方法 10：跨越障碍训练也可以将木箱的口朝上，治疗师在患儿身后向上方牵患儿的双手，使其躯干伸展。让患儿将两只脚分别迈入木箱（图 10-61）。之后，再使两只脚分别迈出木箱，反复进行。

3）促进体重在两下肢移动的训练方法

①操作方法 1：患儿取站立位，两上肢旋前位向后方伸展并上举，治疗师在患儿的身后，用两只手分别握持患儿的两侧肘关节部位，协助患儿保持立位的稳定（图 10-62a）。然后，令患儿一只脚向前方迈出，使体重移动到后方的下肢上，诱导患儿进行体重的移动活动（图 10-62b）。

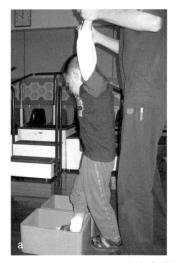
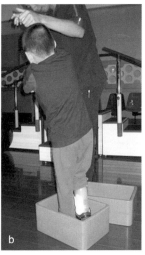

图 10-61　跨越障碍训练的操作方法 4

a：牵患儿双上肢向上方伸展，右足迈入木箱；b：左足迈入木箱。

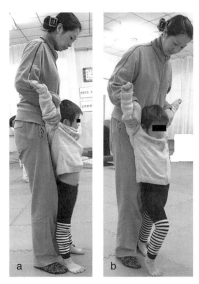

图 10-62　促进体重移动的操作方法 1

a：握住向后上方上举的患儿双肘；b：使患儿迈出右足。

　　②操作方法 2：在操作方法 1 的基础上，进一步减少对患儿的支持，使患儿基本上依赖自己自身的控制来站立。治疗师可在患儿后方，用两手顶住患儿的两手心予以支持，使患儿保持立位的稳定，进行远隔的操作。可以在这种状态下让患儿向前方迈出一侧下肢，进行体重移动的练习（图 6-63）。

　　4）诱发体轴内回旋的操作方法：参照图 5-117 和图 5-118。

　　（2）共济失调型的操作方法

　　1）促进共济失调型脑瘫患儿活动性的立位保持能力训练

　　①操作方法 1：让患儿取立位姿势，其臀部倚靠在一高及腰部的物品上，一名治疗师在其面前扶持一根竖立的长木棒，让患儿一只手握住此木棒。另一名治疗师在其身后，用玩具

诱导患儿用另一手去抓取。达到诱导伴有躯干回旋的上肢伸出功能,并可促进伴有活动性的立位保持能力。操作时要注意控制下肢膝关节的过度伸展,前方的治疗师可以用手去扶持患儿的一侧髋部(图 10-64)。

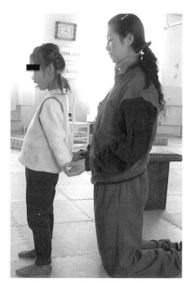

图 10-63 促进体重移动的
操作方法 2

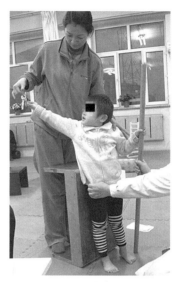

图 10-64 促进共济失调型立位
保持能力的操作方法 1

②操作方法 2:为了达到与 1 同样的目的,可以让患儿用一侧上肢扶持在其前方的高及腰部的物品,借以支持自己的身体,治疗师在后方扶持患儿的下肢或足。让患儿交替地用一只手扶持,进行将自由侧上肢向侧方伸出的运动,进行重心移动的训练,两侧上肢交替地扶物与伸出(图 10-65)。操作时注意要控制下肢,避免其过度伸展。

2)促进下肢运动性和支持性的训练

①促进下肢运动性的操作方法 1:使患儿在俯卧位上将两上肢伸向前方,治疗师扶持其双足,诱导患儿自己进行一侧下肢的屈曲和伸展运动,两侧下肢交替进行。使之维持躯干的伸展活动以及与一侧下肢的分离运动相结合(图 10-66)。

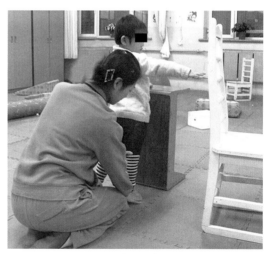

图 10-65 促进共济失调型立位保持能力的
操作方法 2

②提高下肢伸展和支持性的操作方法:在患儿骨盆有了一定可动性的基础上,进行提高下肢对抗重力、随意的伸展运动能力的训练。操作方法是让患儿背向桌子站立于其前面,两上肢旋后位地支撑于桌面上。治疗师跪坐于患儿前方,用一只手扶持其双膝部,另一只手扶持一侧骨盆,令患儿进行使身体向前方活动的动作,使其身体重心向后方移动,用足跟负荷体重,由于上肢的支持和体重的后移而促进躯干的伸展活动(图 10-67)。

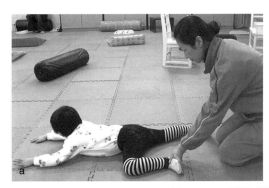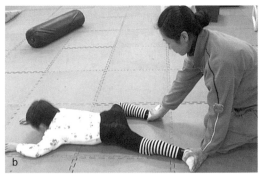

图 10-66　促进下肢运动性的操作方法

a：左下肢屈曲，右下肢伸展；b：右下肢屈曲，左下肢伸展。

3）诱发共济失调型患儿下肢分离运动模式的训练

①操作方法 1：患儿仰卧位，两下肢上举，治疗师站立于其足的位置。两手分别握持患儿两足，一只手向下推患儿的一侧下肢，使髋、膝关节屈曲，另一只手向上方牵拉另一侧下肢，使膝关节伸展。如此反复进行使患儿两下肢被动地进行交替的屈曲 - 伸展活动（图 10-68）。如果患儿有能力，可让其在治疗师的辅助下自己进行两下肢交替的屈 - 伸运动。

②操作方法 2：患儿仰卧位，应用下肢的放置反应继续操作方法 1 的训练，即首先将患儿两下肢伸展并抬起，在提高腹部的姿势

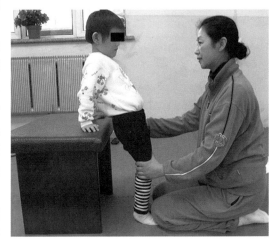

图 10-67　提高下肢伸展和支持性的操作方法

肌紧张之后，诱发下肢的交替性分离模式，即反复地进行两下肢交互屈曲、伸展活动。活动时要诱发患儿的主动活动（图 10-69），为达相同目的也可在坐位上应用相同的训练方法。

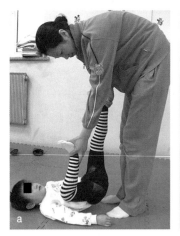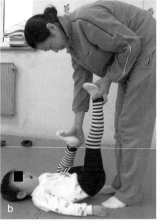

图 10-68　诱发共济失调型患儿下肢分离运动操作方法 1

a：使上举的右下肢屈曲，左下肢伸展；b：使上举的左下肢屈曲，右下肢伸展。

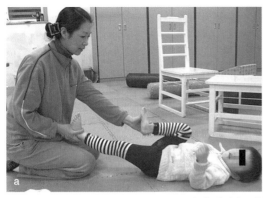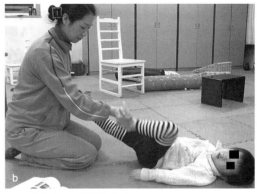

图 10-69 诱发共济失调型患儿下肢分离运动操作方法 2

a：使平举的右下肢屈曲，左下肢伸展；b：使平举的左下肢屈曲，右下肢伸展。

③操作方法 3：增加训练难度，让患儿在仰卧位上双手同握一木棒并举向上方，同时将两下肢也举向上方（图 10-70a）。治疗师用两只手分别握持患儿的双足，诱导患儿进行两下肢的交互屈曲、伸展活动（图 10-70b）。

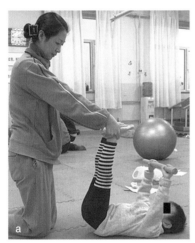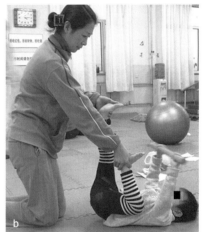

图 10-70 诱发共济失调型患儿下肢分离运动操作方法 3

a：两手握棒上举，双下肢也上举；b：握持两足诱导交互屈、伸。

（五）步行训练

当患儿发育至抓物站的水平后，下一个目标就是获得应用拐杖步行的能力。这一阶段的训练可区分为对称性两点步行和交叉性四点步行 2 种。

1. **对称性步行训练的操作方法** 让患儿应用肘拐，这样就形成两足和两拐的四点支持立位。从用这样的四点支持立位开始，让患儿将两上肢同时挪向前方，使两拐杖移动到前方，这时会呈现上肢屈曲，下肢伸展的模式。然后使患儿用两上肢支持体重，再将两下肢同时迈向前方，这就是对称性步行。下一个循环，再用已经迈出的下肢负荷体重，将躯干向前方移动，这时呈现上肢伸展，下肢屈曲的模式。之后，再将拐杖向前移动，返回到开始的体位，如此循环往复地进行。这种移动方式可以见到内在的对称性紧张性颈反射。

这种移动方式可以在平行杠内移动、应用助行器移动、应用两腋拐移动等快速步行中见到。这一移动方式没有两下肢的交互移动性，发育水平低下，只用于初期应用肘拐的训练，不宜在训练中长期应用。

2. **四点步行训练的操作方法** 即应用拐杖或助行器进行步行训练。训练之初，可以在平行杠内进行四点步行训练，即两拐杖和两足四个点交替地伸出和迈出。训练开始时，患儿有困难可以应用后置型助行器（postural control walker，PCW）进行训练，然后再应用肘拐进行四点步行训练，目的是让患儿学会并记住这一步行方式。

3. **立位、步行的实际训练方法**

（1）操作方法 1：训练目的是使患儿学习步行时下肢在支撑相和摆动相时的活动方式。患儿取站立位，两上肢伸向后方。治疗师在其身后，首先轻轻地向上方推患儿左上肢，使患儿用右手支撑体重，同时要增加右上肢的外旋模式，诱发右下肢支持性和右侧躯干部的自动伸长。然后再向上方推右上肢，如此反复进行体重向左、右两侧的移动，让患儿学习步行时支撑相和摆动期下肢的活动方式（图 10-71）。

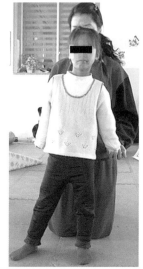

图 10-71　学习步行时下肢活动方式的操作方法

（2）操作方法 2：应用辅助器具训练步行，如果患儿尚未获得步行能力，可以应用助行器等辅助器具进行步行练习，如应用步行器或拐杖，可以将患儿两肘部固定于步行器或拐杖的扶手上，进行步行训练。如果患儿刚刚获得初步的步行能力，可以让其推着梯背椅或梯背架进行步行练习（图 10-72）。治疗师要在其后方对出现的髋关节屈曲等予以抑制，或扶持患儿进行步行训练。

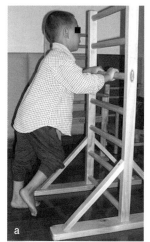 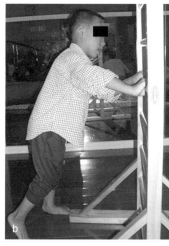

图 10-72　应用梯背架或椅子训练步行的操作方法
a：应用梯背架训练步行，右足着地中；b：左足迈出。

（3）操作方法 3：应用助行器（PCW 型）训练步行，脑瘫患儿在已经可以取立位的初期，独立步行仍然比较困难。例如，当身体重心向一侧移动时，难以保持髋关节的伸展位，会出现躯干前倾，难以保持身体对线。对这种情况可应用能够给后方以稳定性的后置型助行器进行步行训练(图10-73)。在使患儿上肢和躯干充分伸展以及同时保持髋关节伸展的基础上,通过骨盆的控制来行使伴有重心移动的用一侧下肢支持身体的功能。在注意膝过度伸展和膝屈曲的同时,教给患儿足跟着地,并向前方迈出下肢。对上肢的支持要尽可能地少,步行速度应缓慢。

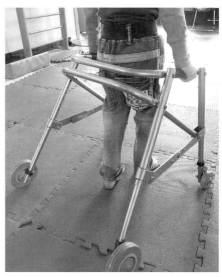

(4)操作方法4:应用肘拐进行步行训练,当应用助行器步行稳定后,可以进行应用肘拐的步行训练。与助行器相比,应用肘拐时上肢支持的稳定性减少,所以需要患儿具有向后方重心移动的矫正能力。如果这种能力不充分,则身体会出现明显的前倾姿势,同时由于在应用肘拐后支持面增大,因此,伴随着下肢的内收、内旋,出现明显的用足的前、内侧支持体重的现象。为了防止这些情况发生,应在保持躯干、髋关节伸展位和促进上肢外展、外旋的同时,确实地使患儿进行一步一步地在重心移动的同时向前行进(图10-74a)。让患儿首先将肘拐小

图 10-73　应用后置型助行器进行步行训练

幅度地伸出,然后使下肢迈到拐的位置。当确认迈出的下肢从足到膝、从膝到髋充分地负荷体重的基础上才能迈出另一侧下肢(图10-74b、c)。当四点步行稳定后,可移行于两足步行的训练。

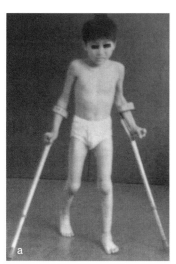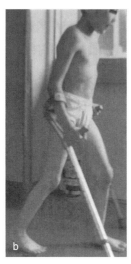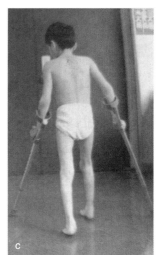

图 10-74　应用肘拐进行步行训练
a:从正面看用拐步行;b:从侧面看用拐步行;c:从背面看用拐步行。

4. 直立双足步行训练　在进行直立双足步行训练时,治疗师可在患儿前方或后方给予部分协助进行交叉步行训练。要点是教给患儿将体重从足跟移至足底外侧,然后再移至足底姆趾侧的平衡功能。在负重时(制动侧)最好使髋关节和膝关节均轻度屈曲,踝关节成直角。

(1)针对痉挛型双瘫患儿的步行训练

1)操作方法 1：患儿取站立位，治疗师在其后方，将控制的关键点放在患儿前臂上，牵拉患儿前臂使其双上肢伸展并上举(图 10-75a)。然后，诱导患儿向前方迈出一侧下肢，两侧下肢交替，进行直立双足步行运动。注意要抑制患儿出现的髋关节屈曲和躯干前倾，在使髋关节伸展、外旋、外展的前提下，进行向前和向后的步行运动，要使患儿体验到髋关节的伸展运动(图 10-75b)。

2)操作方法 2：患儿取站立位，治疗师在其前方，将控制的关键点放在患儿手上。患儿两上肢上举，治疗师牵其双手诱导进行向前和向后的步行运动。当患儿有一定的步行能力时，治疗师可以用自己伸开的手稍稍地扶持患儿伸开的手，进行同样的步行运动(图 10-76)。

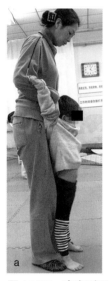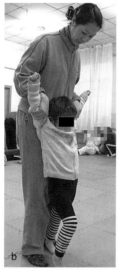

图 10-75　痉挛型双瘫直立双足步行训练的
操作方法 1
a：从后方向上牵拉患儿上臂；
b：诱导患儿迈出右足。

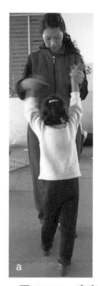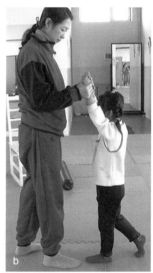

图 10-76　痉挛型双瘫直立双足步行训练的
操作方法 2
a：从前方向上牵拉患儿双手；
b：诱导患儿迈出左足。

3)操作方法 3：患儿取站立位，治疗师在其前方膝立位，将控制的关键点放在患儿手上。患儿两上肢伸展上举，治疗师将两手心与其手心相对，通过向前、后推动促进患儿的立位平衡，为步行做准备(图 10-77)。

4)操作方法 4：患儿取站立位，治疗师膝立于其身后或者坐于 PT 凳上，两手分别扶持患儿的两侧骨盆(图 10-78a)。用手控制患儿体重在两侧下肢的移动，同时使患儿向前行进。操作方法是，一只手从骨盆处向下方加压，使体重移至这侧下肢上，同时吩咐患儿向前方迈出另一侧下肢。然后用同样的方法操作另一侧下肢，如此反复进行(图 10-78b)。

(2)针对不随意运动型患儿的步行训练

1)站立稳定性训练

①操作方法 1：由于不随意运动型患儿上肢的不随意运动和非对称性影响患儿站立的稳定性，为了对其进行抑制，可以在站立训练时让患儿两手同握一个物体，如图 10-79 中的患儿通过两手抱一较大的球，抑制上肢的不随意运动和促进两手在正中位上。然后，让患儿

将一只足放于木箱上,治疗师用自己的双足固定之,可以使患儿的身体前后移动,促进立位的稳定性。

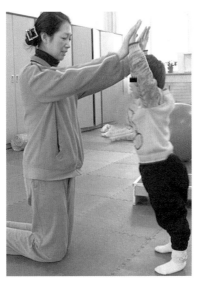

图 10-77　痉挛型双瘫直立双足步行训练的操作方法 3

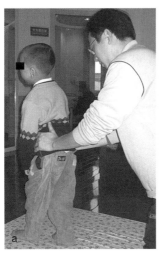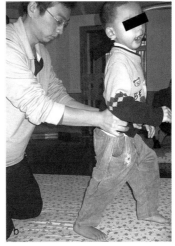

图 10-78　痉挛型双瘫直立双足步行训练的操作方法 4
a:从后方扶持患儿双侧骨盆;b:体重移动至右下肢,迈出左足。

②操作方法 2:对于不能独立站立的患儿,为了使其体验站立的感觉和促进下肢的支撑性,治疗师可以在其后方扶持其双肩部,使两肩胛带外展,抑制其内收。另一人扶持其骨盆部位,进行站立训练(图 10-80)。

③站立稳定性训练 3:对于不能独立站立的患儿,为了使其体验站立的感觉和下肢的支持性,可以将患儿固定于站立架上。同时让患儿进行向左侧(图 10-81a)和右侧(图 10-81b)伸出上肢和转身的动作,促进体轴回旋和体重在两下肢的移动。

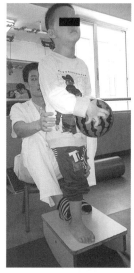

图 10-79　不随意运动型
患儿站立稳定性训练 1

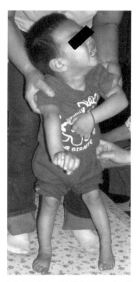

图 10-80　不随意运动型
患儿站立稳定性训练 2

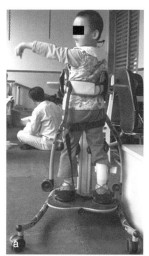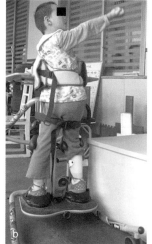

图 10-81　不随意运动型患儿站立稳定性训练 3
a：伸出左上肢，体轴向左回旋；b：伸出右上肢，体轴向右回旋。

2）步行训练

①操作方法 1：进行步行训练时，治疗师可膝立于患儿前方，用两手分别握持患儿两上臂，使上肢伸展并伸向前方，治疗师退着跪立行走，牵引患儿前行（图 10-82）。

②操作方法 2：可让患儿在身体前面双手同握一根木棒，在使上肢稳定的前提下进行步行训练，上肢的安定可促进下肢的稳定性，治疗师可予以协助，用手扶持其肩部和胸部（图 10-83a）。在使患儿稳定地站后，再进行向前迈步的练习（图 10-83b）。

③操作方法 3：可让患儿推梯背椅进行步行训练，治疗师在其后方，辅助患儿两手呈腕关节背屈位握持住椅子横木（图 10-84a）。然后，患儿将双上肢伸展，推动椅子前移，同时迈

出下肢(图 10-84b)。

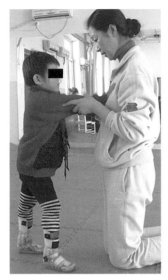

图 10-82 不随意运动型患儿
步行训练的操作方法 1

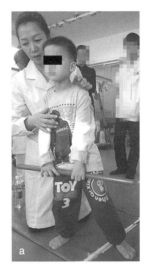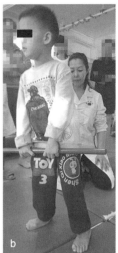

图 10-83 不随意运动型患儿步行训练的
操作方法 2
a:两手握一木棒,使上肢稳定;
b:迈出左足,向前行进。

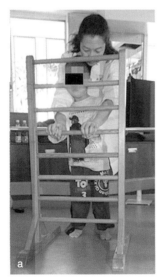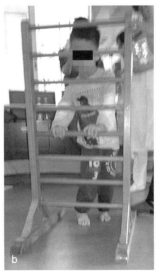

图 10-84 不随意运动型患儿步行训练的操作方法 3
a:两手腕背屈位握梯背椅横木;b:双上肢伸展,推动梯背椅向前行进。

(范艳萍 赵彦博)

参 考 文 献

1. 范艳萍, 宋福祥, 赵彦博, 等. 智能运动训练系统对提高脑性瘫痪患儿运动功能的影响. 中国中西医结合儿科学, 2010, 2 (3): 248-249.

2. 铃木良平监訳, 龝山富太郎, 川口幸義訳. 脳性麻痺の評価と治療. 东京: 協同医書出版社, 1986.

3. 松尾隆. 脳性麻痺と機能訓練. 2 版. 东京: 南江堂, 2005.

4. 徐开寿, 肖农, 黄真. 中华医学会儿科学会康复学组. 儿童脑性瘫痪运动障碍的康复建议, 中华儿科杂志, 2020, 58 (2): 5.

5. 上田敏. リハビリテーションの理論と実際. 京都: シネルヴァ書房, 2006.

6. 细田多穂, 柳澤健. 理学療法ハンドブック. 2 版. 東京: 協同医書出版社, 1991: 28-31, 46-53.

7. 纪伊克昌. 脳性麻痺のための NDT. 纪伊克昌监修. ボバ-ス概念のハンドブック. 阪: パシフィックサプライ株式会社, 1998: 28-29.

8. 古则正道. 中等度痙直型両麻痺幼児の歩行訓練. 纪伊克昌监修. ボバ-ス概念のハンドブック. 大阪: パシフィックサプライ株式会社, 1998: 34-35.

9. 五味重春: 脳性麻痺. 2 版. 東京: 医歯薬出版株式会社, 1990: 141-156.

10. 梶浦一郎, 古澤正道, 山川友康. 脳性麻痺のリハビリテーションの実際. 神経疾患のリハビリテーション. 東京: 南山堂, 1987.

第十一章

重症心身障碍儿

第一节　定义与病因

一、定义

所说的心身障碍儿,特别是重症心身障碍儿的称呼,不是表示疾病名或诊断名的医学用语,是社会或行政、法制的用语,是在社会福利方面对策上产生的名称。重症心身障碍儿常因其障碍程度重,对本人和家庭以及社会有一定的影响,同时因出现许多的社会问题而被重视。

重症心身障碍儿的定义是,重度肢体障碍和重度智力障碍两方面重复出现的障碍儿。日本大岛一良的分类是,运动功能低下,只能取卧位或只能取坐位;同时有智力低下,IQ 在 20~35 之间的患儿(图 11-1),即图中的 I ~ IV 型,其中 I 和 II 为重症心身障碍儿。

图 11-1 中所说的"只能卧床"是指患儿自己不能独坐;"能坐"是指患儿只能坐而不能行走;"步行障碍"是指虽然有障碍但能够步行;"能走"是指自己能够独立步行;"能跑"是指患儿不仅能走,还能够跑。

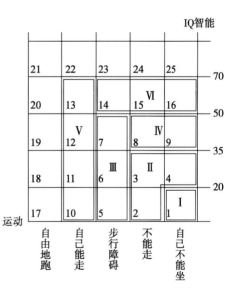

图 11-1　重症心身障碍儿的分类

二、重症心身障碍的特点

1. **有高度的身体障碍**　这样的患儿身体运动功能障碍非常明显,但是,要除外没有运动障碍,只是盲或聋与精神障碍合并存在的患者。

2. **有重度的精神障碍**　运动障碍同时伴有重度精神障碍,在收容重度精神障碍儿的机构中,患儿难以接受集体生活指导。

3. **有康复治疗困难的身体障碍**　这样的患儿进行康复治疗非常困难,不大适合在康复机构中疗育,所以大多数患儿是在家庭内在康复医师和治疗师的指导下进行疗育。

三、超重症患儿、准超重症患儿

随着新生儿医学的发展与进步,高危儿存活率增高,在家庭内的重症心身障碍儿增加。但是,对伴有呼吸障碍和咽下困难的重症患儿必须进行医疗护理,为了能够客观地判定医疗护理的必要程度,应用超重症患儿评分作为医疗护理上重症患儿重症度的指标(表 11-1)。如果某患儿具有在表中的各个项目所规定的状态持续 6 个月以上,则可以应用此表的标准来计算各项的分数,用以判定重症程度。

表 11-1　超重症患儿和准超重症患儿的判定标准

1. 运动功能　只能坐位	
2. 判定分数	**分数 / 分**
(1)呼吸管理	
1)呼吸机管理	10
2)气管内插管、气管切开	8
3)鼻咽气道	8
4)吸氧或 $SpO_2$90% 以下的状态占 10% 以上	5
(＋应用吸入器的场合)(加分)	(+3)
5)1 次 /h 以上的频率吸引	8
(或者 6 次 /d 以上的频率吸引)	(3)
6)经常使用喷雾器	5
(或者 3 次 /d 以上使用喷雾器)	(3)
(2)摄食功能	
1)静脉高营养(intravenous hyperalimentation,IVH)	10
2)经管、经口完全协助(含胃、十二指肠插管等)	5
(3)有无消化系统症状	
尽管应用了姿势控制、手术等,用内服药仍然不能抑制消化系统症状;有咖啡样呕吐物时	5
(4)其他项目	
1)血液透析	10
2)定期导尿(3 次 /d 以上)、人工肛门(各自加分)	5
3)体位变换(全协助)6 次 /d 以上	3
4)由于过度紧张,需要 3 次 / 周以上的临时用药	3

判定标准:判定分数合计 25 分以上为超重症患儿,10 分以上但不满 25 分为准超重症患儿。

四、病因及病因疾病

即使通过对父母的问诊和临床检查,重度心身障碍儿的发生原因,还有不少是不明确的,但估计其原因肯定不是单一性的。通过调查,在重度心身障碍儿的发生原因中,27.3%为出生前的原因,39.7%为出生时、新生儿期原因,28.1%为围产期后原因,所以推测有 40%

是围产期原因。导致重症心身障碍的疾病如表 11-2 所示。

表 11-2 导致重症心身障碍的疾病

发生时期	所占比率 /%	原因疾病名
出生前	25~58	染色体异常症、先天代谢异常疾病、脑畸形(厚脑回症、全前脑囊肿症)、脑血管障碍、多胎、未熟(超低出生体重)、感染、中毒等
围产期	14~40	缺氧缺血性脑病(新生儿窒息等)、脑室周围白质软化症、分娩障碍、颅内出血、脑血管障碍、脑炎、脑膜炎、核黄疸等
出生后	21~29	脑炎、脑症、脑膜炎、颅内出血、头部外伤、癫痫、低氧性脑症、脑脓肿等
时期不明	5~26	原因不明

根据日本学者的调查,主要原因的种类和所占比率如下:分娩异常占23%,新生儿期异常占15.5%,外因性障碍占15.3%,特殊型等占14.3%,症候性障碍占10.3%,不明的出生前原因占6.9%。

主要病因分类及占比为:

1. 低氧血症或窒息(16.5%)。

2. 不明的出生前原因(11.5%)。

3. 脑膜炎、脑炎(11.1%)。

4. 低出生体重儿(7.4%)。

5. 癫痫(6.1%)。

6. 高胆红素血症(4.9%)。

7. 不明原因(4.9%)。

8. 其他的分娩异常(4.3%)。

9. 原发性小头畸形或狭颅症(3.1%)。

10. 其他的特殊型(2.8%)。

根据不同疾病分类,脑性瘫痪、小脑髓症、重度精神障碍占前三位,其他还有脑炎后遗症,脑膜脑炎后遗症、脑变性疾病、脑积水等。

上述原因疾病几乎是不可能恢复的,有的疾病可以导致进行性脑障碍,随着年龄增长和发育,会出现病态变化和合并症。一个重症心身障碍儿的疾病状态可以占据整个生命周期,并发生各种各样的变化。在各个生命阶段容易发生的疾病状态变化如表 11-3 所示。

表 11-3 在各年龄阶段恶化和易发生的合并症

婴儿期、幼儿期	呼吸障碍(呼吸不全、闭塞性呼吸障碍、窒息、中枢性无呼吸),呼吸系统感染症,摄食咽下障碍,胃食管反流病,胃溃疡等
学龄期	呼吸障碍,呼吸系统感染症,摄食咽下障碍,胃食管反流病,呼吸系统感染症等
青春期~青年期	摄食咽下障碍,消化系统障碍(胃食管反流病、重度便秘、Chilai diti 综合征、肠梗阻),呼吸障碍等

续表

所有年龄	肌萎缩,癫痫发作,气管切开的气管内出血,突然死亡(预料之外的死亡,多数原因不明),体温调节障碍,褥疮,皮肤脓疱疹,贫血,营养缺乏症(不仅缺乏微量元素,低蛋白血症也很多),结膜炎,外耳炎等

对各年龄阶段易发生的合并症进行早期预测对预防合并症和保证患儿健康非常重要。对于婴幼儿期的呼吸障碍和营养障碍,青春期的脊柱侧弯变形、消化功能障碍和运动障碍的恶化,以及各个年龄阶段的合并感染等要早期发现,并给予适当的健康管理。

五、障碍儿重症度的分类

1. **Ⅰ型**　重度精神障碍(IQ35 以下,或推测为其程度)+重度肢体障碍(重度的四肢瘫痪,但可能翻身、移动躯干和协助下取坐位)。

2. **Ⅱ型**　以重度精神障碍为主,同时合并肢体障碍,其程度如下。

(1) Ⅱa:有上肢瘫痪,但下肢没有瘫痪,即使是有也是轻症(可能会达到坐着向前蹭行以上的程度)。

(2) Ⅱb:有下肢瘫痪,但上肢没有瘫痪,即使有也是轻症(可能达到自立的摄食,驱动轮椅移动以上的程度)。

(3) Ⅱc:没有四肢瘫痪,即使有也是轻症(可能达到上肢Ⅱb 程度,下肢Ⅱa 程度以上)。

3. **Ⅲ型**　以重度肢体障碍为主,同时合并精神薄弱,为以下程度。

(1) IQ35~50,或者推测为这一程度。

(2) IQ50 以上,或者推测为这一程度。

4. **Ⅳ型**　精神障碍和肢体障碍都不是重度,肢体障碍程度、精神障碍程度以Ⅱ(a、b、c),Ⅲ(1、2)为准。

在上述重症患儿分类中,有Ⅰ型和Ⅱ型障碍的为重症心身障碍儿(见图 11-1)。

当患儿有运动障碍时,运动量极度缺乏,消耗的运动能量和精神能量相当少,与智力障碍相比,身体、环境的障碍更重,两者落差很大,其落差影响着患儿的活动能力。一般来说,重症心身障碍儿老化比较早,其原因可能是由于重复的身体、精神障碍而导致身体误用、过用和接受了错误的指导等。

第二节　重症心身障碍儿所特有的问题

以上所叙述的重症心身障碍不是疾病的名字也不是疾病单位,其原发疾病有很多种,所以各自的病态或临床症状因不同案例而表现多种多样。但压倒性多数的是脑性运动障碍、精神发育迟缓、癫痫及行为异常,上述各种疾病或单独存在或合并重复存在。

一、运动障碍

(一) 脑性瘫痪

该类患儿的瘫痪和肌紧张异常所带来的影响比预测的要大得多,即使引起的原因不变,其症状也确实是在缓慢地变化着,如婴幼儿期的症状变化,学龄期发生变形、运动功能(移动、咽下等)的退行性变,以及至成人以后变形的进一步进展等。

(二) 肌紧张低下

部分重症患儿不仅肌紧张低下的症状非常明显,且多数合并重度的智力障碍,为此,患儿的活动能力非常低下,受极端的活动能力低下的影响,容易导致身体上显著的变形和挛缩。

二、智力障碍

(一) 交流障碍

在有交流障碍时,表现为缺乏反应,或者虽然可以很好地说话,但缺乏对语言的理解能力。但是,如果可以有这样水平的交流,对患儿来说则是很有意义的,所以要通过对其正确的评定,来整理和了解与患儿的相关问题。

重症心身障碍儿的反应(交流)水平有如下 5 个阶段。

(1)可通过言语会话。

(2)通过书写或符号进行自身意思的沟通。

(3)只能用是、不是来表达自己的意思和意志。

(4)患儿自己不能以任何形式表达自己的意思,而是由保育者从患儿的行为或表情,或者是肌紧张或不随意运动的变化来了解其交流情况。

(5)关注交感神经的变化(心率、呼吸节律、瞳孔、发汗),从这些变化中了解患儿的意愿。

保育者和家长对患儿以上各点的关注,是考虑其交流目标的实际方法。

(二) 行为异常

重症心身障碍儿常常伴有重度行为障碍,如刻板行为、多动、异食癖(吃毛发、纸张等)、自闭倾向、自伤、他伤等。所有的行为异常一旦固定化,就会导致进一步的交流障碍。对患儿的行为异常需要小儿科医生和精神科医生协作,以及具有专门知识的护士、临床心理师等通力协作来应对重症患儿的行为障碍。

三、身体神经学的障碍

(一) 异常姿势

重症心身障碍儿,是由于以大脑皮质为首的中枢神经系统在发育途中受到侵害而导致。由于其障碍的部位、程度和发生时期的不同,发生各种各样的异常姿势和运动障碍,具有代表性的有 4 种定型的异常姿势。

1. **仰卧位迷路反射型(TLRS 型)** 由于患儿长期处于仰卧位的过度紧张或者痉挛状态,表现出脊柱侧弯、两肩后退、肘关节屈曲(或伸展),下肢呈现伸展、内收、内旋位,即所谓的下肢剪刀状变形(scissor's position)(图 11-2)。图中所示是 TLRS 型,表现为两肩后退,肘屈曲,腕关节背屈,两下肢内收,下肢呈剪刀变形。这种姿势是受原始反射之一的仰卧位紧张性迷路反射(tonic labyrinthine reflex-supine,TLRS)的影响而产生的,如果进一步发展成为紧张亢进型的话,全身成为弓状,向后方弯曲,下肢伸展交叉,呈现所谓的角弓反张(opisthotonus)型(图 11-3),有时角弓反张还可同时伴有 ATNR 姿势(见图 1-45c)。

2. **俯卧位迷路反射型(TLRP 型)** 在俯卧位上呈现手、足弯曲的姿势,四肢强度的屈曲紧张,呈现将臀部上抬骨盆高举的异常姿势。这种姿势考虑是受俯卧位迷路反射(tonic labyrinthine reflex-prone,TLRP)的强烈影响所致(图11-4),图中表现为患儿在俯卧位上,两上、下肢屈曲,骨盆呈高举位。

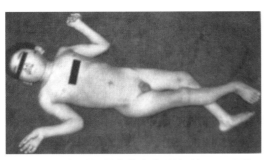

图 11-2　仰卧位紧张性迷路反射型(TLRS 型)

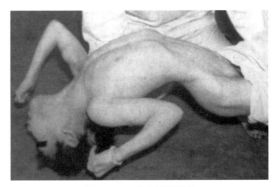

图 11-3　角弓反张型

3. **非对称性紧张性颈反射型(ATNR 型)**　患儿呈现当颈部转向一侧时,颜面侧的上、下肢伸展,后头侧上、下肢屈曲的体位。这一异常姿势是受非对称性紧张性颈反射(ATNR)这一原始反射的影响所致。在重度脑瘫,这一颜面侧的上、下肢伸展,后头侧上、下肢屈曲的反应是由头部回旋引起,有的患儿是在瞬间就发生,有的患儿则是缓慢、延迟地发生。其中,有的是固定性、持续地呈现这一体位,有的则不是固定的,有多种多样的形态(图11-5),图中患儿表现为颜面侧上、下肢伸展(左侧),后头侧上、下肢屈曲(右侧)的姿势。

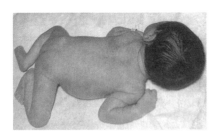

图 11-4　俯卧位紧张性迷路反射型(TLRP 型)

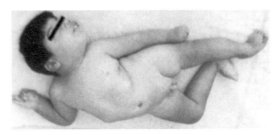

图 11-5　非对称性紧张性颈反射型(ATNR 型)

4. **弛缓型的姿势**　弛缓型(hypotonic,atonic 型)是肌紧张低下的类型,是在所谓的松软婴儿(floppy infant)、瘫软型和无力型患儿中常见到的异常姿势。患儿表现为在仰卧位上四肢紧贴床面,两上肢外展、外旋,肘关节屈曲,两下肢外展、外旋、屈曲,踝关节表现多种多样,呈背屈位、外翻位或跖屈位、内翻位,整体成为所谓的蛙状姿势(pitched frog position)(图11-6),图中表现为两上、下肢伸展外展、外旋、屈曲的状态(蛙状肢位)。

脑瘫的不随意运动型患儿在初期常取这样的弛缓姿势,另外,弛缓姿势在脑变性疾病、脑炎等后遗症中也是常见的类型

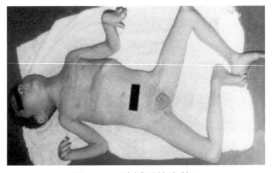

图 11-6　弛缓型的姿势 1

（图 11-7）。

以上 1~4 只不过是重症患儿日常所取的千差万别的异常姿势的一部分，一般情况下，常在患儿身上见到上述 4 个代表型的混合形态。

如果这些异常姿势长时间持续存在，则会进展为肌挛缩、关节挛缩的继发变化，若再加上痉挛性脱位或骨折，变形会越发增强。在患儿肢体上这样挛缩或不随意运动作用下的姿势，逐渐地进展，直到成为极度复杂、难以理解的形态。

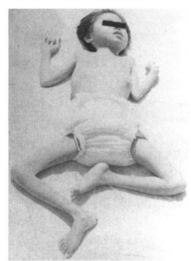

图 11-7　弛缓型的姿势 2

（二）变形、挛缩

1. 躯干部的变形

（1）脊柱侧弯：躯干部变形主要有脊柱侧弯、脊柱前弯和脊柱后弯，在重症患儿，高频率发生的是高度脊柱侧弯，据报道，一般 16%~20% 的重症患儿有脊柱侧弯症。

脊柱侧弯症的特征是，在幼小儿时期就已经发生，没有性别差（与特发性青春期脊柱侧弯症不同），多数为构筑性侧弯，腰椎左凸弯曲多。即使是在不负荷体重的场合也可以发生进行性、显著高度的脊柱弯曲（图 11-8、图 11-9）。

图 11-8 中是 10 岁患儿，有胸椎弯曲（r-$T_{4\sim10}$，43°），同时有腰椎弯曲（l-T_{11}~L_5，38°）。图 11-9 中是 12 岁患儿，有腰椎弯曲（l-T_{12}~L_5）。

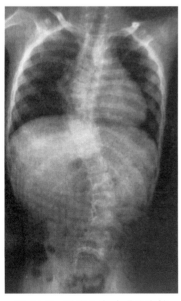

图 11-8　重症心身障碍儿脊柱侧弯症（10 岁）

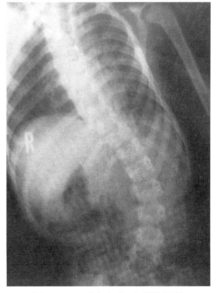

图 11-9　重症心身障碍儿脊柱侧弯症（12 岁）

（2）胸廓变形：痉挛性瘫痪的患儿，由于胸部被挤压，容易呈现像婴儿期那样前后径厚的胸廓，而且胸部容易变硬。

有不随意运动的患儿，经常受肌紧张亢进的影响，更容易发生胸廓变形，而且变形非常明显。

弛缓性瘫痪的患儿常出现胸部扁平化,可见潮式呼吸。

2. **痉挛性髋关节脱位**　以脑瘫为主,在其他有痉挛性瘫痪的障碍儿中发生髋关节脱位是常见的现象。其发生的原因是髋关节肌的肌力不平衡,特别是存在着相对于外展肌、伸展肌的髋关节内收肌、屈肌占优势时,会导致髋外翻的存在,再加上股骨头前方扭转,以及股骨颈部在长径上过度生长,进一步加上髋关节屈曲、内收的作用,直至形成髋关节半脱位和脱位的状态(图 11-10)。

呈现前述的脊柱侧弯,以及髋关节、大腿的体位加上头部回旋三者之间特有关系的异常姿势,被 Samilson 和 Bechard 称为髋部风吹样畸形(windblown deformity of the hip)。其定型的变形表现为,当头部向一侧回旋时,产生对侧凸的脊柱侧弯,两髋关节屈曲并倒向颜面侧,在下方的颜面侧的髋关节、大腿外旋,相反重叠在上方侧的髋关节、大腿内收、内旋。因此在上方的髋关节高频率地发生痉挛性脱位,曾有学者调查发现痉挛性髋关节脱位的发生率高达 60%。

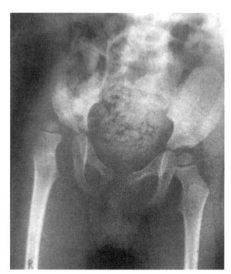

图 11-10　痉挛性髋关节脱位

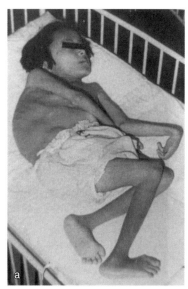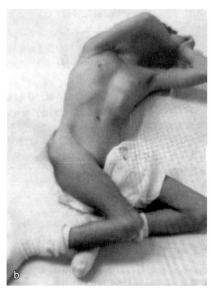

图 11-11　髋部风吹样畸形

a:右髋关节内收、内旋、脱位,左髋关节外展、外旋;b:右髋关节脱位,外展受限,腰椎侧弯。

图 11-10 是痉挛性髋关节脱位,左髋关节高度脱位,合并右凸的高度脊柱侧弯。图 11-11a、b 均为风吹样畸形,a 表现为右侧髋关节、大腿呈现内收、内旋、脱位状态,左侧髋关节、大腿呈现外展、外旋状态。b 表现为右侧髋关节脱位,外展受限,腰椎呈现向右凸的侧弯。两侧髋关节产生向同一方向的挛缩,骨盆也向同一方向固定的回旋,同时伴有脊柱侧弯的状态。

上述所叙述的 4 种变形是由痉挛的同时有运动、姿势异常及随意运动、瘫痪等综合作用而形成的,近年来,通过对脑瘫神经生理学的研究,进行了早期治疗和预防,并开始了对年长儿髋关节脱位进行骨的手术和整复手术等,取得了一定的效果。

3. 关节挛缩　关节挛缩容易发生在髋关节、膝关节、踝关节、肩关节和腕关节,是由长时间的肌痉挛和固定的肢位等因素所导致。

4. 足变形　重症心身障碍儿的踝关节和足部几乎不负荷体重,其变形一定是多种多样的,且发生频率高。

相当少的患儿步行训练中是足底面以脚掌着地行走(plantigrade),出现以痉挛性尖足为主的内翻足位、外翻足位、舟底足位及其他各种足变形。其原因与踝关节、足部的肌不平衡、习惯肢位、不负荷体重等相关。对其变形的预防可以由矫形外科处理,同时通过神经生理学的研究,进一步了解发生原因和发现处理方法。

5. 骨折　重症心身障碍儿的骨,无论是皮质还是髓质都有极端的骨密度减低,所以处于非常容易骨折的状态。

处理方法是需要综合考虑患儿的运动量、营养和进行日光浴等,更需要在预防骨折的护理上下工夫。

(三) 呼吸障碍

重症心身障碍儿由于异常姿势紧张的影响,可以看到各种各样的异常呼吸。呼吸障碍中有中枢性呼吸障碍、换气障碍和气体交换障碍 3 种,重症心身障碍儿的呼吸障碍多数是换气障碍。换气障碍多数源于上呼吸道狭窄,胸廓运动受限和排痰障碍等原因。

1. 重症心身障碍儿的呼吸模式　重症的痉挛型四肢瘫患儿由于明显的痉挛使胸廓被压缩,容易形成病态、不成熟的前后径厚的胸廓。胸廓像穿胸衣样被固定,由于胸廓被压缩阻碍呼吸运动,常观察不到呼吸运动,呈现浅表的腹式呼吸(图 11-12a)。在有明显伸肌痉挛的重症不随意运动型患儿,伴随着全身的角弓反张,当全身的伸肌痉挛时,横膈也产生痉挛,非常容易呼吸停止,出现青紫(图 11-12b)。重症弛缓型脑瘫患儿缺乏自发性,由于长时间持续于仰卧位上,因重力的牵拉使胸廓容易扁平化,呈现浅表的腹式呼吸模式。当横膈膜收缩时,胸廓相反地下沉,出现潮式呼吸,同时可见由于横膈膜起始部肋骨下沉的横膈膜现象。多数患儿因四肢末端的循环障碍而容易出现青紫。

2. 呼吸管理的意义　对重症心身障碍儿呼吸管理的意义有如下 2 点。

(1)防止呼吸(气体交换)功能的低下,其对策是要进行排痰,同时预防感染。

(2)呼吸管理要结合保证患儿正常的摄食功能,将预防误咽和促进发声功能相结合,从而改善呼吸功能。呼吸功能的改善可以促进发声和言语功能的发育,同时在改善摄食功能,增进健康方面也很重要。

但是,一般在到达呼吸不全的紧要关头之前,多数患儿的呼吸功能已经被代偿,所以轻度到中度的呼吸障碍容易被忽视,因此要充分注意,一定要密切观察与呼吸障碍相关的症状。

3. 呼吸障碍的症状　当发生呼吸障碍时,会有如下症状,如呼吸次数增加、呼吸节律不整、使用呼吸辅助肌(鼻翼扇动、下颌活动、肩胛带上举)、潮式呼吸、肋间凹陷、咳嗽、呼吸有隆隆声或喷喷声,有痰等。

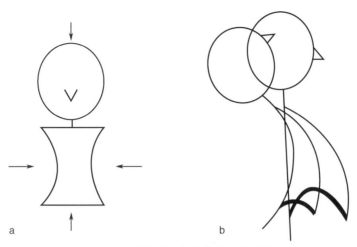

图 11-12　重症脑瘫患儿的胸廓模式图
a：胸廓被压缩阻碍呼吸运动；b：全身伸肌痉挛时横膈也痉挛易呼吸停止。

呼吸障碍进展会出现意识低下、活动低下、情绪不高、肌紧张亢进或肌紧张低下、面色不佳、手和足颜色和温度的变化，发汗等一系列症状。

4. **诊断**　呼吸不全的客观指标为血气分析动脉血氧分压（P_aO_2）60mmHg 以下，动脉血二氧化碳分压（P_aCO_2）45mmHg 以上。患儿一般会叙述呼吸困难的自觉症状，但重症心身障碍儿则很难抓住这一症状。要特别注意在呼吸不全时，对于运动负荷等预备力量确实低下的症状。

可以应用胸部 X 线像、听诊、叩诊、经皮氧饱和度监测，应用多道生理仪（polygraph）测定等，不仅是在患儿身体状态不好的时候，在身体状态比较好的时候也应该进行检查，这样可以与以后测定的数据进行比较。

5. **治疗和管理**

（1）确保气道通畅：可以应用加湿、排痰、鼻咽插管、气管切开等治疗方法。

（2）抗感染：给予抗生素、吸入、输液等。

（3）治疗呼吸不全：吸氧、气管冲洗、非侵袭的换气疗法（正压通气，BiPAP）、人工呼吸机（可以用每日限定时间的用法）。

（4）手术治疗：可行气管切开；如果即使使用套管插管也难以防御唾液或胃内容物流入肺，反复发生肺内感染时，进行喉头分离或喉头摘除术非常有效。

（5）其他：降低食物形态水平、限制经口摄入、口腔内清洁（每次进食后刷牙）、注意管理日常的姿势。

（6）物理治疗：物理治疗的目的是改善患儿呼吸功能，对于重症痉挛型四肢瘫（见图 11-12a）的患儿，要通过物理治疗给胸廓以充分的运动性；抑制全身痉挛；促进躯干和头部竖直运动的发育；扩大胸廓的横径；促进脊柱和肋骨的可动性等。

对于重症不随意运动型（见图 11-12b）的患儿，要在抑制全身痉挛的同时促进头颈部保持抗重力的中间位能力的发育；要保持其躯干的对称性，预防发生压迫肺的脊柱侧弯；提高骨盆的稳定性，确立坐位等。所有这些都是提高呼吸功能的重要治疗方法。

对于重症弛缓型患儿，可以利用患儿的体重提高颈部周围肌群和躯干肌群的同时收缩，因此可以改善胸式呼吸所需要的肋骨上举运动。抑制姿势紧张,提高肋弓的固定性,改善横膈膜的收缩。需要注意的是,给弛缓型患儿过度的刺激容易产生痉挛,所以治疗中必须注意巧妙地运用抑制的手技。提倡应用肋弓腰带,通过这样静态的矫正方法,可以提高患儿躯干肌群的同时收缩,改善呼吸功能。

对于不能取坐位的患儿,为了确保气道通畅,需要通过促进头颈部的控制能力,进行躯干抗重力伸展活动的训练。为了获得伴有胸廓运动的胸腹式呼吸模式,应该积极应用呼吸训练。

(7)呼吸训练:为了抑制异常呼吸模式,发展比较正常的胸腹式呼吸运动,可以进行呼吸训练。物理治疗师和言语治疗师要针对各个病例进行分析,了解患儿的呼吸运动模式,以及发生其障碍的原因。作为全身治疗的一个环节,展开头颈部的抗重力控制以及促进协调的胸腹式呼吸运动发育的治疗。

以训练实例说明训练方法。

1)物理治疗师的呼吸训练:1例重症痉挛型四肢瘫患儿,1岁2个月。躯干肌群有明显的痉挛,呼吸中几乎见不到胸廓的活动。在横膈膜收缩时,胸廓的前面下部下沉,观察到潮式呼吸样模式。对音和光的刺激无反应,多数情况下是处于仰卧位上(图11-13a)。有明显的喘鸣音,显著的痰潴留,可能有抗癫痫药物的影响。容易患肺炎,并因此反复地紧急入院治疗。呼吸训练的操作方法是,首先物理治疗师用两手掌放在患儿胸一侧的前后进行触诊,确认痰的位置和性质,也可以用听诊器确认痰的存在(图11-13b)。然后,让患儿取侧卧位,因为有过度紧张,使躯干和骨盆被压缩。治疗师一只手握持患儿一侧屈曲上肢的前臂部,另一只手放在对侧的骨盆部位,两手进行相反方向的牵拉(头和骨盆方向),使骨盆和躯干伸长,并进行回旋活动,并可以提高其运动性。特别是,要抑制躯干明显的屈肌痉挛。为了使胸式呼吸运动得以发育,进行促进脊柱和胸廓运动性的训练(图11-13c)。其后,如果躯干的运动性得以改善,则将控制的关键点移到身体上方侧的上肢和膝,为了抑制痉挛,治疗师一只手握持患儿上臂,一只手握持膝关节处,向头、足两侧牵拉躯干侧壁,在躯干屈肌群被伸长的同时胸廓也被扩张。反复进行使躯干过度伸展和轻度屈曲活动,使患儿体验肋骨的上下运动,帮助胸廓能够参加到呼吸运动中。这时,患儿的呼吸加深,通过再次触诊和听诊以及通过喘鸣音的改变确认肺内的痰已经从咽喉部排出至口腔内(图11-13d)。下一步,为了促进头部控制的发育确保气道通畅以及扩张胸廓并给予运动性,即使患儿不能取坐位,为了治疗也要利用坐位。使患儿取长坐位,头部靠在治疗师的腹部上。治疗师握持其两肩和上臂,将患儿的身体重心向侧方移动,促进躯干和头部的竖直运动,改善头部的抗重力控制和胸式呼吸所必需的肋骨和脊柱的可动性。然后,反复进行躯干特别是胸椎的过度伸展和轻度屈曲活动,给予大量胸式呼吸运动的经验。同时,诱导胸廓的呼吸运动和横膈膜活动的统合。当患儿呼吸加深,痰只能排到咽喉部,不能咳出到口腔中时,治疗师可以把手指放到其颈部,轻轻捏喉头部位,配合呼气给予振动,可以提高呼吸力,排出痰液(图11-13e)。该患儿一天之中大多数时间都是处于仰卧位,所以转换体位的指导很重要。可以使患儿取侧卧位和半坐位,可以应用枕头和毛巾被支持患儿的侧卧位(图11-13f)。通过体位的变换,可以防止痰的潴留,这一方法应该向患儿的母亲传达。

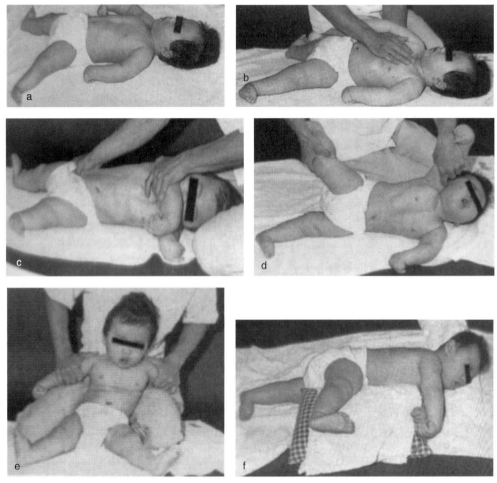

图 11-13　重症脑瘫患儿的呼吸训练

a：患儿呼吸时几乎见不到胸廓活动；b：触诊确认痰的位置；c：促进脊柱和胸廓运动性，发展胸式呼吸；d：伸长躯干屈肌，扩展胸廓；e：改善肋骨和脊柱可动性，扩大胸廓运动性；f：设法使患儿取侧卧位。

2）言语治疗师的呼吸训练：图 11-14 中是一名 6 岁 1 个月的重症不随意运动型患儿，让其枕于三角枕上，保持头部和躯干的对称。为了改善患儿呼气的持续性，言语治疗师将两手掌放于患儿胸前，随着患儿呼气给予胸廓从其上部开始向下部方向密集的振动。同时协助患儿进行发声的练习。如果在发声时出现了使颈部过度伸展的痉挛，则将放在患儿胸前的治疗师的手作为控制关键点，牵拉患儿的后颈部，使之伸长，抑制痉挛。

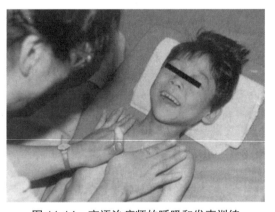

图 11-14　言语治疗师的呼吸和发声训练

在言语治疗之前，物理治疗师为了使患儿具有动摇性的异常姿势紧张稳定化，已经进行了物理治疗，治疗目标是使头部保持中间位并促进其抗重力的控制,同时促进躯干获得对称性的肢位。其后言语治疗师给予了积极的协助。

(四) 咽下障碍(误咽)

观察重症心身障碍儿的口唇、口腔、咽下功能,在婴儿阶段就常见到有咽下障碍。重症心身障碍儿由于假性球麻痹、过度紧张、消化系统功能障碍等容易导致咽下障碍。由于咽下障碍导致的误咽若和呼吸不全同时发生,使原本快乐的摄食活动成为痛苦的事,也会导致生命的预后不良。

1. 症状 误咽的症状常见呛食、喉内隆隆声(一部分被误认为支气管哮喘)、进食时间过长(1小时以上)、拒绝进食(在智商高的患者发生)等。但也有与其相反,完全无症状者。患儿会出现反复性呼吸道感染、不明原因的发热、持续的原因不明的炎症反应(C反应蛋白阳性,CRP)等。如果有突发的呼吸不全,有必要怀疑是误咽。

2. 检查、诊断 应用胸部X线像、咽下透视摄影(VF)、胸部CT、肺闪烁扫描术(scintigraphy)等推测误咽的状态。

3. 训练和管理

(1)改善患儿的咽下功能:具体训练方法见本章第三节。

(2)改善摄食时的姿势:探讨利用保持坐位的椅子等,具体方法见本章第三节。

(3)食物形态的水平要适合患儿:例如食用黏性比较大的食物等。

(4)部分中止或全部中止经口摄取食物,可以应用经管营养或静脉高营养(IVH)。

(5)胃造瘘:可通过经皮内视镜进行胃造口术(PEG)等,术后管理比较容易,但要注意切莫误注入。

(6)如果应用上述方法还没有解决问题时,有必要再探讨对于患者本人摄食的意义。

4. 对超重障碍儿的呼吸管理 近年来,伴随围产期医疗的发展,具有各种重度合并症,特别是重度呼吸障碍的重度障碍儿有所增加。对这样的患者可以应用很多的管理方法,如作为呼吸管理的有人工呼吸机、气管插管、气管切开、鼻咽气道和给氧等,作为营养管理的有静脉高营养疗法和经管营养等。

(五) 胃食管反流病

胃食管反流病(gastroesophageal reflux disease,GERD)是指由于胃食管结合部括约肌机构的功能不全,胃内容物反流向食管的现象。有时伴有食管裂孔疝。胃食管反流病在重症心身障碍儿发生频率比较高,极重症病例更多。

1. 症状 频繁的呕吐,反复的上呼吸道炎和肺炎,营养障碍,发育障碍,消化道出血(吐血、柏油便),最主要的是贫血。也有时有食管狭窄[失弛缓症(achalasia)],导致不能进食大的食块。

2. 诊断 上部消化道X线透视,检查食管内压,食管内pH值测定,内视镜的应用等。

3. 治疗

(1)设定患儿进食时的姿势(例如采用坐位或俯卧位),可采用将上体稍抬高的半坐位(参照第三节)。严重时有必要采取禁食或给予静脉高营养。

(2)内服药物:H_2阻断剂,质子泵(proton pump)阻碍药,调整消化道运动的药物等。

(3)若食管有狭窄可进行食管扩张术。

(4)如果合并呼吸障碍,通过减轻呼吸障碍,可使GERD减少,是比较有效的方法。

（5）手术的处置：贲门成形术和胃造瘘术。

（六）视力、听力障碍

重症身心障碍儿的视力障碍多数是中枢性的，一般难以治疗。

当患儿有听力障碍时需要注意是否是末梢性的，例如耳垢、分泌性中耳炎等，这些都是可以治疗的症状。

（七）癫痫发作

重症心身障碍儿的癫痫发作，多数是强直性发作或难以弄懂的发作形式（如交感神经症状、意识混浊、瞬间发作等）。其发作常常难以与不随意运动（肌阵挛等）相区别，而且容易导致各种癫痫交替发生。

要使癫痫的发作完全消失很困难，但如果给予过量的抗癫痫药物，多导致 ADL 低下。

（八）齿科的问题

重症患儿的口腔形态和功能受脑损伤而导致的神经、肌功能障碍和运动功能发育状况的影响，虽然齿科问题和患儿的生命没有多么重要的关系，但齿科问题却相当多。由于口腔周围肌的功能障碍，可以使吸吮、咀嚼、咽下和言语功能发生障碍。另外，由于对重症患儿清洁口腔很困难，产生不清洁的口腔环境。所有这些问题都会导致如下的口腔问题。

1. 龋齿。
2. 牙齿的异常，如珐琅质形成不全等。
3. 牙周炎或其他牙周疾病，如齿槽脓肿等。
4. 齿龈增殖，可能是抗癫痫药的副作用。
5. 咬合异常，齿列不整齐。
6. 高腭弓并狭窄。
7. 咬合时张口，是由舌突出导致。另外，由于吮指等习惯而导致前面的齿有间隙。
8. 流涎。
9. 口腔黏膜的炎症，如口内炎等。
10. 口唇、口角的炎症。
11. 因紧张而导致齿咬合的损耗。
12. 口唇、颊黏膜和舌的咬伤。
13. 因外伤而致前面齿的破损，齿槽骨骨折。
14. 口臭。

定期清洁口腔的意义在于预防龋齿，要早期发现患儿的口腔疾病，给口腔以刺激促进发育。总之，在维持重症患儿的健康和治疗中，齿科的管理是不可或缺的。

（九）其他的问题

1. **缺乏基础体力**　维持患儿生命的功能不稳定。

2. **觉醒和睡眠的节律紊乱**　所以要尽可能地设定患儿在午前的活动计划。

3. **体温调节障碍**　容易受外界气温的影响，对低体温和体温调节困难的患儿要尽早处理。

4. **缺乏对感染的抵抗力**　其结果是，皮肤抵抗力低下、体重增加不良、呼吸功能低下。而且，因感染的原因细菌难以消失，特别是当有插管和气管切开时，抗甲氧西林金黄色葡萄球菌（methicillin-resistant staphylococcus aureus，MRSA）和铜绿假单胞菌（pseudomonas

aeruginosa)等很难消失,容易导致保菌状态。

第三节　重症心身障碍儿的康复治疗

在重症心身障碍儿这一领域,所说的"疗育"是将医疗和养成合并而制造的语言,其中医疗是指治疗、一般护理、医疗的护理、康复和训练。养成是指教育、保育、育儿和生活指导。关于康复,在医疗机构将其限定在物理治疗、作业治疗和言语治疗这样狭窄的范围内。而基于国际功能、残疾和健康分类(international classification of functioning,ICF)的思考方法,康复的目标则是在日常生活中提高并维持患儿的各方面功能,还包括指导患儿周围的人,使其心中不存在对患儿障碍的芥蒂,同时还要扩展到对患儿周围家庭、社会环境的改造。这样以促进患儿参与社会为目的,使患儿在社会中容易活动,快乐地生活,这就是康复治疗本来的意义。对重症患儿的治疗这一概念与对一般疾病的治疗不同。重症患儿由于各种原因导致长时间处于日常生活和社会生活受限的状态,康复治疗就是设法跨越这种状态,使患者的活动能够适应社会。

曾经有人认为无需对重症患儿进行康复治疗,这种想法是错误的。因为这些患儿心身的发育方面有重大障碍和迟滞,应该给予其最大限度地发挥功能发育的机会,使患儿能够逐渐地适应社会生活。

所说的康复(rehabilitation)指的是治疗活动,就是对于从生来或从幼小儿时期就没有在智能、运动、感觉等方面得到健全发育的患儿来说,通过促进其发育,使之获得适应社会的能力,进行以参与社会为目标的活动等。具体的方法是以日常生活为基础,对患儿进行全身状态的管理,必要的是日常生活活动(ADL)训练,改善异常肢位和异常姿势,同时进行以教育法、保育法为主的物理治疗、作业治疗、言语疗法、心理疗法、生活指导等,最重要的是需要各个领域的协同作业。

一、改善日常生活动作

日常生活活动(ADL)的改善项目有摄食、排泄、更衣、入浴、移动和言语训练等。

(一) 摄食训练

1. **摄食障碍**　重症患儿在咽下食物时常出现呛食,多数不能很好地咽下。其原因是口腔黏膜的过敏性、将食物送到喉部的时机以及呼吸和咽下的时机不相宜等。在患儿进食时,当汤匙触到口唇、齿龈和舌尖时,会发生强直性咬合反射(tonic bite reflex)或下颌张大的全身性整体伸展反射(total extension reflex)。或者将食物放在舌尖上时,引起舌突然伸出,或者舌抵在上腭只是进行咀嚼(munching)的动作等,若所有这些异常的反射和异常运动长时间持续存在,则影响咀嚼运动和咽下运动的发育。

2. **摄食训练**　摄食动作是人类保持生命的最基本的行为之一,同时摄食动作与发声、言语有重要的关系。对于重症患儿进行的摄食训练,主要是要矫正异常姿势,同时为了使其能够顺畅地进行张口、吸吮、咀嚼、咽下等运动,通过康复治疗给予患儿以协助、指导和对各项功能进行训练。

(1)调节口腔器官的功能:由于舌突然伸出、强烈的咬合反射、过敏的咽反射以及口周围的过敏性等,患儿的进食动作非常困难。在进行全身控制的同时也要进行口腔器官的控制,通过控制使下颌固定,通过对舌根部的轻轻压迫,能够间接地控制舌的功能(图 11-15)。

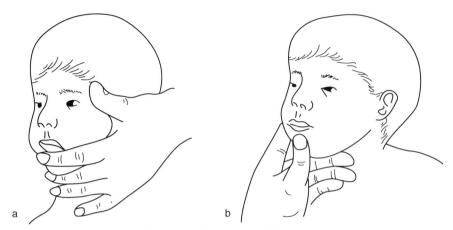

图 11-15　调节口腔功能的方法
a:后方横向调节法;b:正面调节法。

图 11-15a 是在后方从横向进行调节的方法,治疗师的上肢从患儿头后部伸向其口边。拇指放在颞下颌关节处,示指置于下颌和下口唇之间,中指置于下颌的下侧稍后方,用上臂和肩支持患儿的后头部。通过下颌和后头部的 2 点支持,进行头和姿势的控制。图 11-15b 是从正面调节的方法,拇指纵向置于患儿的下颌和下口唇之间,示指置于颞下颌关节处,中指牢固地放在下颌的下侧稍后方。用示指防止颜面转向一侧。

(2)改善摄食时的姿势:当患儿身体向后倾倒或发生扭转时,会引起口腔器官的过度紧张,严重影响舌、口唇和下颌的活动。所以,要使患儿取不出现过度紧张和不随意运动的姿势。

1)进食时姿势:进食时患儿髋关节要屈曲达 90°,两肩和上肢向前方伸出,头轻度前屈在肩的稍前方(图 11-16)。图中 a 患儿母亲取跪坐位,让患儿坐于一侧膝上。母亲将左手放在患儿的后头部,使头部轻度前屈,并将患儿的肩和上肢推向前方。若将上肢放在患儿颈部,头部容易后屈。母亲上肢应放在患儿后头结节周围。这样可以防止身体的伸展,但要注意不要使脊背成圆形。一旦脊背成圆形,头部就会代偿性地倒向后方,并因此使全身成伸展模式,则难以进食。食物要放在患儿前方,使其能够看到。b 示坐位进食时姿势。

2)摄食训练时的姿势:为了便于进行摄食训练,可采取如下姿势。治疗师取长坐位,患儿面对治疗师,两下肢分开骑跨坐于其大腿上,两足底着地。在患儿后方放一小桌子,垫上毛巾被,使患儿背靠于其上,要使其头部稍稍前屈。治疗师一只手应用图 11-15 控制口腔的方法,另一只手进行对患儿口和舌的运动和控制进行训练,同时进行咀嚼训练等(图 11-17)。

利用保持坐位的椅子,年长患儿进食时可以应用保持坐位、带桌板的椅子(图 11-18),所采取的姿势与坐于母亲腿上同样,两下肢要分开,两足都要使足底置于平面上。设计带有靠背和小桌板的椅子,脚下还设计有支持双足的脚踏板,同时有绑带等用于固定患儿。在这样的椅子中患儿可以很好地保持坐位,能够抬起头部和躯干,并可以在桌板上进食及进行一些手功能的操作。

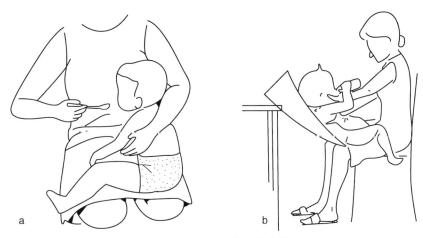

图 11-16　坐位进食时的姿势

a：母亲跪坐位；b：母亲椅子坐位。

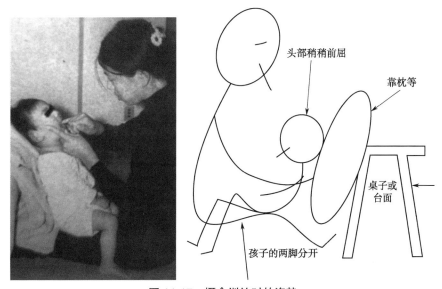

图 11-17　摄食训练时的姿势

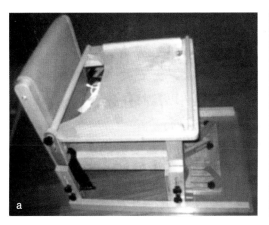

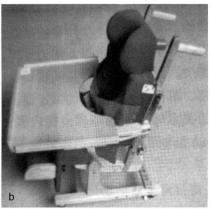

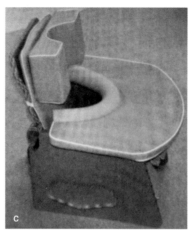

图 11-18　保持坐位进食用椅子和固定头部的装置
a：固定带桌板和脚踏板椅子；b：可移动带桌板和脚踏板椅子；
c：厚纸板制带桌板椅子。

（3）物理治疗：进行保持患儿头部正确位置以及保持力所能及的坐位的训练，同时要进行控制上肢的训练。

（4）作业治疗

1）进行促进患儿手和眼协调的训练。

2）手功能的训练：包括手的触摸功能、抓握功能及放开手中物品的功能。

3）训练应用勺、筷子、碗及水杯等进食工具的方法。

（5）注意患儿的牙齿卫生：注意饭后刷牙等。

（6）改良饮食用具，开发进食用的自助器具

1）对勺、叉的改造：给勺、叉等安上长柄，为了便于患儿应用可以将其扭转、加套等（图 11-19）。

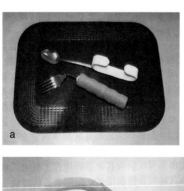
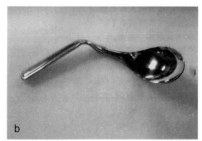
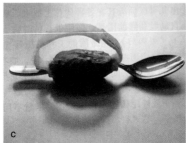
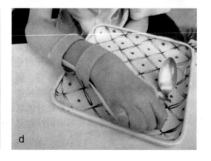

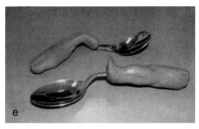
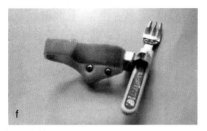

图 11-19　进食用具的改造
a:带柄弯叉和带握柄勺;b:弯把勺;c:带固定装置的勺;d:弯把勺的应用;
e:带柄和弯把勺;f:带固定装置的叉子。

2)应用防滑垫:进食时将食具放于其上,防止滑脱(图 11-20)。

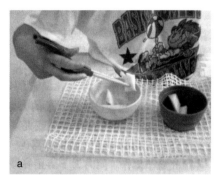
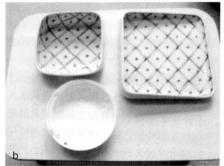

图 11-20　应用防滑垫进食
a:网状防滑垫;b:板状防滑垫。

3)对水杯的改造:有的患儿握持水杯很困难,可以加上杯架,或者加上大的杯耳便于握持(图 11-21)。有不随意运动的患儿饮用水时,水杯容易倒,可以将吸管固定在水杯上(见图 4-41)。

(二) 排泄动作训练

排泄动作包含的内容有向厕所移动、穿脱衣服、向便器移动、排泄、使用纸擦拭、冲水操作和洗手等。

重症患儿大多数不能自立地排便和排尿,多数是用尿布。最好是能不用尿布而使用厕所,如果必须用尿布,则需要知道如何使用。

1. 应用尿布　重症患儿也和正常儿同样,越大尿量越多,污染越严重。因为患儿活动激烈,所以用长方形的几片尿布(大约 30×100cm)重叠呈 T 字形,尿布多用纵行的布制作。尿布的幅度要根据其形状决定,要考虑是

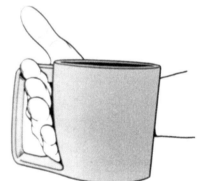

图 11-21　对水杯的改造

否适合于患儿的身体。同时要考虑尿布的通气性、伸缩性、简便性及皮肤的感觉等。用尿布时尽可能地不要妨碍下肢的运动(要将大转子附近露出),而且不影响两大腿分开的动作,当然适当的厚度可促进两大腿分开的动作。更换尿布需要一日 6 次(根据季节、年龄和病状不同,可每 3~4 小时更换一次),根据情况大体上决定更换的时间。更换尿布时,有极大的导致

骨折的危险,所以要十分注意,慎重地进行更换。

2. **如厕动作训练** 正常儿童到了 4~5 岁时排泄行为就可以自立,而重症患儿通向自立排便的道路非常艰难。但也还是希望对重症患儿进行如厕训练,尽可能地不用尿布。协助者对重症患儿进行训练,逐渐地使其能够掌握排尿间隔,能够向自己的厕所移动,掌握脱掉裤子和内裤的方法,学会扶座便器等动作,想要排便、排尿时会打招呼等。为了患儿方便,一般多应用座便器,最好是使用带靠背和肘托的椅子式便器(图 11-22a)。对于可能取坐位的患儿,也可以应用带桌板的椅子,下面放上便器,便于患儿扶持桌板取坐位(图 11-22b)。应该对厕所进行必要的改造,以便于患儿应用。

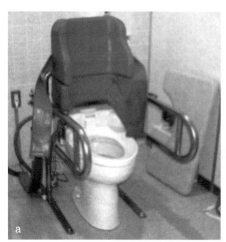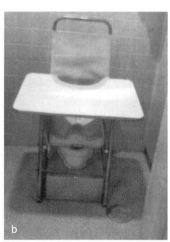

图 11-22 适于重症患儿的便器
a:带扶手和靠背的便器;b:利用椅子改造的便器。

(三) 保持身体清洁和更衣训练

1. **保持身体清洁** 为了保持重症患儿身体的清洁,需要进行的项目有:对全身皮肤的擦拭,梳头,清洗手和脚,剪指/趾甲,注意口腔卫生,另外衣服的清洁也很重要,还要定期洗浴等维持身体的健康和维持精神的稳定。

2. **更衣训练** 大多数患儿不能自己穿、脱衣物,所以在协助者的帮助下进行很重要。具体训练内容如下。

(1)让患儿感觉和认知自己身体的各个部位或衣服的质地,还要理解穿、脱衣服动作的内涵,当然需要反复的训练和说明。

(2)在衣服的材质、洗涤的耐久力、简朴、容易活动和容易穿脱等方面下工夫。

(3)尽可能不在患儿仰卧位上更换衣服,应该努力地在患儿侧卧位或坐在协助者的膝上或俯卧位上更衣。

(4)让患儿理解处理更衣的方法,对于上肢能活动的患儿,让他自己成为侧卧位,并在侧卧位上进行穿脱衣服。

(5)应用工具:设计穿脱衣服、袜子等工具,便于患儿能自己进行,如用自行设计的钩子穿脱袜子(图 11-23);对拉链和鞋进行改造,自制的大环放在鞋上和衣服上,便于患儿穿脱衣服和鞋(图 11-24);还有设计制造的系扣子的工具(图 11-25)。

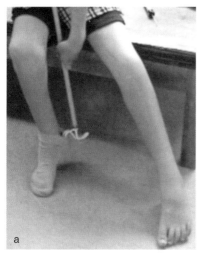
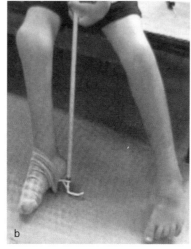
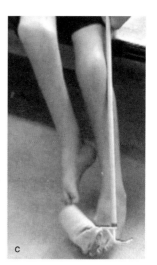

图 11-23　用钩子脱袜子
a：用钩子钩住袜子；b：脱袜子途中；c：脱下袜子。

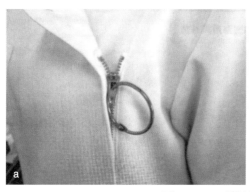
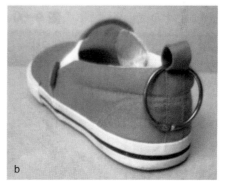

图 11-24　对拉链和鞋的改造
a：拉链安上易拉的大环；b：鞋跟安上易抓握的环。

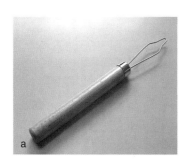
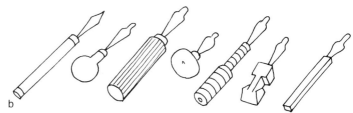

图 11-25　系扣工具
a：木柄系扣工具；b：各种各样的系扣工具。

（四）入浴动作训练

入浴动作可区分为如下几种，即向浴室移动、穿脱衣服、向浴池移动、擦洗身体、洗头发、出浴池等。重症患儿几乎不能自己入浴,需要在他人的协助下进行。可以应用自动洗浴工具,也需要对患儿用的浴池进行改造便于使用,比如在浴池加上栏杆,便于扶持(图 11-26a),设计各种保护颈部装置等保护患儿不受伤害(图 11-26b)等。

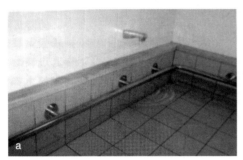
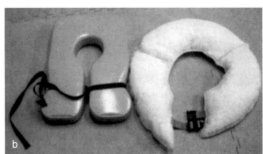

图 11-26　浴池的改造和保护颈部装置
a:加扶手的浴池;b:保护颈部装置。

(五) 书写动作训练

重症患儿用笔书写的动作比较困难,可以设计使用手握持部分变粗的笔。在书写文字时,需要固定纸或笔记本,需要画线等,可以在制图用的镇纸上安上用皮革制成的把手,用于固定。可以设计一些应用工具,例如各种各样协助握笔的工具(图 11-27)。另外,对于患儿所用的桌子台面的高度、倾斜度都要进行适应性调整,以便于使用(图 11-28)。

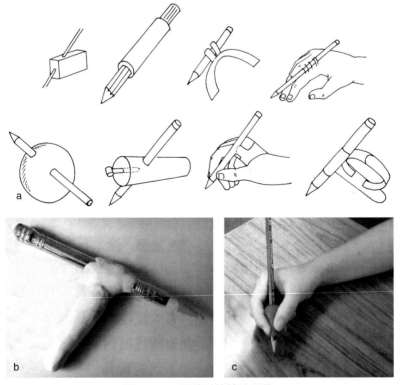

图 11-27　用笔时的辅助用具
a:各种各样握笔辅助用具;b:铅笔加上手柄;c:握持部分加粗。

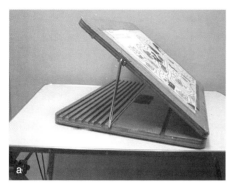
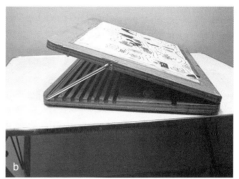
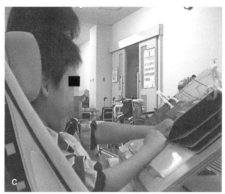

图 11-28　书写时可调节的台面
a:可调节高度的台面;b:降低台面高度;c:应用台面阅读。

二、重症患儿应用的辅助用具

重症患儿几乎不可能取坐位,更不能起立和步行。但是,对于康复医师和治疗师来说,即使患儿有一点点的功能也要尝试着对其进行训练,达到将运动能力的发育阶段能够或多或少地追上发育顺序的目的,并使之不断得到提高。同时,要让重症患儿体验和获得坐位和立位的感觉,设计保持其坐位和立位的辅助具。并且要使用促进患儿平衡功能和运动功能发育的器械、器具。

1. **俯卧位保持器具**　首先,要设计使不能取坐位的患儿保持俯卧位的器具,使患儿可以训练俯卧位抬头、上肢支撑、正中位指向的发育等。如图 11-29 所示,a、b 是在发育的第一阶段,即开始竖颈时练习用的三角垫,患儿可以俯卧其上,练习抬头和竖颈等;c 是滚筒,可以作为患儿俯卧位的辅助用具;d、e 是自制的俯卧位辅助用具,所有这些都可以促进患儿俯卧位的发育。

2. **爬行器**　由于重症患儿不能独立爬行,所以设计用于练习爬行的器具,带有绑带,将患儿固定于其上(图 11-30a),或者在爬行器的两边安装上木框,防止患儿滑落(图 11-30b),或者制作圆形软质的爬行器,便于俯卧其中(图 11-30c),或者制作带凹槽的爬行器(图 11-30d)等。总之,要便于患儿卧位和进行爬行功能的训练。

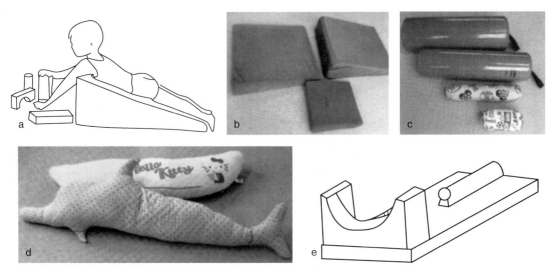

图 11-29   俯卧位保持器具

a:患儿俯卧于三角垫;b:各种三角垫;c:各种滚筒;d:软质俯卧位保持用具;e:木制俯卧位保持用具。

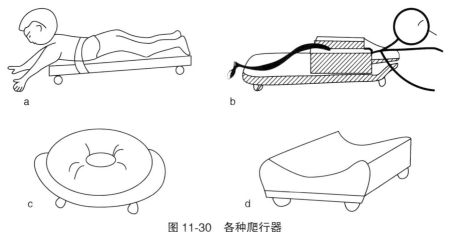

图 11-30   各种爬行器

a:普通爬行器;b:带边框爬行器;c:软质圆形爬行器;d:带凹槽爬行器。

3. 坐位保持器具   重症心身障碍儿多数有姿势保持功能的障碍,为了促进坐位的平衡和改善异常姿势以及改善手的功能,可以应用坐位的椅子。

(1)保持坐位器具:图 11-31 中是各种坐位保持器具,c 中的患儿平时只能持续地取仰卧位姿势,由于有重度的髋关节屈曲变形,容易导致髋关节脱位,同时由于下肢不能负荷体重,易致骨质疏松。对这样的患儿应用如图中的骑跨式坐位椅子,椅子的设置可以使患儿髋关节保持伸展、内收状态,这样可以预防髋关节脱位,由于这样的椅子可以向下肢附加身体的重量,可以使患儿体验下肢负重的感觉,也可以预防骨折。另外,通过取坐位姿势能够使头部和躯干抬起,扩大了患儿的视野。

(2)可移动的坐位保持器具:图 11-32 是 4 种可以移动的坐位保持器具,在其上加绑带,用于固定患儿,保证安全。也可以加上脚踏板使患儿的脚能够支撑自己的身体并体验负重的感觉。患儿可以在这些种坐位保持器具上保持坐位,并能够在他人的辅助下进行坐位上的移动,到自己想要去的地方去,增加了患儿的自主意志和能力。

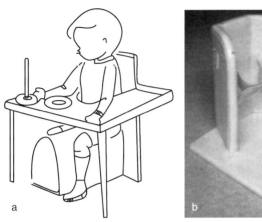
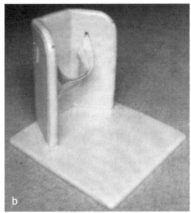
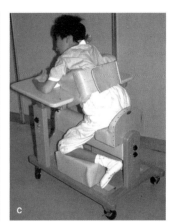

图 11-31　坐位保持器具
a:正坐位保持具;b:伸腿坐位保持具;c:倾斜坐位保持具。

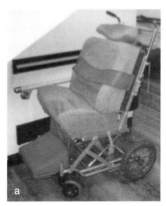
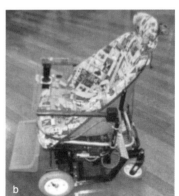
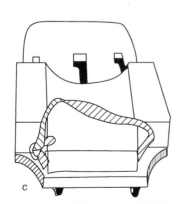
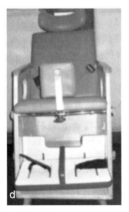

图 11-32　可移动坐位保持器具
a:可移动正坐位保持具;b:可移动倾斜坐位保持具;c:可移动伸腿坐位保持具;
d:带两下肢间隔板可移动正坐位保持具。

（3）辅助坐位器具：另外，还可以制作各种各样的辅助坐位的器具，如 U 形枕（图 11-33）、坐位支持架等，使患儿能够依靠其维持坐位（图 11-34）。

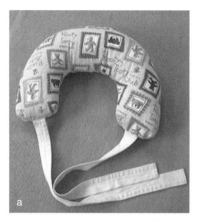

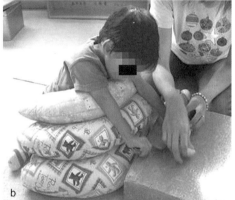
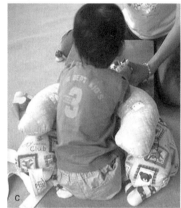

图 11-33　利用 U 形枕保持坐位
a:U 形枕;b:利用 U 形枕保持坐位正面观;c:利用 U 形枕保持坐位背面观。

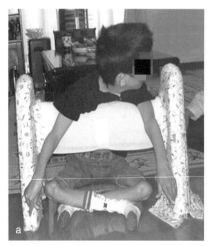
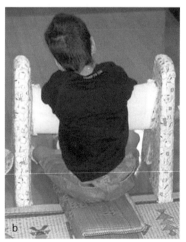

图 11-34　利用坐位支持架保持坐位
a:支持架保持盘腿坐位正面;b:支持架保持盘腿坐位背面。

（4）自主移动的坐位器具：设计能够使患儿自主移动的坐位保持器具，使患儿尽最大努力能够自己在坐位上移动（图 11-35）。图中 a 是用于能够取坐位的患儿自行设计的可移动的坐位保持具，患儿可以在其上自由地移动；b 是移动式坐位椅子，设计有支持头部的装置，同时还有固定患儿的腰带、抑制下肢交叉的装置和桌板；c 是三角形椅子，也设有支持头部的装置和固定带，用于练习坐位，并可以自主地到处移动；d 也是三角形坐位移动椅子。

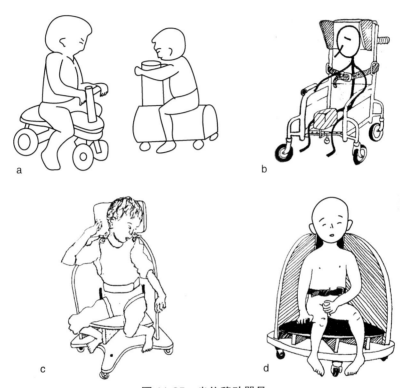

图 11-35　坐位移动器具

a：自由移动坐位椅；b：设有多种装置椅子；c：坐位训练和移动用椅子；d：三角形坐位移动椅。

（5）利用玩具车的坐位移动：市售的玩具车也是很好的坐位保持器具，患儿坐于其上，用双手操纵开关，可以自由移动。这样既保持了坐位，也练习了两手的操作功能（图 11-36）。

4. 立位保持器具

（1）保持膝立位辅助具：为了使患儿练习和保持膝立位，可以设计一练习台，让患儿在其上保持膝立位，在患儿的两下肢之间设计一装置，使其双下肢能够分开，前方设有手能扶持的台板，使患儿能够稳定地保持膝立位（图 11-37）。

（2）立位保持器具：重症心身障碍儿都不能取立位，为了让其体验立位的感觉，可以应用保持立位的器具，如图 11-38 中就是各种各样的立位保持器具。其中 a 是带桌板的直立位保持具，b 是带脚踏板和颈托的倾斜立位保持具，c 是带脚踏板的倾斜立位保持具，d 是自制直立位保持具。

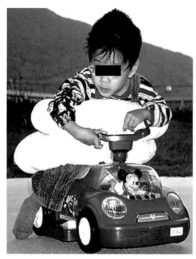

图 11-36　利用玩具车进行坐位移动

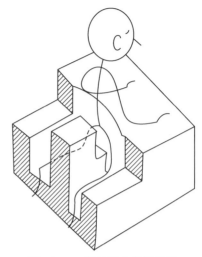

图 11-37　保持膝立位辅助具

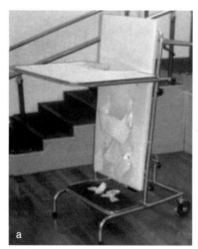

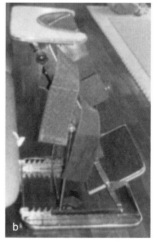

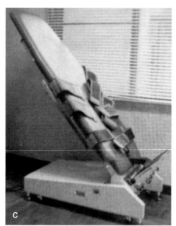

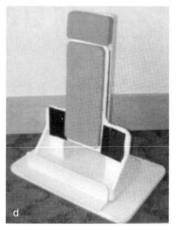

图 11-38　立位保持辅助器具

a:直立位保持具;b:倾斜立位保持具;c:倾斜立位保持具;d:直立位保持具。

（3）步行辅助辅助用具：可以应用辅助步行的助行器、支持步行的练习车等使患儿能够体验到行走的感觉，如图 11-39 中 a 是患儿在步行车中保持了立位并可以向各方向行走；b 是各种各样的助行器；c 是支持步行的练习车。

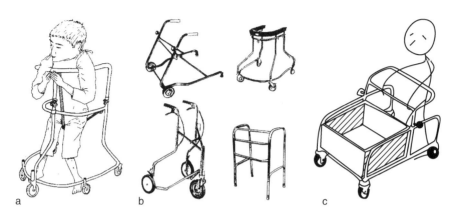

图 11-39　步行辅助用具
a：步行车；b：各种助行器；c：练习步行的手推车。

图 11-40a 中的患儿平时的移动手段只是背爬，但是在应用了特制的助行器后可以在运动场上走与跑（图 11-40b），这样患儿就可以到自己想去的地方，扩大并深化了自己的体验，例如发生好奇、喜悦、惊奇、恐惧等心理变化，对心理的发育起很大作用。该患儿的障碍程度没有发生改变，但应用助行器以后，活动状态和活动范围有了很大改变。所以，作为康复医师和治疗师要善于发现孩子能够做的事情，给予解决方法。

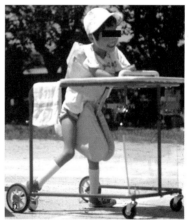

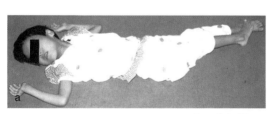

图 11-40　应用步行辅助用具后的变化
a：平时只能背爬移动；b：应用辅助用具可行走。

5. **轮椅**　对于重症患儿轮椅是必不可少的工具，轮椅要根据障碍儿的发育状态及其用途等进行设计，图 11-41a~e 是各种各样的轮椅，其中 a 是标准型的轮椅，加装上手轮；b 是在车轮上加上旋钮，还加上脚踏板的轮椅；c 是倾斜式轮椅；d 是放上桌板的轮椅，方便进食等活动；e 是标准型轮椅的实物照片。

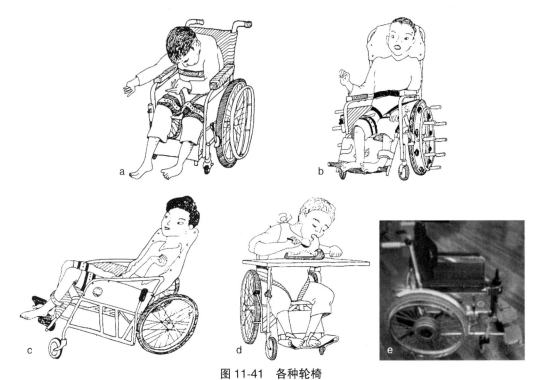

图 11-41   各种轮椅
a:标准型轮椅;b:安装旋钮和脚踏板的轮椅;c:倾斜式轮椅;
d:带桌板的轮椅;e:标准型轮椅实物。

6. **其他辅助具**   对于重症患儿,为了预防四肢变形和保护头部,可以应用各种辅助用具,如图 11-42 所示,其中 a 患儿双下肢应用了预防尖足的踝足矫形器;b 是应用了髋关节外展矫形器,可以防止下肢交叉,同时用于预防髋关节脱位;c 患儿双足穿着的是矫形鞋,在其内部加装了足底板,用于使步行稳定和防止变形;d 患儿穿着的是紧身胸衣,用于防止胸廓变形;e 患儿应用了头盔,用于跌倒时保护头部。

三、与物理治疗和作业治疗相关的事项

(一) 给予重症患儿根据生命周期的充分支援

伴随着 NICU 等围产期医学的发展,重症心身障碍儿的围产期死亡率下降,加上医疗技术的提高,重症患儿有长期生存的可能性。所以,对重症心身障碍儿的疗育,有必要根据生命周期进行各种支援,因此非常需要医疗系统和福利部门的服务。要针对患儿婴儿期、幼儿期、学龄前期、学龄期、青春期等不同生命周期的运动障碍和智力障碍的情况,进行有的放矢的治疗和训练。以及对所发生的其他系统的障碍进行针对性的治疗,保证患儿的生活质量。更要使患儿能够接触到社会生活,防止发生心理和行为方面的障碍。

例如,对于 1 名 11 岁需要 ADL 完全协助的重症患儿,平时只能取如图 11-43 中 a、b 那样的卧位,坐位和立位均不可能。因为在运动功能方面不能自立,为了在进食、排泄等方面容易协助,寻求能够使患儿取坐位的方法。通过对患儿的椅子进行改造使之能够保持坐位,开始时应用保持坐位的椅子将其固定于坐位上(图 11-43c),然后对其进行操作电动轮椅的训练,其后患儿可以自己操作电动轮椅进行移动(图 11-43d)。

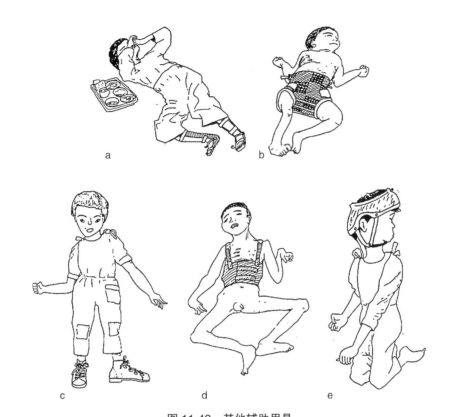

图 11-42　其他辅助用具

a：踝足矫形器；b：髋外展矫形器；c：矫形鞋；d：紧身胸衣；e：头盔。

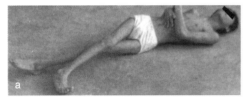
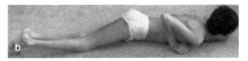
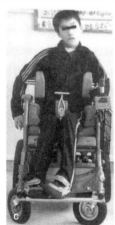
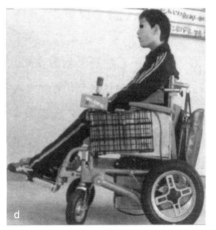

图 11-43　对重症患儿疗育的实例

a：平时只能取仰卧位；b：平时只能取俯卧位；c：固定于椅子上；d：可操作电动轮椅移动。

对于患儿的康复治疗,起主要作用的应该是物理治疗师、作业治疗师、言语治疗师和心理治疗师等,同时要培养患儿的父母,让其掌握有关护理和训练方面的知识,使之能够在家庭中进行疗育。同时要建立一个能够对患儿及家属实现无缝衔接的支援体系,随时给予指导和关怀,在保证患儿治疗、训练的同时保证其健康、快乐地生活。

(二)掌握了解患儿无声信号的能力

在重症心身障碍儿之中,有的随时会有直系生命的风险情况发生。但是,有的患儿不仅不能发出语言,还不能表达出高兴或不高兴的表情。对这样的患儿要注意观察其体温、呼吸和脉搏等生命体征,同时要观察其皮肤的状态。也不要漏掉患儿的视线所及之处,及时发现患儿的情绪变化和有什么需求。比如呼吸功能脆弱的重症心身障碍儿,即使有了误咽,但因没有呛咳而容易被忽视。所以,多数情况下,在患儿进食时应该在观察咽下反射或呼吸音的基础上,使患儿能够安全地经口进食。另外,如果有因髋关节脱位或病理性骨折而引起的疼痛,患儿可能以稍稍的姿势扭曲和肌紧张表现出来,应该善于发现患儿的微小表情变化和姿势的异常,以免漏掉发生的问题。

和医师相比,物理治疗师和作业治疗师等能够保证单独花费时间面对患儿,所以他们不仅要担当对重症患儿治疗、训练的任务,还有掌握患儿健康状态的重大责任。所以,最好要具有掌握患儿所发出的无声信号的能力,善于发现患儿情绪、身体姿势、面部表情等方面的微小变化,以免漏掉患儿身上发生的一些情况。

(三)为了防止和预防症状进展的姿势管理

重症心身障碍儿不仅具有异常的肌紧张(亢进或低下),还伴有原始反射的残存,所以难以控制自己的姿势。上述所有都关系到躯干、四肢发生变形和挛缩的可能性。患儿长期持续地取不良的姿势,不仅限制了自发运动,也影响呼吸、咽下这些维持生命的重要功能。

物理治疗师和作业治疗师等应该灵活地应用轮椅和保持姿势的辅助用具,寻求管理患儿能够取仰卧位、俯卧位、侧卧位、坐位、立位等。总之,患儿所取的姿势应该是,使患儿"安祥的呼吸和睡眠""安全的摄食""促进两手的动作"等,必须根据不同目的设定训练目标。需要掌握患儿1日中的活动流程,明确其行为的意义或目的,根据各种情况进行支援,保证对姿势的管理。

(四)提高生活质量

提高重症心身障碍儿的生活质量(quality of life,QOL)是治疗和训练中很重要的环节。由于重症心身障碍儿具有伴有运动受限的"安静的痛苦"或持续伴有异常姿势这样的异常感觉输入,导致不愉快的感觉经验逐渐蓄积。而且,如果不能控制睡眠或摄食、排泄等基本的要求,就会产生更大的痛苦。对于康复医师、治疗师和家属来说,哪怕是减少患儿一点点不愉快的刺激,给予比较多量的快乐刺激的经验,都关联着患儿QOL的提高。

能够使患儿高兴起来的刺激千差万别,有的患儿可能会被肥皂泡和镜子球等美丽的光刺激所吸引,也有的患儿喜欢像羽毛样轻柔的触觉刺激等。医生和治疗师要及早发现患儿所喜好的感觉刺激,通过不断给予相应的刺激,就有使患儿向游戏等自发活动发展的可能性。

对于重症心身障碍儿,应该将患儿喜好的感觉刺激或游戏方式的提示总结到工作日程中,使之成为日常训练程序的一部分。为了患儿活动方便及保持坐位也需要配置轮椅,对轮椅座位要活用,如根据患儿情况调解其高度、倾斜度等。这样,照顾患儿的治疗师或其他人对患儿的训练等的参与方法会一点一点地发生变化。也许其后不久,患儿的表情就会变得安稳,并能够用眼睛追逐治疗师等,于是就提高了其对周围的关心度。另外,对于患儿,游戏是身体活动的原动力,欢快的游戏会成为向更多情况挑战的能量。所以治疗师和父母要针对患儿的情况自行设计各种游戏方法,增加患儿的参与能力,提高其能动性。

(五) 对患儿家属的支援

如果重症心身障碍儿在家庭内疗育,家属需要担当许多护理和管理的任务,所以应该体谅家属身体、精神、社会和经济的负担。要使家庭中患儿的协助者认识到物理治疗和作业治疗的必要性,为了减轻协助者的负担,医生和治疗师不仅要给予心理上的支持,还需要指导协助患儿的方法和对家庭环境进行改造,并指导父母和协助者能积极地对患儿应用辅助用具。担当社会资源和患儿父母之间的桥梁也是物理治疗师和作业治疗师的重要任务,为了给家长提供必要的信息,应该掌握许多相关的知识和社会信息。

以上论述的是重症心身障碍儿的疾病特点和康复治疗要点,即适用于在康复机构中康复治疗的患儿,也适用于在家庭内疗育的患儿。更重要的是,对合并重度精神迟滞的患儿还应该通过教育、保育等方法促进其精神功能的发育。

目前比上述一切更重要的是,开发出不让这样的重症患儿出生的预防方法,这些都是目前学者们研究的内容。另外,必须致力于通过对胎内及新生儿期的早期诊断和早期治疗,防止发生重度障碍或减轻重症患儿的症状。

(陈秀洁)

参 考 文 献

1. 大岛一良. 重症心身障害の基本的問題. 公衆衛生, 1971, 35: 648-655.

2. 樋口和郎. 重症心身障害. 小児科診療, 2002, 65: 612-620.

3. 杉浦千登勢, 汐田まどか, 北原佶. 重症心身障害児の管理. 小児科, 2005, 46: 883-890.

4. 山崎宗廣. 呼吸器. 淺倉次男・監. 重症心身障害児のトータルケア. 東京: 新しい発達支援の方向性を求めて, へるす, 2006: 93-99.

5. 北住映二, 米山明, 長瀬美香, 他. 誤嚥・呼吸障害など全身状態と摂食機能との関連. 金子芳洋・監, 尾本和彦・編, 障害児者の摂食・嚥下・呼吸リハビリテーション, その基礎と実践. 東京: 医歯薬出版株式会社, 2005: 48-124.

6. 田中肇. 障害児の睡眠障害. 小児看護, 2005, 28 (11): 1522-1526.

7. 五味重春, 浅田美江等. 脳性麻痺. 2版, 東京: 医歯薬出版株式会社, 1989.

8. Finnie NR (梶浦一郎監訳). 脳性麻痺の家庭療育. 3版. 東京: 医歯薬出版株式会社, 1988.

9. 平井孝明. 重症心身障害児者の姿勢管理の実際. 日重症心身障害会誌, 2004: 29.

10. 江草安彦. 重症心身障害児者の療育指針. 東京: 医歯薬出版株式会社, 1982.

第十二章

小儿脑性瘫痪的步行与步行分析

第一节 步行运动及其功能障碍

正常人的步行能力体现了神经、肌肉、骨骼及生理支持系统的完美整合以及在功能上的相互依赖关系,整个步行模式是复杂的协调运动。步行运动是全身运动,有全身肌参与。在步行过程中,身体各部分按一定的次序移动,有关的肌有节奏地收缩与松弛。每组肌参与的程度取决于步伐的步幅与高度、行走速度以及行走时的环境。步行周期中多组肌的协调收缩,起到平衡身体、加速、减速及吸收震动的作用。

一、正常小儿的步行功能

(一) 正常小儿步行功能的发育过程

小儿步行功能的发育是循序渐进的过程,是由新生儿时期的自动步行至 1 岁左右开始独立步行,3 岁左右发育为上、下肢交互运动的步行,到 6~7 岁时才能发育为成熟、实用的步行运动模式的漫长过程。新生儿期存在的阳性支持反应和自动步行,是独站和步行的萌芽。到了 1~3 个月,小儿在扶持立位时两下肢呈半伸展半屈曲状态,开始了阴性支持阶段。至 4 个月,扶持立位时两下肢仍呈屈曲位,偶可见足尖站立的状态。5 个月时,两下肢负荷体重的能力增强,稍加扶持即可站立。两下肢伸展如柱状,可负荷体重 1~2 分钟,仍有足尖站立的状态。到 6 个月,扶持立位时两下肢可负荷体重,可有跳跃动作,足尖站立状态消失。至 7 个月时,运动形式发生改变,扶持立位上常有自行下蹲后再站起的动作,即出现双下肢反复屈曲、伸展的动作。8 个月时,扶持立位上两下肢可以完全地负荷体重,喜欢不断地跳跃,无需扶持可自己扶持物体站立。到了 9 个月,小儿可以自己抓物站起,检查者扶持小儿的两手时也可以站起。10 个月时,小儿扶物站时可抬起一只脚,可以呈膝立位和单膝立位的姿势,并可以从这 2 个体位上站起来。11 个月时,立位趋于稳定,可扶物向侧方行走。至 12 个月,小儿可以独立地站立,牵其一只手即可以行走,部分小儿可以开始独立步行。14~15 个月时,可独立步行数米,可以自己爬上楼梯,可以自己从站立位转换为下蹲位。18 个月时,独立步行时仍然偶尔有跌跤,他人牵其手可以上楼梯,开始笨拙地跑。24 个月时,小儿自己可以下楼梯,但是是以两步一阶的方式(两步一阶:即一只足迈上或下到一级台阶后,另一只足在上台阶或下台阶时仍站于同一级台阶上,然后再开始下一步,而不是直接上或下至一级台阶上)。这时开始会跑步,可以进行踢球游戏,可扶栏杆两步一阶地上楼梯。到了30个月,小儿可以独自地两步一阶地上楼梯,会自己滑滑梯,会故意用脚尖走路。36个月时可以上、下楼梯,上的时候可能还是一步一阶,但下楼梯的时候则两步一阶。会骑三轮车,会单足站立,可从高处往下跳。在这一时期基本形成成熟的步行模式。48个月时,开始可以一步一阶地上、下楼梯,会用一只脚原地跳跃。至60个月时,可以跳着走路,会翻跟斗,会打秋千。

(二)正常小儿的步行模式

正常小儿的步行模式随年龄增长而不断发生变化,发育过程中主要有以下3种步行模式:

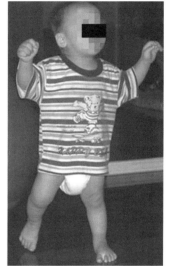

1. 高姿卫兵步行模式 小儿在刚刚开始学步时,常常出现将两上肢高举的步行姿势,称为高姿卫兵(high guard)步行的模式,也称为挑担样步行(图12-1)。图中是11个月正常小儿的步行(刚开始独立步行)。

这种步行的模式是同侧上、下肢一边进行交替地伸展、屈曲活动一边向前移动的非对称性运动模式。这种步行模式中,躯干的侧屈活动和摆动期中下肢的活动都是呈现原始的屈肌模式,为了使身体取得平衡用高举的上肢来代偿。步行时双肩和双侧骨盆之间无回旋,是同步的活动,即同侧的肩和骨盆同时向前或向后活动,没有交替的前后运动形式(见图4-16)。

2. 对侧上、下肢交互的步行运动模式 小儿大约在3岁左右可以形成两上肢分别地在身体一侧交替地摆动,对侧上、下肢交互的步行运动模式(图12-2),图中可见上、下肢的反向运动模式。

图 12-1 高姿卫兵步行模式

这一时期在步行中同侧的肩与骨盆成反向运动的运动形式(见图4-18)。

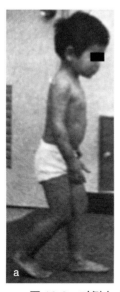
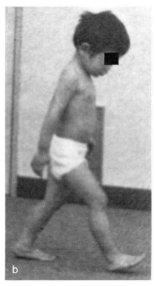

图 12-2 对侧上、下肢交互的步行运动模式
a:右足迈向前方,右上肢摆向前方;b:右足跟着地,右上肢摆向后方。

3. 实用、成熟的步行运动模式　小儿大约在 6~7 岁时转换为成熟、实用的步行运动模式,其步行运动方式基本与上述 2 相同,但是较 2 更为成熟与实用(见图 4-17)。

小儿的步行运动模式随着其月龄、年龄的推移而逐渐地发生变化,四肢、躯干之间在步行运动中活动上的相互关系是从开始时相同肢体的屈曲、伸展的左右对称运动,或者同侧肢体伸展、屈曲交互的左右非对称运动向四肢交互、对角线的步行运动模式发育的过程。

(三) 迈步运动的发育过程

将下肢有节律的交互运动称为迈步运动(stepping movement),人类为了保证步行运动的进行必须具备如下条件:

1. 抗重力功能的成熟　才能保证身体竖直的独站,为步行做准备。

2. 维持平衡能力的成熟　才能保证步行运动中躯干和四肢运动间运动的协调。

3. 可以进行迈步运动　迈步运动是步行的基础。

4. 向前的推进力　这种推进力则必须在具有上述 3 个条件的基础之上才能发挥作用。

通常把新生儿的迈步运动称为自动步行(automatic walking),新生儿的抗重力功能和推进力尚未成熟,只不过是由检查者扶持其腋下使其足底着床,一边轻轻地向左右倾斜其身体一边再前倾,这时新生儿会出现下肢交互地前行的动作,这就是自动步行(图 12-3),图中是生后 5 日的成熟儿,a 使其身体前倾,并轻度向右倾斜。b 小儿迈出左下肢。c 左足逐渐着地,d 将躯干向左侧倾斜。e 使体重支持在左足。f 于是迈出右足。2~4 个月时这种自动步行逐渐消失,

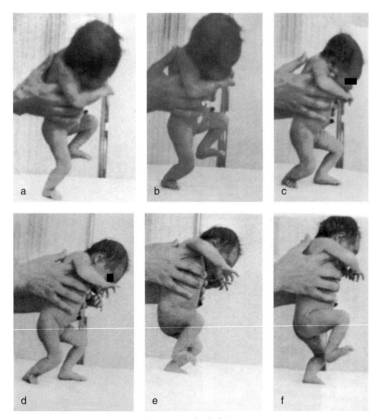

图 12-3　自动步行

a:使躯干前倾;b:迈出左足;c:左足着地;d:将躯干向左倾斜;e:左足支持体重;f:迈出右足。

而后在 7~9 个月时又出现,在 3、4 个月 ~7 至 9 个月之间发生了交互运动消失的时期,但是在这一时期内,如果将小儿放入水中或者使其头部背屈,仍可以诱发出这一交互运动。

对于 7~9 个月的婴儿,只需将其躯干轻轻地前倾就会出现其下肢迈出向前方的交互运动,称此为踏步反应,图 12-4 中是尚不能独立步行的 13 个月正常儿,a 当将其躯干向前方倾斜时,b、c、d、e 出现下肢交互向前迈出的运动。在这一时期抗重力功能正在向成熟发育的过程中,但是立位的平衡反应和推进力尚未成熟。至 1 岁半左右,立位的移动活动趋于稳定,下肢可见到有节律的交互运动,平衡和推进力也逐步趋向成熟。

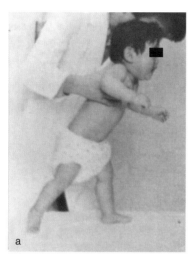
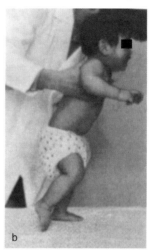
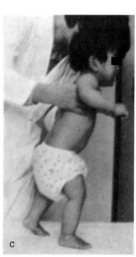
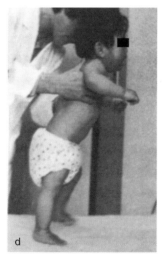
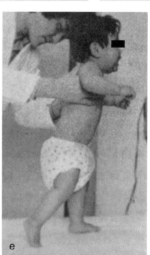

图 12-4 踏步反应
a:使躯干前倾;b:右足抬起欲迈出;c:右足着地;
d:左足抬起欲迈出;e:左足着地。

二、步行中的肌功能障碍与异常步态

(一)影响步态及步行功能的原因

1. **运动损伤** 骨折、肌或韧带挫伤等影响关节活动幅度,导致步态异常。

2. **疼痛**   关节、肌或韧带因故疼痛而影响正常的步行运动。

3. **中枢神经损伤**   致使中枢神经对肢体运动调节的失控,导致肌张力失调和肌痉挛等,从而影响正常的步行运动,例如臀大肌步态、臀中肌步态等。

4. **外周神经损伤**   包括神经丛损伤、神经干损伤、外周神经病变等导致特定的肌无力步态,例如股四头肌步态等。主要因素是肌肉的失神经支配造成的肌无力和瘫痪。

(二)常见的异常步态

1. 以中枢神经损伤为主导的异常步态

偏瘫步态:由于中枢神经损伤引起肌张力和运动控制的变化从而导致步态异常。表现为患侧上肢屈肌痉挛,致使上肢在摆动时肩、肘、腕及手指关节屈曲、内收,患侧下肢的伸肌痉挛(股四头肌),致使膝关节僵硬而于摆动相时活动范围减小(图 12-5a)。患侧足下垂、内翻,由于重力和伸肌无力和/或小腿三头肌痉挛和挛缩均可导致摆动相踝关节背屈不足,常与足内翻同时存在,使廓清障碍。为了将瘫痪侧向前迈进,摆动相患侧臀大肌和腘绳肌等代偿性骨盆上提,髋关节外展外旋,使患侧下肢经外侧画一个半圆弧,而将患侧下肢回旋向前迈出,故又称画圈步态(图 12-5b),也称拖拽步态。

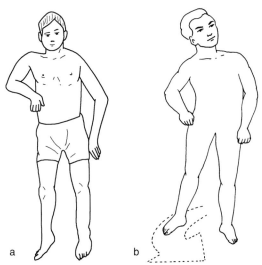

图 12-5   偏瘫的临床表现和步态
a:患侧上、下肢的临床表现;b:画圈步态。

2. 与肌无力相关的异常步态

(1)股四头肌步态:股四头肌麻痹者,行走中支撑相伸膝的稳定性将受到影响,表现为足跟着地后,由于臀大肌要代偿股四头肌的功能而使髋关节伸展,膝关节被动伸直,造成膝反张。如果同时有伸髋肌无力,则患者会俯身去按压大腿,使膝伸直。

(2)跨越步态:又称垂足步态,当作为踝关节背屈肌的胫骨前肌麻痹时,踝关节在摆动相呈跖屈,表现为足下垂;在步行摆动期为了使足尖离地,保证廓清动作完成,患者需要通过抬高患肢进行代偿,这时髋关节及膝关节屈曲程度代偿性增大,形成跨越步态。同时支撑相早期由全足掌或足尖先接触地面,多见于腓总神经麻痹患者。

当胫骨前肌无力时,在足触地后,由于踝关节不能控制跖屈,所以支撑相早期缩短,迅速进入支撑相中期。

如果同时合并有屈髋肌无力或下肢痉挛则表现为足趾拖地行走,同时伴有髋关节的外展、外旋(图 12-6)。

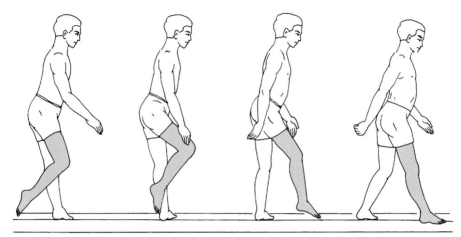

图 12-6　胫骨前肌无力步态

(三) 肌肉异常所导致的步行障碍

1. 髋关节内收肌群紧张、挛缩

(1)原因:髋关节内收肌紧张、痉挛和挛缩是痉挛型脑瘫患儿最常见的障碍之一,其发生原因如下:

1)脑损伤本身导致:因脑损伤本身致内收肌群紧张或痉挛,在临床上表现出一系列症状。如果长时间持续地维持着紧张或痉挛状态,至年长儿时会导致髋关节内收挛缩。

2)骨盆不稳定:由于骨盆不稳定会间接影响髋关节的运动,使其在运动时表现出过度的紧张,特别是使内收肌群明显紧张。

(2)对患儿运动功能的影响:两下肢紧张内收,外展困难。在移动运动中两下肢表现交叉,如腹爬时的两下肢交叉(见图 1-28)。最典型的表现是步行中的交叉步态(见图 1-32)。交叉步态又称剪刀步态,是痉挛型脑瘫的典型步态。因髋关节内收肌痉挛,步行时两髋内收,两下肢交叉,双膝内侧常相互摩擦碰撞,足尖着地,呈交叉步态,严重时步行困难。与此异常步态相关的肌有髋内收肌群、髋外展肌群、髂腰肌、耻骨肌、缝匠肌、内侧腘绳肌和臀大肌。

2. 臀大肌异常

(1)臀大肌过度紧张:在各体位的表现是,仰卧位上髋关节呈现紧张性外展、外旋;四点支持位上髋关节无法形成屈曲姿势;站立位上腹部前凸。

(2)臀大肌过弱

1)原因:髂腰肌紧张、痉挛,导致作为拮抗肌的臀大肌肌力减弱。

2)临床表现:①仰卧位:髋关节呈内收、内旋、屈曲状态。②膝立位:髋关节容易屈曲,导致难以保持躯干直立位。③步行:表现出臀大肌无力步态,即当臀大肌肌力下降时,由韧带支持及棘旁肌来代偿臀大肌的作用,导致在支撑相早期臀部突然后退,支撑相中期腰部前凸,以保持重力线在髋关节之后,形成所谓的臀大肌步态(见图 8-52)。腘绳肌可以部分代偿臀大肌,但是在外周神经损伤时,腘绳肌与臀大肌的神经支配往往同时受损害。

3. 臀中肌、臀小肌异常

(1)原因:由于痉挛型脑瘫患儿内收肌、髂腰肌和耻骨肌紧张痉挛,导致作为这些肌拮抗肌的臀中、小肌过弱。

(2)临床表现:髋关节伸展和外展发生困难,导致如下障碍:

1)交叉步态:由于髋关节紧张内收,步行中双下肢难以外展,出现交叉步态。

2)难以维持膝立位:由于髋关节伸展困难,使患儿表现膝立位发生困难,更难维持这一体位。

3)步行中重心转移困难:因为这样的患儿在步行过程中难以维持占步行周期 60% 的支撑相,即难以维持单足站立。于是就形成了一种不充分的重心转移步态,即在行走时,重心维持在两脚之间。

4)单脚站立:呈现髋关节内收,内旋,屈曲的姿势。

5)臀中肌步态:臀中肌和臀小肌是走步和站立时保持良好姿势的重要肌肉。正常人走路时,躯干基本保持直立,髋相对固定,提腿跨步侧的髋由于臀中、小肌收缩而抬高。在这两块肌肉无力时,髋不能固定也无力抬起、外展和旋转该侧大腿,所以走路时,是通过使身体向对侧侧屈的代偿方式来使该侧髋升高,借以搬动该侧下肢提步跨腿,形成鸭步样步态,称之为鸭步式臀肌失效步态。

步行时呈臀中肌无力步态,即在支撑相早期和中期,骨盆向患侧下移超过 5°,髋关节向患侧凸,患者肩和腰出现代偿性侧弯,以增加骨盆稳定度(图 8-53)。患侧下肢功能性相对过长,所以在摆动相膝关节和踝关节屈曲增加,以保证地面廓清动作完成。

4. 臀中肌和梨状肌紧张或痉挛

(1)临床表现:导致髋关节紧张外展、外旋,主要见于痉挛型四肢瘫、痉挛型双瘫和肌张力低下型患儿,另外缝匠肌肌张力过高也是原因之一。临床上,髋关节紧张外展、外旋常同时有躯干紧张性背伸或肩胛带紧张后缩。

(2)对患儿运动功能的影响:影响翻身运动的进行,患儿不能从仰卧位翻转为俯卧位。在仰卧位上表现为两下肢分开、屈膝,双膝向外,似蛙状肢位。其实,髋关节紧张外展、外旋有利于坐位,但如果有躯干紧张性背伸或肩胛带紧张后缩则不能维持坐位稳定。

5. 缝匠肌异常   见第八章。

6. 阔筋膜张肌过弱   见第八章。

7. 梨状肌异常   见第八章。

第二节   正常步行分析

步行运动检查主要应用步行分析的方法,步行分析(gait analysis)是利用力学原理和人体解剖学、生理学知识等对一个人行走的功能状态进行分析的研究方法。用以评定步行的异常所见,确定治疗方案和判断治疗前后的疗效,评定肢体的伤残程度等。可以通过对步行的观察或者用仪器检查等方法来进行步行分析,对步行观察的要点有以下 4 点。

一、步行分析应用的数据

(一) 步行周期

一个步行周期(gait cycle,S)指行走过程中一侧足跟着地至该侧足跟再次着地时所经过的时间。每一个步行周期分为支撑相(支撑期)和摆动相(迈步期或相)2个阶段,支撑相大约占步行周期的60%,迈步相大约占其中的40%(图12-7)。步行周期和时相与步行速度关系密切,在分析时必须加以考虑。

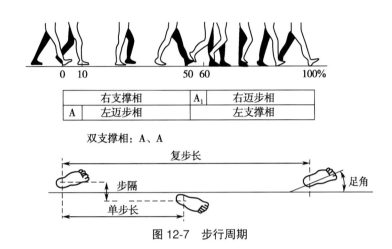

图 12-7　步行周期

(二) 步态时相

步态时相(gait phase)又称为时期(period),是指在步行中每一个步态周期都包含着一系列典型的体位,把这种典型的体位在一个步行周期中所占的时间用百分数或秒来表示,即步态时相,步态时相分为以下几种。

1. **双支撑相**(double supporting)　即两只足都着地的时期,双支撑相在一个步行周期中出现2次,即从右足跟着地开始至左足趾离地,以及从左足跟着地开始至右足趾离地的2个时相(见图12-7)。

2. **单支撑相**(single supporting)　即一只足着地时期,即从右足跟着地开始至右足趾离地的右支撑相和从左足跟着地开始至左足趾离地的左支撑相的2个时相(见图12-7)。

3. **摆动相**(swing phase)　是从左足趾离地开始至左足跟着地的左摆动相,和从右足趾离地开始至右足跟着地的右摆动相2个时相(见图12-7)。

正常情况下,2个双支撑相大致相等,约各占步态周期的10%,单支撑相与摆动相也大致相等,约各占40%。

4. **详细步行分期及时间**

(1)支撑相:又称站立相,通常是指一侧下肢足跟着地及承受重力到足尖离地的阶段。分为早期、中期和末期。

1)支撑相早期(early stance):通常是指一侧足跟着地到同侧足尖离地的过程。①首次触地:指足跟接触地面的瞬间,使下肢前向运动减速,落实足在支撑相位置的动作。参与肌主要包括胫骨前肌、臀大肌和腘绳肌。②承重反应:指首次触地之后重心由足跟向全足转移的过程。骨盆运动在此期间趋向稳定,参与肌包括股四头肌、臀中肌、腓肠肌。③双支撑相:支撑足首次触地及承重反应期相当于对侧足的减重反应和足离地,由于此时双足均在地面,又称为双支撑相。双支撑相是步行周期中最稳定的时期。双支撑相的时间与步行速度成反比。双支撑相时间越长,步行速度越慢,步行越稳定;而双支撑相时间越短,步行速度加快,但步行越不稳定。到跑步时双支撑相消失,表现为双足腾空。步行障碍患者往往首先出现的异常就是双支撑相时间延长,步行速度减慢,以增加步行的稳定性。④地面反作用力(GRF):首次触地时的 GRF 一般相当于体重和加速度的综合,正常步速时 GRF 为体重的120%~140%。步速越快,GRF 越高。下肢承重能力降低时可以通过减慢步速,减少肢体首次触地负荷。缓慢步态的 GRF 等于体重。患者在下肢承重能力减退时往往通过减慢步行速度以减轻下肢承重负荷。

2)支撑相中期(mid stance):支撑足全部着地,对侧足处于摆动相的时期,是唯一单足支撑全部重力的时相,正常步速时大约为步行周期的 38%~40%。主要功能是保持膝关节稳定,控制胫骨前向惯性运动,为下肢向前推进做准备。参与肌主要为腓肠肌和比目鱼肌。下肢承重力小于体重或身体不稳定时此期缩短,以将重心迅速转移到另一足,保持身体平衡。

3)支撑相末期(terminal stance):是指在一个步行周期中,当一侧下肢完成足跟抬起到足尖向下蹬踏离开地面的时期内,另一侧下肢同时进行足跟着地和全足底着地的动作,所以产生了双足同时着地的阶段。

支撑相末期是指支撑的下肢主动加速蹬离(push off)的阶段,开始于足跟抬起离地,结束于足离地约为步行周期的 10%~12%,此时对侧足则处于支撑相早期。此阶段身体重心向对侧下肢转移,又称为摆动前期。在缓慢步行时可以没有蹬离,而只是足趾离开地面,称为足趾离地(toe off)。踝关节保持跖屈,髋关节主动屈曲,参与肌为腓肠肌和比目鱼肌(等长收缩)、股四头肌和髂腰肌(向心收缩)。

(2)摆动相:又称迈步相,是指下肢离开地面后,在空中向前迈进到着地前的时期,也分为早、中、晚三期。摆动相是在步行中始终与地无接触的阶段,通常指从一侧下肢的足尖离地,到同侧足跟着地的阶段。

1)摆动相早期(initial swing):足离地,主要的动作为廓清地面和下肢屈髋带动屈膝,加速肢体向前摆动,占步行周期的 13%~15%。参与肌主要有胫骨前肌、髂腰肌和股四头肌。如果廓清地面障碍(如足下垂),或加速障碍(髂腰肌和股四头肌肌力不足),将影响下肢前向摆动,导致步态异常。

2)摆动相中期(mid swing):大腿继续向前摆动,膝关节开始伸展,足摆动至身体前方,参与肌主要有胫骨前肌,保持踝关节背屈。此期廓清仍然是主要任务,占步行周期的 10%。

3)摆动相末期(terminal swing):主要任务是下肢向前运动减缓,为再次着地做准备,占步行周期的 15%。其间参与肌有腘绳肌、臀大肌、胫骨前肌、股四头肌。

5. 其他区分步行周期的方法

(1)首次触地:为步行周期和支撑相的起始点,指足跟或足底的其他部位第 1 次与地面接触的瞬间。正常人行走的首次着地方式为足跟着地。

(2)承重反应期:指足跟着地后足底与地面全面接触瞬间的一段时间。

(3)站立中期:指从对侧下肢离地至躯干位于该侧腿正上方时;此时重心位于支撑面正上方,占 15%~40% 的步行周期。

（4）站立末期：指从支撑足跟离地时到对侧下肢足跟着地，占 40%~50% 的步行周期。

（5）迈步前期：指从对侧下肢足跟着地到支撑足趾离地之前的一段时间，占 50%~60% 的步行周期。

（6）迈步初期：从支撑腿离地至该腿膝关节达到最大屈曲时，占 60%~70% 的步行周期。

（7）迈步中期：从膝关节最大屈曲摆动到小腿与地面垂直时，占 70%~85% 的步行周期。

（8）迈步末期：指与地面垂直的小腿向前摆动至该足跟再次着地之前，占 85%~100% 的步行周期。

（三）步长

步长又称为单步长（step length），是指在行走时由一侧足跟着地开始至紧接着的对侧足跟着地时所行进的距离，用 cm 表示（见图 12-7）。

（四）步幅

步幅又称为复步长（stride length），是指在行走时由一侧足跟着地开始至这侧足跟再次着地时所行进的距离，也用 cm 表示，其大小应该是步长的 2 倍（见图 12-7）。

（五）步频

步频又称为步调（cadence），是指在行走时单位时间（1 分钟）内迈出的步数，用步 /min 表示。

（六）步速

步速即行走速度（walking velocity），是指在行走时单位时间（一般用每分钟）内整体移动的直线距离，用米 /min 表示。

（七）足角

足角的测量方法是，在一个人的步行线路上画一直线，在其行走时其中一只脚的印记上沿第二足趾的长轴向足跟画一延长线，这一延长线与上述直线所相交的角即足角（见图 12-7）。

（八）步隔

步隔即两足间的横侧距离，其测量方法是，在一个人的步行线路上画一直线，在左右两足的足印记上跟骨底的中央向这一直线分别画一平行线并向两足之间延长，两延长线间的距离即为步隔（见图 12-7）。

二、步行运动学和动力学特征

1. 运动学特征

（1）人体重心：人体重心位于第二骶骨前缘，两髋关节中央。直线运动中该重心是身体上下和左右摆动幅度最小的部位。

身体重心摆动包括：①骨盆前后倾斜：摆动侧的髋关节前向速度高于支撑侧，造成骨盆前倾。②骨盆左右倾斜：摆动侧骨盆平面低于支撑侧。③骨盆侧移：支撑相骨盆向支撑腿的方向侧移。④纵向摆动：重力中心在单支撑相时最高，双支撑相时最低。上下摆动 8~10cm。⑤膝关节支撑相早期屈曲：支撑侧膝关节屈曲 15°。⑥体重转移：支撑侧早期在跖屈肌的作用下体重由足跟转移到全足。⑦膝关节支撑相晚期屈曲：支撑侧膝关节屈曲 30°~40°。步行时减少重心摆动是降低能耗的关键。

（2）廓清机制：廓清（clearance）指步行摆动相下肢适当离开地面，以保证肢体向前行进，包括摆动相早期 - 中期髋关节屈曲，摆动相早期膝关节屈曲，摆动相中 - 后期踝关节背屈。骨盆稳定性参与廓清机制。支撑相的影响包括支撑中期踝跖屈控制（防止胫骨过分前向行进),中期至末期膝关节伸展和末期足跟抬起(踝跖屈)。

2. **动力学特征**　步态的动力学特征与步行速度有关。临床步行分析一般采用自然步行速度,即受试者最舒服和能量使用效率最高的步行方式。

(1)垂直重力:垂直重力呈双峰型,即首次触地时身体 GRF 超过体重,表现为第 1 次高峰;在身体重心越过重力线时,体重向对侧下肢转移,至对侧下肢首次触地并进入承重期时 GRF 降低到最低点;然后由于蹬离的反作用力,GRF 增加,一般与承重期的应力相似;在足离地时压力降低到零,进入摆动相。在下肢承重能力降低时,可以通过减慢步行速度,以减轻关节承重,此时 GRF 的双高峰曲线消失,表现为与体重一致的单峰波形。

(2)剪力:垂直剪力(shears)在首次触地时向前,越过重心线时剪力向后。表现为前后反向的尖峰图形。左右(内外)剪力形态相似,但是幅度较小。

(3)力矩:力矩(torque)是机体外力与内力作用的综合,是动力学与运动学的结合,受肌肉力量、关节稳定度和运动方向的影响。

三、自然步态

1. **步行的基本功能**　从某一地方安全、有效地移动到另一地方。
2. **自然步态的要点**
(1)合理的步长、步宽、步频。
(2)上身姿势稳定。
(3)最佳能量消耗或最省力的步行姿态。
3. **自然步态的生物力学因素**
(1)具备控制肢体前向运动的肌力或机械能。
(2)可以在足触地时有效地吸收机械能,以减少撞击,并控制身体的前向进程。
(3)支撑相有合理的肌力及髋、膝、踝角度,以及充分的支撑面。
(4)摆动相有足够的推进力、充分的下肢地面廓清和合理的足触地姿势控制。

四、步行的观察内容

(一) 一般步行的观察内容
1. **步行时足着地时的姿势(stance)**　观察两足是否平行,有无足尖向内或向外的现象。
2. **步行时下肢的摆动情况(swing)**　下肢摆动是否与前进的方向平行,行走的路线是否笔直,迈出一侧的下肢有无画弧样的摆动方式。
3. **步行中骨盆的状态**　观察骨盆有无扭转,有无倾斜。
4. **上肢的运动**　步行中能否见到上肢的共同运动。
5. **步行中两足的距离(base)和步幅**　步行中两足的距离和左右足的步幅(stride)如何,每一步的步幅是否一致,左足的步幅和右足的步幅是否相同。
6. **足的状态及整体的节律性如何**　观察步行中足的状态和步行节律性。

如果可疑有步行的障碍,可让小儿加快步行的速度,观察共同运动、不随意运动、瘫痪、失调等症状的有无等。

(二) 观察特殊的步行方式
在观察普通的步行之后,让小儿进行如下的步行方式。

1. 在一条直线上步行（walking along a straight line）。

2. 用足尖步行（walking on tip toe）。

3. 用足跟步行（walking on heels）。

正常小儿在 4 岁左右可以在直线上步行，用足尖和足跟步行需在 3 岁以后。

（三）观察在板上的步行方式

对于 5 岁以后的幼儿应准备一块长 2m，宽 7cm 的木板，观察小儿在木板上面步行的情况，在这板上步行容易发现轻微的步行障碍。

五、步行分析的方法

（一）目测法

根据检查者对患儿进行中的步行的观察判断步行情况，不需要仪器，使用方便，但具有主观性，可靠性差。主要是观察患儿有无异常步态，如痉挛步态、偏瘫步态、臀大肌步态、臀中肌步态、不对称步态等。观察中注意全身姿势和步态，包括步行节律、稳定性、流畅性、对称性、重心偏移、手臂摆动、诸关节姿态与角度、患者神态与表情、辅助装置（矫形器、助行器）的作用等。在自然步态观察的基础上，可以要求患者加快步速，减少足接触面（踮足或足跟步行）或步宽（两足沿中线步行），以凸显异常；也可以通过增大接触面或给予支撑（足矫形垫或矫形器），以改善异常，从而协助评估。

（二）运动学定量步行分析法

1. 足印法　是最早期的步行分析方法，是简易的方法之一。在足底涂上墨汁，在步行通道（一般为 4~6m）铺上白纸。受试者走过白纸，留下足迹，便可以测量距离。也可以在黑色通道上均匀撒上白色粉末，让患者赤足通过通道，留下足迹。获得的参数包括：①步长。②步长时间（step time）：指一足着地至对侧足着地的平均时间。③步幅。④步行周期。⑤步频：步频 =60（S）÷步长平均时间（S）。由于步长时间两足不同，所以一般取其均值。有人按左右步长单独计算步频，以表示两侧步长的差异。⑥步速：步速 = 步幅 ÷ 步行周期。⑦步隔（walking base）：也称为支撑基础（supporting base），左右足分别计算。⑧足偏角（toe out angle）：左右足分别计算。

2. 足开关　是一种微型的电子开关装置，装置在类似于鞋垫形状的测定板内，分别置放于前脚掌（掌开关）和脚跟（跟开关）。电子开关由足跟触地首先触发跟开关，前脚掌触地时触发掌开关，足跟离地时关闭跟开关，足尖离地时关闭掌开关。这是最常用的时间定位标志。除了可以迅速获得上述参数外，还可以获得下列资料：

（1）第一双支撑相：跟开关触发至掌开关触发的时间。

（2）单足支撑相：跟开关与掌开关同时触发的时间。

（3）第二双支撑相：跟开关关闭和掌开关关闭之间的时间。

（4）摆动相：掌开关关闭至下次跟开关触发的时间。

（5）各时相在步行周期的比例。

3. 电子步态垫　是足印法和足开关的结合，电子步态垫的长度为 3~4m，有 10 000 个压感电阻均匀地分布在垫下。受试者通过该垫时，足底的压力直接被监测，并转换为数字信号，通过计算机立即求出上述所有参数。

（1）同步摄像分析：在 4~8m 的步行通道周围设置 2~6 台摄像机，同时记录受试者步行图像,并采用同步慢放的方式,将受试者的动作分解,进行观察和分析。

(2)三维数字化分析:通过2~6台检测仪(数字化检测仪或特殊摄像机)连续获取受试者步行时关节标记物的信号,通过计算机转换为数字信号,分析受试者的三维运动特征。同一标记物被2台以上的检测仪同时获取时,即可进行三维图像重建和分析。输出结果包括:数字化重建的三维步态、各关节三维角度变化、速率和时相。关节标记物一般置放于需要观察的关节或重力中心。

(3)关节角度计分析:采用特制的关节角度计固定于被测关节,记录关节活动的角度改变,转换为数字信号并用计算机重建步态。优点是操作简便,特别是上肢检查十分方便;缺点是难以正确记录旋转和倾斜活动。

定性分析的优点是不需要昂贵的设计,评价快速方便。缺点是结果具有一定的主观性,与观察者的观察技术水平和临床经验有着直接关系。检查者难以准确地在短时间内完成多部位、多环节的分析,由于属定性分析,不能够进行量化,所以不利于进行学术交流。

4. 三维步行分析系统进行定性分析　由一组摄像机(三维动作捕捉系统)、足底压力板、三维测力台、无线表面肌电图仪,以及控制以上多组装置同步运动,并对观测结果进行分析处理的计算机及外围设备构成。对行走中的各种参数进行实时采集和处理,并在此基础上计算出某些反映人体步态的特征性参数,如关节角度,重心的位移,肌肉产生的力矩及肌肉功率等,从而实现对人体运动功能定性分析。

(1)足底压力测量系统:对足底压力分析及其大小进行监测、定位、定量分析,通过不同压力点数据计算时空参数。运动图像捕捉分析系统包括6~8个专业用摄像头和标志点,通过摄像头捕捉人体标志点的运动轨迹,再通过计算机分析得到标记物的三维空间坐标,从而得到人体、肢体关节运动角度的参数。例如下肢的屈伸、内收外展、内旋外旋等。

(2)三维测力台系统:用于采集人体足底作用于测力台的信号数据,测量计算和分析地反作用力、力矩以及功和功率等参数。

(3)表面肌电图系统:用于对人体骨骼及电信号进行采集和分析,表面肌电图可对原始肌电信号进行幅度、频率、激活顺序、频谱等分析。肌电信号是一种微弱的电信号,它的幅度在100~5 000微伏之间,因此要求表面肌电图设备的灵敏度高、抗干扰性强。

(4)同步分析系统:由控制以上多组装置同步运动,并对捕捉信息结果进行分析处理的计算机及外围设备构成。同步实现运动图像捕捉系统,足底压力板、测力台、表面肌电图仪等系统的采集和分析,实时同步采集和分析人体运动的动力学、运动学和肌电图数据足印法,分别测量步长、步长时间、步幅、步行周期、步频、步宽和步速,分析结果。

第三节　小儿脑性瘫痪和步行

一、概述

对脑瘫的步行分析与其他疾病同样,通过对步行时的病理状态和异常代偿机构的理解决定手术治疗的方法和进行效果的判定,具有相当重要的意义。为此,步行分析可以客观地得到患儿步行能力质和量的信息。

步行的定义有很多种，其中用于步行分析的是，步行是持续的一边保持平衡和稳定，一边使身体前进的立位姿势的结果（图12-8）。要想得到稳定的立位姿势和适当的步幅，需要2个基本条件。即使有很轻微的姿势异常，也会使步幅异常，步行变得不充分。若存在明显的变形，其结果是不可能步行。因此，必须满足基本的必要条件，但是为了很好地步行，并不是必须身体上完美无缺。对于临床所见的异常和患者的异常步行，可以根据与其相关的问题选择适当的治疗方法，目的是改善功能或改善美容，从这两方面进行选择。

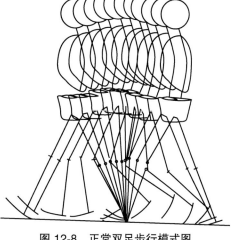

图 12-8 正常双足步行模式图

图 12-8 中是对正常双足步行（double gait）进行的连续带闪光灯的照相记录，图中可见随着左足向前方游走，支撑相的足支撑身体，在流畅地发生姿势变化的同时，摆动相的下肢和躯干向前方移动。

大部分不能步行类型的脑瘫患者，临床所见和观察到的步行之间有密切的关系。若是局部关节外伤或者关节炎，对于其影响能够给予正确的预知。例如，脊髓灰质炎、进行性肌营养不良、末梢神经损伤等麻痹的类型很多，还有能够预知的因肌力缺欠而导致的功能方面的结果。

但是，这样的预知在脑瘫是不可能的，原因很多，其一是引起运动功能障碍的病变部位隐藏在大脑、脊髓等中枢部位；其二是患者的动作经过多数的感觉运动变换中枢的阶层调整；其三是由于脑的障碍使这一阶层的构造被破坏而带来的多种影响等。

二、神经学的调节机构

在人体运动活动中能够被定义的模式包括：随意选择的运动模式、原始运动模式、粗大的上、下肢反射、直立姿势反应、痉挛等。上述模式神经学机构的5个阶段的感觉运动模式如表12-1所示。若没有刺激就不会发生任何运动，所以，在每一个水平中，都注定发生着由感觉刺激的性质而引起的运动活动。

表 12-1 控制的神经学水平

临床症状	刺激	神经学水平
痉挛	快速的拉伸	肌纺锤的反射弧
（挛缩）	（缓慢的拉伸）	
四肢反射（mass limb reflex）	髋关节、膝关节	脊髓
伸展	伸展（或屈曲）	（多髓节间的相互作用）
屈曲		
直立姿势紧张	躯干的直立	脑干部位的前庭系
原始的运动模式	要求起立或步行	中脑/视丘腹侧部
选择的控制	正常的意志	大脑

　　痉挛是最单纯的运动型过度出现的情况,这一反应只需要单独脊髓分节的反射弧,是最低水平的运动控制。在肌电图上分析,见到持续的肌活动和阵挛2个反应。持续的肌活动被记录有如下情况:要么伴有徐缓的伸张(slow stretch),要么在阵挛反应开始时持续发生。痉挛和被分类的模式,通常在两足的姿势上最显著。

(一) 整体模式

　　正常的运动模式表现为近位关节(即髋关节和肩关节)、中间关节(即膝关节和肘关节)、远位关节(即踝关节和腕关节)3组关节的运动组合。如图1-19所示,当近位关节屈曲时,中间关节屈曲或伸展,远位关节伸展或屈曲;当近位关节伸展时,中间关节屈曲或伸展,远位关节伸展或屈曲。

　　整体运动模式是,当远位关节屈曲或伸展时,中间关节和远位关节均同时屈曲或伸展。

　　整体模式(the mass limb reflex)显示髋关节、膝关节和踝关节体位的关联性。通过脊髓分节之间的联系,一个关节的体位影响其他关节(Krieg,1959)。在脊髓损伤这样非常原始的形式中,整体模式的表现是,对有害刺激的逃避反应和对足底压迫产生的伸肌性突伸。在脑瘫患者,关节的体位和肌活动之间有着非常难以理解的关系。大体上是如果髋关节、膝关节在45°的位置上,伸展相和屈曲相分开,共同发挥作用。

　　因此,或许是髋关节、膝关节中的一个,尤其是膝关节具有对踝关节的肌活动、关节体位的影响力。髋关节或膝关节在屈曲位上时,踝关节的跖屈肌弛缓,足容易背屈(图12-9a),图中是共同屈曲的整体模式,表现为髋关节、膝关节的屈曲伴有显著的踝关节背屈。如果髋关节、膝关节处伸展位,则踝关节的跖屈肌紧张,足跖屈(图12-9b),图中是共同伸展的整体模式,表现为髋关节、膝关节的伸展伴有明显的踝关节跖屈。

　　为了了解肌紧张可应用拉伸试验,但是,在2个异常姿势中肌紧张的变化,表现出阵挛持续性的不同。临床医生通过西尔弗斯基尔德试验(Silfverskiold Test)证实是比目鱼肌和腓肠肌挛缩的程度不同。但是,如果患者因神经学病变显示出下肢的整体模式,则无意义。意味着有时即使是患者的膝关节伸展,由于比目鱼肌、腓肠肌两方的挛缩,也一定见到主动的踝关节跖屈。这一现象在偏瘫型的脑瘫可以明确见到,同样的下肢整体模式在上肢也可见到。

　　Silfverskiold试验是针对踝关节背屈运动受限,识别腓肠肌是否是踝关节跖屈的原因。检查方法是在膝关节0°伸展和30°屈曲时分别检查踝关节背屈程度,如果膝关节伸展时,踝关节背屈0°以上有困难,而膝关节屈曲时踝关节可以背屈0°以上,则为该实验阳性,说明有腓肠肌挛缩。理论上两者背屈程度没有正常值,因这一正常值可能因人而异。若膝关节无论是屈曲还是伸展时,踝关节均不能背屈0°以上,说明腓肠肌和比目鱼肌均有挛缩。

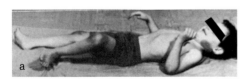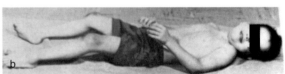

图12-9　整体模式

a:共同屈曲的整体模式;b:共同伸展的整体模式。

(二) 直立姿势紧张

直立姿势紧张(erect postural tone)与位于脑干下部的前庭神经系有关,患者直立时,作为对前庭刺激的反应(通过从脑干向脊髓分节扩展的径路),下肢的伸展紧张增强(图 12-10),在上肢出现屈肌群的过紧张。由于被诱发的肌紧张,痉挛也增强。但是,在患者立位时能够观察的功能,在仰卧位上检查时不出现。

(三) 原始的移动模式

在原始的移动模式(primitive locomotor pattern)中,移动时应用下肢的整体模式,当患者想要走的时候,其欲求刺激了中脑、视丘腹侧面的控制中心,由于两下肢交替的屈曲共同运动,以及为了用下肢支持身体,开始了伸展模式(图 12-11)。髋、膝和踝关节 3 个关节的同期的反应,不能因患者的意志而改变,但是强度或模式的完全程度因患者不同而有偏差。

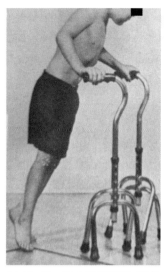

图 12-10　起立姿势紧张,踝关节跖屈明显增强

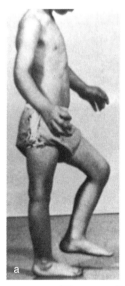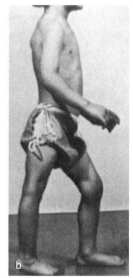

图 12-11　原始的移动模式
a: 屈曲模式;b: 伸展模式。

图 12-11a 为屈曲模式,摆动相上髋关节和膝关节屈曲,同时发生踝关节的背屈,踝关节的背屈与正常步行时的背屈相比,表现为过度。b 为伸展模式,髋关节、膝关节伸展和踝关节跖屈同时发生。

(四) 选择的控制

所谓选择的控制(selective control),就是动作的正常方法。从大脑皮质发出,使任何一个关节或肌独立地活动,或者不管是连续、还是同时都能够选择地控制着与预想相同的各种各样的动作。强度、速度也因意志而改变。这些所有的特征应用于获得运动的流畅性和十分正常的步行,而且能够轻易地感知这些复杂的课题(Close,1960)。

选择性运动控制（selective motor control）是在徒手肌力检查中必需的条件，之所以这样说，是因为为了正确的评定肌力，首先必要的是对一个动作仔细地分解。对于脊髓灰质炎引起的麻痹、进行性肌营养不良、末梢神经炎或者末梢神经损伤的患者，或者是局部关节障碍的患者，很适合徒手肌力检查。因为这些患者能够正确地控制肌肉。如果不能根据指令做动作或者有肌力低下时，通过检查发现有末梢机构缺陷就是出人意料的证据。而脑瘫患者与上述状况正相反，如果末梢神经系统没有障碍，其控制也不能正确。对徒手肌力检查的反应，受关节和身体姿势的影响非常明显，如果两者不正确、不完全则非常容易出现错误。但是，这并不是所有的病例都适用。

典型的脑瘫患者步行时，可见到多数动作混合存在，由于四肢活动或因体重而使肌伸张等均可诱发痉挛。因为下肢的整体模式，关节的位置发生很大的变化，因此肌紧张也发生变化。步行的一般特征，是由相对的运动模式和动作开始时，由有用的选择性控制的程度来决定。立位和步幅特征受控制下神经水平的影响。

三、静态立位姿势

安静站立时的姿势在考虑患者步行时认为有用的对线方面是非常有启发性的。当双足紧密接地，膝关节和髋关节处稍稍过伸展位，躯干直立并且处于两足中心时，立位姿势自动地稳定（图 12-12）。当有变形或肌力不均衡时，如果偏离了有序的状态，则需要积极地支持对线已经瓦解的关节。另外，如果脑瘫患者想要独立地自己站立，首先必须有邻近关节的代偿性适应，与各个关节的位置没有关系。双足必须紧密接地，躯干必须置于足支持基础的中央。失去神经支配的肌力低下不是脑瘫的特征，对线瓦解状态时的关节稳定化也很少成为问题。但是，通常成为问题的是获得代偿的对线。在这种对线不是自然获得的时候，患者步行时需要拐杖及其他外部支持。

通过对脑瘫患者的观察可以清楚地得到力弱的程度，一般是因为在适当的时候，适当程度地开始行

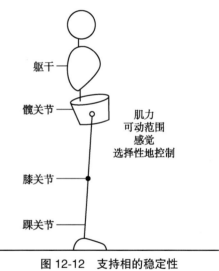

图 12-12　支持相的稳定性

动的中枢的控制机制无法正常发挥作用而引起，这种情况也会引起失用性肌力低下。肌力低下的原因还有拮抗肌的过剩运动而导致持续、过剩的伸张，为此产生肌力的机械性损失。

因为当一个关节的对线瓦解时，会影响其下关节的稳定性，所以检查者必须对每个关节逐一地检查核对。

（一）躯干

躯干是给步行带来很大影响的部分，占体重的 50%，头和上肢仅各占 10%，由下肢负荷的体重合计为 70%，所以必须取得平衡（图 12-13）。图 12-12 所示为头部上肢躯干（head-arms-trunk）形成一体，作为沉重的一块，支撑在下肢上。

正常情况下，在步行中头和躯干的活动很小，与骨盆的活动呈相反的作用。像脊柱侧弯那样的变形，保持直立平衡的躯干出现非对称，患者容易失去平衡（图 12-14），图中示躯干

不对称,身体的重心在支持面之外,患者必须适应于支持面,但是不能支持。图 12-15 所示的是因为患儿有脊柱侧弯而使躯干不对称,患儿为了适应身体重心的变化,加宽了基底支持面。70% 的体重对于已经不能很好控制的下肢来说,是压倒、过大的负荷。上半身的对线不佳,则使调整髋、膝、踝关节的对线产生困难,使脑瘫患者努力平衡躯干的能力也减退。

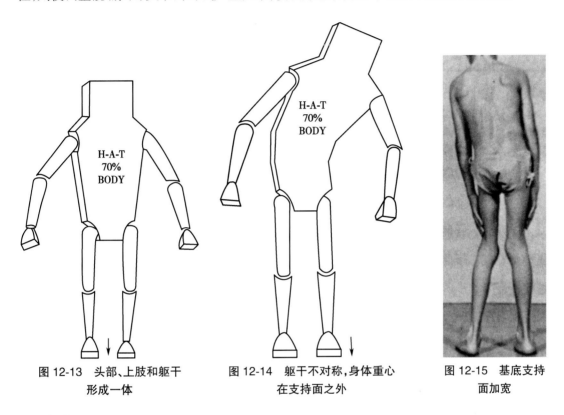

图 12-13　头部、上肢和躯干　　　图 12-14　躯干不对称,身体重心　　图 12-15　基底支持
　　　　　形成一体　　　　　　　　　　在支持面之外　　　　　　　　　　面加宽

(二) 髋关节

当有痉挛或挛缩而导致髋关节屈曲变形时,如果没有适当的腰椎前弯和膝关节的屈曲,患者就不能将躯干置于足的正上方(图 12-16),图中示当有固定的髋关节屈曲时,通过腰椎前弯和髋关节屈曲得到姿势的平衡。其实腰椎过剩的活动不是脑瘫患儿的特征,但是用腰椎前弯来代偿却是有界限的。为此,如果没有改善髋关节的屈曲变形,只对过度屈曲的膝关节进行手术治疗,设想使躯干的重心置于支持足的前方,这样即使是在术前能够独立地站立的小儿,在术后也必须使用拐杖(图 12-17),图中示对于有髋关节屈曲变形的患者,如果只是使膝关节单独伸展,就会失去姿势的平衡。在内收位或者是外展位上的髋关节挛缩,同样会产生侧方对线的问题。

(三) 膝关节

立位姿势上的膝关节,反映髋关节和踝关节两方的体位,并给髋、踝关节带来影响。在直立姿势上如果有膝关节的屈曲,股骨的倾斜就会变得非常大,同时髋关节也屈曲。如果髋关节能够自由地伸展,则发生与之相反的情况。但是,髋关节屈肌群的痉挛反映躯干的姿势变化。因为髋关节、膝关节处于股骨这一个骨的两端,所以在治疗时必须一起考虑,要将 2 个关节作为功能的一组。这一关系通过患儿被要求取立位姿势时就会明白(图 12-18),图中示为了保持直立的姿势,髋关节和膝关节取具有相互关系的姿势。因为髋关节和膝关节处于同一个骨的两端,所以为了保持平衡,两者必须是相同角度地屈曲。

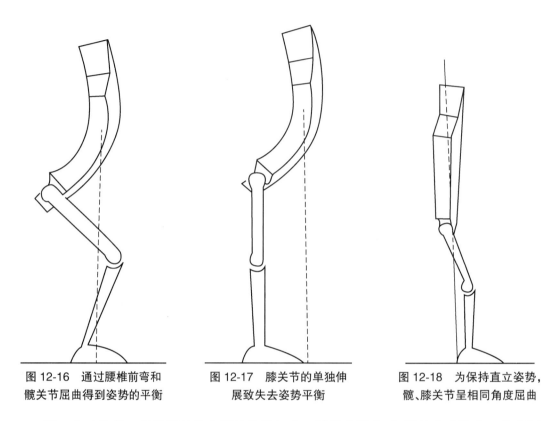

图 12-16 通过腰椎前弯和髋关节屈曲得到姿势的平衡

图 12-17 膝关节的单独伸展致失去姿势平衡

图 12-18 为保持直立姿势,髋、膝关节呈相同角度屈曲

第 2 个功能的一组是膝关节和踝关节的组合。膝关节屈曲时,踝关节或许有一些背屈,或许容易用足尖站立,呈现两者中的任何一种(图 12-19),图中示膝关节和踝关节体位的相互关系,根据需要躯干置于足的上方来取得平衡。如果代偿膝关节屈曲变形的踝关节不能充分地背屈,则患者必须抬起足跟,以尖足肢位站立。当患儿以尖足位站立,如果完全不注意膝关节,而只是要尝试着改善尖足的话,可能会进行跟腱的过度延长术(图 12-20),图中示由于没有注意到膝关节屈曲变形的影响,为使足底着地而进行了手术,其结果是跟腱过度延长。跟腱延长术后发生合并症的极大原因来源于踝关节的特性。当踝关节跖屈时,与固有肌的稳定性有很大关系。患者身体的重量通过胫骨向后方倾斜而负荷在踝关节,导致踝关节的活动被抑制。在踝关节处于跖屈状态下站立时,固定关节不需要外来肌的力量。但是,一旦开始移动,踝关节非常容易活动到最大的活动范围。胫骨越过踝关节向前方前进,所以固定体重的机制立即崩溃。必须具有阻止胫骨向前方倾倒的相当的肌力(图 12-21),图中示比目鱼肌的肌力低下或

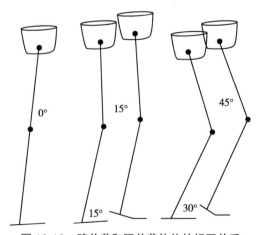

图 12-19 膝关节和踝关节体位的相互关系

者跟腱过度延长时见到的踝关节体位。当体重负荷于踝关节轴的后面时,踝关节跖屈(左侧虚线),身体处于轴的前方(右侧实线)时,由于使踝关节跖屈的肌力减低而使胫骨向前方倾倒。其结果是发生踝关节的背屈,与膝关节的屈曲共同引起步态的不稳定。一旦踝关节没有固定性,作为上部因素的胫骨的可动性增加,膝关节更难以固定(图 12-22),图中示踝关节处于固定的跖屈位时对立位的影响。a:不能顺应下肢其他关节时,使身体向支持足的后方倾倒。b:膝关节过度伸展能够使身体置于足的上方。c:如果髋关节伸肌力量强大,即使通过髋关节屈曲也能够使身体置于足的上方。但是伸肌弱的话,患者必须应用拐杖来支持自己的身体。

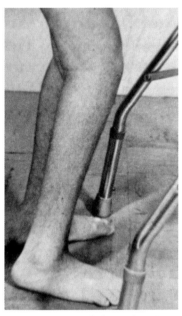

图 12-20　跟腱过度延长病例

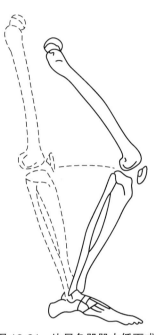

图 12-21　比目鱼肌肌力低下或
跟腱过度延长时的踝关节体位

　　因为脑瘫患者依赖于整体模式,不能应对状况使跖屈力发生各种各样的变化。在相应于轻度跖屈的反应中,不能充分地控制胫骨使其活动到动摇性很大的踝关节的上方,其结果是,这一姿势成为踝关节背屈、跟腱伸展至最大限度的长度,而且膝关节屈曲到患者能够站立的程度。

　　踝关节跖屈和膝关节过度伸展是功能的一组,或许并没有认识到其必要性。在踝关节正好跖屈 15° 的位置上,如果有膝关节的过度伸展(见图 12-22b)、髋关节屈曲(图 12-22a)或者没有 5cm 足跟的鞋底,就会像图 12-22a 那样躯干的重心移到支持足的后面。这样的代偿方法不仅是适宜的组合,还能够使患者笔直地站立。如果同时存在膝关

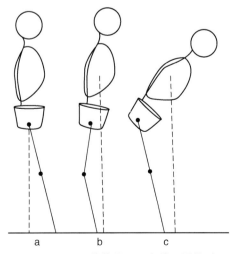

图 12-22　踝关节处于固定的跖屈位时
对立位的影响

节 15° 的屈曲变形,躯干的重心位置逐渐地移向后方,即使是将髋关节屈曲至 45° 或者用 7.5cm 的足跟来补足高度,也不能保持躯干和足的对线,也因此失去独立立位的平衡。

四、步行时立位的稳定性

在步行这一活动中,为了患者能稳定地站立,有 2 个大的课题:一是患者必须用一侧足支持躯干,二是还需要能够控制从足着地开始的急速的活动变化。

若用一只足支持体重,需要加上矢状面的对线,还要求有侧方的平衡。为了用足获取平衡,身体要向支持侧的足倾斜约 2cm。而且,为了保持骨盆的水平,髋关节的外展肌群发生强力的收缩(图 12-23),图中示正常的单足起立,躯干向支持侧的足上倾斜。髋关节外展肌群将骨盆固定在中间位。适当的倾斜是人体机构中的一种功能,这一功能常因脑的损伤而发生障碍。脑瘫患者不能认知自己身体的各个部位,也因此不能认识自己的体重。当想要用一侧足取得平衡时,患者不能自己保持身体,使之向非支撑侧倾倒,这是因为身体成像发生了障碍。必须将这种倾倒方式与表现外展肌肌力低下的特伦德伦堡试验(Trendelenburg test)(见图 8-34)阳性相区别。外展肌肌力低下时,支撑不住一侧的身体成为一体,骨盆下降,躯干向支持侧倾倒。但是,身体不会整体地倾倒。因为脑瘫患者会为了抓住自己的身体,迅速地动起来,因为其清楚自己的不稳定状态。

髋关节外展肌群不是原始移动模式构成要素的一部分,因此,依赖于原始移动模式的患者缺乏外展肌的支持(图 12-24),图中为髋关节外展肌群不充分的双瘫患儿,躯干从支持的足偏离,发生倾倒。患儿不能用代偿让自己适应自己的躯干姿势。如果缺乏向支持足侧倾斜这样的代偿、选择的控制,以及没有充分的固有感觉认知,在这些患者可见到由于单足起立 Trendelenburg 下降。

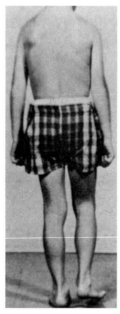

图 12-23　正常的
单足起立

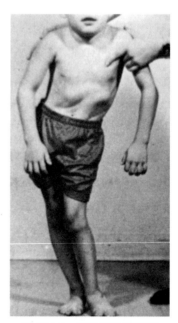

图 12-24　髋关节外展肌群
不充分的双瘫患儿的立位

在步行中,当摆动相的下肢着地时,步行中的态势突然受阻。足跟接地之后,足作为振子进行工作,持续进行有效果的向前方的活动。胫骨迅速地向前方持续前进,如果这一前进没有被控制,就会引起膝关节的过度屈曲和若干膝的不稳定性。依赖于原始移动模式的患者,在摆动相后期,伴有膝关节过度伸展的踝关节跖屈肌群被模式化的活动使胫骨的前进受到阻碍。但是,即使是尝试进行跟腱过大的延长这样获得[良好的]背屈活动范围的手术,也不能控制胫骨的前进。是因为依赖原始移动模式的患者,即使要求增加,选择性的跖屈肌群的活动也不能增加。如果股四头肌有痉挛,足跖屈肌群出现反应,可以提供必要的稳定性。这种场合被观察到的活动,一定是膝关节轻度屈曲地抛出(flexion thrust)和灵便地后退。虽然将注意力集中于膝,但着地的瞬间不好的功能部分是不能充分抑制跖屈肌群的踝关节。

虽然身体的前进非常小,但当由小腿三头肌强力保持踝关节的跖屈位时,膝的稳定性没有任何问题。这后者的问题将在步幅的内容中叙述。如果肌肉的活动是规则的,则矫正尖足时应该到达的要求是支撑相的稳定和适当的步幅。

五、步态(gait)的特征

在行走过程中,为了姿势的稳定性和将足向前方迈出,被要求的活动有各种各样的变化,所以研究者将步行定义为几个活动相。基本上是支撑相和摆动相,这些用语用于明确区分支持体重的脚和步行期间自由地向前迈进的脚。进一步进行了更细的分类,明确了在2个宽泛的范畴内发生的几个不同之处。为了认识麻痹性步行中见到的变化,将通常用于记载正常步行功能的用语进行了修正并应用。将步行过程区分为以下是更详细的相,即接地(足跟着地)、接地应答、支撑中期、支撑后期(离地)、前摆动期(继续离地)、抬起(摆动初期)、到达(摆动期)。

接地(floor contact)是指曾经是自由摆动相的脚固定,成为支持体重侧时的相。支撑中期(mid stance)是指当躯干通过静止足正上方时的时间。支撑后期(terminal stance)是指在其后,足在地板上的位置发生变化的时候。前摆动期(preswing)是指抬起(pick up)准备中膝屈曲的时候。抬起是指没有承重的足开始向前方迈进的时候。到达(reach)是指获得最后步幅时的复合运动。

(一) 步幅

各个步幅(stride length)的长度一般由摆动的效率来决定,但也有不是这样的例子。步幅的60%是支持支撑相肢体的姿势移动的结果。因此,在评定步行状态时必须考虑到两侧足的活动。

(二) 接地与接地应答

足跟开始着地时,并不妨碍躯干向前方移动,这是因为足和膝通过像振子样的应答关系使前进运动得以持续。正常的足跟接地应答是迅速的,然后向被控制的整个足底接地移行,同时伴有中等度的胫骨向前方移动(图12-25),图中示右足跟着地和左足趾着地,右足向整体着地移行中。

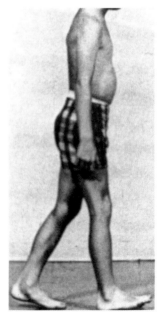

图 12-25　正常步行接地与接地应答

正常的足跟接地不仅踝关节呈 90°（基本体位 0°），还伴有膝关节的完全伸展和髋关节的 30° 屈曲。这 3 个方面中的任何一项不能很好完成的话，就会形成足尖先着地。其结果是，根据角度失去的多少，形成或者是全足底着地或者是足趾着地的状态。

在脑瘫患者中见到膝关节屈曲、尖足是很普通的事。如果这 2 项都存在，就成为足着地时是从足尖开始的状态。应用保持踝关节 90° 的矫形器，可以改善足底接地，而不是足跟接地，只有在同时取得膝关节完全伸展时，才可能足跟接地。

由于能动或挛缩性的踝关节跖屈导致的足趾接地，在体重负荷的影响下，胫骨被推到后面，由于负荷体重，足全体被压在地板上，这样会妨碍足向前方前进。实际上，足向前方前进动作成为相反的活动。躯干的前进也与之对应而瞬间停止。足趾接地本身也使肌急速地伸展，增加了跖屈肌的痉挛。

当尖足非常明显时，体重只负荷在有中列足骨头的前足部。足像小的振子样工作，不能中断向前方前进的态势。

（三）支撑中期

单足支持体重期间，支持侧的脚静止，对于地板形成正常的平板状态。躯干在这静止足的正上方惰性、持续地向前方前进，其结果是踝关节背屈。从最初 15° 的跖屈到 10° 的背屈为止，足跟发生缓慢的上抬，这是比目鱼肌控制的结果。比目鱼肌在其后不久就和与其连续的腓肠肌两方一起收缩，抑制胫骨非常迅速地向前方前进，但并不能完全抑制（图 12-26），图中示步行支撑中期，通过支持的右足获得身体的平衡，踝关节稍稍背屈（5°~10°）。

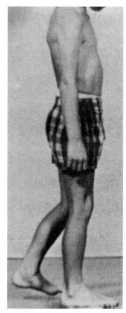

图 12-26　正常步行支撑中期

在依赖于原始移动模式的患者，或受前庭中枢伸展紧张和痉挛支配的患者中见不到这样缓慢的肌活动。取而代之的是，跖屈肌在一定的肢位上出现强力的挛缩状态，并因此使胫骨过度抑制和踝关节的跖屈位持续存在。因躯干想要向前行进的态势产生了膝关节的过度伸展。如果膝关节不活动，其力量反映至其上的髋关节，使髋关节屈曲。这一支撑中期的步幅，限制着踝、膝、髋关节在允许的范围内前进。其影响可以在另一只脚短暂的摆动相上进行观察。如果髋关节和膝关节的功能良好，能够将体重负荷在向前方伸出的足的前方部位上，就能够将躯干作为顺畅前进的振子。但是，如果缺乏支撑终期的话，则髋关节伸展，膝关节屈曲，极度地限制躯干的前进，使对侧的摆动期缩短。引起尖足的机制如果是伴有超越选择性控制的痉挛，则可以通过跟腱延长术获得支撑中期的踝关节的可动性，所以是较好的治疗方法。通过这一手术可以回避伸张反应。但是，如果模式化的肌活动非常明显，则意味着欠缺使肌活动缓慢发生的能力，就不能期待术后有好的结果。

在由于原始移动模式或痉挛而致过剩活动的患者，比目鱼肌为了将躯干置于支持侧脚的前方，会导致行走时出现膝反张，对于身体组织急速成长的小儿，当然是最容易形成膝反张。

当有比目鱼肌肌力低下时，步幅减小，支撑期膝关节处于屈曲位。其原因要么是肌活动弱，要么是通过手术跟腱被过度延长。若比目鱼肌的抑制程度缺如，作为足着地时的反应，是胫骨向前方倾倒。由于不能迅速地发生股骨和躯干向前方的移动,其结果是膝关节屈曲。至于步幅减小则是由躯干不能越过屈曲的膝向前方行进所致。

(四) 支撑终期

这一相是单脚支持的最后时期,在正常的步行中,支撑终期的开始是躯干通过足趾的正上方,足跟从地板上抬起的时候。若小腿三头肌的肌活动过强,踝关节被固定在中间位,则体重逐渐地向前足部的前方部移动。这一相终了时躯干已经移动到足的前方,所以步幅大约增加 20%。是因为在支撑终期的时候,急速的踝关节跖屈仍在持续、踢地板的压力增加所致,最初将此称为推进(push off)。但最近的分析,完全否定了 push 这样的活动,取而代之的是这一支撑终期足的活动,考虑是为了使躯干进一步前进的振子运动(图 12-27),图中示正常步行支撑终期或者踢出[回旋踢出,或称为推滚(roll off)更为贴切],左足跟上举,重心向前方的右足移动,右足尚未着地。

在脑瘫患者,由于固定的尖足,没有这一振子运动。在尖足位上,小腿和足连接成为一个杠杆的棒,由于长度过长,没有充分的推进力将躯干高高地上举,因此不能抬起身体并使之前进,因此躯干的前进减少。这种状态下,膝被固定,在体重移动到另一足之前,足不能从地板上抬起(图 12-28),图中示支撑终期上,缺乏推进(roll off 或 push off)的头部外伤后痉挛性偏瘫患者,尖足位的踝关节妨碍重心向前方的足的移动。

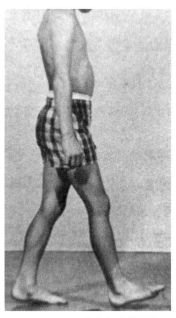

图 12-27 正常步行支撑终期

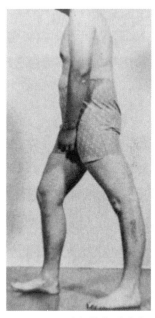

图 12-28 头部外伤后痉挛性偏瘫患者步行支撑终期

因为跖屈肌力弱,不能得到只是将足跟抬起的充分的踝关节稳定性,因此看不到支撑终期典型的姿势。下肢方面,不是在体重移动到另一侧足之后身体倾倒样抬起它,取而代之的是出现相当的步幅和态势的丧失。

(五) 前摆动期

前摆动期是指在后方的足尚未着地的同时,先行的足试图支持体重的双重支持的时期。

首先重要的是,在仅仅足尖着地的最后时期,出现膝关节屈曲35°~40°。这样是为了在摆动初期足趾容易离地,有助于膝关节的进一步屈曲。急速膝关节屈曲的机制,是为了离开之前伸展位的对线,从而得到躯干前方的对线。接着,腓肠肌的紧张大体变轻,其后出现踝关节跖屈,事实上已经没有体重负荷,足继续着地,力弱的股四头肌保持着膝的稳定性(图12-29),图中示正常前摆动期,膝关节为突然地摇动做准备,屈曲大约35°。

与支撑终期相同,在脑瘫患儿中见不到前摆动期,在股四头肌不是十分紧张时,对这样模式化的活动没有作用。

尝试牵拉在屈曲位上紧张的肌,结果是由于痉挛反应导致紧张更加增强。由此不能屈曲而伸展的膝成为最后的姿势。如果膝屈曲及踝关节跖屈非常明显,由于体重只负荷在前方足的前足部,不能发生这种伸展。

(六) 摆动期

如果所有体重都移向了一侧足,拖在后面的足为了迈出下一步从地板离开。摆动期进一步区分为抬高(pick up)和到达(reach)2项。

1. 摆动初期(抬高)   足趾离地是步行中对摆动期开始的一般称呼方法,在这时明确被承认的活动是膝的屈曲。从支撑相终了时足和躯干的外展关系来看,在足部,足尖向下,即为自然的尖足状态,足处于躯干的后方。被称为前摆动期的支撑期动作的结果是使膝关节大约屈曲35°。在使足向前方行进期间,为了不拖着足尖,必须使膝关节持续地屈曲

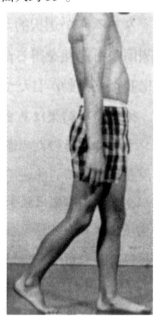

图 12-29   正常步行前摆动期

35°。而髋关节则需要屈曲的度数大约为35°的一半。踝关节的跖屈持续一段时间后,在支撑期的最后见到反作用,踝关节逐渐地背屈。在通过支持体重的足之前,又返回之前的20°跖屈(图12-30、图12-31),图12-30中示摆动相初期,在这一相中重要的动作是为了保持足尖不着地的膝关节屈曲。踝关节大约15°跖屈,因此,在这一时期与足相比,膝关节的活动更重要。图12-31中示摆动期初期的最后,膝关节仍然保持屈曲,但踝关节再次成为背屈位。

在脑瘫患者,足趾离地很困难,下肢僵硬,不能产生支撑终期中的前摆动期的膝关节屈曲。实际上由于髋关节在支撑相终了时伸展,这时的膝关节屈曲容易诱发股四头肌特别是股直肌的痉挛反应(图12-32),图中示外伤后偏瘫患者因缺乏膝关节屈曲,其结果是步行摆动初期拖拽足尖。模式化的步行依赖于屈曲牵张反射,膝关节屈曲经常伴有髋关节同等程度的屈曲。连正常步行中膝都是以2倍的速度前进。模式化步行的一个有利点是,伴有踝关节背屈的同时膝关节屈曲,另一个有利点是,步幅相对的变小。这样可以减少由拖拽姿势产生的障碍。有利点和不利点相平衡,使最小限度的足趾离地成为可能,但仍然能见到足的僵硬。

2. 摆动终期(到达)   一旦足来到躯干的前方,就没有必要为了不拖拽足趾而使膝关节屈曲。在这一时点上的活动是,为了获得最大的步幅而使膝关节伸展。在膝关节伸展期的最初阶段,髋关节和踝关节处于屈曲状态,髋关节屈曲到30°,踝关节处中间位。摆动终期残留的时间,膝关节仍处伸展状态,在此期间一直保持这一姿势。

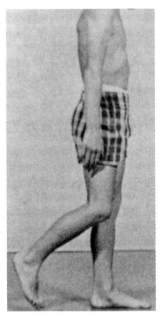 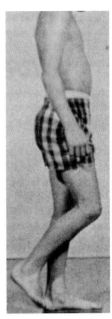 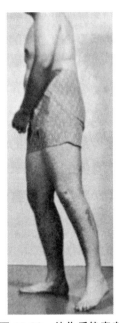

图 12-30　正常步行摆动初期　　　图 12-31　正常步行　　　图 12-32　外伤后偏瘫患
摆动初期的最后　　　者步行摆动初期拖拽足尖

　　膝关节伸展最初是被动的振子运动,在抬高之后,膝屈肌群(短缩的股二头肌、股薄肌)出现弛缓,足向前方甩出。

　　为了有效地到达,在功能方面被认为是必要、单纯的事,但在神经学方面则是复杂的事。只有能够自由选择性控制的患者才能充分做到认为必要的动作的组合,而痉挛和依赖于原始移动模式的脑瘫患者则做不到。

　　因有腘绳肌痉挛而导致膝关节伸展不完全,则到达也做不好。由于抬高之后膝关节屈肌群的弛缓延迟,到达被胫骨的振子样摇动所左右。这些过敏的肌肉被伸张,膝关节伸展也因为痉挛而受限。

　　因依赖于原始移动模式,虽然能够分别运用下肢的屈曲共同运动或伸展共同运动模式,但不能将两者很好地组合应用。因此,当髋关节保持在屈曲位时,膝关节会自动以同等程度屈曲。其结果使小腿对地面垂直,足和地面平行,步幅短缩。当膝关节欲伸展时,则启动伸展共同运动模式,髋关节的屈曲消失,这样的模式将下肢牵拉入一个整体。多数脑瘫患者能够某种程度地进行选择性控制,可以部分地从完全模式化的步行中脱离。

　　足的体位也同样受模式化活动所左右,在到达中当膝关节伸展时发生小腿三头肌的活动,踝关节跖屈。踝关节的跖屈和髋关节屈曲的消失以及膝关节的不完全伸展三者组合,结果是产生足趾下落、足趾朝下(toe down)的足位。一般如果对胫骨前肌进行肌电图检查能够检出存在痉挛反应的话,则保持避免足跖屈的力量会过弱。因为腓肠肌的大小是胫骨前肌的 5 倍,因而尖足占优势。

　　脑瘫患者将姿势反应置于选择性控制下的能力有限,所以在治疗中纠正异常姿势时,必须制定不剥夺患者活动能力的方案。站立时基本的必要条件是,基底确实稳定,躯干的中心在这一基底部的上方,保持对线状态不倾倒,有足够的空间让患者工作。步行中为了前进一步必须能够使足趾离地并尽可能地抬高,以及下肢有效地向前行进。

对脑瘫患者步行的治疗,必要的是促进患儿稳定的立位姿势,以及在前进一步时必要的妥协点。患者的步行越依赖于模式化的调节,治疗师和外科医生改善其步行的机会就越少。

第四节   对不同类型脑性瘫痪患者的步行分析

一、脑性瘫痪异常步行模式的发生机制

步行运动是通过支持躯干的下肢产生推进力来进行的,在步行之际,需要下肢、躯干和上肢有节奏、协调的运动和对应重心移动的姿势调节,所有都是由中枢神经系统独自的神经机构进行控制,与从固有感受器传来的向心性刺激的反馈机构也有关。

有中枢神经系统障碍的脑瘫,由于从上位中枢传来的抑制性控制发育不充分,使在脊髓、延髓和中脑等下位中枢统合的反射模式以异常姿势、反射出现,这些反射的复杂作用影响着姿势和运动模式。

Bobath 指出,脑性瘫痪姿势、运动异常的原因是存在紧张性反射(紧张性颈反射、紧张性迷路反射、联合反应、阳性支持反应等),同时有肌紧张的异常和相反神经支配的障碍。有这样异常姿势、异常运动模式的脑瘫,为了保持姿势和进行运动会使用很多病态的代偿功能,使其运动模式化和单一化。在脑瘫的步行中,也具有为了保持姿势和进行运动的各种各样的病态姿势反射、反应,因而出现特有的步行模式。

二、脑性瘫痪的步行分析

脑瘫的步行分析目的与其他疾病同样,在于理解步行时的病理状态和异常的代偿机构,并作为治疗、手术的依据,还有在判定治疗效果等方面具有重要意义。所以,步行分析必须客观提供步行能力质和量的信息。

为了正确地理解脑瘫的步行,许多学者应用过很多种方法,从多方面对步行进行观察,目前应用的方法主要有如下几点。

1. 肌电图。
2. 对地面的反作用力。
3. 四肢、躯干的运动测定。
4. 脚踏开关(foot switch)。
5. 关节扭矩(torque)。
6. 能量消耗。

将上述方法进行各式各样的组合,同期进行测定,能够比较综合地理解步行。

另外,脑瘫患儿在某种体位或某种活动中不活动的肌,有时在别的体位或运动中却强烈地收缩,所以需要检查肌紧张。检查肌紧张应在不涉及抗重力作用的俯卧位和侧卧位上进行,即使在这时没有肌紧张异常,在步行时也有发生变化的可能性。所以,在计划如何改善

患儿的步行时,有必要进行步行分析。日本的松坂诚应等应用肌电图、对地板的反作用力、黏性图像照相机和脚踏开关的组合,对 5 例脑瘫患儿的步行进行了分析探讨。

因为文中应用了 Ducroquet 的步行周期分类,为了便于叙述,对其进行介绍,如图 12-33 所示,图中Ⅰ为双支撑相,呈现推力,Ⅱ为摆动相(振荡周期或悬浮),Ⅲ为前双支撑相,呈现接收力,Ⅳ为单支撑相。

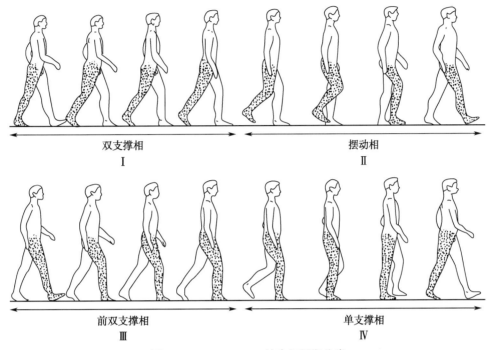

图 12-33　Ducroquet 的步行周期分类

以下介绍脑瘫患儿步行分析的结果。

(一) 偏瘫

1. **病例 1**　为轻度痉挛型左侧偏瘫患儿,髋关节的角度变化在摆动相(Ⅱ期)结束时最大屈曲增大,而在单足支撑相(Ⅳ期)结束时最大伸展明显变小,几乎整体在屈曲位上活动(图 12-34a)。膝关节显示几乎接近正常的模式,但在整个周期屈曲增大。左足着地时呈现轻度尖足(图 12-34b),踝关节在着地后背屈增大,在Ⅳ期结束时的最大背屈明显增大,没有看到在摆动相(Ⅱ期)开始时向背屈方向的活动,逐渐地向跖屈方向活动,在摆动相(Ⅱ期)结束时达到最大跖屈。髋关节和膝关节的屈曲、踝关节的背屈增大,但在各自的最大屈曲、最大背屈时,有相互的时间上的偏差,其偏差几乎是与正常相同的模式。肩关节主要是在屈曲位上活动,肩胛带、骨盆带水平面上的运动是在顺时针方向和逆时针方向上不能对称的活动,主要是顺时针方向上的运动。从肩胛带和骨盆带的运动关系来看,几乎是相互地向相反方向回旋,患侧有向后方拖拽的活动。这是由于偏瘫姿势、运动不对称的原因,应该是肩胛带和骨盆带几乎相互地向相反方向回旋。

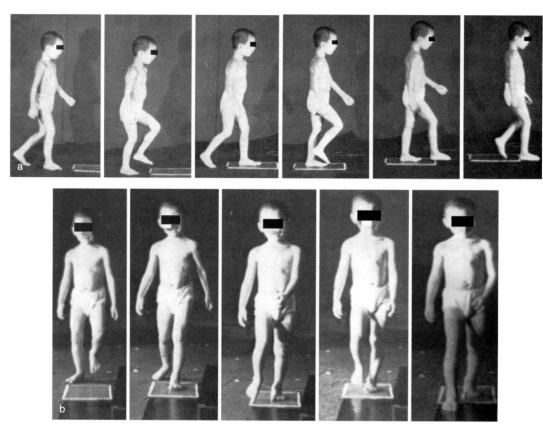

图 12-34　轻度左侧偏瘫患儿的步行
a：侧面观；b：正面观。

肌电图上，小腿三头肌在整个步行周期都有持续的电活动，在足着地后立即见到明显的肌活动，没有见到与胫骨前肌相反的活动。

走路时显示轻度的脚趾 - 足跟步态（toe-heel gait），可以见到足着地后，小腿三头肌和胫骨前肌立即出现显著的肌活动。考虑是由患侧下肢着地，该下肢伸肌、屈肌都收缩的病态的阳性支持反应所致。另外，髋关节、膝关节的屈曲增大，踝关节的背屈增大，各自的最大屈曲、最大背屈时接近正常，但有时间的偏差。见到在髋关节、膝关节和踝关节的分离运动，但不能说是典型的整体模式（total pattern）。

2. **病例 2**　为中度痉挛型偏瘫，走路时显示脚趾 - 足跟步态，在单足支撑相（Ⅳ期），患侧的膝关节呈反张位。这是因为尖足位着地，伸肌的痉挛增强，由于病态的阳性支持反应而使踝关节僵硬，在这一状态下，为了使足跟着地需要膝关节的反张。肩胛带和骨盆带的运动关系，几乎是向同一方向活动。

（二）痉挛型双瘫

病例 3　步频平均为 78 步 /min，缓慢步行。见到重复支持期（Ⅰ期、Ⅲ期）显著延长，单足支持期（Ⅳ）和摆动期（Ⅱ期）显著缩短。髋关节的角度变化在 Ⅰ期（足向后方踢出，重复支持期）开始时最大伸展明显减少，整个步行周期几乎都是在屈曲位上活动。膝关节从Ⅲ期开始到Ⅳ期的屈曲→伸展→屈曲的所有双膝动作（double knee action）消失，一直保持在约 25°

屈曲位。踝关节从Ⅲ期初开始到Ⅳ期结束,持续取约 5° 的背屈位。肩关节、肘关节的角度变化在每次步行都不同,缺乏再现性(图 12-35a)。

肩胛带、骨盆带水平面上的运动范围比正常人显著增大,从肩胛带和骨盆带的运动关系来看,几乎相互地向同一方向回旋。

由于病态的阳性支持反应,影响到紧张性迷路反射,呈现延期的整体模式(total extension pattern),典型表现为髋关节伸展、内收、内旋,膝关节伸展,踝关节跖屈、内翻。而且,由于很强的伸肌痉挛(extensor spasticity),踝关节、足趾的平衡反应不佳,身体全体倒向后方。因此,在步行时为了取得平衡,通过使控制比较良好的颈部、躯干前屈来获得身体全体的屈曲要素,使髋关节屈曲,膝关节屈曲(图 12-35b)。这样的伸肌(extensor)和屈肌痉挛(flexor spasticity)的结合导致剪刀步态。在分析的病例中所见到的头部、躯干的前屈,髋关节、膝关节的屈曲增大,就是源于上述理由。

平衡反应发育不良的双瘫患者,就像在病例 3 中所见到的,由于体轴内回旋运动困难,肩胛带和骨盆带同时很大力地摆动出去,与此同时,为了向前走(forward step),成为躯干侧屈的步行。

如前所述,剪刀步态中髋关节屈曲、内收、内旋,在肌电图上也见到内收肌群、内侧腘绳肌有持续、强的肌活动。紧接着足着地,显示出股直肌、内侧腘绳肌、内收肌群、胫骨前肌、小腿三头肌全部在紧接足着地之后,同时出现明显的肌活动。这些都是由病态的阳性支持反应所导致。而且,胫骨前肌和小腿三头肌有病态的同时收缩,考虑是由于相反神经支配障碍所致。而且,内侧腘绳肌、内收肌群、胫骨前肌和小腿三头肌在步行的整个周期都有持续的肌活动。

(三) 不随意运动型

病例 4　步行中使躯干前屈,步频为平均 45 步 /min,徐缓地步行。与双瘫同样,重复支持期的Ⅰ期、Ⅲ期明显延长。

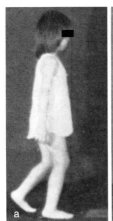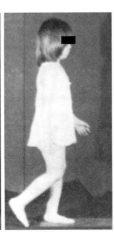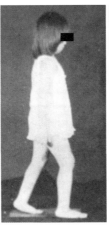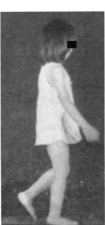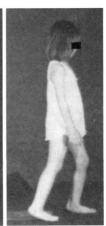

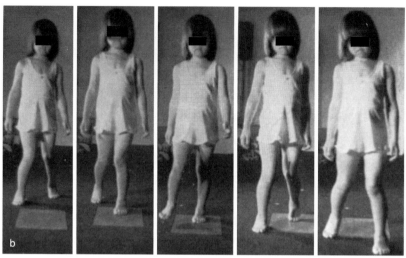

图 12-35　痉挛型双瘫患儿的步行
a：侧面观；b：正面观。

　　对于髋关节，摆动相（Ⅱ期）最大屈曲的明显增大和单足支持期（Ⅳ期）最大伸展的明显减少，髋关节在整个周期都是在屈曲位上运动。对于膝关节，在着地后见到的双膝动作（double knee action）消失，形成两相性模式，即与髋关节最大伸展的同时期膝关节也呈现最大伸展（图 12-36a）。足着地时呈尖足位，踝关节从着地时开始就呈背屈位，在整个周期持续取大约 5° 的背屈位。肩胛带在水平面上的运动与正常相反，从Ⅲ期初开始到Ⅰ期初，向顺时针方向，其后向逆时针方向活动。肩胛带和骨盆带的运动关系，为相互地向同一方向活动（图 12-36b）。

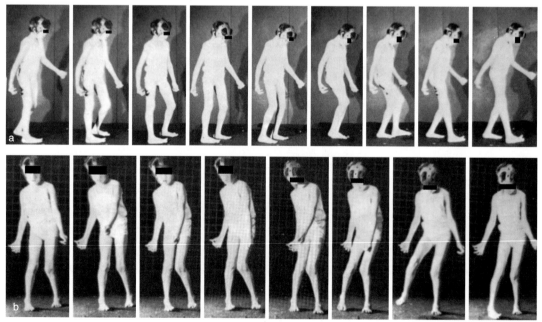

图 12-36　不随意运动型患儿的步行
a：侧面观；b：正面观。

肩关节和肘关节呈现与正常完全相反的模式,即从Ⅲ期初开始到Ⅳ期结束是向伸展方向活动,从Ⅰ期结束开始到Ⅱ期结束是向屈曲方向活动,当髋关节最大伸展时,肩、肘关节也同时呈最大伸展,紧接着髋关节的最大屈曲之后,肩、肘关节也最大屈曲。而且,肩关节只能在伸展位上活动。

由于不随意运动型有相反神经支配的障碍,与痉挛型不同,因相反抑制过度,在运动的同时发生拮抗肌的抑制,缺乏共同肌活动中所必需的同时收缩。因此,近位关节的固定或保持抗重力的姿势发生困难。但是,如果矫正反应、平衡反应有某种程度发育的话,相反巧妙地获得了紧张性反射(ATNR等),造就了步行中必要的姿势紧张,就能够取得平衡。

在病例4的步行中,髋关节、膝关节的屈曲增大和踝关节的背屈形成了整体屈曲模式(total flexion pattern)。在不随意运动型,当下肢取整体屈曲模式时,有导致姿势崩溃的倾向。而另一方面,上肢与正常相反,在单侧足支持期出现伸展,而在摆动相是向屈曲方向活动。在这样的屈曲位上,下肢进行负重时,颜面转向负重侧,同侧上肢伸展,另一侧上肢屈曲,利用ATNR帮助下肢伸展。病例4中的上肢运动考虑也是来自ATNR。另外,在单足支撑期,肩胛带与正常相反,向后方活动,肩胛带形成回缩(retraction)的形态。这与ATNR同样,是为了获得支持体重所必要的持续的伸肌紧张。还有为了防止向后方倾倒,取牵拉下颌骨的姿势。

在肌电图上,股直肌从Ⅰ期中间开始肌活动增大,在Ⅱ期初达到高峰。胫骨前肌呈现持续的肌活动,在Ⅲ期和Ⅰ期结束达到高峰。小腿三头肌在Ⅲ期初和Ⅱ期有肌活动的高峰,进一步持续活动,在胫骨前肌和小腿三头肌没有见到相反性的肌活动。缺乏拮抗肌的相反性活动,对地面的反作用力,在侧方分力中有很大的动摇。

(四) 共济失调型

病例5 伴有轻度的痉挛。步频为平均51步/min,步幅平均18cm,重复支持期(Ⅰ期、Ⅲ期)有显著的延长。髋关节的最大伸展、最大屈曲一起变小,其运动范围也明显变小。膝关节在足着地时屈曲变小,在其后到第Ⅳ期完全伸展。踝关节在足着地时跖屈很大,逐渐地向背屈方向活动,在Ⅰ期形成的最大背屈,进一步形成跖屈。但是,在着地前再次呈现很大的背屈运动(图12-37a)。

肩胛带、骨盆带水平面上的运动范围比正常人显著增大。肩胛带和骨盆带的运动关系,从Ⅲ期中间开始到Ⅳ期开始,以及从Ⅰ期中间开始到Ⅰ期结束,是相互向相反的方向活动,从Ⅲ期初开始到Ⅲ期的中间,从Ⅳ期初开始到Ⅰ期中间以及Ⅱ期,都是相互向同一方向活动(图12-37b)。

手臂摆动(arm-swing)幅度小,肩关节、肘关节的运动范围明显减少。

小脑系的功能是在肌群的活动中保持协调性,使运动顺畅进行,相对于不随意运动型的空间一体化(spatial integration)障碍,将共济失调型定为运动模式的时间整合(temporal integration)障碍。

共济失调型一般运动模式良好,但关节的稳定性、立位的平衡反应障碍。因此,由一侧肢体支持的时间缩短,在病例5见到重复支持期的延长。而且,踝关节在足着地前出现过剩的背屈运动,这是共济失调型的特征,考虑这是由于失调(dysmetria)而导致着地前背屈明显地增大。对地面的反作用力的侧方分力,在内向和外向都有很大的动摇,这是由平衡反应发育不佳所致。还有,失调型的步行有缺乏速度的特征,步幅仅为51步/min,是缓慢的步行,因此,肩关节、肘关节、髋关节的运动范围变小。

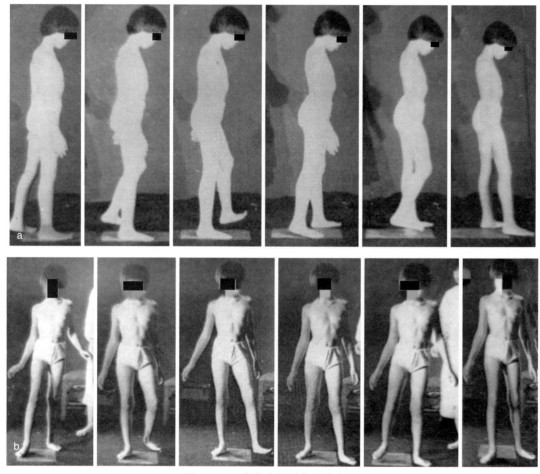

图 12-37　共济失调型患儿的步行
a：侧面观；b：正面观。

　　纯粹的共济失调型类型是稀有的，多数同时伴有痉挛型或不随意运动型。病例 5 在临床上表现为包含痉挛型。

　　在肌电图上，股直肌、内侧腘绳肌、胫骨前肌和小腿三头肌在Ⅲ期初、从Ⅳ期开始到Ⅰ期初、Ⅱ期初，同时都有明显的肌活动，没有见到胫骨前肌和小腿三头肌相反的放电样式。见到胫骨前肌、小腿三头肌的同时收缩，从肌电图也能推测包含着痉挛型的要素。

三、步行时的体轴内回旋运动

　　正常儿的发育过程中，其运动功能的发育和潜在的反射构造之间存在相互关系，小儿的主动运动和原始反射、矫正反应、保护伸展反应、倾斜反应，在相互抑制和促通的关系中逐渐发育。

　　正常新生儿屈肌紧张占优势，由于头部右倾（head righting）的发育，从生后数周开始伸展肌紧张缓慢地发育。至生后 3 个月，由于在矢状面上身体矫正反应（body righting reaction）的发育，伸肌紧张在肘部（on the elbow）。在生后 5 个月，由于俯卧位上倾斜反应的发育，伸肌紧张可以在手上（on the hand）。在生后 7 个月，由于对称性紧张性颈反射的出现和前方保护伸展反应的发育，开始能够取四点支持位。在生后 8 个月，由于对称性紧张性颈反射消失，使爬行（crawling）

成为可能。进一步,在生后9个月,由于足握持反射(foot grasping reflex)的消失和身体旋转矫正反应(body rotative righting reaction)、后方保护伸展反应、四点支持位平衡反应的发育,小儿可以抓物站立。在生后12个月,开始能够独立站立,立位平衡反应开始发育。随着平衡反应的发育,小儿在刚刚开始学步时,常常出现将两上肢高举的步行姿势,称为高姿卫兵步行(high guard)(见图12-1),这种步行模式是同侧的上、下肢一边进行交替地伸展、屈曲活动一边向前移动的非对称性运动模式。这种步行模式中,躯干的侧屈活动和摆动期中的下肢活动都呈现原始的屈肌模式,为了使身体取得平衡用高举的上肢来代偿。步行时双肩和双侧骨盆之间无回旋,是同步的活动,即同侧的肩和骨盆同时向前或向后活动,没有交替的前后运动形式。随着发育成为中姿卫兵步行(medium guard),在生后18个月,可以进行上肢相反性活动和体轴内的回旋运动。同时上举的上肢也逐渐下降,或为中姿卫兵姿势(见图12-38)。

这样,在运动发育过程的背景中,有矫正反应、保护伸展反应、平衡反应和随意性的发育,在各个姿势中保持抗重力姿势功能的发育,能够促进各个姿势中平衡反应的发育,平衡反应的发育又可以使各个姿势上体轴内回旋运动成为可能。进一步,体轴内回旋运动的发育又促进了伸展姿势紧张的发育,伸展姿势紧张的发育又会促进比较高级的平衡反应的发育。因此,只有矫正反应、保护伸展反应和平衡反应的充分发育,才有可能进行步行时的体轴内回旋运动。

另一方面,只有在肌紧张正常的时候,才能完成矫正反应和平衡反应功能。之所以这样说,是因为在呈现异常肌紧张的脑瘫,这些反应发育不良,对在各个姿势上,特别是步行时的体轴内回旋运动,会有一些影响。因此,前述各个类型脑瘫步行时的体轴内回旋运动,形成了从肩胛带回旋角到骨盆带回旋角的差别。

正常人的体轴内回旋运动呈现流畅的余弦波样模式,病例1的轻度偏瘫,缺乏流畅性,但显示几乎接近正常的模式。病例2的中度偏瘫,没有体轴内回旋运动的部分增多了,也没有余弦波样的模式。不随意运动型,即使是在同一个患者,也会有时出现没有体轴内回旋运动,有时缺乏流畅性,也有呈现接近正常的模式等情况。在痉挛型双瘫患者,几乎没有见到体轴内回旋运动。在共济失调型,体轴内回旋运动在一个步行周期中,有见到的部分,也有见不到的部分,其回旋速度变大,呈现偏激的动作。

以上所述,步行时体轴内回旋运动反映了脑瘫各个类型的矫正反应、平衡反应的发育程度。而且,在偏瘫的病例1和病例2中,体轴内回旋运动有差异,呈现患侧运动发育不全程度差异的模式。

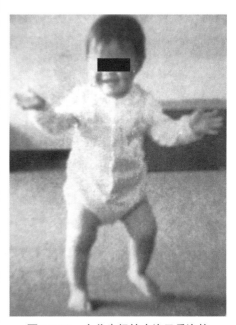

图12-38 小儿步行的中姿卫兵姿势

在完成各个阶段上体轴内回旋运动时,需要矫正反应和平衡反应的发育。体轴内回旋运动显示在其时点上的运动发育程度,因此,步行时体轴内回旋运动的测定,是评价步行能力质和量一个参数。

(柴 瑛)

参 考 文 献

1. APTEKAR RG, FORD F, BLECK EE. Light patterns as a means of assessing and recording gait. Ⅱ : RESULTS IN CHILDREN WITH CEREBRAL PALSY. Dev Med Child Neurol, 1976, 18 (1): 37-40.
2. 斎藤宏 . ほか : 脳性麻痺の神経生理 . 小児科 Mook, 1979, 7: 16-27.
3. 鈴木良平 . ほか : 歩行分析 . 総合リハ, 1977: 505-511.
4. 鈴木良平監訳 , 穐山富太郎 , 川口幸義訳 . 脳性麻痺の評価と治療 . 東京 : 協同医書出版社 , 1986.
5. Milani-Comparetti, A.: 脳性麻痺研究Ⅲ . 東京 : 協同医書出版社 , 1980: 24-29.
6. 森茂美 . 歩行のメカニズム . 脳と神経 , 1978, 30: 1151-1167.
7. 鈴木良平 , 伊丹康人 , 西尾篤人 . 整形外科 MOOK: 脳性麻痺 . 東京 : 金原出版株式会社 , 1981.
8. 王新 , 关欣 . 1~6 岁健康儿童行走步态特征分析 . 北京体育大学学报 . 2012, 35 (7): 5.
9. 刘昊 , 史惟 , 周美琴 . 学龄期脑瘫青少年步行能力分析 . 中国儿童保健杂志 . 2016, 24 (12): 4.
10. 杨亚丽 , 马海霞 , 徐玲 . 脑瘫患儿步行足印分析法的应用探讨 . 中华物理医学与康复杂志 , 2003, 25 (003): 177-178.
11. 弓场裕之 . 痙直型片麻痺児の歩容改善をめざして . 纪伊克昌監修 . ボバ - ス概念のハンドブック . 大阪 : パシフィックサプライ株式会社 , 1998: 36~37.

中英文名词对照索引